中国医药学术原创精品
图书出版工程

中西排卵诱导法
治疗不孕不育症

程 泾 ◎ 著

U0391132

人民卫生出版社

图书在版编目(CIP)数据

中西排卵诱导法治疗不孕不育症 / 程泾著. —北京:人民卫生出版社,2017

ISBN 978-7-117-25683-4

Ⅰ. ①中… Ⅱ. ①程… Ⅲ. ①女性－不孕症－诱导排卵－中西医结合疗法 Ⅳ. ①R711.6

中国版本图书馆 CIP 数据核字(2017)第 303895 号

| 人卫智网 | www.ipmph.com | 医学教育、学术、考试、健康,购书智慧智能综合服务平台 |
| 人卫官网 | www.pmph.com | 人卫官方资讯发布平台 |

中西排卵诱导法治疗不孕不育症

著　　者:程　泾
出版发行:人民卫生出版社(中继线 010-59780011)
地　　址:北京市朝阳区潘家园南里 19 号
邮　　编:100021
E - mail:pmph @ pmph.com
购书热线:010-59787592　010-59787584　010-65264830
印　　刷:北京汇林印务有限公司
经　　销:新华书店
开　　本:710×1000　1/16　印张:27　插页:2
字　　数:499 千字
版　　次:2017 年 12 月第 1 版　2017 年 12 月第 1 版第 1 次印刷
标准书号:ISBN 978-7-117-25683-4/R·25684
定　　价:68.00 元

打击盗版举报电话:010-59787491　E-mail:WQ @ pmph.com
(凡属印装质量问题请与本社市场营销中心联系退换)

著者简介

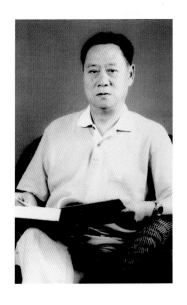

　　程泾，男，主任医师、教授、博士，硕士、博士生导师，现任温州中山医院院长，中国中西医结合学会生殖医学不孕不育研究所所长，"科学中国人"2012年年度人物、中国中西医结合学会首批"中西医结合贡献奖"及温州市政府特殊津贴享受荣誉获得者。兼任中国中西医结合学会生殖医学专业委员会名誉主任委员，中华中医药学会中医妇科分会原顾问，中国中西医结合学会妇产科专业委员会常务委员；国际传统与现代生殖医学协会主席；浙江省中西医结合学会生殖医学专业委员会顾问（前主委）及浙江省中医药学会妇科专业委员会顾问（前副主委）；温州市中医药学会副会长及温州市中西医结合学会顾问（前副会长）等职。国家中医药管理局"十一五""十二五"重点协作专科中医妇科学科带头人，浙江省重点学科建设项目"中西医结合生殖医学"学科带头人及多家医学杂志编委。

　　1968年毕业于浙江中医药大学六年制中医本科专业，毕业后一直在青田县人民医院等从事中医及中西医结合临床工作。1981年毕业于浙江中医药大学妇科硕士研究生，获医学硕士学位。1982年至1989年在温州医科大学任教，曾任中医教研室主任兼附属二院中医科主任、学校高级卫生技术职称评委会委员、温州市科学技术协会常委、民盟温州市委副主委、温州市人大代表及政协委员等职。1989年至1992年应邀赴西欧国家访问考察，任法国国家健康和医学研究院"人类生殖生理研究室"客座教授、荷兰国家自然医药学会特别会员。1993年回国创办了温州中山医院及中国中西医结合学会生殖医学不孕不育研究所。2000年获美国世界传统医学科学院世界传统医学 Ph.D 博士学位。

　　长期从事于中西医结合妇科及生殖医学的临床及科研工作。创造性地运用中西医结合医学理论提出了月经失调与不孕不育症的"中医周期疗法"及"中西排卵及生精诱导法"，并开拓了某些新病种、新的学科领域，如卵巢过度刺激综合征、卵泡不破裂黄素化综合征、卵巢早衰及低反应等中西医结合医学理论和诊治方法的研究。先后发表了医学论文100余篇；著有或主编《月经失调与中医周期疗法》(浙江科技出版社)、《不孕不育(第2版)》(中国中医药出版社)、《妇科临床用药指南》(河北科技出版社)、《实用中西医结合不孕不育诊疗学》(中国中医药出版社)、《中西医结合生殖医学理论与实践新进展》(澳门国际炎黄文化出版社)、《妇科疑难病现代中医诊断与治疗》(人民卫生出版社)等专著十七部。获"中国优秀科技图书奖""第二届世界传统医学大会优秀成果大奖赛国际优秀成果奖""美国拉斯维加斯国际金杯三等奖""中华中医药学会学术著作奖二等奖""浙江省自然科学研究成果二等奖""浙江省中医药科学技术创新二等奖""浙江省中青年中医药优秀论文一等奖"及"温州市自然科学优秀论文一等奖"等国际、国家、省、市医学科技成果奖30余项。曾治愈不孕不育等疑难杂症上万例；多年承担国家级继续教育学习班项目负责人，发起在荷兰海牙、意大利罗马、澳大利亚悉尼等主办国际传统与现代生殖医学学术研讨会，为中西医结合、中医现代化、中医走向国际及创立自立于医学之林的中西医结合妇科新学派作出了努力和贡献，在海内外享有较高的声誉，曾被第二届世界传统医学大会授予"民族医药之星"称号，还被誉为"现代送子观音"。其业绩国内外新闻媒体如中央电视台、《欧洲时报》《人民日报》《中国中医药报》等相继作了专题报道，并被选入《中国当代名人大典》《世界优秀医学专家人才名典(中华卷)》《当代世界名人传(中国卷)》等书刊。

黄　序

　　欣闻程泾教授力作《中西排卵诱导法治疗不孕不育症》即将问世，受邀作序，倍感荣幸！程泾教授长期从事于中西结合妇科医学，尤其是男女不孕不育及妇科疑难病症的临床及研究工作。创造性地运用中西医结合医学理论提出了月经失调"中医周期疗法"并于 1984 年出版《月经失调与中医周期疗法》、不孕不育症"中西排卵及生精诱导法"，以及免疫性不孕、高促性腺激素闭经、慢性输卵管炎性不孕等妇科慢性疑难病症中西医综合疗法等学术观点与治疗新法，并开拓了某些新病种、新的学科领域如卵巢过度刺激综合征、未破裂卵泡黄素化综合征等中西医结合医学理论和诊疗方法的研究；研制了调经促排卵、生精嗣育、滋肾消抗、益冲抗衰、消瘀理冲、宫血安、速效痛经安及保胎养胎等系列方药。先后发表了医学论文 100 多篇，专著十七部。

　　不孕不育症是现代世界性的人类生殖健康的难题。据世界卫生组织在 25 个国家 33 个研究中心进行的标准化诊断不孕症调查，约有 8% 的夫妇在其生命中经历某种形式的不育。全世界的不孕症人数为 5000 万~8000 万。发展中国家一些地区的不孕症患病率高达 30%。在我国，不孕不育症患者有逐渐增加的趋势。

　　中西医结合旨在以现代医学等现代科学知识及手段来继承和发展中医药，中西医学相互补充，取长补短，诊治疾病。中医和西医的两种理论、两种方法，各扬其长，避其短，互相补充，互相印证，以加深对生理、病理、药理及诊治规律的认识。如把整体观念和局部定位结合起来，把功能研究和形态研究结合起来，把辨证与辨病结合起来，把组方配伍和特异治疗结合起来等。这种研究方法能够克服单纯的中医或单纯的西医的研究方法的某些局限性，有其独到的优势。日益成为群众乐于接受的普遍的综合治疗方法。在人类医学发展历程上，中西医结合的方法尚在探索阶段，认识与做法尚未一致，在临床覆盖率和某些病的疗效稳定性方面尚待进一步提高。

　　程泾教授创造性地将中医的阴阳、脏腑、天癸、气血、经络等学说结合现代医学生殖内分泌周期调节理论，寻求中西医结合途径，提出了"中医周期疗法"，应用于内分泌失调排卵功能障碍性不孕不育症尤其是疑难患者，而且还运用于辅助生殖技术中，取得了满意的疗效。中西排卵诱导法治疗不孕不育症的提出得到了国内外中西医结合妇科界的广泛认可，堪称中西医完美结合的范本。

　　我完全有理由相信：此专著必将对广大从事不孕不育临床诊疗工作的医务人员和受不孕不育困扰的患者有所裨益！

中国科学院院士、主任医师、博士研究生导师
中国中西医结合学会生殖医学专业委员会主任委员
上海交通大学附属国际和平妇幼保健院院长
黄荷凤
2017 年 11 月于上海

肖　序

　　不孕症属于中医妇科"杂病"的范畴，它不是独立的一个疾病，而是许多疾病导致的一个结果。随着社会的发展，环境因素的改变，情志因素的影响，不孕症发病率不断提高，严重影响女性的健康，已成为 21 世纪人类高发病之一，其病因复杂，其中排卵障碍占有很大的比重，引起了广大医者的关注。

　　程泾教授顺应时代，编著《中西排卵诱导法治疗不孕不育症》一书，承蒙他的信任，我阅览了此书，该书分上、中、下三篇，内容丰富，体例为中、西医的分述及合述，做到中、西医诊断明确，病证结合，宏观与微观辨证相结合，正所谓"证病结合，辨析互参"。

　　早在 1992 年 11 月国医大师夏桂成教授在他主编的《中医临床妇科学（第一版）》序言中就言道："当今中西医学并存，如何结合中西医学，学者们见仁见智，我意中医妇科必须汲取西医妇产科学之诊断、主要论法、重要的生理病理知识为我所用，使辨证论治深化，但临证治病时仍须运用中医理论和思维方法；根据阴阳八纲及脏腑虚实的辨证结果遣方用药，不可本末倒置，废医而存药。"程泾教授提出了"现代中医"的概念，他认为随着医学、尤其是生殖医学的迅猛发展，现代中医已不同于传统的中医，要吸纳现代医学知识、技能，衷中参西，与时俱进，才能提高疗效。本书中程泾教授与夏老前辈的观点何其相似。

　　程泾教授自 1968 年毕业于浙江中医药大学中医六年制本科专业，至今已从医近 50 年。1978 年我国首届中医妇科学硕士研究生，1981 年毕业获硕士学位。其导师为浙江妇科名家，当年浙江中医学院妇科教研室主任宋光济教授。1979～1980 年期间，我曾参加在杭州卫生部第一届妇科师资班的学习，班主任及主讲老师即是宋光济教授。浙江妇科出名师。学习期间我受益匪浅，对我之后的教学育人起到了转折的作用。那期间我认识了程泾教授，时光荏苒，已 35 年有余。后又得知他赴欧洲作访问学者 3 年，1993 年回国创办温州中山医院，致力于中西医结合治疗不孕不育症，同时笔耕不辍，时有大著问世，他在生殖医学方面有很高的建树。

　　本书体现出程泾教授有深厚的中西医理论基础，所举中医文献上至《易经》《内经》,时跨战国、秦、汉、晋唐,涉及宋、元、明、清及近代名著,博而精当。书中尚有创新点,例如"四诊要点",同时还提出了冲、任、督、带的具体辨证,所列名称术语均有详细的中英文对照等等。

　　该书在"四诊要点"中,打破了传统的望、闻、问、切四诊顺序,而是把问诊放在第一位,这恰与近代京城四大名医之首、中医界首任中国科学院学部委员(院士)我的祖父萧龙友先生的观点相同。萧龙友云:"余于医道并无发明,仍用四诊之法以治群病,无论男妇老幼皆然。至眼如何望,耳鼻如何闻,指如何切,依据病情结合理性、感性而作判断。辨人皮肉之色,闻人口鼻之气与声,切人左右手之脉,以别其异同。但此三项皆属于医之一方面,惟问乃能关于病人,故余诊病,问最留意。反复询究,每能使病者尽吐其情。盖五方之风气不同,天之寒暑湿燥不定,地之肥瘠高下燥湿有别,禀赋强弱习惯各殊,而病之新旧浅深隐显变化,又各人一状。例如南人初来北方一时水土不服,倘若患病仍当照南方治法,胃部方能受而转输各脏腑而不致有害。北人移到南方者治亦然。但病同状异者多,自非仍详问,不能得其致病之由。而于妇女幼孩之病,尤加慎焉。故有二、三次方即愈者,亦有用膏、丹、丸、散常服而愈者,误治尚少。"这在临证中是非常重要的,且也符合临床现实及病历书写。在我所阅的中医著作中,特别是各种版本的中医妇科学教材中,均无把问诊放在第一位的例子,我是首次看到此书中把问诊放到四诊的首位。基于上述,由此可见程泾教授,他的学问功底多么雄厚,思维多么宽阔,与老一辈的观点不谋而合,令人佩服。

　　本书内容翔实,层次清晰,说理透彻,逻辑性强。全文叙述流畅,文化底蕴深厚,甚至含有训诂学内容,如对"肥"的解释。本书很有条理地阐述从中西医对不孕不育的认识到常见排卵异常的疑难疾病的中西医治疗,以及西医诱导排卵的新技术和案例剖析。总之是一部很有实用价值,指导临床的著作。

　　程泾教授可谓是妇科界中西医结合的临床大家,其学术造诣高深。他孜孜不倦钻研学术、著书立说的精神值得我学习,他中西医结合治疗妇科病的观点令我赞赏。他热爱珍惜中西医结合妇科专业,契而不舍,持之以恒为之传承、发扬创新,不停耕耘,他是我们学习的榜样。鉴于此,乐为之序。

北京中医药大学东直门医院首席教授、主任医师、博士生导师、

传承博士后导师

中华中医药学会妇科分会名誉主委、中国民族医药学会专业委员会会长

国家级名老中医、享受国务院特殊津贴专家

肖(萧)承悰

2017年2月8日(丁酉年春节)于北京

前　言

　　不孕不育症是影响男女身心健康的世界性问题。由于它不是一个独立的疾病，而是许多疾病所共有的一个症状或者所致的一种后遗症或结果，病因复杂，发病率高，研究涉及面广，故又是世界性共同关注的疑难病症。不孕不育症的发病率，据欧美、日本等国家统计，约占已婚育龄夫妇的10%～25%，国内据中国妇女儿童发展中心、中国人口协会发起的"2009中国不孕不育现状调查"活动，结果显示全国有育龄夫妇约2.3亿人，不孕不育发生率大概在15%～20%，也就是说至少有1000万个家庭受生育难题的困扰，且近年来随着社会生活方式的改变，工作压力和过早的性行为、人工或药物流产次数的增加，以及性传播疾病、环境污染严重等因素，致使不孕不育症发病率呈逐年上升趋势，WHO认为如今不孕不育症已经成为21世纪人类的三大疾病（肿瘤、心血管疾病、不孕不育症）之一，已发展成为一种常见多发病。不孕不育的发生关系夫妇双方，根据国内一些地区的流行病学调查，不孕（育）夫妇中女方因素占40%～55%，男方占25%～40%，男女双方占10%，原因不明占10%。导致女性不孕（育）的病因中排卵异常占30%～40%，输卵管及腹膜占30%～40%，其他各种因素占10%～15%，原因不明占10%～15%。

　　不孕不育症伴随着人类的诞生而存在，它影响着种族繁衍。在我国最早的文字殷商的甲骨文中，已有有关生育方面的记载，《易经》就有"妇三岁不孕""妇孕不育"等记载。不孕症之病名，中医学首见于两千年前《素问•骨空论》："督脉者……此生病……其女子不孕"。原发性不孕，中医古籍称"全不产"；继发性不孕，则称为"断绪"。历代医学对不孕不育症有不少精辟的论述，散见于医籍之"求嗣""种子"等篇章中。先兆流产相当于中医学的"胎漏""胎动不安"；习惯性流产相当于"滑胎""数堕胎"。中医学几千年来曾为中华民族的繁衍昌盛作出了巨大贡献，西医学也曾有悠久的历史而近世纪来发展飞速，由于中西医学是两种不同的医学科学体系，她们的生殖医学理论及对不孕不育症的治疗各具特色，随着科学技术的进步及中医走向现代化，中西医学相互取长补短且逐渐迈向结合，这是历史发展的潮流，且会对人类的繁荣昌盛作出更大的贡献。

关于不孕不育症尤其是对排卵异常即月经失调性不孕患者,传统中医采用辨证调经种子的方法,西医每用激素类药物或结合辅助生殖技术,二者各有所长,然疗效往往并不理想,特别是对一些疑难病症患者。笔者在中医妇科硕士生(1978 年我国首届中医硕士研究生)期间,撷历代中医妇科调经理论之精华,在前人研究成果的基础上,将中医的阴阳、脏腑、天癸、气血、经络等学说结合西医学生殖内分泌周期调节理论,寻求中西医结合途径,吸取中西医整体与局部、辨证(宏观加微观辨证)与辨病各自之长,于硕士毕业论文中在传统中医单纯辨证调经种子方法的基础上创新性提出了"中医周期疗法",此疗法的提出即获得了当时国内中西医妇科界学术权威的高度评价:北京中医学院(现为北京中医药大学)中医妇科主任马龙伯教授认为:"可以说是中医妇科学中的一项旧技术的新课题,因为主题思想是为了改变历来以月经症状或中医病名为纲的那种辨证分型方法,而代之以传统的'异病同治''同病异治'的固有技术,并突出了有理有据的中西医相结合,这种主意是新颖的……这种中西医结合科学的知识方法,可以提高中医的疗效,有助于中医的发展……对创造我国统一的新医学、新药学工作都能起到很好的作用。"广州中医学院(现为广州中医药大学)副院长罗元恺教授说:"能运用中西医结合的理论,提出对妇女功能性月经失调的'中医周期疗法',并以之指导临床实践,取得了较好的疗效……此项理论,在中西医结合的基础上,提出了自己的创见,且较完整和符合客观实际,是一篇较好的论文。"浙江省中医院(现为浙江中医药大学附属第一医院)妇科主任裘笑梅主任医师认为:"作者用'中医周期疗法'治疗功能性月经失调的理想及其实践。试图使中医辨证和西医辨病有机地结合起来,取得了新的调经方法,这种刻苦的研究、大胆的创新和认真的实践精神,是值得充分肯定的。"浙江医科大学附属妇幼保健院(现为浙江大学医学院附属妇产科医院)院长刘天香教授的评价为:"用中西医各种检查方法,分别订出诊断标准,并以中医辨证和西医辨病相结合的方法,在 387 例功能性月经失调的病人中摸索出'中医周期疗法'以调理月经失调,这是在中西医结合的工作中,对此病又提出了一新规律。"导师浙江中医学院(现为浙江中医药大学)宁波宋氏妇科传人宋光济教授和知名学者徐荣斋教授及毕业论文答辩委员会评语认为此法"为中医、中西医结合治疗功能性月经失调创造了新的路子"。1984 年,笔者在进一步临床实践的基础上,浙江科学技术出版社出版了专著《月经失调与中医周期疗法》,该专著曾获 1986 年浙江省高校自然科学研究成果二等奖及 1989 年中国优秀科技图书奖。随后"中医周期疗法"治疗月经失调及女性不孕症渐为国内中西医妇科同行采纳运用,甚至包括港台同道,医学期刊更屡见报道。

　　1989 年笔者应邀作为访问学者赴荷兰、法国、意大利等欧盟国家，尤其是法国国家健康和医学研究院"人类生殖生理与心理学研究室"主任欧·勃塞勒·赫勒拉克博士的邀请，作为访问学者共同研究"中国传统医学调经促排卵方法和西方医学内分泌调节诱发排卵相结合治疗不孕（育）症"，而又在"中医周期疗法"的基础上提出了"中西排卵诱导法"，详见于笔者主编的《实用中西医结合不孕不育诊疗学》（中国中医药出版社，2000 年 1 月第 1 版，该书 2008 年获浙江省中医药科技进步二等奖）、《中西医结合生殖医学理论与实践新进展（全国首届中西医结合生殖医学研讨会论文集）》（国际炎黄文化出版社，2000 年 5 月出版）以及《妇科疑难病现代中医诊断与治疗》（人民卫生出版社，2003 年 10 月第 1 版，2010 年获中华中医药学会学术著作奖二等奖）。

　　"中西排卵诱导法"为笔者一直倡导并应用于内分泌失调排卵功能障碍性不孕不育症尤其是疑难患者，而且还运用于 AI、IVF-ET 等需要促排、超促排卵的辅助生殖技术（ART）中，取得了较单纯西医西药或中医中药更好的疗效。故应人民卫生出版社之邀，撰写《中西排卵诱导法治疗不孕不育症》这一专著，以献给广大从事中西医妇科生殖医学的同道以及不孕不育症患者们，不当之处敬请不吝赐教。

　　本书在撰写过程中，得到了程蕾传统医学博士、孙永忠主任医师、副教授赖毛华博士、朱晓芙副主任医师、卢莉莉医学硕士、朱长玲副主任医师和研究生沈一伟、郭深、程慧芳、杨树花以及周国栋、余露露同志的协助；并承蒙中国科学院院士、中国中西医结合学会生殖医学专业委员会主任委员、上海交通大学附属国际和平妇幼保健院院长、博士生导师黄荷凤教授，中华中医药学会妇科分会名誉主委、中国民族医药学会专业委员会会长、国家级名老中医、博士生及传承博士后导师、享受国务院特殊津贴专家、北京中医药大学附属东直门医院肖承悰首席教授挥序，在此一并表示衷心感谢。

程　泾

温州中山医院

中国中西医结合学会生殖医学不孕不育研究所

2017 年 1 月

目　录

上篇　概　述

中篇　月经失调及其不孕不育症与中医周期疗法

上篇

概　述

第 一 章

正常妊娠的机制

第一节　女性生殖系统解剖与生理

女性生殖系统包括内、外生殖系统及其相关组织与邻近器官。内生殖器是生殖器的内脏部分，包括阴道、子宫、输卵管和卵巢，后两者常被称为子宫附件。外生殖器指生殖器官的外露部分又称外阴，包括耻骨联合至会阴及两股内侧之间的组织。

一、内生殖器

内生殖器见图 1-1。

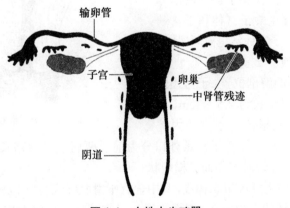

图 1-1　女性内生殖器

(一)阴道

1. 阴道的解剖结构　阴道位于真骨盆下部的中央,介于膀胱、尿道和直肠之间,由黏膜、肌层和外膜构成的肌性管道,富有伸展性。成年妇女阴道壁长 7~9cm,后壁长 10~12cm。阴道上端环绕子宫颈周围的部分称为阴道穹窿,可分为前后左右四部分。后穹窿较深,尤其在性交时更深,成为女性的

"精子库"；其顶端与子宫直肠陷凹贴近，为盆腔的最低部分，临床上可由阴道后穹窿做穿刺或切开手术。阴道黏膜呈粉红色，表面为复层鳞状上皮覆盖，无腺体亦无角化层。阴道黏膜受性激素影响有周期性变化。阴道的正常分泌物系由黏膜毛细血管渗透的少量渗出液与脱落上皮、宫颈黏液混合而成。正常时量不多，呈蛋白样或乳状，能湿润阴道。在病理情况下，阴道分泌物的性状和酸碱度发生变化。临床上常取阴道分泌物作阴道清洁度、细胞学检查或细菌等检查。

2. 阴道的生理功能 ①阴道为肌性管道，富有伸展性，为性交器官及月经血排出与胎儿娩出的通道。②自净作用：青春期后，由于卵巢性激素的刺激，使黏膜上皮细胞内含有丰富的动物淀粉经阴道杆菌分解作用后变成乳酸，以致阴道内分泌物呈弱酸性(pH 4.5)，可防止致病菌在阴道内繁殖，即所谓的自净作用。

（二）子宫

1. 子宫的解剖结构 子宫位于骨盆腔的中央，似一个前后略扁的倒置的梨形有腔器官（图 1-2）。成年女子的子宫重约 50g，长约 7～8cm，宽 4～5cm，厚 2～3cm，子宫容量约 5ml。可分为子宫体和子宫颈两部分（图 1-3）。生育年龄子宫体和子宫颈的比例为 2∶1。子宫体常呈前倾屈位。

（1）子宫颈

1）子宫颈的解剖位置：子宫颈位于子宫的最下面，长约 2.5～3cm，分为阴道上段和阴道段。子宫颈内腔

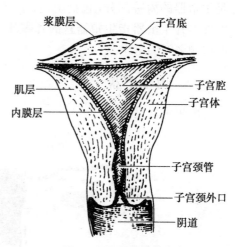

图 1-2 子宫额状切面

呈梭形，称为子宫颈管。子宫颈外口分为前后两唇。后唇略长，未产妇呈圆形，经产妇则因分娩时裂伤而呈横裂状。

子宫颈主要由纤维组织构成，其中含有平滑肌纤维、血管及弹力纤维。子宫颈阴道部为鳞状上皮覆盖，表面光滑。子宫颈外口柱状上皮与鳞状上皮交界处是子宫颈癌的好发部位。

2）子宫颈的生理功能：子宫颈管黏膜上皮呈高柱状，有纤毛。黏膜层有许多腺体，分泌碱性黏液，形成子宫颈黏液栓，有防御作用。至排卵期则变稀薄，有利于精子通过。子宫颈黏液受性激素的影响，其上皮及腺体形态，分泌黏液的性状，酸碱度可有周期性变化，故临床上常以宫颈黏液检查作为测定卵巢内分泌功能的方法之一。

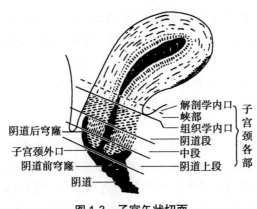

解剖学内口
峡部
组织学内口
阴道段
中段
阴道上段

子宫颈各部

阴道后穹隆
子宫颈外口
阴道前穹隆
阴道

图 1-3　子宫矢状切面

（2）子宫体：子宫体的解剖结构：子宫体为一空腔器官，剖开子宫壁，即见子宫腔，以额状面来看，子宫腔为一上宽下窄的三角形。两侧子宫角与输卵管相通。输卵管入口以上的隆凸部分称为子宫底。子宫体下端与子宫颈之间有一狭窄的子宫峡部，在非孕期长约 1cm，其上端为子宫颈内口，即所谓解剖学内口，下端与子宫颈内膜相连，其内膜移行为子宫颈内膜，故称为组织学内口。子宫体壁由三层组织构成，外层为浆膜层，即脏层腹膜；中层为肌层；内层为黏膜层，即子宫内膜。

1）子宫内膜层：是一层薄的淡红色的膜，表层上皮是由高柱状具有纤毛、互相紧密排列的细胞组成，表层上皮内陷形成众多子宫内膜腺体，并邻近子宫肌层。上皮与肌层之间则是由结缔组织构成的间质。正常情况下子宫内膜厚度可变动在 0.5mm 至 3～5mm 之间，一般为 1.5～2mm。从青春期开始，子宫内膜受卵巢激素的影响，其表面的功能发生周期性变化成为功能层，下 1/3 靠近肌层无周期性变化称为基底层，该层与肌层紧贴，无内膜下层组织，故行刮宫术时不宜粗暴，以免损伤肌层。

2）子宫肌层：为子宫壁最厚的一层，由平滑肌及弹性纤维束组成。非孕时厚 0.8mm，妊娠时可增厚至 2.5mm。肌层中含有血管，子宫收缩压迫可制止出血。

3）子宫浆膜层：即覆盖在子宫底部及前后壁的腹膜。在子宫前面近子宫峡部与子宫壁结合较疏松并向前反转覆盖膀胱形成子宫膀胱凹陷，此处的腹膜称为膀胱子宫反折腹膜，在子宫后方与直肠之间形成直肠子宫陷凹，又称道格拉斯陷凹。

2. 子宫的生理功能

（1）产生和排出月经：子宫内膜在卵巢激素的作用下出现周期的变化，排卵前正在发育的卵泡产生雌激素，使子宫内膜生长增厚；排卵后卵巢内出现黄体,黄体产生孕激素及少量雌激素,使增厚的子宫内膜变得松软,若此时未受孕,黄体就在它出现后的 14 天左右萎缩,变成白体,停止产生雌、孕激素,增厚的子宫内膜由于失去了女性激素的支持,就逐渐萎缩、坏死、脱落、出血。

(2) 孕育并分娩胎儿:临产后子宫收缩力是主要的产力,能迫使宫体收缩、子宫颈口扩张、胎先露下降及胎盘娩出。

(三) 输卵管

1. 输卵管的解剖结构 输卵管左右各一,为细长弯曲略呈圆柱形的管子。全长 8～14cm,平均直径 0.5cm,其近端与子宫角相连通,远端游离与卵巢接近,是卵子与精子相遇的场所。输卵管分为四部分(图 1-4):①间质部:位于子宫角部的肌层内,短而狭窄长约 1cm,开口处直径 0.1cm。②峡部:为靠近子宫紧接间质部的一段长约 1cm,管腔直径为 0.2～0.3cm。行输卵管结扎时运用此部较为适宜。③壶腹部:由峡部向外延伸的膨大部分,壁薄而弯曲,长约 5～8cm,管腔直径大小不一,约 0.5～0.8cm,是精子和卵子的受精场所。④漏斗部:又称伞端,为输卵管末端的扩大部,开口于腹腔,游离端呈漏斗状有许多须状组织形如须状细伞故名伞端,其长度约 1～1.5cm,管腔直径约 0.2～0.3cm,有拾卵作用。输卵管由黏膜、肌层和浆膜三层构成。上皮细胞分纤毛细胞和无纤毛细胞,楔状细胞及未分化细胞四种。纤毛细胞的纤毛向子宫端蠕动,有助于卵的运送;无纤毛细胞有分泌作用故又称为分泌细胞;楔状细胞可能为无纤毛细胞的前身;未分化细胞亦称游走细胞,可能为上皮的储备细胞;其他上皮细胞可能由它产生或补充。黏膜层有许多纵形皱襞以壶腹部最多,输卵管黏膜受性激素的影响也有周期性变化。肌层为中层分为内环形、外纵形两层平滑肌纤维,当收缩时可引起输卵管由远端向近端蠕动协助卵子运行。浆膜层即外层,即阔韧带的上缘,此层与肌层结合很疏松,容易分开。

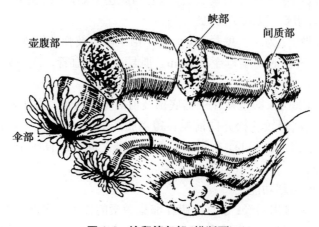

图 1-4 输卵管各部(横断面)

2. 输卵管的生理功能

(1) 拾卵的功能：当卵泡发育成熟从卵巢里排出后，输卵管伞端能把卵泡从腹腔内吸收过来。

(2) 运送卵和孕卵的功能：输卵管的黏膜层上的纤毛细胞其纤毛向子宫端蠕动有助于卵的运行。输卵管壶腹部也是卵子与精子相遇的场所，并把受精后的孕卵从输卵管运送到子宫腔。

(四) 卵巢

1. 卵巢的解剖结构 卵巢为一对扁圆形的性腺，是产生卵子和分泌性激素的内分泌器官。成熟的卵巢体积约为 4cm×3cm×1cm，约 5～6g，呈灰白色。卵巢的结构及周期性变化(图 1-5)。绝经后卵巢萎缩变小变硬。

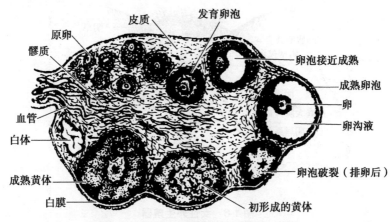

图 1-5 卵巢的结构及周期性变化(切面)

2. 卵巢的生理功能

(1) 产卵和排卵的功能：在妇女的一生中，卵巢组织常处于变化的过程。女婴刚出生时每个卵巢皮质中约有 100 万～200 万个始基卵泡，青春期启动时有 20 万～40 万个始基卵泡。妇女一生中只有 400～500 个始基卵泡发育成熟，排卵多发生在两次月经的中间，一般在下次月经来潮前 14 天左右，卵泡可由两侧卵巢轮流排出，也可由一侧卵巢连续排出。随着卵泡的发育成熟，卵泡逐渐向卵巢表面移行并向外突出。当卵泡接近卵巢表面时，该处表层细胞变薄，最后破裂出现排卵。

(2) 内分泌功能：卵巢主要合成及分泌两种女性激素，即雌激素和孕激素，同时亦合成和分泌少量雄激素。①雌激素：月经周期中，卵巢所产生的雌激素主要为 17-β 雌二醇 (E_2)，其次是雌酮 (E_1)，两者的代谢产物是雌三醇 (E_3)。三者活性的比例为 $E_2 : E_1 : E_3 = 100 : 30 : 20$。雌激素的合成可由两种促性腺激素和两种卵巢细胞的学说来阐明，即为 LH、FSH 两促性腺激素和卵泡内膜细胞、颗粒细胞两种卵巢细胞的共同产物。卵泡发育成熟过程中卵泡内膜细胞上有 LH 受体，能接受 LH 刺激后合成雄激素即雄烯二酮和睾酮。颗粒细胞不能合成雄激素，但细胞上有 FSH 受体，能接受 FSH 刺激后激活芳香化酶将周围卵泡内膜细胞所提供的雄激素经芳香化酶作用后合成 E_2 和 E_1。②孕激素：月经周期中卵巢所产生的孕激素主要为孕酮。由黄体细胞所产生，其代谢产物为孕二醇。③雄激素：卵巢能分泌少量雄激素——睾酮，主要有卵巢门细胞产生，其余为卵巢在合成雌激素过程中的中间产物。

二、外生殖器

外生殖器见图1-6。

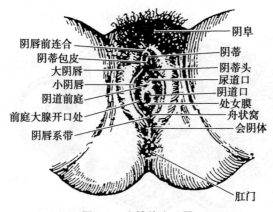

图 1-6 女性外生殖器

（一）阴阜

为耻骨联合前面隆起的脂肪垫，青春期该部皮肤开始长阴毛，分布为倒置的三角形。阴毛为第二性征之一，阴毛的浓密、粗、细、色泽可因人或种族而异。少数女性体内雄激素水平过高，如多囊卵巢综合征（PCOS）患者，阴毛分布浓密甚至达脐周、腹白线及肛周。

（二）大阴唇

为位于两大腿内侧的一对隆起的皮肤皱襞，前端起自阴阜，后端止于会阴。大阴唇的外侧与邻近皮肤相似，成人覆盖有阴毛，其内侧面皮肤湿润似黏膜，大阴唇内含有大量的皮下脂肪。皮下脂肪中含有丰富的血管、淋巴管和神经。未婚或未生育妇女的两侧大阴唇遮盖阴道口及尿道口。经产妇的大阴唇由于分娩影响常常向两侧分开，绝经后妇女大阴唇明显萎缩，变平，阴毛稀少。

（三）小阴唇

为位于大阴唇内侧的一对薄皱襞，表面湿润，色微红，有皮脂腺，无毛，皮下有血管，弹性纤维和少量平滑肌并有丰富的神经末梢，感觉颇敏感。两侧小阴唇的前端分为两层内外包绕阴蒂,外层形成阴蒂包皮,内层形成阴蒂系带。小阴唇的后端与大阴唇的后端会合,在正中线形成一条横行皱襞称为阴唇系带。

(四)阴蒂

位于两侧小阴唇之间的顶端,由阴蒂头、阴蒂体和两只阴蒂脚组成。阴蒂脚长约 4cm,呈圆柱状,附于两侧的耻骨降支,表面被坐骨海绵体肌覆盖,仅阴蒂头露见,其大小为 0.5～0.8cm 直径,富含神经末梢,极为敏感。阴蒂体由一对阴蒂海绵体组成。当性欲冲动时,阴蒂可稍肿胀、充血勃起。

(五)阴道前庭

系指两侧小阴唇之间处女膜以外的菱形区。前方为阴蒂,后方以小阴唇联合为界,前方有尿道口,后方有阴道口。在阴道前庭的后部,阴道口与阴唇系带之间有一浅窝,称为舟状窝。此外,尚有以下各部。

1. 前庭球　又称球海绵体,位于前庭两侧,其前部与阴蒂相连,后部与前庭大腺相邻,表面为球海绵体肌覆盖由勃起性组织构成,并含有许多弯曲的静脉。

2. 前庭大腺　又称巴氏腺,位于阴道口两侧,大阴唇的后部,前庭球后内侧并常常与其重叠在一起。表面为球海绵体肌覆盖,每侧腺体有很细的腺管,长约 1.5～2.0cm,开口于前庭后部小阴唇与处女膜之间的沟内,在正常情况检查时不能触及。在性兴奋时能分泌淡黄色黏液,起润滑作用。

3. 尿道口　位于阴蒂头的后方与阴道口之间为尿道的开口,呈椭圆形。在尿道口左右有尿道旁腺开口于前庭。其分泌物有湿润尿道口的作用,但亦常为细菌潜伏的场所。

4. 阴道口和处女膜　阴道口位于尿道口后半部,为阴道的开口,其大小形状常不规则。阴道口覆有一层较薄的黏膜,称为处女膜。膜的两面均为鳞状上皮覆盖,其间含有结缔组织、血管和神经末梢。处女膜中间有孔,其形状、大小及膜的厚薄因人而异,处女膜多数是在第一次性交时被撕裂,伴有少量出血和感觉疼痛,但亦有例外,极个别不孕患者就诊时有发现处女膜孔过小或组织比较坚韧,妨碍性生活,需手术切开进一步破损。

三、中医论女性生殖脏象

(一)胞宫

亦称子宫,子脏,血室。子宫一词较"胞宫"一词出现早,首见于《神农本草经·紫石英》条:"主女子风寒在子宫。"子宫的位置与形态:《类经附翼·三焦包络命门辨》指出:"子宫,一居直肠之前,膀胱之后。"其形态如张景岳《妇人规·子嗣类》引朱丹溪之所言曰:"阴阳交媾,胎孕乃凝,所藏之处,名曰子宫。一系在下,上有两歧,中分为二,形如合钵,一达于右,一达于左。"描述子宫是一个中空的器官,有其特殊的生理功能。

胞宫的生理功能：中医古籍对子宫的生理功能早有详尽论述，如张仲景所云："女子之胞，子宫是也，亦以出纳精气而成胎孕者为奇。"近代有医家指出："子宫形似脏，作用似腑，非脏非腑，亦脏亦腑。"以其中空而能排出月经，娩出胎儿似腑之"泻而不藏"的功能；月经间隙期以及妊娠期又似脏之"藏而不泻"的功能，故认为子宫生理功能的完成有赖于其他脏腑、经络、气血等密切配合，互相协调。

（二）胞脉、胞络

指附于胞宫的经脉，其中包括冲、任二脉。《素问·评热病论》曰："月事不来者，胞脉闭也，胞脉者属心而络于胞中。"又如《素问·奇病论》曰："胞脉者系于肾。"说的胞脉是子宫与心、肾两脏间的要道。

胞脉、胞络的生理功能：主月经和妊娠，胞脉、胞络参与胞宫的藏泻调节。胞络损伤可致胞宫的病变。

（三）子门

指子宫颈口，又有"子户""胞门"之称，首见于《灵枢·水胀》篇曰："石瘕生于胞中，寒气客于子门，子门闭塞。"《类经》注释曰："子门，即子宫之门户也。"

子门的生理功能：主持排出月经和娩出胎儿的要道。

（四）产道

又称阴道。上连子宫颈下至阴道口，平时前后壁紧贴呈扁形管道，《诸病源候论·卷三十八》记载："五脏六腑津气流行阴道。"卷四十四记有"产后阴道肿痛"。

阴道的生理功能是娩出胎儿，排出月经，带下、恶露的通道。

（五）阴门

亦称产门，即阴道口。

（六）阴户

指外阴，亦有称"四边""生户"者。妇科有"阴户肿痛"之证名。《外科正宗·卷九》云："阴户忽然肿突作痛，因劳伤血分、湿火下流。"而"四边"一词使用较少。阴户概指妇女外阴而言。

第二节　女性生殖生理

一、月经生理

月经是女性生殖功能成熟的外在最重要标志，健康女性青春期后在生理生殖轴的规律性调控下，子宫内膜发生周期性脱落及出血，这种周期性变化约每月一行，故称之为月经。

（一）月经的临床表现

1. 初潮　月经第一次来潮称为初潮,初潮年龄一般发生于 13～15 岁之间,但可能早至 11～12 岁,晚至 17～18 岁,初潮的迟早受遗传、营养、气候等内外环境的影响。

2. 月经周期　出血的第 1 日为月经周期的开始,两次月经第 1 日的间隔时间称一个月经周期,周期长短因人而异,但每个妇女的月经周期有自己的规律性,正常月经周期为 24～35 日,平均为 28 日。

3. 月经持续时间及出血量　月经持续时间称经期,为 2～7 日,多数为 3～6 日,第 2～3 日的出血量最多。每次月经的总出血量称经量,正常经量为 30～50ml,超过 80ml 为月经过多,少于 20ml 为月经过少,均属于病态。

4. 月经血的特征　经血为黯红色不凝血液,内含子宫内膜碎片、宫颈黏液及脱落的阴道上皮细胞。经血的主要特点是不凝固,但在正常情况下偶尔有些小血凝块,无特殊气味。

5. 月经期的症状　一般月经期无特殊症状,但部分妇女可有下腹部坠胀感、腰酸、乏力、轻微嗜睡、情绪改变、食欲不振、轻微腹泻以及鼻黏膜出血、皮肤痤疮等,这些情况与经期盆腔充血、前列腺素作用于神经系统和消化系统,导致暂时性功能紊乱等有关,一般较轻微,不影响工作和生活,均可视为生理反应。

（二）卵巢的生理周期性变化

1. 卵巢的周期性变化　新生儿两侧卵巢内共有 100 万～200 万个始基卵泡,青春期启动时有 20 万～40 万个始基卵泡。性成熟期随着月经周期的建立,卵巢开始在形态和功能上发生周期性的变化,每个周期中,均有一批卵泡逐渐发育,但其中只有 1～2 个卵泡成熟并排出,剩余的都在不同的发育阶段逐渐退化、闭锁,这 1～2 个卵泡的功能形态变化是卵巢的周期性变化的关键,称为主卵泡。女性一生中一般只有 400～500 个始基卵泡最终发育成成熟卵泡,仅占总数的 0.1% 左右。卵泡的发育始于始基卵泡到初级卵泡的转化,始基卵泡可以在卵巢内处于休眠状态数十年。始基卵泡发育远在月经周期起始之前,从始基卵泡至形成窦前卵泡需 9 个月以上时间(图 1-7),从窦前卵泡发育到成熟卵泡经历持续生长期(1～4 级卵泡)和指数生长期(5～8 级卵泡),共需 85 日(图 1-8),实际跨越了 3 个月经周期。一般卵泡生长的最后阶段正常约 15 日,是月经周期的卵泡期。卵巢的周期性变化根据卵泡变化阶段的不同又分为卵泡期、排卵期、黄体期。

（1）卵泡期:卵巢间质细胞分化增殖,开始分泌雄激素,同时卵泡细胞发育增生,合成雌激素增加,雌激素分泌量增加又促进各种激素的受体增加,于是促性腺激素的作用加强,卵巢的性激素分泌量又随之增加,在月经周期的

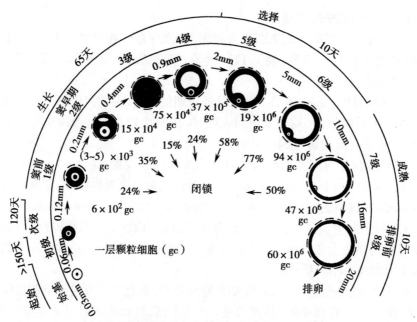

成人卵巢内卵泡的生长发育及各级生长卵泡出现的比例

图 1-7 卵泡发育示意图

前半周期,卵泡在卵泡刺激素(FSH)的作用下发育至成熟的阶段称卵泡期。卵泡中的颗粒细胞增生形成复层,并分泌黏多糖,形成了卵母细胞周围的透明带,其表面 FSH 受体逐渐增加。在 FSH 和雌激素的协同作用下,促进了内卵泡膜细胞和颗粒细胞的增生。

卵巢分泌的雌激素以雌二醇为主,雌激素在月经周期早期,水平较低,随着颗粒细胞和内卵泡膜细胞发育和分泌功能的变化而逐渐升高,在卵泡后期分泌量迅速增加,在排卵前两天,形成一分泌高峰,雌激素水平不断提高,对垂体产生抑制性负反馈,于是 FSH 的血浓度不断下降,在此情况下,惟有雌激素合成和分泌的水平已经超过 FSH 下降所能产生的影响,才能保障主卵泡的继续发育,其余的卵泡发育和雌激素分泌量较逊者,将在 FSH 下降时被淘汰而萎缩、闭锁。雌激素可抑制下丘脑使 GnRH 分泌量减少,继而是外周血中 FSH 水平降低。大剂量雌激素的持续作用,可显著的抑制中枢,此称之为雌激素的负反馈,雌激素与孕激素的联合作用一般产生更明显的抑制。当卵泡不断发育,雌二醇分泌量也持续升高达 734pmol/L 以上,持续 2 天能导致 GnRH 作用骤然增强,血 LH 和 FSH 峰均升高,继而排卵,称雌激素的正反馈作用。雌激素所能产生貌似相反的两种现象,其实并不矛盾,雌激素对垂体的促性腺素分泌细胞产生促进其合成激素作用,但当我们测定外周血 FSH、

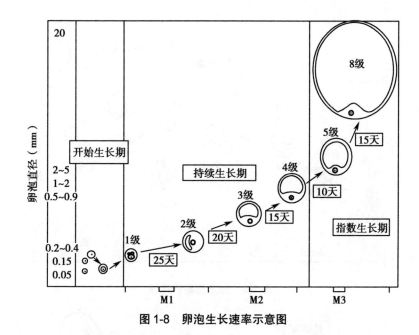

图 1-8　卵泡生长速率示意图

LH 含量时，其水平甚低，其实雌激素不是抑制促性腺激素的合成而是抑制其释放。雌激素还促进促性腺激素分泌细胞合成更多 GnRH 受体，使这些细胞对 GnRH 的调节作用更敏感。因此，到一定饱和状态时，GnRH 的释放作用引起所积聚的大量 LH 和 FSH 一起倾入血循环，血测定时即见峰形分泌现象。卵泡早、中期发育过程中并无孕酮的分泌，排卵前 1～2 日颗粒细胞已开始黄素化，故在血中出现黄体酮，孕酮少量地升高，能诱发中期 FSH 峰，而 FSH 导致 LH 受体的增加，从而加强了 LH 中期峰和健全黄体，由此可见，孕酮小峰也是促使排卵的关键因素之一。

（2）排卵期：当成熟卵泡的体积达到 18mm 时，卵泡壁破裂，卵母细胞和其周围的颗粒细胞（卵丘）从卵泡内缓慢的挤出称排卵。排卵前出现血 LH/FSH 峰，该峰使前列腺素和组胺增多，卵泡壁血管扩张，通透性增加，容易破裂。该峰还促使卵泡壁生成纤溶酶原激活酶、激活纤溶酶、结缔组织胶原酶、蛋白溶解酶等，使卵泡壁变薄。排卵时，卵巢皮质及卵泡外膜层平滑肌纤维收缩，促使卵泡破裂及卵细胞的释放。排卵发生在下次月经来潮 14 天左右。卵泡的募集、选择及排卵机制见图 1-9、图 1-10。卵子排出后，经输卵管伞部捡拾、输卵管蠕动以及输卵管黏膜纤毛摆动等协同作用沿输卵管向宫腔运行。

（3）黄体期：排卵后，卵泡液流出，卵泡腔内压下降，卵泡壁塌陷，形成许多皱襞，颗粒细胞在 LH 的作用下进一步肥大黄素化，细胞内积聚较多的黄色固醇脂类物质。卵泡周围的成纤维细胞增生，卵泡膜细胞间的毛细血管和

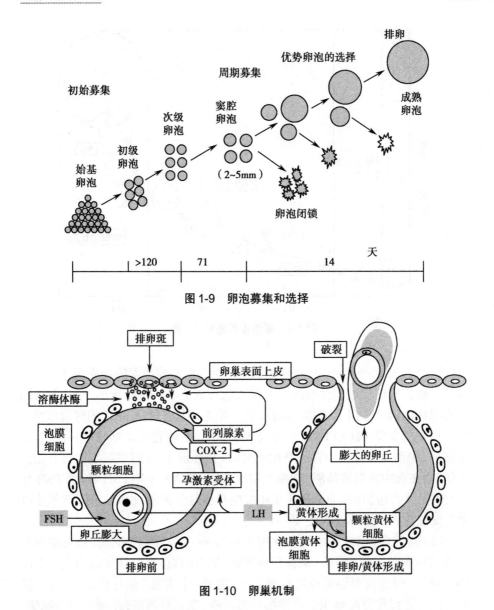

图 1-9 卵泡募集和选择

图 1-10 卵巢机制

淋巴管亦增生,并向颗粒细胞层伸展,形成黄体。没有排卵的卵泡开始萎缩。黄体细胞分泌孕激素的量增多,排卵后 9 天渐达高峰。若在此期间内未受孕或未着床,黄体则开始萎缩。正常排卵周期黄体功能仅限于 14 天内,黄体衰退后月经来潮,卵巢中又有新的卵泡发育,开始新的周期。

在黄体发育过程中 FSH 受雌激素、孕激素的负反馈作用,水平偏低。雌、孕激素对 LH 的抑制作用不明显,因此在黄体初期血中黄体生成激素水平较卵泡期略高,当黄体进一步发育时,雌、孕激素进一步增加,雌激素水平明显升高,形成月经周期中第二次高峰。黄体后半期,黄体开始萎缩时,又逐渐下降,负反馈抑制逐渐增加,因而 LH 水平渐下降至黄体萎缩达最低值。孕激素在黄体开始萎缩时,其水平也逐日下降,月经前达最低水平。在整个月经周期中,催乳素无明显周期变化。但血内含量和卵泡内含量不一致,卵泡发育早期,卵泡液中催乳素浓度高于血清含量的5～6倍。而在黄体期,黄体内的含量与血清中的含量则相仿。

衰退的黄体逐渐萎缩变小,周围的结缔组织及成纤维细胞侵入黄体,逐渐由结缔组织所代替,组织纤维化,外观色白称白体。

2. 卵巢性激素的生理作用和周期性变化 卵巢合成及分泌的性激素,主要为雌激素、孕激素和雄激素等甾体激素,三者关系密切,孕酮是雄烯二酮及睾酮的前身,后者又是雌酮和雌二醇的前身。三者结构相似,但作用不同。

雌激素的生理作用:雌激素是维持第二性征的重要激素,可使子宫、输卵管、阴道壁、阴唇、乳腺发育;增强子宫平滑肌的收缩力及对催产素的敏感性;使子宫内膜增生;宫颈口松弛,宫颈黏液分泌增加,含水量增加,呈稀薄透明样;促进卵泡发育,有助于卵巢积储胆固醇;雌激素通过对下丘脑的正负反馈作用,控制脑垂体促性腺激素的分泌;促进水钠潴留;影响血脂比例,降低总胆固醇,减少 β- 脂蛋白,使胆固醇和磷脂比例降低,从而减少动脉硬化的发生;影响钙、磷代谢,能促进钙盐及磷盐在骨质中的沉积,以维持正常骨质。青春期在雌激素影响下促进骨骼的发育,骨骺闭合,绝经后雌激素缺乏,易发生骨质疏松。雌激素与甲状旁腺素共同作用维持血中钙磷平衡。

孕激素的生理作用:孕激素在雌激素作用的基础上,使增生期子宫内膜转化为分泌期内膜,为受精卵着床做好准备,并促进乳腺腺泡发育;降低子宫平滑肌收缩力及对催产素的敏感性;使宫颈口闭合,宫颈黏液含水量减少,呈黏稠状;抑制输卵管节律收缩的振幅;使阴道上皮细胞脱落加快;通过对下丘脑产生负反馈作用影响垂体促性腺激素的分泌;孕激素作用于下丘脑体温调节中枢,使体温上升;能促进水钠的排泄。

雄激素的生理作用:大部分睾酮主要来自肾上腺皮质,少量来自卵巢。雄激素是生殖器官发育完善的重要性激素,能促进阴毛、腋毛生长以及阴蒂、阴唇和阴阜的发育;拮抗雌激素作用,减缓子宫及其内膜的生长及增殖,抑制阴道上皮的增生和角化,因此,长期使用可致男性化;雄激素还可增加基础代谢率;促进蛋白合成;刺激骨髓中红细胞的增生;青春期促进长骨骨基质的生长;促进肾远曲小管重吸收。

雌孕激素的周期性变化:雌激素在卵泡开始发育时分泌的量极少,随卵泡渐趋成熟,雌激素分泌逐渐增加,于排卵前形成一高峰,排卵后分泌量稍减,约在排卵后7～8天黄体成熟时,形成又一高峰,但第二高峰较平坦,峰的均值低于第一高峰。黄体萎缩时，雌激素水平急剧下降，在月经前达到最低水平。

孕激素于排卵后分泌量开始增加，在排卵后 7～8 天黄体成熟时，分泌量达最高峰，以后逐渐下降，在月经来潮时恢复到排卵前水平。

3. 卵巢多肽激素 卵巢除分泌甾体激素外，还分泌一定量多肽激素。

（1）松弛素：卵巢分泌的松弛素是一种多肽类激素。在妊娠期主要起松弛骨盆韧带，并具有减少子宫收缩的作用。

（2）抑制卵泡素：其化学本质已确定为多肽。抑制卵泡素主要的生理作用是抑制腺垂体 FSH 的分泌，因此对卵泡的发育产生影响，并参与排卵过程。

此外，卵巢还分泌性腺分泌素、抑制素、卵巢的生长因子如表皮生长因子、碱性成纤维细胞生长因子等。

（三）子宫内膜及生殖器官其他部位的周期性变化

卵巢的周期性变化使女性生殖器发生一系列周期性变化，尤以子宫内膜的周期性变化最显著。

1. 子宫内膜的周期性变化 子宫内膜的周期性变化可从组织学与生物化学两方面来观察。

（1）子宫内膜的组织学变化：子宫内膜在结构上分为基底层和功能层，基底层直接与子宫肌层相连，此层不受月经周期中激素变化的影响，在月经期不发生脱落。功能层靠近宫腔，它受卵巢激素的影响呈周期性变化，此层月经期坏死脱落。正常一个月经周期以 28 天为例，其组织形态的周期性改变可分为 3 期：

1）增生期：在卵巢周期的卵泡期雌激素作用下，子宫内膜上皮与间质细胞呈增生状态称增生期。

2）分泌期：黄体形成后，在孕激素作用下，使子宫内膜呈分泌反应称分泌期。

3）月经期：在月经周期第 1～4 日。此时雌、孕激素水平下降，使内膜中前列腺素的合成活化。前列腺素能刺激子宫肌层收缩而引起内膜功能层的螺旋小动脉持续痉挛，内膜血流减少。受损缺血的坏死组织面积渐扩大。组织变性、坏死，血管壁通透性增加，使血管破裂导致内膜底部血肿形成，促使组织坏死剥脱、变性。坏死的内膜与血液相混而排出，形成月经血。

（2）子宫内膜的生物化学研究：子宫内膜在雌激素的作用下，间质细胞能产生一种和蛋白质结合的碳水化合物，称酸性黏多糖 AMPS。雌激素不但能促使 AMPS 的产生，还能使之浓缩及聚合，形成间质中的基础物质。AMPS 有一定的黏稠性，对增生期子宫内膜的成长起支持作用。排卵后，孕激素能阻止 AMPS 的合成，促使其降解，还能使之去聚合，致使间质中的基础物质失去其黏稠性，血管通透性增加，使营养物质和代谢产物在细胞和血管之间自由交换，内膜更能获得充足营养，为受精卵的着床和发育做准备。

在子宫内膜中有一类特殊的细胞颗粒称溶酶体。溶酶体中含各种水解酶如酸性磷酸酶、β-葡萄糖醛酸酶等，能使蛋白质、核酸和黏多糖分解。雌、孕激素能促使这些水解酶的合成。这些水解酶平时保留在溶酶体内，由脂蛋白酶与外界隔开，故不具活性。排卵后若卵子未受精，黄体经一定时间后萎缩，此时雌、孕激素水平下降，溶酶体膜的通透性增加，水解酶进入组织，影响子宫内膜的代谢，对组织有破坏作用，因而造成内膜的剥脱和出血。

2. 生殖器其他部位的周期性变化

（1）阴道黏膜的周期性变化：在月经周期中，随着雌、孕激素的消长，可以引起阴道黏膜周期性改变，这种改变在阴道上段更明显。排卵前阴道上皮在雌激素的影响下，底层细胞增生，逐渐演变为中层与表层细胞，使阴道上皮增厚；表层细胞出现角化，其程度在排卵期最明显。细胞内富有糖原，糖原经寄生在阴道内的阴道杆菌分解成乳酸，使阴道内保持一定酸度，可以防止致病菌的繁殖。排卵后在孕激素的作用下，主要为表层细胞脱落。临床上常借助阴道脱落细胞的变化了解体内雌激素水平和有无排卵。

（2）宫颈黏液的周期性变化：在卵巢激素的影响下，宫颈腺细胞分泌的黏液，其物理、化学性质及其分泌量均有明显的周期性改变。月经净后，体内雌激素水平降低，宫颈管分泌的黏液量很少。雌激素可刺激分泌细胞的分泌功能，随着雌激素水平不断提高，至排卵期黏液分泌量增加，黏液稀薄透明，拉丝度可达10cm以上。若将黏液做涂片检查，干燥后可见羊齿植物叶状结晶，这种结晶在月经周期第6～7天开始出现，到排卵期最为清晰而典型。排卵后，受孕激素影响，黏液分泌量逐渐减少，质地变黏稠而浑浊，拉丝度差，易断裂。涂片检查时结晶逐步模糊，至月经周期第22日左右完全消失，而代之以排列成行的椭圆体。依据宫颈黏液的周期性变化，可反映当时的卵巢功能。

宫颈黏液中的氯化钠含量，其重量在排卵期为黏液干重的40%～70%，而在月经前后，仅占黏液干重的2%～20%。由于黏液是等渗的，氯化钠比例的增加势必导致水分亦相应增加，故排卵期的宫颈黏液稀薄而量多。黏液中还含有糖蛋白，在电镜下见糖蛋白结构排列成网状。近排卵时，在雌激素影响下网眼变大。根据上述变化，可见排卵期宫颈黏液最适宜精子通过。

（3）输卵管的周期性变化：输卵管的周期性变化包括形态和功能两方面，均受到激素调控。在雌激素的作用下，输卵管黏膜上皮纤毛细胞生长，体积增大；非纤毛细胞分泌增加，为卵子提供运输和受精前的营养物质。雌激素还促进输卵管发育及输卵管肌层的节律性收缩振幅。孕激素则能抑制输卵管的节律性收缩振幅。孕激素与雌激素间有许多制约的作用，孕激素可抑制输卵管黏膜上皮纤毛细胞的生长，减低分泌细胞分泌黏液的功能。雌、孕激素的协同作用，保证受精卵在输卵管内的正常运行。

二、生殖内分泌调节

（一）下丘脑－垂体－卵巢轴的神经内分泌调节

下丘脑－垂体－卵巢轴（HPOA）是一个完整而协调的神经内分泌系统，它的每个环节均有其独特的神经内分泌功能，并且互相调节、互相影响。它的主要生理功能是控制女性发育、正常月经和性功能，因此又称性腺轴。HPOA的神经内分泌活动还受到大脑高级中枢调控。在下丘脑促性腺激素释放激素（GnRH）的控制下，腺垂体分泌 FSH 和 LH，卵巢性腺激素依赖于 FSH 和 LH的作用，而子宫内膜的周期变化又受卵巢分泌的性激素调控。月经周期中垂体促性腺激素、卵巢性激素的周期变化，性器官等的相应周期变化见图 1-11。

下丘脑的神经分泌细胞分泌卵泡刺激素释放激素（FSH-RH）与黄体生成激素释放激素（LH-RH），二者可通过下丘脑与脑垂体之间的门静脉系统进入腺垂体，垂体在下丘脑所产生的激素控制下分泌 FSH 与 LH。能刺激成熟卵泡排卵，促使排卵后的卵泡变成黄体，并产生孕激素与雌激素。

此外，腺垂体嗜酸性粒细胞能分泌一种纯蛋白质称催乳激素（PRL），其功能与刺激泌乳有关；其分泌的调节与下丘脑有关：下丘脑分泌的催乳激素抑制激素（PIH）能抑制催乳激素的分泌，而促甲状腺激素释放激素（TRH）除能促使垂体分泌甲状腺激素外，还能刺激催乳激素的分泌。由于 PIH 与 GnRH对同一刺激或抑制作用常同时发生效应，因此，当 GnRH 受到抑制时，可出现促性腺激素水平下降，而催乳激素水平上升。临床上所见闭经泌乳综合征，其原因可能即在于此。而某些甲状腺功能减退的妇女，由于 TRH 升高也可能出现乳汁分泌现象。

性腺轴的功能调节是通过神经调节和激素反馈调节实现（图 1-12）。卵巢性激素对下丘脑－垂体分泌活动的调节作用称为反馈性调节作用。使下丘脑兴奋，分泌性激素增多者称为正反馈；反之，使下丘脑抑制，分泌性激素减少者称负反馈。排卵发生在卵泡晚期，此时 E_2 水平迅速上升并达到峰值，该峰值水平可达到 350Pg/ml 以上，高水平的 E_2 对下丘脑－垂体产生正反馈，诱发垂体 LH峰性分泌，形成 LH 峰而诱发排卵，在 LH 峰出现 36 小时后发生排卵。当下丘脑因受卵巢性激素负反馈作用的影响而使卵巢释放激素分泌减少时，垂体的促性腺激素（Gn）释放也相应减少，黄体失去 Gn 的支持而萎缩，由其产生的两种卵巢激素也随之减少。子宫内膜因失去卵巢性激素的支持而萎缩、坏死、出血、剥脱，促成月经来潮。在卵巢性激素减少的同时，解除了对下丘脑的抑制，下丘脑得以再度分泌有关释放激素，于是又开始下一个新的周期，如此反复循环。

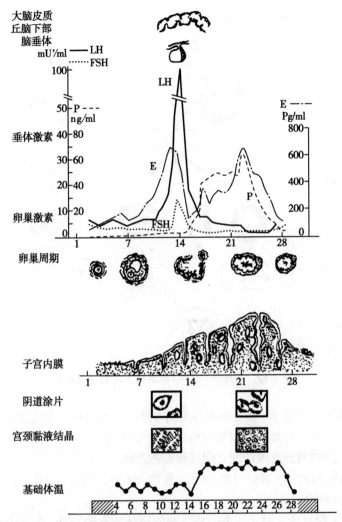

图 1-11　月经周期中脑垂体、卵巢、子宫内膜、引导、涂片、宫颈黏液及基础体温周期性变化

（二）卵巢的局部调节

卵泡的生长发育是一个非常复杂的过程，中枢神经系统及下丘脑对卵巢的调控作用已经被普遍公认。在相同的垂体促性腺激素刺激下，每个月经周期卵泡的发育结局却不同。有的达到成熟并排卵，有的退化闭锁，说明卵巢内存在局部调控机制，即自分泌 - 旁分泌系统。已发现卵巢的颗粒细胞、卵泡内膜细胞及基质细胞能产生某些调节因子，这些调节因子能通过分泌该因子的细胞表面受体产生自分泌调节，也能通过邻近细胞发挥旁分泌作用。目前已从卵泡液中分离得到的蛋白因子有抑制素、激活素、卵泡抑素、胰岛素样生

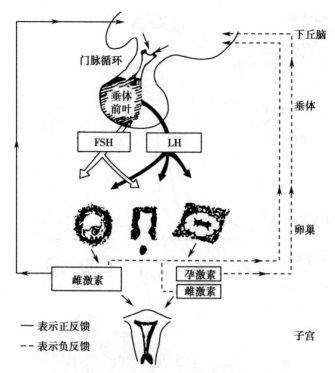

图 1-12 下丘脑 - 垂体 - 卵巢轴之间的相互关系

长因子、抗米勒管激素、卵母细胞成熟抑制因子、内皮素 -1 等，它们也参与卵泡发育调节，但是具体作用机制有待于进一步研究。

（三）其他内分泌腺功能对月经周期的影响

身体内各种内分泌腺对生殖系统亦能产生一定影响，尤以肾上腺皮质、甲状腺及胰腺较明显。

1. 肾上腺皮质 肾上腺有合成并分泌甾体激素的功能。它能分泌多种激素，可分为盐皮质激素（以醛固酮为代表，其功能为维持体内钾、钠离子和水的代谢）、糖皮质激素（以皮质醇为代表，其功能为调节糖代谢，促进蛋白质分解和糖异生作用，并促进脂质的运用和重新分布，以及抗过敏、抗炎性反应、抗细菌毒素等非特异性作用）和性激素（少量雄激素及极微量雌、孕激素）。肾上腺皮质为女性雄激素的主要来源，雄激素包括睾酮、脱氢表雄酮及雄烯二酮，其有效程度之比约为 100∶33∶10。

少量雄激素为正常妇女的阴毛、腋毛、肌肉及全身发育所必需的。但若雄激素分泌过多，由于雄激素能抑制下丘脑分泌 GnRH，并有对抗雌激素的作用，使卵巢功能受到抑制而出现闭经，甚至男性化表现。

先天性肾上腺皮质增生（CAH）时，由于肾上腺合成皮质激素的酶如 21-

羟化酶等缺乏，导致皮质激素合成不足，引起促肾上腺皮质激素（ACTH）代偿性增加，促进肾上腺皮质网状带雄激素分泌增多，临床上可导致女性假两性畸形或女性男性化表现。此外，肾上腺源性的雄激素过高也是引起多囊卵巢综合征的病因之一。

2. 甲状腺　它所分泌的甲状腺素（T4）和三碘甲状腺原氨酸（T3）参与机体各种物质的新陈代谢，并对组织的分化、生长发育、生殖生理等过程起直接作用。

甲状腺激素和卵巢甾体激素的分泌同样受到下丘脑 - 垂体的调控。甲状腺激素对于性腺的发育成熟、维持正常的月经和生殖功能均十分必要。

轻度甲状腺功能亢进甾体激素的分泌与释放增多，内膜发生过度增生，临床表现月经过多、过频，甚至发生功能失调性子宫出血。当甲亢发展至中、重度时，甾体激素的分泌释放及代谢等过程受抑制，临床表现为月经稀发、月经血量减少甚至闭经。

胚胎、性腺、生殖器官的发育与分化均需要足量甲状腺激素的作用。如甲状腺功能低下则有可能出现先天性女性生殖器官畸形、先天性无卵巢、原发性闭经、月经初潮延迟等。性成熟后若发生甲状腺功能低下，则影响月经、排卵及受孕。随病情发展，临床表现月经过少、稀发，甚至闭经。病人多合并不孕，自然流产和畸胎的发生率增加。

3. 胰腺　胰腺分泌的胰岛素不仅参与糖代谢，而且对维持正常的卵巢功能有重要影响。胰岛素依赖型糖尿病患者常伴有卵巢功能低下。在胰岛素抵抗的高胰岛素血症患者，过多的胰岛素将促进卵巢产生过多的雄激素，从而发生高雄激素血症，导致月经失调，甚至闭经。

4. 松果体　松果体的功能近年来又受到重视。松果体腺主要分泌物为褪黑素（MT），MT 为一种神经内分泌激素，与神经内分泌、生殖和免疫系统的关系详见"生殖免疫调节"，当前褪黑素主要用于催眠。

5. 前列腺素　前列腺素有多种类型，广泛存在于许多器官和组织，在女性生殖系统多环带也有分布。PGE 和 PGF_2d，此类主要对平滑肌作用明显，其衍生物主要有兴奋平滑肌的作用，与抗孕激素米非司酮并用于药物流产，也用于防治子宫出血，PGl_2 和 TXA_2 类主要影响血管平滑肌和凝血过程，与生殖过程的调节也有关。各类前列腺素对于下丘脑 - 垂体 - 性腺轴的影响也有不少探讨，其确切生理定义有待确定。

三、生殖免疫调节

生殖系统不仅受下丘脑 - 垂体 - 性腺轴的神经内分泌调节，还受免疫系统的调节，生殖免疫学是近年来发展极快的新兴分支学科，它从免疫性角度研究生殖过程的各个环节，以期更好的阐明某些生殖生理和生殖病理现象的本质，为生殖医学开拓了新的诊断与防治途径。免疫性因素，包括免疫活性细胞和分子，影响生殖内分泌，甚至直接影响生殖细胞的发生和发育；生殖内分泌因素可以影响免疫系统的发育和状况，两者之间存在着交互影响。

（一）免疫活性分子影响性腺分泌

1. 中枢性影响 细胞因子及免疫刺激通过对神经系统的直接作用影响下丘脑垂体的分泌。雌激素则可调节下丘脑垂体轴对免疫性挑战的反应性。有实验表明，脑室注射白介素-1或脂多糖，在2小时内使去卵巢恒河猴LH和FSH分泌脉冲减少，而在卵泡早期注射，5小时内不影响LH和FSH的分泌。在高雌激素期注射脂多糖，则刺激LH的分泌，增加孕酮的释放。连续5天注射脂多糖，则导致卵泡崩解，及不良黄体。

2. 对性激素合成及受体表达的影响 白细胞介素在颗粒细胞水平上，直接参与调节卵巢的孕酮合成。在卵泡颗粒细胞培养中，加入IL-15可以抑制HCG刺激的孕酮生成反应。在培养系统中，加入抗IL-2受体亚单位的抗体，则可拮抗IL-5抑制活性。

雌激素受体AF-1决定簇的合成需要上皮生长因子及胰岛素样生长因子对受体基因的转录活化。雌激素受体AF-1的点突变又能抑制EGF和IGF活化雌激素依赖靶基因的能力。在性激素受体合成和细胞因子间存在着交互影响。

由滋养细胞合成的tau干扰素通过活化Jak/Stat途径与ISGF形成复合物。后者刺激反应性ISGF，活化tau干扰素反应基因，如干扰素调节因子1（IRF1），进一步活化负性转录因子IRF2或其类似物，抑制雌激素受体的合成，直接或间接地阻断催乳素受体的合成。宫腔内注射tau干扰素，可见有IRF1的短暂增加，以及继发的IRF2的合成增加。Tau干扰素抑制雌激素受体表达，但不干扰孕激素受体表达，它阻断前列腺素$F2\alpha$的溶黄体脉冲，对早孕黄体的维持，具有明显意义。

3. 卵巢的特异性免疫调节物质 在卵巢上大量存在组织巨噬细胞，这类细胞通过与生殖细胞的直接作用或分泌细胞因子，调节配子细胞的成熟和性激素的分泌。在卵巢内，卵泡壁细胞起源于组织巨噬细胞，分泌的GMCSF通过对卵泡颗粒细胞的作用，维持卵细胞的GV期停滞。使用PT-PCR测定鼠卵巢GM-CSF及mRNA的表达与卵巢周期明显有关。黄体化卵巢内的GMCSF mRNA比未成熟小鼠卵巢高出一倍。在雌激素周期中有GM-CSF表达程度的周期性变化。

4. 褪黑素的生殖免疫活性 褪黑素（MT）是松果体腺分泌的一种吲哚美辛类神经内分泌激素，其分泌呈现昼低夜高的规律，MT作用广泛、复杂具有调节神经系统、内分泌系统、生殖系统和免疫系统的作用，全身的器官组织都存在 MT 受体。

（1）免疫机制：MT 在免疫系统内结合位点的分布具有一定特征，它参与神经 - 内分泌 - 免疫网络的调控，从不同层次对免疫应答发挥上调作用。其免疫机制是：促进免疫系统产生抗体，并能提高抗体对抗原的敏感性；提高淋巴因子的活性和数量；增加免疫器官的重量，促进 T 和 B 淋巴细胞增殖，刺激巨噬细胞 IL-1 和淋巴细胞 IL-2 的产生，并可增强 NK 细胞毒性。MT 通过抗原激活的淋巴细胞作用与辅助性 T 细胞，使之释放阿片受体激动剂，进而发挥免疫增强作用。

（2）MT 与生殖系统：MT 能与卵巢及肾上腺细胞上的 β- 肾上腺素受体结合，直接调节性激素如黄体生成素（LH）、催乳素、前列腺素、睾酮、卵泡刺激素等的分泌释放，进而调控生殖器官和性的发育成熟；MT 也可通过下丘脑 - 垂体 - 性腺轴，在下丘脑水平调节垂体促性腺激素的分泌，进而影响生殖系统功能。

（二）生殖内分泌影响免疫

性腺类固醇激素可以通过某种途径影响胸腺的功能。近年研究发现，切除成年大鼠及小鼠的性腺可见胸腺增生和免疫功能的部分重建。注射雌激素可以崩解淋巴细胞，尤其是胸腺皮质细胞，使胸腺组织退变，恢复到正常大小。对正常的非胸腺切除鼠，性腺类固醇激素也可以产生类似的胸腺组织学改变。

促性腺激素释放激素显效剂 GnRHa 可能改变 T 和 B 细胞的成熟过程，在新生期免疫系统的发育可能需要 GnRHa 的刺激。实验表明：持续 7～9 周注射 GnRHa 可使新生猕猴胸腺髓质中的 T 和 B 细胞数量显著下降。

血浆雌二醇的水平影响输卵管上皮中一些抗原的表达。如当血浆雌二醇浓度大于 200pm 时，MHC-Ⅱ型抗原一概为阳性。ICAM-1 与雌二醇之间存在明显的负相关性。在雌激素高峰期，输卵管上皮对抗原的加工，可能导致 T 细胞的失活及免疫耐受。

雌二醇还能极大地增强对脂多糖刺激的前列环素生成反应。去卵巢羊在使用雌二醇之后，再用脂多糖刺激，子宫动脉的前列环素合成极为显著的增加。在卵泡期进行的交配行为，可能把带有脂多糖的细菌带入子宫，这时正是雌二醇分泌的高峰；前列环素的血管扩张活性，应能在子宫颈管黏液屏障薄弱时，增加子宫动脉的血流量，因而具有明显的保护意义。

上述进展表明，在生殖内分泌和免疫之间存在交互影响，细胞因子参与内分泌激素的合成和生物学效应的调节。目前仅证明存在生殖的神经内分泌免疫调节，但其具体的调节方式，尚有待于更为广泛的研究。

四、生殖心理调节

心理因素对生殖功能有着重要的影响,正常月经的维持依靠下丘脑的脉冲式分泌,人体处于心理上情绪紧张应激状态,体内儿茶酚胺类应激激素分泌增多,干扰下丘脑促性腺激素释放激素(GnRH)脉冲式分泌,过度紧张和焦虑还可引起体内催乳素(PRL)、内啡肽、褪黑素等物质合成、分泌增多,干扰下丘脑 - 垂体的分泌功能,抑制 GnRH 合成,导致排卵障碍和内分泌功能的紊乱,出现月经失调、宫颈黏液变化等。

情绪紧张因素还可提高交感神经及肾上腺能介质的活性,导致肾上腺素、促肾上腺皮质激素(ACTH)释放增加。盆腔内脏含有丰富的自主神经即交感和副交感神经,心理紧张可以通过自主神经的调节而影响生殖过程,卵巢内的自主神经末梢伸入血管周围的间隙并围绕卵泡。因此,自主神经控制着卵巢的血流供应、卵巢的收缩、卵泡生长的大小及排卵。所有卵巢内的内分泌池都含有 β- 肾上腺能受体,受体的活性影响卵泡的发育和激素的分泌。β- 肾上腺能受体接受肾上腺素和皮质类固醇的降调节,受 LH 和 PRL 的升调节。输卵管壶腹部与峡部连接部、输卵管与子宫交界处均有丰富的交感神经末梢,自主神经兴奋性的改变可影响卵子在输卵管内的运输,子宫的自主神经兴奋性的变化可影响受精卵的种植率。

心理学研究发现,长期不孕妇女的性格大多数容易焦虑紧张或情绪忧郁有心理障碍,心理精神因素的调节已日益成为我们从事不孕不育医生需要高度重视的问题。

第三节 受精及胚胎的形成与发育

一、受孕条件

排卵、受精、着床,是组成人体妊娠过程的三个基本环节,必须环环相扣,经过一个非常复杂的过程才能受孕。因此正常妊娠的实现,需要男女双方具备一定的条件。中医学早在《女科正宗•广嗣总论》中就概括地指出:"男精壮而女经调,有子之道也。"

男方则应具备以下几项必要条件:①要有正常的睾丸功能,即睾丸必须制造足够数量、形态正常、活动力良好的健康而成熟的精子。同时还要分泌足够的雄激素,以保持生殖器官的正常功能。②精子能够储存并能运输到体外。因为精子在睾丸内制成后,必须经过附睾、输精管和射精管才能由尿道排出体外,所以这些输精管道必须通畅无阻。③精子必须能够送入女性的生殖道内，这一点有两个方面的含义，其一是要有健全的性功能，阴茎能充分勃起而进入阴道，精子经尿道排出后能进入女性生殖道；其二是指可以用人工授精的方法将精子送入阴道。④没有其他因素的干扰，如免疫因素等。使精子能在女方生殖道中顺利上行并与卵子结合，完成受精过程。

女方则应具备以下几个条件：①卵巢能有规律地产生和排出健康、成熟的卵子，并分泌正常的雌、孕激素，使其有正常的生殖器官及其功能，②输卵管正常通畅，并且具有良好的分泌功能和拾卵及对卵子或受精卵的正常运送能力。③宫颈管及宫颈黏液具有良好的功能，对精子的通过起保护和筛选作用。④阴道通畅，并能使精子在阴道内有合适足够存活的时间。⑤子宫内膜必须有适宜受精卵着床和维持发育的内分泌变化和环境，才能有利胚胎的形成。

以上所讲的男女双方如果有某一环节发生障碍，就会导致不孕或不育。

二、受精过程

精子和卵子结合的过程称为受精，一般在输卵管壶腹部进行。射入阴道的精子，靠本身的运动和射精后引起的子宫收缩，被运送到子宫，进入输卵管，获得使卵子受精的能力，称为精子获能。排出的卵子，靠输卵管伞端汲取、输卵管蠕动及其上皮细胞纤毛摆动，被运送到壶腹部。与卵子接近的精子仅200个左右，当精子与卵子即将接触的一瞬间，精子顶体中的酶系统便释放出来，协助精子穿透卵子外层。卵子也分泌活精肽，帮助精子进入卵内。一个精子进入后，卵子立即产生抑制顶体素的物质，封锁透明带，使其他精子不再进入；同时触发第二减数分裂的最后一步、放出第二极体。卵细胞核形成雌性原核，卵内精子染色质形成雄性原核。随即两性原核融合，形成受精卵。

排出的卵子或精子在女性生殖道内保持受精能力的时间很短，卵子仅6～24小时，精子28～48小时，因此卵子与精子只有这段时间内相遇，才有可能受精。

受精卵运往子宫的途中进行细胞分裂，形成胚泡。约在排卵后第8天，胚泡被子宫内膜识别、吸附。胚泡即分泌一种蛋白酶，溶解与胚泡接触的子宫内膜，使胚泡进入内膜，入口随即自行封闭，此过程称着床。着床历时2～5天，成功的关键在于胚泡与子宫内膜及时适宜地相互作用，即胚泡的分化与到达子宫的时间都必须与子宫内膜的分化程度一致，也就是同步。实现同步需要孕激素、雌激素在时间上和数量上精细平衡。

受精卵着床必须具备的条件有：①透明带消失；②囊胚细胞滋养细胞分化出合体滋养细胞；③囊胚和子宫内膜同步发育且功能协调；④孕妇体内分泌足够量的孕酮。子宫有一个极短的窗口期允许受精卵着床（图1-13）。

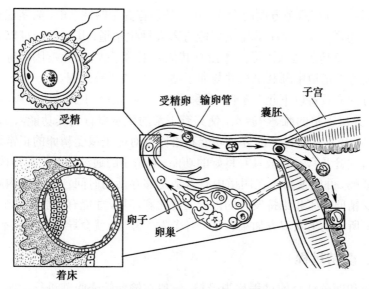

图 1-13　受精及受精卵发育、输送与着床

三、胚胎的形成与发育

受精卵经卵裂、桑椹胚形成胚泡后，胚胎细胞迅速增长分化为三胚层、胚胎体形、脸型特征以及主要器官系统的雏形的建立。第 4～8 周的胚胎极易受到有害因子的影响，导致显著的先天性畸形的出现，因而是发育的关键时期。

1. 卵裂及胚泡的形成　是受精卵在由输卵管向子宫运行中进行的。受精后 26～30 小时开始卵裂，每 10～12 小时进行一次卵裂，在 16～32 小时开始称为桑椹胚，此时开始到达子宫腔。第 4～5 天时，形成早期胚泡，透明带溶解消失，胚泡开始侵入子宫内膜，11～12 天完成植入。胚泡滋养层细胞迅速增殖，由单层变为复层，外层细胞融合形成合体滋养层，深部的一层细胞界限明显，称细胞滋养层。植入后，滋养层向外长出许多指状突起，称绒毛，逐渐发育、分化形成胎盘。滋养层直接从母体血液中汲取营养供胚胎发育所需。

2. 胚盘的形成及中轴器官的建立　第 2 周时进行胚泡内细胞团细胞增殖与重排。靠近胚泡腔的细胞形成一层立方形细胞，为胚胎本身的内胚层；内胚层上方的细胞呈柱状，为外胚层；两层细胞紧密相贴形成椭圆形的二胚层胚盘。胚盘下方内胚层延伸，形成卵黄囊内层。胚盘内胚层构成卵黄囊顶壁，胚盘上方外胚层与滋养层间出现腔隙，逐渐扩大成羊膜腔。胚盘外胚层构成羊膜囊底壁，羊膜囊其余部分来自滋养层。胚盘上原条的出现与退缩，标志着中胚层的形成与三胚层胚盘的建立。中轴线的中胚层形成脊索。在脊索头

26

端前方及原条尾端后方各有一圆形区，没有中胚层进入，内外胚层紧密相贴，分别称口咽膜及泄殖腔膜，为以后形成口腔和肛门的部位。脊索诱导其上方外胚层增厚形成神经板，进而形成神经沟及神经褶，神经褶在背中线愈合形成神经管。神经管头端与尾端尚未闭合的孔，称前、后神经孔，于第 4 周末全部闭合。

3．体形的建立　三胚层所构成椭圆形扁平胚盘，由于其中部细胞生长迅速，周缘向腹部侧卷折，分别形成头褶、尾褶及腹褶。头褶、尾褶、腹褶进一步卷折向中央收缩，在胚体腹侧与尿囊及卵黄囊柄的附着点形成一圆柱形脐带区。胚胎由盘状逐渐形成头宽尾细的圆状形，胚体悬浮于羊膜腔内羊水中。上、下胚芽于第 4 周先后出现，至第 8 周末，胚芽的各区段明显可辨，手指及足趾形成。外生殖器突出现，但尚不能分辨性别。

4．颜面及感官的形成　颜面造形始于第 4～5 周；形成 5 个隆起，第 7 周面突移动，开始形成颜面；第 8 周形成具人脸特征的颜面。眼、耳、鼻等感官形成并定位。

5．三胚层的早期分化

（1）中胚层：中胚层分为三部分，在脊索两旁的中胚层为轴旁中胚层，其外方为间介中胚层，最外侧为侧板中胚层。第 3 周末，两侧轴旁中胚层增厚并分节，形成体节，致使体表形成许多小隆起，第 5 周末，44 对体节全部形成。每个体节将分化形成生骨节、生肌节及生皮节。它们分别形成该体节段内的软骨、骨、肌肉以及皮肤真皮。间介中胚层形成泌尿生殖系统。侧板中胚层由于中间出现腔隙而分为两层，紧贴外胚层的中胚层称体壁中胚层，将分化为体壁的骨骼、肌肉和结缔组织等；围于内胚层周围的中胚层称脏壁中胚层，将分化为内脏器官的平滑肌、结缔组织和浆膜等。二层之间的腔隙称原始胚内体腔，以后分化为心包腔、胸腔及腹腔。

（2）内胚层：椭圆柱形胚体的形成，内胚层卷折形成原肠，为消化和呼吸系统的原基，将分化为消化管、消化腺、喉、气管和肺的上皮以及甲状腺、甲状旁腺、胸腺、膀胱及尿道等的上皮。

（3）外胚层：神经管头区迅速生长，形成 5 个脑泡，神经管向腹侧弯曲，是胚胎呈"C"形。在神经管形成时，两侧神经褶外侧的外胚层细胞与神经褶脱离，形成位于神经管背外侧的细胞索，称神经嵴，以后分化为周围神经系统的神经节及肾上腺髓质等。位于体表的外层将分化为表皮及其衍生物，以及一些器官的上皮组织。

至第 8 周末，体内主要器官系统雏形结构均已建立，可区分出头、面、颈、躯干及四肢，胚胎初具人形。

受精卵的发育与胎儿的形成见图 1-14。

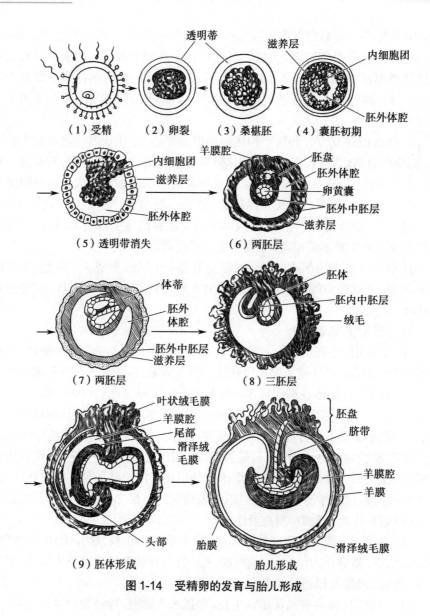

图 1-14　受精卵的发育与胎儿形成

第四节　中医论月经及妊娠生理

一、月经生理

（一）月经产生的机制

中医学认为月经的产生是脏腑、气血、经络作用于胞宫的正常生理现象。月经的成分，主要是血，而血为脏腑所化生，通过经脉才到达胞宫。《素问·上古天真论》说："女子七岁肾气盛,齿更发长;二七天癸至,任脉通,太冲脉盛,月事以时下,故有子;三七肾气平均,故真牙生而长极;四七筋骨坚,发长极,身体壮盛……七七任脉虚,太冲脉衰少,天癸竭,地道不通,故形坏而无子也。"这说明月经的来潮与断绝,是和肾气的盛衰、天癸的至竭、冲任的盛衰有直接的关系,肾气是处于主导地位的。故《傅青主女科》谓"经水出诸肾"。但由于人体是一个统一的有机体,月经与整体密切联系,故同时又与肝、脾、心、肺等脏(腑)及血、气与全身经络活动休戚相关。因此,需要多方面的配合,协同作用于子宫,俾能出现定期的藏泻功能而产生月经。

1. 五脏和天癸的作用

(1)肾:肾为先天之本,元气之根,主藏精。其既藏生殖之精,又藏水谷之精气。《素问·六节脏象论》云:"肾者,主蛰,封藏之本,精之处也。"《素问·金匮真言论》云:"夫精者,身之本也。"(肾)精化气,精气即肾气,寓元阴元阳,即肾阴肾阳,是人体脏腑阴(液)阳(气)的本源。肾又为天癸之源、冲任之本、主系胞(《素问·奇病论》:"胞脉者系于肾"),肾精化气生血。若肾气充盛,封藏有度,则天癸产生,而达冲任,使任通冲盛,聚阴血以注于胞宫。胞宫"藏""泻"功能正常,则蓄满而溢,排出经血,泻之后又复藏之,周而复始,形成一月一行之月经。因此,肾主司生长、发育和生殖,为月经的生理源泉。临床上肾阴虚、肾阳虚的病机,可以发生多种月经病如闭经、月经过少、崩漏以及不孕症等。

(2)天癸:天即天真之气,癸即壬癸之水,天癸是影响人体生长、发育和生殖的一种阴精,它来源于先天之肾气,靠后天水谷精气的滋养、支持而逐渐发育成熟,又随着肾气的衰退而竭止。它具有促进性腺发育成熟的生理功能,在"天癸"的作用下,女子的生殖器官才能发育成熟,月经才能按时来潮。反之,进入老年,由于肾中精气的衰少,"天癸"也随之衰少,直至衰竭,进入绝经期。如《医宗金鉴·妇科心法要诀》云:"天癸月经之源",并指出:"先天天癸始父母,后天精血水谷生。女子二七天癸至,任通冲盛月事行。"说明"天癸"为肾中精气充盈的产物,是与性、生殖功能有关的重要物质,直接参与了月经周期的生理活动。

(3)肝:肝藏血,主疏泄,具有贮藏血液和调节血量的作用,体阴而用阳。肝为冲脉之本;肝所藏的血除营养周身之外,并下注于血海,故有"肝司血海"之说。肝主疏泄,肝气须条达而不宜抑郁。妇女的月经正常与否,与肝的疏泄作用有一定的关系,肝气畅达,血脉流通,则月经按期来潮。由于肝与女子的关系尤为密切,尤其是正常的月经周期离不开肝的协调,故又有"肝为女子先天"(叶天士《临证指南医案》)之说。

(4)脾:脾(胃)为后天之本,主运化,统血而生血,"冲脉隶于阳明"(《临证指南医案》），脾气旺盛，则经血有统，生化有源，同时"肾气""天癸"亦必须依赖于后天脾气的滋养。故有"虽心主血，肝藏血，亦皆统摄于脾"（《校注妇人良方》）；"妇人经水与乳，具由脾胃所生"（《女科经纶》）等说。

（5）心：心主血，其充在脉而藏神。"胞脉者属心而络于胞中"（《素问•评热病论》）。如果心血旺盛，心气下通，入于胞脉、胞络，则经候如常；反之若心血不足，心气不得下通，则脉闭而月经不来。

（6）肺：肺主气，气帅血。《素问•六节脏象论》："肺者，气之本。"血在脉中运行，主要依赖气的推动作用；气行则血行，气滞则血滞。不少月经病与血虚、气虚有关，故肺与月经及生殖亦相关。

2. 气血的作用　妇女以血为主，经、孕、产、乳都以血为用。月经的主要成分是血，故也称为经血。血海充盈，由满而溢，则为月经。血在整体和脏腑组织中是周流不息的。《灵枢•痈疽篇》云："夫血脉营卫，周流不休。"血脉流通，病不得生，月经定期排泄，也是流通的一种表现。血和气是互相资生、互相为用和相辅相成，不可分割的。血是产生气的物质基础，气是推动血行的动力。总之，气血和调，则健康无病，气血不和，百病乃变化而生。月经病由于气血不和者甚多。可见气血与月经有极其密切的关系。月经周期变化中从血液学、血液流变学、血流动力学等研究表明，月经周期存在气血变化的月节律和月波动，客观论证了月经周期与气血藏泻变化的关系。

3. 冲任督带经络的作用　月经的来潮与十二经脉气血的充盈，尤其是奇经八脉中的冲、任以及督、带脉的调节有着密切的关系。冲脉为十二经气血汇聚之处，是全身气血运行的要冲，故有"冲为血海"之称。任脉为阴脉之海，主胞胎，在小腹部与足三阴经相会，能调节全身的阴经，凡精、血、津液等阴液都属任脉总司，故任脉为人体妊娠养胎之本。

督脉为阳脉之海，"贯脊属肾"（《素问•骨空论》），其脉亦起于胞中，"（任、督）二脉为胞胎之主脉"（陈士铎），一主一身之阴，一主一身之阳，循环往复，维持着阴阳脉气的相互平衡，类似于卵巢激素对丘脑下部和垂体的正负反馈作用，能调节月经的正常来潮。带脉绕身一周，功能为约束诸脉，使经脉气血循行保持常度，"脾为带脉之本"，"带"与脾肾两脏的关系最为密切，所以亦与月经的调节机制相关。

冲、任、督三脉皆起于胞中，带脉下系胞宫，四脉外连十二经脉，内外贯通，把妇女的生殖系统与整体紧密地联系起来，构成了一个调节月经与生殖生理功能的经络系统，已故导师徐荣斋教授认为冲、任、督脉为"阴阳气血（包括精、气、神）的总汇，是生殖功能存废的主宰"。

（二）中医的月经周期节律理论

中医学认为月经为有规律的、周期性的胞宫出血，是女性生殖生理活动过程中阴阳消长、气血变化、新陈代谢等节律的表现。月经更体现了"天人相应"的一种规律，它与月相的盈虚相关，故曰"其气应月"，亦即《灵枢·岁露》所说的"人与天地相参也，与日月相应"的具体表现。因其每月来潮一次，如潮水涨落，又称月事、月信。如李时珍在《本草纲目·妇人月水》条中云："女子，阴类也，以血为主，其血上应太阴，下应海潮，月有盈亏，潮有潮汐，月事一月一行，与之相符，故谓之月水、月信、月经。经者常也，有常轨也……女人之经，一月一行，其常也；或先或后，或通或塞，其病也。"这是根据中医"天人相应"的理论来解释妇女月经的周期性，正如海潮受月之盈亏的影响而有潮汐，应时变化的现象一样，从而说明了月经周期的周月节律的形成，是大自然对人类长期影响的结果。这种天人相应之说近年来已引起国内外学者研究的兴趣。

　　然中医认为月经也有特殊现象的，晋·王叔和《脉经》中首次提出了月经通常二月一至的称"并月"；三月一次的称"居经"或"季经"；终生不潮而能受孕的称"暗经"；还有受孕之初，按月行经而无损胎儿的，称为"激经""盛胎"或"垢胎"。以上特殊的月经现象，临床较为罕见。

二、妊娠生理

（一）妊娠的机制

　　女子肾气充盛，二七之年，天癸成熟，任通冲盛，男女两精结合则可成孕，但必须"男精壮女经调"则可谓"有子之道也"，且受孕必须有一定时机，《妇科证治准绳·胎前门》引袁了凡语："天地生物，必有氤氲之时；万物化生，必有乐育之时……凡妇人一月经行一度，必有一日氤氲之候，一时辰内……此的候也……顺而施之，则成胎也。"此"氤氲之时""的候"即西医学之"排卵期"，是"两精结合"的最佳时期。

（二）妊娠的生理现象

　　妊娠后母体之阴血下注冲任以养胎元，故首先表现为月经停止来潮。妊娠初期血聚于下则冲任之气上逆，胃失和降则出现晨起头晕，饮食偏嗜，恶心作呕等现象，一般在怀孕三个月后消失。另外，孕妇可自觉乳房胀大或触痛，孕后乳头乳晕着色。胎居胞宫，胎体增大则小腹逐渐膨隆，孕四月可感胎动，孕五月可闻及胎心音。正如孙思邈《千金药方》说："妊娠一月胎胚，二月始膏，三月始胞，四月形体成，五月能动，六月筋骨立，七月毛发生，八月脏腑具，九月谷气入胃，十月诸神备，日满产矣。"

　　另孕后两三月至产前一般脉象平滑流利，尤以尺脉搏动有力，正如《素问·阴阳别论》曰："阴搏阳别，谓之有子。"《脉经》曰："尺中之脉，按之不绝，法妊娠也。"

第二章

女性不孕不育症的病因病机

第一节 西医学病因病理

一、女方原因

任何可能影响卵巢正常排卵、受精卵形成、运输、着床以及胚胎发育的因素，都可能成为女性不孕不育的原因。常见的有以下几方面因素，但临床尚存在个别目前找不到确切病因的原因不明性不孕（育）患者。

（一）内分泌功能失调

内分泌因素引起的排卵异常约占女性不孕（育）症病因的 30%～40%，包括无排卵及稀发排卵，另有排卵后黄体功能不全；包括黄体功能不足和黄体萎缩不全，约占不孕不育病因的 3%～8%。

1. 排卵障碍 引起排卵障碍而导致不孕有以下几种原因。

（1）多囊卵巢综合征（PCOS）：是以雄激素过多、排卵异常、卵巢多囊样改变和胰岛素抵抗为临床特征的内分泌紊乱综合征。发病原因至今尚不明确，1935 年 Stein 和 Leventhal 首次报道，故又称 Stein-Leventhal 综合征。

（2）下丘脑性排卵异常：各种原因使促性腺激素释放激素（GnRH）的脉冲频率或幅度改变，引起促性腺激素（Gn）分泌异常，导致排卵异常。

1）常见功能性因素：①精神疾病或过度紧张，如环境改变、精神刺激、过度恐惧、心理压力、抑郁症等；②体重影响，体重指数（BMI）≥25 或 <17 都可能引起 GnRH 和 Gn 的分泌异常；③剧烈运动或过度锻炼，不仅干扰 GnRH 分泌，还引起肾上腺等功能改变；④偏食，如高纤维、低脂肪饮食；⑤神经性厌食，体重严重下降影响多种生理功能；⑥药物影响，长期服用氯丙嗪、避孕药、西咪替丁等药物，可抑制 GnRH 分泌，并可伴 PRL 升高。

2）常见器质性因素：①肥胖生殖无能综合征（Fröhlich Syndrome），最常见病因为颅咽管瘤，表现为极度肥胖、性腺发育不良、原发或继发闭经，生长激素、肾上腺素、甲状腺素均分泌不足；②嗅觉缺失综合征（Kallmann Syndrome），系胚胎期 GnRH 分泌神经元未移行到下丘脑，导致先天性性腺发育不良、闭经，并伴有嗅觉障碍；③脑外伤、颅内严重感染等均可引起下丘脑功能障碍。

（3）垂体性排卵异常：可以是其功能性改变引起；也可由于肿瘤、损伤或先天性、遗传性疾病的影响，使垂体组织发生器质性改变及功能障碍而造成。其中，最常见的原因是高泌乳素血症。常见影响因素：

1）功能性或药物性的高泌乳素血症，出现闭经、溢乳等临床表现。

2）肿瘤，包括垂体前叶泌乳素腺瘤及无功能腺瘤，以前者最多见。

3）希恩综合征（Sheehan syndrome），由于产后大出血合并休克导致垂体前叶缺血性坏死而影响垂体前叶功能，典型表现为 Gn 分泌不足，导致闭经、性欲及性征消退、生殖器萎缩，并可出现促肾上腺皮质激素（ACTH）、促甲状腺激素（TSH）、泌乳素等分泌不足的综合征。

4）空蝶鞍综合征（empty sella syndrome），由于蝶鞍隔先天性发育不良，或继发于肿瘤手术或放疗后引起的隔孔过大，使充满脑积液的蛛网膜下腔由隔孔进入蝶鞍（垂体窝），并压迫垂体使之萎缩，也可由于手术及放疗直接损伤垂体，导致蝶鞍空虚。

（4）卵巢性排卵异常：可由其先天性发育异常，或其功能衰退、继发病变所引起。常见影响因素：

1）先天性卵巢不发育或发育不全，如 Turer 综合征（45，XO）、Swyer 综合征（46，XY）、超雌综合征（Triple X syndrome）（47，XXX）。

2）卵巢早衰（POF），指妇女在 40 岁之前出现绝经。

3）卵巢促性腺激素不敏感综合征（ROS），临床表现和实验室检查与 POF 相似，需作卵巢组织切片检查才能确诊。

4）卵泡不破裂黄素化综合征（LUFS），排卵期 LH 峰出现后，卵泡不破裂而颗粒细胞发生黄素化。

5）肿瘤浸润、术中电凝、放疗及化疗造成卵巢组织大量破坏，卵母细胞严重损失。

（5）其他因素排卵异常：性腺轴以外的其他内分泌系统（如甲状腺素、肾上腺、胰腺等）功能异常及一些全身性疾病，也会影响卵巢排卵。

2. 黄体功能不全 导致黄体功能不全的原因：①卵泡期卵泡发育不良；②LH 排卵高峰分泌不足；③LH 排卵峰后低脉冲缺陷。特点为月经周期缩短，黄体期 <11 天；基础体温呈双相，但排卵后体温上升缓慢、上升幅度偏低；行经前体温下降缓慢。黄体功能不全包括黄体功能不足和黄体萎缩不全。如黄体功能不全（LPD）、经前期综合征（PMS）、排卵性功血等，均可引起分泌期子宫内膜发育不良而导致孕卵不易着床，导致不孕，或虽已着床但因胚胎发育不良，导致流产而不育。

（二）输卵管因素

约占不孕原因的 20%～40%，略低于排卵障碍性不孕，居第二位。输卵管具有摄拾卵子、运送精卵，并在此精卵结合、把受精卵送进宫腔使之及时植入子宫内膜的功能。任何影响输卵管功能的病变，最常见的如输卵管炎症（淋菌、沙眼衣原体、结核菌等），引起输卵管黏膜破坏、粘连、积水或阻塞而致不孕；也有子宫内膜位异症或阑尾炎及产后、术后所引起的继发感染，而导致输卵管阻塞造成不孕的。近年来，随着性传播疾病发病率上升及人工流产增多等，输卵管性不孕有增加趋势。此外，还有如输卵管发育不全、输卵管过度细长弯曲、管壁肌肉收缩功能减弱、上皮纤毛蠕动减退等因素。

（三）子宫因素

子宫因素也是引起女性不孕不育症的重要原因之一，其中包括：①子宫发育异常：如先天性子宫缺如、子宫畸形、子宫发育不良等。②子宫内膜异常：子宫内膜炎、内膜结核、内膜息肉、宫腔粘连或子宫内膜分泌反应不良等影响受精卵着床或胚胎停育。③子宫肌瘤：肌瘤压迫输卵管开口部、巨大肌瘤致内膜供血不良等可引起不孕。④子宫腺肌病。

（四）宫颈因素

宫颈异常影响精子的活动、上游与储存。①宫颈炎症：重度糜烂或宫颈裂伤，由于宫颈管内黏稠脓性分泌物增多，不利于精子穿透导致不孕。②宫颈发育异常：如宫颈狭窄或闭锁、宫颈发育不良等。③宫颈肿物：常见宫颈息肉与宫颈肌瘤。

（五）外阴、阴道因素

①外阴、阴道发育异常：如两性畸形、处女膜发育异常、阴道发育异常；阴道创伤及用腐蚀药后形成瘢痕狭窄，影响性生活与精子进入宫颈口致不孕。②炎症：阴道炎如滴虫性或念珠菌性阴道炎，轻者并不影响怀孕，但重者因分泌液中 pH 改变并有大量白细胞，可降低精子活力，缩短其生存时间，甚至吞噬精子，影响受孕。

（六）免疫因素

不孕症中约有 10%～20% 属于免疫性不孕，而在以往不明原因的不孕症中，则有认为其免疫性不孕约占 40%～50%。近年对生殖免疫学的研究，认为导致不孕的免疫因素主要有以下两种：①同种免疫：精子、精浆或受精卵，是抗原物质，被阴道及子宫内膜吸收后，通过免疫反应产生同种抗精子抗体（AsAb）物质，使精子与卵子不能结合或受精卵不能着床。②自身免疫：认为不孕妇女血清中存在透明带自身抗体（AzPAb），与透明带起反应后可阻止精子穿透卵子，而影响受精。此外，尚有抗子宫内膜抗体（EMAb）、抗卵巢抗体（AoAb）、抗促性腺激素抗体（GnAb）、抗心磷脂抗体（ACA）等，也是导致不孕的因素。

对于母体而言,胚胎是同种半异体移植物,母-胎之间还存在着复杂而特殊的免疫学关系。母-胎免疫调节异常,则可引起母体对胚胎的排斥导致流产而不育。常见的免疫因素有:①封闭抗体(APLA)不足;②自身/同种免疫,包括抗核抗体(ANA)、ACA、抗绒毛膜促性腺激素抗体(HCGAb)、抗滋养层细胞膜抗体(ATAb)、狼疮抗凝因子(LAC),以及 ABO 血型抗体和 RH 血型抗体等。

(七)身心因素

①年龄因素对妇女生育力关系密切。妇女生育能力最强的时期是在 25 岁左右,30 岁以后缓慢下降,35 岁以后迅速下降。有学者报道,妇女 44 岁以后,87% 无生育。②营养因素对生育关系亦较大。过度肥胖或营养不良,过于消瘦都可影响生育。维生素缺乏,特别是维生素 E、维生素 A 及 B 族维生素缺乏可使不孕率增高。微量元素如硒、锌、铜等缺乏也可影响生育功能。③精神因素与不孕关系也较密切。精神抑郁、过度恐慌、焦虑、思想过度紧张等都可导致不孕。妇女因多年不孕症的压抑也可通过神经内分泌系统改变、影响卵巢功能而不孕。④全身健康状况常能影响生育。过度体力消耗,或因身体患有其他器官疾病如慢性肝功能损坏、贫血、糖尿病等都能导致不孕。此外,过度吸烟、酗酒和吸毒都能影响卵巢功能而导致不孕。

(八)性生活因素

夫妇双方可因缺少相关的性生活知识而婚后经久不孕。如性生活过频可使精液稀薄、精子过少;性生活稀少,特别在性生活期遇不到排卵,会影响受孕机会。

(九)遗传因素

因遗传因素染色体组成异常及性腺发育异常,也是造成不孕的原因之一。其较常见性染色体异常的疾病有特纳综合征、XO/XY 性腺发育不全、真两性畸形和超雌;性腺发育异常的疾病有单纯性性腺发育不全、XY 单纯性性腺发育不全和真两性畸形。

二、男方原因

主要是生精障碍和输精障碍。

1. 精液异常　如无精子或精子数过少,活力减弱,形态异常。影响精子产生的原因有:①先天发育异常:先天性睾丸发育不全不能产生精子;双侧隐睾导致曲细精管萎缩等妨碍精子产生。②全身原因:慢性消耗性疾病,如长期营养不良、慢性中毒(吸烟、酗酒等)、精神过度紧张,可能影响精子产生。③局部因素:腮腺炎并发睾丸炎导致睾丸萎缩;睾丸结核破坏睾丸组织;精索静脉曲张影响精子质量等。

2. 精子运送受阻　附睾及输精管炎症、结核可使输精管阻塞,阻碍精子通过;阳痿、早泄、射精功能紊乱、逆行射精、尿道下裂等不能使精子进入女性阴道。

3. 免疫因素　精子对自身具有抗原性,但免疫屏障使机体不会对自身精子发生免疫反应。在男性生殖道免疫屏障被破坏的情况下,精子、精浆在体内产生对抗自身精子的抗体可产生男性不育,射出的精子产生自身凝集而不能穿过宫颈黏液。

4. 内分泌功能障碍　男性内分泌受下丘脑-垂体-睾丸轴调节。性腺生殖轴及甲状腺、肾上腺等功能障碍均可影响精子的产生而引起不孕。

5. 性功能异常　外生殖器发育不良或阳痿致性交困难等。

6. 遗传因素　常见原因有性染色体异常如原发性小睾丸症(克兰费尔特综合征)、XYY综合征、XX男性综合征,常染色体畸变,减数分裂染色体异常,男性特纳综合征,单纯支持细胞综合征,遗传性酶缺陷如睾丸激素合成缺陷、5-α还原酶缺陷、睾丸女性化综合征等,以及Y染色体微缺失均可造成男性不育。

三、男女双方因素

男女双方可各自存在上述某些因素,或由于男女双方缺乏性生活的知识或盼孕心切造成的精神过度紧张、焦虑而致不孕(育)者,则为男女双方因素性不孕(育)。

第二节　中医学病因病机

不孕的研究是生命科学的一部分,我国医学对孕育的观察和思考比西方记载更早。《易经》即有"天地氤氲,万物化淳,男女构精,万物化生"的关于生命起源的论述。《素问·六节藏象论》云:"肾者,主蛰,封藏之本,精之处也。"《素问·上古天真论》曰:"女子七岁肾气盛……二七天癸至,任脉通,太冲脉盛,月事以时下,故有子。""丈夫八岁肾气实……二八肾气盛,天癸至,精气溢泻,阴阳和,故有子。"《女科正宗·广嗣总论》谓:"男精壮而女经调,有子之道也。"《丹经》指出:"一月只有一日……凡妇人一月经行一度,必有一日氤氲之候……此的候也,于此时逆而取之则成舟(月经),顺而施之则成胎矣。"中医认为孕育的机制主要在于"女经调"(正常排卵性月经)、"男精壮"(含有健康精子的正常精液)、"氤氲"之"阴阳和"(排卵期交合,精卵顺利结合,孕卵着床、生长发育及成熟);不孕的病因则与夫妇双方有关,其中上述任何一个环节发生障碍都可导致不孕。不孕的原因虽很多,但可分为两大类。一类是属于先天性生理缺陷，如《广嗣纪要》提出"五不女"（螺、纹、鼓、角、脉）、"五不男"（天、漏、犍、怯、变），主要是指的夫妇双方因各种生理缺陷而导致不孕；另一类属于后天病理性不孕。中医认为肾藏精、主生殖。"胞络者系于肾"，肾（产生天癸）-冲任-胞宫轴为女性生殖轴（类似于下丘脑-垂体-卵巢-子宫轴），故肾虚导致的生殖功能失调，是女性不孕症的主要原因。由于女体属阴，以血为用，肝藏血、主疏泄，为冲脉之本而司血海，故又有"肝为女子先天"之说，肝郁亦为不孕的重要原因。此外心主血脉而藏神，"胞脉者属心而络于胞中"；脾（胃）为后天之本，主运化，统血而生血，"冲脉隶于阳明"，心、脾（胃）功能失调也与不孕有关。由于全身脏腑经络之间的生克制化，寒、湿、痰、热、瘀等致病因子之间的相互影响及其转化，临床上可有多种病因而产生不同的证候，这些原因导致肾、冲任及胞宫的病变，不能摄精成孕而致不孕。如《石室秘录·子嗣论》在总结前人经验后指出："女子不能生子有十病，为胞宫寒、脾胃寒，带脉急，肝气郁，痰气盛，相火旺，肾水衰，任督病，膀胱气化不能，气血虚……况任督有疝瘕之症，则外系障碍，胞胎缩入于疝瘕之内，往往精不能施。"上述所指十病以功能性失调为主；后者以器质性病变为多见，如子宫肌瘤、子宫内膜异位症、卵巢囊肿等。结合前人的认识和临床实际，导致女子不孕（育）的主要常见证候为：

1. 肾阳亏虚　先天禀赋不足，肾气不充，天癸不能按时而至，或至而不盛；或房事不节，久病及肾，或阴损及阳等导致肾阳虚弱，命门火衰，冲任不足，胞宫失于温煦，宫寒不能摄精成孕。

2. 脾肾阳虚　脾为水谷之海，生血之源，如脾虚及肾，或肾阳虚而火不生土，导致脾肾阳虚，以致气血虚弱，无血化精，阳虚宫寒而不孕不育。

3. 肝肾不足　肝藏血，肾藏精，肝肾同源，精血互生。若肝肾亏损，精亏血少，冲任俱虚而致不孕不育。

4. 肾阴亏虚　房劳多产，失血伤精，精血两亏，或素体性躁多火，嗜食辛辣，暗耗阴血而导致肾阴不足，肾精亏损，精血不足，冲任失滋，子宫干涩，不能摄精成孕。肾阴亏损，不能上济心火，心肾失交；或阴虚火旺，血海太热，不能摄精成孕或孕而不育。

5. 肝郁气滞　肝为机体调节气血的枢纽，若素性忧郁，或七情内伤，致使肝失条达，气机郁滞，肝气郁结，疏泄失常，则气滞血瘀；气为血帅，血赖气行，郁而不舒，气血失和，冲任不能相资而月事不调，难以受孕。又肝郁克伐脾土，脾伤不能通任脉而达带脉，任带损伤，胎孕不受。或肝郁化火，郁热内蕴，伏于冲任，胞宫血海不宁，难于摄精成孕或不育。

6. 痰湿内阻　痰湿成因，关乎脾肾两脏，脾肾阳虚，运化失调，水津不能四布，反化为饮，聚而成痰，痰饮黏滞产缠绵，纯属阴邪，最易阻滞气机，损伤阳气,痰湿阻滞,气机不畅,冲任不通,月事不调,以致不孕。或寒湿外侵,困扰脾胃;或恣食膏粱厚味,阻碍脾胃,运化失司,痰湿内生,流注下焦,滞于冲任,壅塞胞宫而致不孕。

7. 瘀滞胞宫 多因情志内伤,气机不畅,血随气结,或经期产后,余血未净,续外感内伤致使宿血停滞,凝结成瘀;或寒凝瘀阻;或热灼血凝;导致血瘀气滞,癥瘕积聚,积于胞中,阻碍气血,经水失调,精难纳入,难于受孕成胎。此外,气弱血运无力,气虚血瘀,或病邪恋滞,留塞胞门者,必难受孕。

8. 湿热下注 湿热可因脾虚生湿,遏而化热酿成;或因肝脾不和,土壅木郁而生;或恣食肥甘酿生;也可因淋雨涉水,久居湿地,或受湿邪熏蒸而成。湿热流注下焦;或湿热邪毒直接犯及胞脉、胞络、子肠、阴户,客于冲任带脉,任带失约,冲任受阻,终难成孕。

9. 肾虚肝郁 肝郁则疏泄失常,气血不和,肾亏则精不摄孕,故而不孕,或孕而不育。

10. 肾虚痰阻 肾虚不能摄精成孕,痰阻脂膜,壅滞冲任故而不孕。

11. 肾虚血瘀 肾虚精亏,血瘀胞络失畅,故难以摄精成孕,或孕而不能养胎至胎堕。

综上不孕不育症病因病机的讨论,说明不孕不育的病因复杂多变,临床上致病因素可单一出现,亦可多元复合出现,且其发病往往是一个慢性的过程;不孕不育的病性虽有虚实之分,但大多虚实夹杂;其病位主要是在冲任、胞宫以及肾、肝、心、脾的功能失常、气血失调。

第 三 章

不孕不育症的相关定义和分类

第一节　不孕不育症的相关定义

不孕症（sterility）是指育龄夫妇性生活正常，同居，未避孕，女子 1 年内从未妊娠。不育症（infertility）指女方有过妊娠，但实际上未能生育，均以流产、早产、死胎或死产而结束。对男性来讲统称为不育症。关于定义不孕症的时限一直存在争议，世界卫生组织（WTO）推荐的流行病学定义为 2 年，我国对不孕症的定义现也为 2 年。据报道，一对生育力正常的夫妇每个月的自然受孕率为 20%～25%；婚后 3 个月的累积妊娠率为 57%；6 个月为 72%；12 个月为 85%～90%；婚后 2 年则有 93% 的女性可正常妊娠。WTO 故在 1995 年编写的《不孕夫妇标准检查与诊断手册》中规定不孕的诊断年限定为 1 年。因此大部分学者及临床医生均倾向于 1 年作为开始进行不孕症相关检查的切点。妇女生育力最强时期在 25 岁左右，以后生育力缓慢下降，35 岁以后其生育力迅速下降，45 岁以后就少有再受孕者。故 2003 年国际不孕协会还建议 35 岁以下 1 年、35 岁以上 6 个月未避孕未妊娠或不能持续足月妊娠即诊断为不孕不育症，应该开始检查病因并积极治疗。

女性不孕症也有称之为女性不育症的，国外则通用不育而少用不孕。严格地说不孕症和不育症是不同的概念。不孕症是指没有受精的能力，即由于卵子或精子形成障碍，受精结合或着床受阻而不能怀孕生育；不育症则为能受孕而未能生育下一代，即为受精卵着床后，胚胎或胎儿发育障碍，有过妊娠史而未获得活婴者。明确诊断到底是不孕症，或是不育症尤其是否属于早早期流产（隐性或生化妊娠）造成的不育症，对临床治疗具有重要的指导意义。

第二节 不孕不育症的分类

一、不孕症的分类

（一）按夫妇两方面的原因分类

1. 女性不孕症 男方检查正常，由女方原因引起的不孕者。

2. 男性不育症 女方检查正常，由男方原因引起的不孕者。

3. 男女双方性不孕症 由男女双方原因引起的不孕者。

（二）按曾否受孕分类

1. 原发性不孕 为育龄夫妇婚后性生活正常，同居未避孕 1 年不孕，且为从未受孕者。中医古称"无子"（《山海经》），"全不产"（《备急千金要方》）。

2. 继发性不孕 曾有过妊娠，包括早产、流产、足月妊娠和其他异常妊娠，以后又有 1 年以上的正常性生活未避孕而未能再受孕者。中医古称"断绪"（《备急千金要方》）。

（三）按病变属性分类

1. 功能性不孕 由于生殖神经内分泌功能失调而不能受孕者。

2. 器质性不孕 由于生殖器质性病变原因而引起的不孕者。

（四）按发病部位或原因分类

这种分类较为繁杂。常用的按发病部位分：女方有卵巢性不孕，输卵管、腹膜性不孕，子宫性不孕，宫颈性不孕等；男方有睾丸前性、睾丸性、睾丸后性不育等。按发病原因分，有内分泌失调（排卵异常）、性功能障碍、炎症、肿瘤、免疫、理化、环境、精神心理因素、先天性或遗传性及原因不明不孕等。

（五）按中医病因病机分类

根据中医脏腑、气血、八纲及病因辨证的方法，将不孕（育）症辨为肾虚、肝郁、痰湿、湿热、血瘀、气血虚不孕等。

（六）按生理病理特点分类

1. 生理性不孕 青春期、哺乳期、月经期等，由于生理特点而不能受孕者。

2. 病理性不孕 生理功能紊乱、炎症、性病、结核、子宫内膜异位症、肿瘤或其他器质性病变等，由于病理变化而引起的不孕者。

二、不育症的分类

（一）按不育原因在女方或男方分类

1. 女性不育 指由于女方原因引起的有过妊娠历史而未能生育者。

2. 男性不育 指由于男方原因造成的女方不育者。

（二）按不能获得活婴的情况分类

女性不育症可区分为自然流产、复发性自然流产、习惯性自然流产、早产或死胎（死产）等。中医有称"堕胎""滑胎"。

（三）按导致不育的原因分类

可分为母体因素，如子宫性、宫颈性、内分泌、免疫或其他疾病因素；父方因素，如精液异常、免疫、感染及无症状的菌精症等；胚胎因素，如孕卵异常、胎儿附属物异常等；母儿血型不合或夫妇染色体异常等。查明男女不育的原因，对指导不育症临床治疗有重要现实意义。

（四）按中医病因病机分类

可辨别肾虚、气血虚弱、肝郁、血热、血瘀等证型，每多虚中夹实而虚实错杂者。

第四章

女性不孕不育症的中西医检查与诊断

第一节 检查方法及步骤

妊娠的过程十分复杂,其中任何一个环节的异常都可能影响生育力,故不孕不育夫妇应作为一个生殖整体或单元来考虑,有计划、有步骤地进行有关检查,通过双方全面系统检查找出原因,是诊断、治疗不孕不育症的关键。下面重点介绍女方的检查步骤,但诊断女性不孕不育症,必须通过男方检查以排除男性因素,据报道男性不育占不孕不育症病因的 25%～40%,其中纯属男性病因者约占 20%。女性不孕不育症经检查如属男女双方因素引起者,则必须男女同治。

一、女方检查

(一)病史、体格检查和常规检查

1. 病史 详细询问病史是诊治不孕不育症的关键。问病史必须诚恳、耐心,清除患者的紧张、顾虑,诱导患者讲述全面、详尽的病史。除一般性病史外,应特别注意以下情况:

(1)月经史:包括初潮年龄、月经周期、经量、持续时间、伴随症状及末次月经首日等,对诊断有无排卵、有无子宫内膜异位症或炎症有重要意义。

(2)婚姻史:结婚年龄、婚次,有无避孕史及避孕的方法与时间等。

(3)既往妊娠史:有无流产(包括人工流产)、早产、死胎史;有足月分娩者,应了解孕期、产时及产后有无异常,如有无难产、产后出血等,同时也应了解授乳情况。

(4)性生活史:注意性生活的频度、时间与排卵的关系,有无性生活障碍及性欲异常。

(5)既往病史:了解有无腮腺炎、麻疹、猩红热、结核、血吸虫病、代谢内分泌疾病、阴道炎等;了解有无营养不良;对手术史应特别注意下腹部手术,如阑尾炎、肠梗阻、异位妊娠等;要了解有无人工流产等宫腔操作史。应记录手

术时间、地点及手术前后的特殊情况。

（6）家族史：有无先天性、遗传性疾病，了解双亲及兄弟姐妹的妊娠生育能力。

（7）体重的增减与性欲的关系：了解体重、体态的变化及性欲情况。

（8）职业、家庭与嗜好：了解职业的性质、劳动强度，有无接触放射线或化学毒物，有无烟酒嗜好。

（9）不孕症诊治史：在何时、何地做过何种检查与治疗，结果如何。详细记录检查时的情况和治疗后的反应。

（10）详细询问配偶的情况：年龄、职业、健康状况、相关的既往史等。参阅男性不育症部分。

2. 体格检查　对于不孕症患者，应该进行全面、系统的体格检查，重点注意下列几个方面：

（1）一般性体征：体格、体重、体态均能反映机体内分泌的改变。有无异常的脂肪沉积、色素沉着、痤疮、浮肿、出汗等；有无先天畸形、有无凸眼、甲状腺肿大、肢端肥大等。

（2）第二性征：注意患者的音调、毛发的分布、乳房的大小、有无溢乳等现象。

（3）妇科检查：阴毛的分布可依内分泌的状态而分为正常型、稀少型或男子型；注意阴蒂有无膨大、大小阴唇的发育；阴道分泌物的性状，有无阴道横膈、纵隔；窥视宫颈的位置、宫颈口的大小、宫颈黏液的性状，有无肥厚、糜烂等慢性炎症改变；双合诊了解子宫大小、位置、活动度，穹窿部有无触痛结节，双侧附件区有无增厚、包块、压痛等情况。

3. 常规检查

（1）血液常规检查：包括血常规、血型、肝肾功能、血糖、血脂、乙肝三系、肝炎系列抗体、HIV、RPR、TPPA、TORCH 等检查。

（2）凝血功能检测：包括凝血酶原时间（PT）测定、纤维蛋白原（FIB）检测、活化部分凝血活酶时间（APTT）、凝血酶时间（TT）测定、纤维蛋白原降解产物（FDP）测定及血浆 D- 二聚体（DD）测定，以了解有无凝血功能异常情况。其中 D- 二聚体是目前国内最好的诊断静脉血栓、溶栓监测及 DIC 的指标，以及血清同型半胱氨酸（Hcy）水平的检测，对不孕不育症尤其是复发性自然流产的诊断与治疗具有重要的临床意义。

（3）尿常规检查：了解有无泌尿系感染等。

（4）白带常规：观察白带的清洁度，白细胞量可提示是否有非特异性感染，了解有无细菌、滴虫、假丝酵母菌、淋球菌、衣原体、支原体等病原体感染。

(二)特殊检查

1. **基础体温测定** 基础体温（Base Body Temperature，BBT）是指清晨醒后（睡眠 6～8 小时），未做任何活动前所测得的体温，是机体在最基本的活动下的体温。女性的基础体温随体内激素水平的变化而呈现周期性波动。

(1)测记方法：按上述要求测量后，将测得的结果记录在基础体温表上，同时应记录月经时间、性交次数。如有其他情况可特别注明，如感冒、发热及周期内下腹痛、阴道点滴出血等。正常月经周期的妇女 BBT 呈双相，即在月经后半周期，由于黄体素的作用，BBT 较前半周期升高 0.3～0.4℃，测记录的结果如图 4-1。

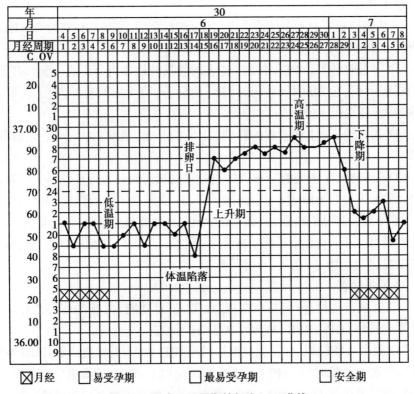

图 4-1 正常月经周期的妇女 BBT 曲线

(2)临床应用：BBT 是一种简单易行的方法，能够反映卵巢的周期性活动，一般测量 2～3 个周期，即可推断排卵规律，预测排卵时间。BBT 测定的主要临床应用有：

1)判断有无排卵：通常 BBT 曲线双相表示为有排卵性月经周期，单相为无排卵周期。

2）预测排卵日期：一般以月经中期体温最低日或体温升高的前一日为排卵日。

3）指导受孕：以体温最低日前后各两天为最易受孕日，此前为相对安全期。

4）诊断早孕：高温相持续达 20 天以上者可诊断为早孕。

5）诊断黄体功能不全：如高温期短于 10 天，高温低温之差小于 0.3℃，应考虑为黄体功能不全。黄体功能不全是致不孕不育的因素之一。

（3）注意事项

1）基础体温不能肯定排卵的确切时间，而只能给定一个可能的排卵时间范围，用于指导受孕。

2）双相体温不一定都有排卵，如卵泡不破裂黄素化综合征患者的基础体温呈双相，但无排卵。也有研究表明在激素测定监测排卵的周期中，基础体温呈单相，但有排卵。所以，判断有无排卵，最好用综合指标。

2. 宫颈黏液检查　宫颈黏液是由宫颈管内膜细胞产生的，其量、透明度、黏稠度、延展性、结晶形成及细胞数等，随卵巢的周期性变化而发生特征性变化。通过对患者宫颈黏液的检查，可以判断有无排卵，且对研究卵巢功能有一定价值。

（1）宫颈黏液的采集：以窥器插入阴道、暴露宫颈，用干棉球擦干宫颈外口周围的分泌物，以干燥消毒的塑料或玻璃导管轻轻插入宫颈管内，以负压抽吸，吸净为止。操作时应避免出血。

（2）检查项目及内容

1）外观：月经净后宫颈黏液量少、稠厚、混浊，越接近排卵期宫颈黏液分泌的量越多、质越稀薄，透明。排卵后又恢复到原状。

2）量：宫颈黏液的量在体温升高前一天达峰值，约 0.3ml 以上，体温上升后 1～2 天迅速降低。

3）拉丝试验：将黏液涂于一干燥玻片上，用另一玻片的一角解除黏液，再向上轻轻牵拉，观察拉丝的最大长度。拉丝度自月经净后逐渐增加，在排卵期可长达 10～20cm。

4）宫颈黏液结晶：将黏液涂于玻片上自然烘干，低倍镜下观察，由于黏液的高盐特性而呈现典型的羊齿状或叠瓦状结晶，且有较多的分支。不典型的为树枝状与较粗的羊齿状。一般结晶在体温升高前 8 天开始形成，越接近排卵期结晶越典型、越明显。雌激素促进结晶的形成，而孕激素和雄激素呈抑制作用，在孕激素的作用下，宫颈黏液出现椭圆体（图 4-2）。

5）细胞学：排卵期宫颈黏液内细胞数很少，每高倍视野约 0～3 个白细胞，如此时白细胞数较多，应怀疑宫颈管及其以上部位有炎症存在。

6）抗精子抗体（AsAb）：对部分免疫性不孕的患者，宫颈黏液内可检出 AsAb。

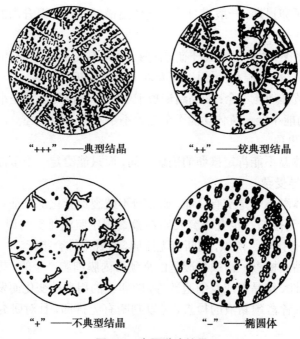

"+++"——典型结晶　　　　　"++"——较典型结晶

"+"——不典型结晶　　　　　"-"——椭圆体

图4-2　宫颈黏液结晶

7）抗子宫内膜抗体（EMAb）：对部分子宫内膜异位症，尤其是输卵管、宫颈局部或子宫腺肌病，宫颈黏液可检出 EMAb。

8）化学成分分析：宫颈黏液的 pH 值，蛋白、糖、黏蛋白、氯化物等含量也都呈周期性变化。

（3）宫颈黏液评分及其意义：根据前述的几项检查指标进行综合评分，是一种简单、半定量的监测月经周期的方法，能客观、准确地反映宫颈黏液的质量，从而估计卵泡成熟的情况，预测排卵。宫颈黏液评分的标准见表4-1。

表中每项评分 0～3 分，总分最高为 18 分，小于 12 分表示宫颈黏液分泌欠佳，小于 6 分表示宫颈黏液分泌差。

表 4-1　改良 Insler 宫颈黏液评分标准

	0	1	2	3
黏液量	无	0.1ml	0.2ml	0.3ml
拉丝度	0	1～4cm	5～8cm	≥9cm
羊齿状结晶	无	少许	线型	分支多，直而细
透明度	完全混浊	大部混浊	部分混浊	完全透明
细胞/HP	≥11 个	6～10 个	1～5 个	偶见或无
宫颈口	关闭	稍开	探针易入	瞳孔状

用于监测排卵应从周期性第 10 天开始,每日 1 次,连续 5～10 天。评分在排卵时达峰值,排卵后开始下降。评分最高的 2 天精子才能有效地穿入,为性交或人工授精的最佳时机。

3. 阴道细胞学检查　阴道上皮细胞主要受雌激素影响,分为表层、中层和底层。细胞由底层至中层,再到表层,其形态由圆形到多角形,细胞浆由浓稠变稀薄,细胞核由纤维状逐渐致密。孕激素在雌激素作用的基础上使中层细胞增多,但无雌激素不能发展为表层细胞。阴道细胞学检查可反映雌激素的分泌状态,从而反映卵巢的功能,预测排卵。

(1) 标本采集与制作:窥阴器扩张阴道后,用棉棒或木制刮板于穹窿部或中段侧壁取少量分泌物涂于玻片上,立即浸于乙醚和 95% 乙醇 1:1 固定液中 5 分钟,然后用 Shorr 或 Papanicolaon 法染色,再在显微镜下观察。

表层细胞大而扁平,多角形,胞浆嗜碱性,核圆而小,核质浓缩。

中层细胞呈圆形或菱形,比表层细胞小,胞浆碱性,有时有小空泡,核稍大,呈小泡状。

底层细胞小、圆形、核大,占整个细胞的 1/3～1/2。

(2) 常用指数

1) 成熟指数(MI):为三层阴道上皮细胞的百分比,表示为 MI = 底层(A):中层(B):表层(C),一般计数 400 个细胞,计算其平均数。若底层细胞百分率高称左移,表层细胞百分率高称右移。中层细胞百分率高称居中。雌激素作用越强,比值右移。

2) 致密核细胞指数(KI):100 个表层细胞中致密核细胞的百分比,其值越高,雌激素作用越强。

3) 嗜伊红细胞指数(EI):100 个表层细胞中嗜伊红细胞的百分率。

4) 皱褶指数(FI):主要为中层细胞,其边缘皱褶或扁平,常呈堆积状,主要反映孕激素水平。

5) 堆集细胞指数(GI):4 个以上集合成群的细胞与分散细胞之比,其意义同 FI。

(3) 反映卵巢功能的阴道细胞学标准

1) 对卵巢功能低落者,以底层细胞计数

轻度低落　<20%

中度低落　21%～40%

高度低落　>40%

2) 对卵巢功能影响者,以表层细胞计数

轻度影响　<20%

中度影响　21%～60%

高度影响 >60%

4. B 型超声检查 是不孕不育常用诊断手段,具有无损伤、方便、检出率和准确率高,可摄像记录以作比较等优点。

(1)超声检查的目的

1)指导助孕技术的实施:如监测卵泡发育,了解有无正常排卵周期、卵泡数目、卵泡大小并预测排卵等。超声引导下取卵及卵泡穿刺,是现代开展体外受精-胚胎移植术(IVF-ET)必不可少的助孕技术之一。

2)妊娠预后监测:确定是否妊娠、单胎或多胎妊娠、是宫内还是宫外妊娠等;预测妊娠结局,指导临床应用保胎治疗。还可由超声引导下实施减胎术,3 胎妊娠以上者一般主张减为 1 胎或 2 胎,对胎儿发育及母体健康有利。

3)协助排除其他不孕原因:如阴道、子宫、卵巢、输卵管、盆腔等有否器质性如炎症、子宫肌瘤、卵巢囊肿、子宫内膜异位症或发育异常等病变。

(2)超声方法的选择

1)经腹超声检查(TAS):探头应选用凸阵或扇扫形,频率 3~3.5MHz,最适合卵巢及卵泡发育的观察。

2)经阴道超声检查(TVS):需配阴道探头,频率 7~7.5MHz。TVS 是目前对卵巢、卵泡及宫内膜进行检测,超声引导下取卵最理想的方法。对肥胖患者,盆腔有粘连,卵巢位置过深,经腹扫查有困难的患者,经阴道超声检查能显示清晰。

(3)超声检查注意事项

1)经腹超声检查(TAS)前准备:①患者一定要适度充盈膀胱。膀胱充盈不良或过度均影响子宫、卵巢的声像显示,更看不清内部结构回声,将达不到临床要求的目的。②患者在检查前排空大便,特别是对便秘患者,最好在检查前一天给予缓泻剂,以免干结的粪块影响子宫、卵巢的显像。

2)经阴道超声检查(TVS):不需充盈膀胱,但仍需排空大便。

(4)超声监测卵泡发育:不孕症患者应需了解排卵是否正常,若排卵障碍,进行药物治疗时,更需监测卵泡发育,以指导临床用药,指导性生活、人工授精和卵泡穿刺。

1)正常月经周期卵泡发育超声表现

①卵泡出现时间:每个月经周期开始有多个卵泡同时发育,但一般仅 1 个或 2 个卵泡发育成熟,称为主卵泡(优势卵泡),其余卵泡相继闭锁。有学者报道,90% 以上的周期只有一个卵泡迅速生长至成熟,5%~11% 有 2 个主卵泡发育。卵泡超声显像检查可在月经周期第 5~7 天进行,可显示的卵泡最小直径为 4~5mm。

②卵泡生长速度:超声在月经周期第 3~5 天,可在卵巢内发现小卵泡,

以后逐渐长大,平均第14天最大,可发生排卵。月经第5天到排卵前,主卵泡平均每日增长1.5mm;第10天前平均每天增长1.2mm,排卵前4天平均每日增长1.9mm,至卵泡发育成熟。

成熟卵泡可显示如下特征:a.卵泡呈圆形或椭圆形,直径达15～30mm[(21.2±0.53)mm],卵泡内呈无回声区,清亮纯净,边界清晰,壁菲薄。b.20%成熟卵泡在排卵前1天,可见卵丘(cumulus oophorus)图像,在卵泡内近壁处呈短强回声。上海复旦大学附属妇产科医院对54个正常自然周期主卵泡生长发育情况的超声测值见表4-2。

表4-2　正常自然周期主卵泡生长发育情况

月经周期（日）	5	6	7	8	9	10	11	12	13	14
卵泡直径（mm）	7.6	8	9.1	10.1	12.5	13.5	15.9	17.4	19.7	21.2

③临近排卵卵泡超声图像:a.卵丘出现率约20%,大多出现在>18mm成熟卵泡中,预测排卵发生在24小时内。b.卵泡周围透声环,随黄体生成素值上升,膜组织水肿,粒层细胞从膜层细胞分离而形成。预测排卵发生在24小时内。目前超声显示概率很低。c.卵泡壁粒层细胞与膜组织底层完全分离,出现卵泡壁齿状。54个自然周期生长卵泡直径改变,预示排卵发生在6～10小时。超声显示概率极小。有学者认为成熟卵泡直径在18～25mm,妊娠概率大,卵泡直径<18mm不易妊娠。

④排卵后超声表现:成熟卵泡消失,约占80%周期;卵泡体积缩小,壁厚,边界模糊,内部出现光点;卵泡呈多孔状,24小时内消失;约40%周期排卵后子宫直肠窝内见少量液体,厚4～6mm。

2)监测内容和时间

①超声监测卵泡发育内容,要求测量双侧卵巢的大小,卵泡数量、大小、形态,边界是否清晰,内部回声。同时要测量子宫大小、形态,回声有否异常以及宫腔内状况。

测量卵泡大小要求在卵泡最大切面测量3条径线,排卵前2～3天须每天监测1或2次。

②监测时间,一般在月经周期第9～10天;正常周期可在10～11天,药物诱导周期要求用药5～7天后,开始监测卵泡发育;根据卵泡大小和卵泡增长速度及时监测。

3)药物诱导周期卵泡超声表现:药物诱导排卵治疗不孕已广泛应用,并取得巨大成就。正常诱导周期一般于周期5～7天可见主卵泡图像,多卵泡发生率为35%～80%。多个卵泡分布在一侧或两侧卵巢内,互相挤压变形。不少文献报道诱发周期的卵泡每天生长速度和排卵前卵泡最大直径与自然周期无明显差异，也有学者包括笔者认为诱导周期的卵泡发育显著大于自然周期。排卵发生在 hCG 给药后 36～48 小时，多个卵泡可在同一天破裂，也可分别相隔 1～2 天破裂。诱导周期的排卵期和黄体期的超声表现与自然周期无明显不同。

①氯米芬（Clomiphene）：又称氯底酚胺，其卵泡期与自然周期相似或稍长，主卵泡大多超过 1 个，通常 1 或 2 个以上卵泡成熟。其成熟卵泡直径比自然周期大，平均 23mm（18～25mm）。超声监测必须连续进行，近排卵前 2～3 天应每天监测。

②尿促性腺素（hMG）：含促卵泡素和黄体生成素，或用纯促卵泡素 FSH 诱发排卵治疗。其卵泡超声表现可呈不规则圆形、椭圆形、三角形、多边形，一个卵巢内的多处卵泡大小不等。用 hCG 后卵泡进一步增大，平均卵泡直径 25.6mm（18～30mm）。排卵后直肠窝暗区较多。

③促性腺激素释放激素激动剂（GnRH-a）：联合 hMG 或 FSH 诱发排卵，是目前治疗不孕症、进行体外受精 - 胚胎移植（IVF-ET）较理想方案。它有效抑制内源性黄体生成素分泌，避免过早形成黄体生成素峰，能增加细胞采集率、受精率及妊娠率。

（5）超声监测子宫内膜：正常子宫内膜受卵巢激素分泌的影响发生周期变化。子宫内膜生长环境适宜与否是胚胎着床成败的关键，在 IVF-ET 中，内膜对胚胎植入的敏感性也极为重要。因此应用超声连续观察月经周期子宫内膜形态和厚度变化，对不孕症患者治疗结果的重要价值已被公认。

1）监测子宫内膜的方法及时间

①方法：经阴道 B 超（TVS）监测子宫内膜优于经腹部 B 超（TAS）已被实践证明和接受。要求经阴道检查显示子宫体矢状面，在距宫底下 2cm 处测量前后子宫肌层与内膜交界面的距离。内膜实际厚度包括两层子宫内膜，一般测量 3 次，取其平均值。

②时间：监测时间在子宫内膜增生（滤泡期）和分泌期（黄体期）的早、中、晚期进行。

增生期：早期——月经第 5～7 天；中期——月经第 8～11 天；晚期——月经第 12～14 天。

分泌期：早期——月经第 15～19 天；中期——月经第 20～23 天；晚期——月经第 24～28 天。按 hCG 肌注或出现黄体生成素（LH）峰值计算。

2）正常月经周期子宫内膜超声表现：正常育龄妇女，子宫内膜随卵巢激素周期性变化的影响也有相应的周期性改变，不同周期的子宫内膜超声表现也不同。

①增生期子宫内膜超声表现：增生早期，子宫内膜呈一薄回声线，厚4～6mm。增生中期，子宫内膜逐渐显示三条强回声线，其间低回声区为两层功能内膜，内膜厚度8～10mm。增生晚期，三线二区更加清晰可见，内膜厚度加宽，9～12mm。

②分泌期子宫内膜超声表现：排卵后，功能层内膜腺体内黏液和糖原积聚，低回声转变为强回声，三线征逐渐消失；分泌早期，由于内膜光点增加，使三线模糊，但仍可区分，宫腔中线回声仍清晰；分泌中期，三线消失，子宫内膜光点明显增强，呈均匀一致强回声；分泌晚期，子宫内膜呈强回声。分泌期子宫内膜厚度，早、中、晚期变化不明显，但与增生期明显相关，一般厚10～20mm。如月经快来潮，内膜厚度可略变薄并显示不均强回声；若能受孕，子宫内膜受妊娠黄体的影响，厚度可达20～24mm，回声更增强。

（6）异常卵泡周期超声表现：卵泡的正常生长受卵巢自身功能和下丘脑-垂体-卵巢轴以及中枢神经系统、内分泌系统的复杂影响。卵泡发育异常是不孕的原因之一，占不孕症患者的15%～25%。在月经周期规律、BBT双相的妇女中，通过超声检查发现有13%～44%的周期卵泡发育和排卵异常。卵泡发育异常也可发生在不孕症患者诱发排卵治疗过程中，其超声表现与自然周期大致相同。

1）无卵泡发育：超声表现为无卵泡生长，或可见一个或数个卵泡发育，但直径＜14mm即停止生长或消失。

2）小卵泡发育：小卵泡发育的病因目前尚不明确，有学者推测与黄体早熟有关。在连续超声监测中，卵泡测值及日平均增长速度均明显小于正常周期，卵泡张力不大，内壁模糊，生长缓慢，发育到一定程度即停止生长，排卵前卵泡最大径线一般＞14mm，＜18mm。

3）大卵泡发育：在不孕症患者或诱导排卵治疗患者中，超声表现为排卵前卵泡直径＞30mm。其机制尚需进一步研究。有学者报道卵泡直径＞30mm没有妊娠者。

4）卵泡不破裂黄体化（LUF）：LUF是指卵子未从卵泡中排出而分泌已达到黄体水平。其病理尚不十分清楚，不孕患者可能与内分泌失调、子宫内膜异位症、精神因素造成高催乳素血症有关，促排卵治疗患者出现LUF现象，有学者认为是由于服用氯米芬后血清中FSH不适当增加，引起相对应的黄体组织结构异常所致。

超声表现：①在预测排卵日卵泡体积不变，囊壁逐渐增厚或内部回声逐渐增多，2～4天后卵泡内充满大量光点并逐渐消失；②卵泡体积迅速增大至30～50mm或更大，可持续存在至此周期末或下周期初甚至更长时间。所不同的是在诱导排卵中的LUF现象虽然存在，但其他卵泡仍可有排卵发生。

5) 多囊卵巢综合征(PCOS)超声表现有以下特征:

①双侧卵巢体积增大,可为正常的 2～3 倍,最大径线可达 50mm。

②卵泡包膜增厚,声像图显示卵巢轮廓清晰,表面回声增强,周围可出现一薄强回声环。

③卵巢皮质层内见 12 个以上小卵泡暗区,多达 20～30 个,其直径 2～5mm,很少见到超过 10mm 的卵泡。

④髓质水肿,表现为卵巢中央髓质部见一强回声区。正常情况下声像图不显示卵巢髓质回声。

⑤子宫正常大小或稍大。

⑥长期无排卵或闭经时间较长者见宫腔内有强回声区,为增厚的子宫内膜。

6) 卵泡囊肿:超声监测可见主卵泡发育至成熟卵泡大小,但无排卵声像表现。在预定排卵日后卵泡持续存在或进一步增大,可达 40mm,月经来潮后开始萎缩。此类患者 BBT 呈单相,子宫内膜病理检查呈增殖期表现,可与 LUF 鉴别。在卵巢囊性肿瘤 <5cm 时,超声表现与卵泡囊肿和 LUF 相似。但可于月经后复查,若缩小或消失,则为卵泡囊肿或 LUF;否则为卵巢囊性肿瘤。通过连续超声追踪,鉴别更为可靠。

7) 卵巢过度刺激综合征(OHSS):OHSS 是诱发排卵治疗中最严重的并发症。尤其是多囊卵巢综合征患者应用 HMG＋HCG 治疗的更容易发生。其机制至今未完全阐明。过度刺激的卵泡内雌激素含量极高,但只有注射 HCG 后黄体形成才会发生此并发症。根据临床表现及卵巢大小分为轻、中、重三度,其超声表现如下。

①轻度:卵巢增大,直径 <5cm,双侧卵巢可呈小网眼状,但张力不大,盆、腹腔内可见少量暗区,为少量腹水。患者无明显不适。

②中度:卵巢增大,5cm< 直径 <12cm,盆、腹腔内见游离暗区,子宫可飘浮于暗区中,患者腹部稍隆起,有腹胀不适,但能平卧。

③重度:卵巢可极度增大,腹部可扪及,有发生破裂或扭转的危险。腹腔内见大量腹水或同时伴有胸腔积液。患者可出现呼吸困难、不能平卧、低蛋白血症和电解质紊乱等。

8) 多卵泡卵巢(MFO):MFO 为青春期妇女的一种无排卵月经失调。超声表现为双侧卵巢偏大,内见多个小卵泡,直径约 5mm,有时易与 PCOS 混淆,但 MFO 与 PCOS 有如下不同:① MFO 卵巢虽偏大,但无饱满感;②无包膜增厚,表面回声不增强;③皮质层小卵泡较 PCOS 之小卵泡稍大,而卵泡数目较 PCOS 少;④无髓质水肿;⑤子宫通常偏小,显示子宫发育不良;⑥临床无多毛、肥胖等表现。有人认为 MFO 为一过渡阶段卵巢,可发展为正常卵巢,或成为 PCOS。

5．内分泌学检查

（1）激素测定：常用的测定方法有化学发光免疫法、酶联免疫吸附试验测定法（ELISA）。女性内分泌激素测定的主要目的一方面是寻找不孕、闭经或内分泌失调的病因，另一方面是监测卵泡发育、排卵及治疗效果。激素水平随着卵泡发育在整个月经周期中呈周期性变化。通常在月经周期2～5天取血测定基础值，月经周期第16～21天，测定血雌、孕激素，了解排卵及黄体功能。血清生殖激素检查前至少1个月内未用过性激素类药物，避免影响检查结果（雌、孕激素治疗或促排卵治疗后复查除外）。月经稀发及闭经患者，如尿妊娠试验阴性，阴道B超检查双侧卵巢无直径＞10mm卵泡，子宫内腔＜5mm，也可作为基础状态。PRL可在月经周期任一时间测定，应在上午9～11时、空腹、安静状态下抽血。

1）下丘脑促性腺激素释放激素测定：体内促性腺激素释放激素（gonadotrophin-releasing hormone，GnRH）是由下丘脑弓状核神经细胞分泌的一种10肽激素。人工合成的10肽GnRH因能使垂体分泌黄体生成素（luteinizing hormone，LH）的作用高于卵泡刺激素（Follicle-stimulating hormone，FSH），故也称为黄体生成素释放激素（luteinizing hormone releasing hormone，LHRH）。正常妇女月经周期中最显著的激素变化是在中期出现排卵前LH高峰。由于GnRH在外周血中含量很少，半衰期又短，故直接测定GnRH有困难，目前主要采用GnRH刺激试验（也称垂体兴奋试验）与氯米芬试验了解下丘脑和垂体的功能以及其病理生理状态。

①GnRH刺激试验

【原理】　LHRH对垂体促性腺激素的释放有兴奋作用，给受试者注射外源性LHRH后在不同时相取外周血测定促性腺激素含量，可了解垂体功能。垂体功能良好，则促性腺激素水平反应性升高；垂体功能不良，则反应性差或延迟反应，促性腺激素水平不升高或延迟升高。

【方法】

A．经典法：上午8时静脉注射GnRH（10肽）100μg（溶于0.9%氯化钠溶液5ml中），于注射前和注射后15分钟、30分钟、60分钟和90分钟分别取静脉血2ml，测定促性腺激素含量。

B．微量法：GnRH-a（9肽）10μg加入0.9%氯化钠溶液5ml静脉注射，余同前。

【结果分析】

A．正常反应：静脉注射GnRH后，LH值比基值升高2～3倍，高峰出现在15～30分钟。

B．活跃反应：高峰值比基值升高5倍以上。

C. 延迟反应：高峰出现时间迟于正常反应出现的时间。

D. 无反应或低弱反应：注入 GnRH 后 LH 值无变化，一直处于低水平或稍有上升但不足基值的 2 倍。

【临床意义】

A. 青春期延迟：GnRH 刺激试验呈正常反应。

B. 垂体功能减退：如希恩综合征、垂体手术或放射治疗垂体组织遭到破坏等，GnRH 刺激试验呈无反应或低弱反应。

C. 下丘脑功能减退：可能出现延迟反应或正常反应。

D. 卵巢功能不全：FSH、LH 基值均 >30U/L，GnRH 刺激试验呈活跃反应。

E. 多囊卵巢综合征：LH/FSH 比值≥2～3，GnRH 刺激试验呈活跃反应。

②氯米芬试验

【原理】　氯米芬（Clomiphene）又称克罗米芬，其化学结构与人工合成的乙烯雌酚相似，是一种具有弱雌激素作用的非甾体类的雌激素拮抗剂，在下丘脑可与雌、雄激素受体结合，阻断性激素对下丘脑和（或）腺垂体促性腺激素细胞的负反馈作用，引起 GnRH 的释放。氯米芬试验可用以评估闭经患者下丘脑 - 垂体、卵巢轴的功能，鉴别下丘脑和垂体病变。

【方法】　月经来潮第 5 天开始每日口服氯米芬 50～100mg，连服 5 日，服药后 LH 可增加 85%，FSH 增加 50%。停药后 LH、FSH 即下降。若以后再出现 LH 上升达排卵期水平，诱发排卵为排卵型反应，排卵一般出现在停药后的第 5～9 日。若停药后 20 日不再出现 LH 上升为无反应。分别在服药第 1、3、5 日测 LH、FSH，第 3 周或经前抽血测孕酮。

A. 下丘脑病变：下丘脑病变时对 GnRH 兴奋试验有反应，而对氯米芬试验无反应。

B. 青春期延迟：可通过 GnRH 兴奋试验判断青春期延迟是否为下丘脑或垂体病变所致。

2）垂体促性腺激素测定

【来源及生理作用】　FSH 和 LH 是垂体嗜碱性粒细胞分泌的促性腺激素，均为糖蛋白，在血中与 α_2 和 β 球蛋白结合，受下丘脑 GnRH 和雌、孕激素的调节。育龄期女性的这些激素随月经周期出现周期性变化。FSH 的生理作用主要是促进卵泡成熟及分泌雌激素。LH 的生理作用主要是促进排卵和黄体形成，促使卵巢分泌孕激素和雌激素。LH 在卵泡早期处于低水平，以后逐渐上升，至排卵前 24 小时左右与 FSH 同时出现高峰，且 LH 峰更高、更陡，黄体后期逐渐下降，排卵期出现的陡峰是预测排卵的重要指标。

【正常参考值】　见表 4-3、表 4-4。

表 4-3　血 FSH 正常范围（U/L）

测定时期	正常范围
青春期	≤5
正常女性	5～20
绝经后	>40

表 4-4　血 LH 正常范围（U/L）

测定时期	正常范围
卵泡期	5～30
排卵期	75～100
黄体期	3～30
绝经期	30～130

【临床意义】

①协助判断闭经原因：FSH、LH 水平低于正常值，则闭经原因在垂体或下丘脑。FSH、LH 水平均高于正常值，病变在卵巢。

②测定 LH 峰值：可估计排卵时间及了解排卵情况。

③诊断性早熟：用于鉴别真性和假性性早熟。真性性早熟由促性腺激素分泌增多引起，FSH、LH 有周期性变化。假性性早熟的 FSH 和 LH 水平较低，而且无周期性变化。

3）垂体催乳激素测定

【来源及生理作用】　催乳激素（PRL）是垂体催乳激素细胞分泌的一种多肽蛋白激素，受下丘脑催乳激素抑制激素和催乳激素释放激素的双重调节。促甲状腺激素释放激素（TRH）、雌激素、5-羟色胺等对其均有促进作用。PRL 分子结构有四种形态，小分子、大分子、大大分子及异型 PRL，仅小分子 PRL 具有激素活性，占分泌总量的 80%。临床测定的 PRL 是各种形态 PRL 的总和，故 PRL 的测定水平与生物学作用不一致。PRL 的主要功能是促进乳房发育及泌乳，与卵巢类固醇激素共同作用促进分娩前乳房导管及腺体发育。PRL 还参与机体的多种功能，特别是对生殖功能的调节。

【正常参考值】　见表 4-5。

表 4-5　不同时期血 PRL 的正常范围

测定时期	正常范围（μg/L）
非妊娠期	<25
妊娠早期	<80
妊娠中期	<160
妊娠晚期	<400

【临床意义】

①闭经、不孕及月经失调者均应测定 PRL 以除外高催乳素血症。

② PRL 异常增高时应除外垂体催乳激素瘤。

③ PRL 升高还常见于性早熟、原发性甲状腺功能低下、卵巢早衰、黄体功能欠佳、哺乳、神经精神刺激、药物（如氯丙嗪、避孕药、大量雌激素和利血平等）因素；PRL 水平低多见于垂体功能减退、单纯性催乳激素分泌缺乏症等。

4）雌激素测定

【来源及生理变化】　雌激素主要由卵巢、胎盘产生，少量由肾上腺产生。可分为雌酮（E_1）、雌二醇（E_2）及雌三醇（E_3）。三种雌激素成分均可从血、尿和羊水中测得。E_2 活性最强，是卵巢产生的主要激素之一，对维持女性生殖功能及第二性征有重要作用。绝经后女性体内以 E_1 为主，主要来源于肾上腺分泌的雄烯二酮，在外周经芳香化酶转化而成。E_3 是雌酮和雌二醇的代谢产物。妊娠期间胎盘产生大量雌三醇，测定血或尿中 E_3 水平可反映胎儿、胎盘状态。

幼女体内雌激素处于较低水平，随年龄增长，由青春期至成年，女性 E_2 水平不断上升。在正常月经周期中，E_2 随卵巢周期性变化而波动。卵泡早期水平最低，以后逐渐上升，至排卵前达高峰，后又逐渐下降，排卵后达最低点，然后又逐渐上升，至排卵后 8 日又达第二个高峰，但峰值低于第一个高峰。绝经后女性卵巢功能衰退，E_2 水平低于卵泡早期。

【正常参考值】　见表 4-6。

表 4-6　血 E_2、E_1 参考值（pmol/L）

测定时期	E_2 正常值	E_1 正常值
青春前期	18.35～110.10	62.90～162.80
卵泡期	91.75～275.25	125.00～377.40
排卵期	734.00～2202.00	125.00～377.40
黄体期	367.00～1101.00	125.00～377.40
绝经后	18.35～91.75	

【临床意义】

①监测卵巢功能：测定血雌二醇或 24 小时尿总量雌激素水平。

A. 判断闭经原因：激素水平符合正常的周期性变化，说明卵泡发育正常应考虑闭经原因为子宫性。雌激素水平偏低，闭经原因可能为原发性或继发性卵巢功能低下或受药物影响而抑制了卵巢功能；也可见于下丘脑 - 垂体功能失调、高催乳素血症。

B. 诊断无排卵：雌激素无周期性变化着常见于无排卵性功血、PCOS 及部分绝经后出血。

C. 监测卵泡发育：在药物促排卵时，测定血中雌二醇可作为监测卵泡发育、成熟的指标之一。

D. 诊断女性性早熟：临床多以 8 岁以前出现第二性征为性早熟，血 E_2 水平 >275pmol/L 为诊断性早熟的激素指标之一。

②监测胎儿-胎盘单位功能：妊娠期雌三醇主要由胎儿胎盘单位产生，测定孕妇尿雌三醇含量可反映胎儿胎盘功能状态。正常妊娠 29 周尿雌激素迅速增加，足月妊娠尿雌三醇排出量连续数次 <37nmol/24h，或骤减 >30%～40%，均提示胎盘功能减退；雌三醇 <22.2nmol/24h 尿，或骤减 >50% 也提示胎盘功能减退。

5）孕激素测定

【来源及生理作用】　人体孕激素由卵巢、胎盘和肾上腺皮质产生。正常月经周期中血孕酮（P）含量在卵泡期极低，排卵后由于卵巢黄体产生大量孕酮，水平迅速上升，在月经周期 LH 峰后的 6～8 日达高峰，经前的 4 日逐渐下降至卵泡期水平。妊娠时血孕酮水平随时间增加而稳定上升，妊娠 6 周时，孕酮主要来自卵巢黄体，妊娠中晚期则主要由胎盘分泌。孕酮的作用是使子宫内膜增厚、血管和腺体增生，利于胚胎着床，降低母体免疫排斥反应，防止子宫收缩，使子宫在分娩前保持静止状态。同时孕酮还可促进乳腺腺泡导管发育，为泌乳作准备。

【正常参考值】　见表 4-7。

表 4-7　血孕酮正常范围

测定时期	正常范围（nmol/L）
卵泡期	<3.18
黄体期	15.9～63.6
妊娠早期	63.6～95.4
妊娠中期	159～318
妊娠晚期	318～1272
绝经后	<3.18

【临床意义】

①监测排卵：血 P>15.6nmol/L，提示有排卵。若 P 符合该水平而无其他导致不孕的因素时需结合 B 超检查，除外未破裂卵泡黄素化综合征（LUFS）。使用促排卵药时，可监测血 P 水平来了解排卵效果。

闭经、无排卵功血、多囊卵巢综合征、口服避孕药或长期使用 GnRH 激动剂时，均可使孕酮水平下降。

②了解黄体功能：黄体期血 P 水平低于生理值，提示黄体功能不足；月经4～5 日血 P 仍高于生理水平，提示黄体萎缩不全；若卵泡期查血 P 水平高于生理值需除外高孕酮血症。

③了解妊娠状态：排卵后，若卵子受精，黄体继续分泌孕酮。自妊娠第 7 周开始，胎盘分泌孕酮在量上超过卵巢黄体。妊娠期胎盘功能减退时，血孕酮水平下降。异位妊娠血孕酮水平多数较低，若单次孕酮水平≤15.6nmol/L（5ng/ml），提示为死胎。先兆流产时，孕酮值若有下降趋势，有发生流产的可能。

④孕酮替代疗法的监测：早孕期切除黄体侧卵巢后应用天然孕酮替代疗法时，应监测血孕酮水平。

6）雄激素测定

【来源及生理变化】 女性体内雄激素来自卵巢及肾上腺皮质。雄激素主要有睾酮（T）、雄烯二酮（A）。而睾酮主要由卵巢和肾上腺分泌的雄烯二酮转化而来，主要功能是促进阴蒂、阴唇和阴阜的发育，对雌激素有拮抗作用，对全身代谢有一定的影响。雄烯二酮 50% 来自卵巢，50% 来自肾上腺皮质，活性介于睾酮和脱氢表雄酮（DHEA）之间。脱氢表雄酮主要由肾上腺皮质产生。绝经前血清睾酮是卵巢雄激素来源的标志，绝经后肾上腺皮质是产生雄激素的主要部位。60% 睾酮与性激素结合蛋白（SHBG）结合而具有生物活性的游离睾酮（FT）仅占全部睾酮的 2%～10%，临床测定游离 T（FT）比总 T 能更准确地反映体内雄激素水平。

【正常参考值】 见表 4-8。

表 4-8 血 T 正常范围（nmol/L）

测定时期	正常范围
卵泡期	<1.4
排卵期	<2.1
黄体期	<1.7
绝经期	<1.2

附：成年女性雄烯二酮、游离睾酮、硫酸脱氢表雄酮、性激素结合球蛋白、游离睾酮指数正常参考值。

①雄烯二酮（A）：5.28±1.33nmol/L。

②游离睾酮（FT）：1.19（0.701～2.19）%。

③硫酸脱氢表雄酮（DHEA-S）：2.1～8.8μmol/L。

④性激素结合球蛋白（SHBG）：64.3（24.6～122）nmol/L。

⑤游离睾酮指数（FTI）1.53：（0.297～5.62）%。

※FTI = 睾酮（nmol/L）/SHBG（nmol/L）×100

【临床意义】

①短期内出现进行性加重的雄激素过多症状多提示卵巢来源的男性化肿瘤。

②多囊卵巢综合征患者血清雄激素可正常，也可升高。治疗前较高，治疗后下降可作为疗效评价的指标之一。

③肾上腺皮质增生或肿瘤时，血清雄激素异常升高。

④两性畸形的鉴别：男性真两性和假两性畸形，血睾酮水平在男性正常范围内；女性者在女性正常范围内。

⑤女性多毛症测血清 T 水平正常时，为毛囊对雄激素敏感所致。

⑥应用雄激素制剂或具有雄激素作用的内分泌药物时，用药期间需监测雄激素。

⑦有雄激素过多的症状和体征者，常规测定血雄激素在正常范围内时应测定血催乳素水平。

7）人绒毛膜促性腺激素测定

【来源及生理变化】　人绒毛膜促性腺激素（HCG）由合体滋养细胞产生。少数情况下肺、肾上腺和肝脏肿瘤也可产生 HCG。现发现血中 HCG 的波动与 LH 脉冲平行，月经中期也有上升，提示 HCG 由垂体分泌。

正常妊娠受精卵着床时，即排卵后的第 6 日受精卵滋养层形成时开始产生 HCG，约 1 日后可以检测到血浆 HCG，此后每 1.7～2 日上升 1 倍，排卵后 14 日约达 100U/L，妊娠 8～10 周达高峰（50 000～100 000U/L），后又迅速下降，至妊娠中晚期，其值仅相当于高峰值的 10%。因 HCG 的 å 链与 LH 的 å 链有相同结构，故在检测时应测定特异的 β-HCG 浓度。

【正常参考值】　见表 4-9。

表 4-9　不同时期血清 β-HCG 浓度（U/L）

测定时期	正常范围
非妊娠妇女	<3.1（μg/L）
孕 7～10 日	>5
孕 30 日	>100
孕 40 日	>2000
妊娠滋养细胞疾病	>100 000

【临床意义】

①诊断早期妊娠：血 HCG 浓度 >25U/L 为妊娠试验阳性，可用于诊断早早孕，迅速、简便、价廉。目前应用广泛的有早早孕诊断试纸。另外也有利用斑点免疫层析法原理制成的反应卡进行检测。

②异位妊娠：血 β-HCG 浓度维持低水平或间隔 2～3 日测定无成倍上升，需怀疑异位妊娠的可能，但也取决于异位妊娠胚胎的活性。

③滋养细胞肿瘤的诊断和监测

A. 葡萄胎和侵蚀性葡萄胎：血 β-HCG 浓度异常身高，常 $>10^5$U/L，且子宫明显大于妊娠月份则提示有葡萄胎可能，葡萄胎块清除后，HCG 大幅度下降，在清宫后的 8 周应降低至正常，若下降缓慢或下降后又上升，排除宫腔内残留组织则可能为侵蚀性葡萄胎。

B. 绒毛膜癌：β-HCG 是绒毛膜癌诊断和监测滋养细胞活性的实验室指标，β-HCG 下降与治疗有效性一致，尿 β-HCG <50U/L 及血 β-HCG <3.1μg/L 为阴性标准，治疗后临床症状消失，每周查 1 次 HCG，连续 3 次阴性者视为近期治愈。

④性早熟和肿瘤：最常见的是下丘脑或松果体胚细胞的绒毛膜瘤或肝胚细胞瘤及卵巢无性细胞瘤、未成熟性畸胎瘤分泌的 HCG 可导致性早熟，血清甲胎蛋白升高是肝胚细胞瘤的标志。分泌 HCG 的肿瘤尚可见于肠癌、肝癌、卵巢腺癌、胰腺癌、胃癌，在女性可导致月经紊乱，故女性出现月经紊乱伴 HCG 升高时需除外上述肿瘤。

8）促甲状腺激素和甲状腺激素测定

①促甲状腺激素（TSH）

【正常参考值】 0.2～7.0mU/L。

【临床意义】 TSH 的作用是促进甲状腺激素的合成和释放。如果下丘脑和垂体前叶功能正常，TSH 反映了组织中甲状腺激素的状态。

对原发性甲状腺功能减退症患者，因甲状腺激素分泌减少，对垂体的反馈抑制减弱，TSH 分泌增多；甲状腺功能亢进接受治疗后或某些严重缺碘获地方性甲状腺肿流行地区的居民中，亦伴有 TSH 升高。继发性甲状腺功能减退症患者及甲状腺功能亢进患者 TSH 值正常或减低。

②三碘甲状腺原氨酸（3，5，3′-triiodothyronine，T_3）测定

【正常参考值】 1.34～2.73nmol/L。

【临床意义】 三碘甲状腺原氨酸（T_3）是由甲状腺滤泡上皮细胞分泌的具生物活性的甲状腺激素，可促进机体生长发育，促进蛋白质合成，在体内具氧化生热作用。

A. 甲状腺功能亢进，包括弥漫性毒性甲状腺肿及毒性结节性甲状腺肿时，血清 T_3 显著升高，且早于 T_4。

B. T_3 型甲亢，如功能亢进性甲状腺腺瘤、缺碘所致的地方性甲状腺肿与 T_3 毒血症等血清中 T_3 值也较 T_4 升高明显。

C. 亚急性甲状腺炎，使用甲状腺制剂治疗过量，甲状腺结合球蛋白结合

力增高征等血清中 T_3 值也明显升高。

D. 黏液性水肿、呆小病、慢性甲状腺炎、甲状腺结合球蛋白结合力下降及非甲状腺疾病的低 T_3 综合征等患者血清中 T_3 值均明显下降。

E. 轻型甲状腺功能低下时，血清中 T_3 值下降不如 T_4 明显。

③甲状腺素（thyroxine，3，5，3′，5′-triiodothyronine，T_4）测定

【正常参考值】　78.38～157.4nmol/L。

【临床意义】　甲状腺素（T_4）是由甲状腺滤泡上皮细胞分泌的具生物学活性的甲状腺激素，可促进机体生长发育，促进糖、脂代谢及蛋白质合成，在体内具氧化生热作用。

A. 甲亢、T_3 毒血症、大量服用甲状腺素、慢性甲状腺炎急性恶化期及甲状腺结合球蛋白结合力增高征等血清 T_4 值显著升高。

B. 原发或继发性甲状腺功能低下，如黏液性水肿、呆小病以及服用抗甲状腺药物，甲状腺结合球蛋白结合力降低、肾病综合征及重症肝病患者血清中 T_4 显著降低。

④游离三碘甲状腺原氨酸（free-triiodothyronine，FT_3）测定

【正常参考值】　3.67～10.43pmol/L（化学发光法）。

【临床意义】　甲状腺功能亢进包括甲亢危象时，FT_3 明显升高。

A. T_3 甲亢、弥漫性毒性甲状腺肿及初期慢性淋巴细胞性甲状腺炎（桥本甲状腺炎）等 FT_3 显著升高。

B. 缺碘亦会引起 FT_3 浓度的代偿性升高。

C. 甲状腺功能减退，低 T_3 综合征、黏液性水肿及晚期桥本甲状腺炎等 FT_3 明显降低。

⑤游离甲状腺素（free-thyroxine，FT_4）测定

【正常参考值】　7.50～21.0pmol/L（化学发光法）。

【临床意义】　甲状腺功能亢进包括甲亢危象时，FT_3 明显升高。

A. 甲状腺功能亢进包括甲亢危象、多结节性甲状腺肿、弥漫性毒性甲状腺肿及初期桥本甲状腺炎等 FT_4 明显升高。

B. 部分无痛性甲状腺炎、重症感染发热及重危患者亦会引起 FT_4 升高。

C. 甲状腺功能减退、黏液性水肿、晚期桥本甲状腺炎及应用抗甲状腺药物等 FT_4 的降低较 FT_3 更为明显，部分肾病综合征患者 FT_4 亦有下降。

9）肾上腺激素和促肾上腺皮质激素测定

①皮质醇（cortisol，F）

【正常参考值】　上午 8 时：0.17～0.44μmol/L　下午 16 时：0.06～0.25μmol/L

【临床意义】　皮质醇是肾上腺皮质分泌的主要激素之一，也是最主要的糖皮质激素，其含量代表了血中 80% 的 17- 羟类固醇。F 的升高或节律异常

常见于皮质醇增多症、高皮质醇结合球蛋白血症、肾上腺癌、垂体促肾上腺皮质激素腺瘤、休克或创伤所致应激反应等；F 的降低常见于肾上腺皮质功能减退症、Graves 病及家族性皮质醇结合球蛋白缺陷症。

②促肾上腺皮质激素（ACTH）测定

【正常参考值】 血清上午 8 时 <26pmol/L，晚上 10 时 <2.2pmol/L（化学发光法）。

【临床意义】 促肾上腺皮质激素（adrenocorticotropic，ACTH）是由垂体分泌的多肽激素。可刺激肾上腺皮质增生、合成与分泌肾上腺皮质激素，并受血清皮质醇浓度的反馈调节。ACTH 的分泌具有昼夜节律性，分泌高峰见于清晨 6～8 时，低谷见于午夜 22～24 时。ACTH 主要作用于原发性和继发性肾上腺功能不全的鉴别诊断，一般同时测定皮质醇。

A. 血清高 ACTH 和高皮质醇者，可能是严重的应激反应、垂体 ACTH 瘤及异原性 ACTH 瘤。

B. 血清 ACTH 增高，而皮质醇降低，多见于原发性肾上腺皮质功能减退。

C. 血清 ACTH 降低，而皮质醇增高，主要见于肾上腺腺瘤或肾上腺癌所致的原发性肾上腺功能亢进。

D. 血清 ACTH 降低，而皮质醇降低，多见于垂体非 ACTH 瘤、鞍旁瘤、垂体前叶受损所致的和继发性肾上腺功能亢进。

10）生长激素（GH）测定

【正常参考值】 见表 4-10。

表 4-10　电化学发光法测定血液中 GH 的参考值

年龄	女性（ng/ml）	男性（ng/ml）
0～10 岁（5 岁）	0.689（0.12～7.79）	0.814（0.094～6.29）
11～17 岁（15 岁）	0.432（0.123～8.05）	0.322（0.077～10.8）
21～77 岁（50 岁）	0.944（0.126～9.88）	0.119（0.030～2.47）

【临床意义】 生长激素（Growth Hormone，GH）是垂体 GH 细胞分泌的肽基激素，促进机体生长发育、物质代谢和生殖生理功能。GH 增加见于垂体 GH 腺瘤和 PRL 腺瘤，可引起闭经、溢乳、糖尿病、成人肢端肥大症和巨人症；GH 分泌降低引起生长发育迟缓、智力障碍和低血糖症，也可影响男女性腺功能而引起不孕不育。

（2）激素功能试验

1）孕激素试验：方法为黄体酮 20mg/ 日肌注，共 3～5 日；或甲羟孕酮 8～10mg/ 日，共 5～7 天；或达芙通 10mg/ 次，2 次 / 日，5～7 日。停药后 2～7 日内有撤退性出血为试验阳性，即 I°闭经，表示生殖道完整，体内有一定水平的内源性雌激素，但有排卵障碍；如本试验为阴性，则为 II°闭经。

2）雌激素试验：孕激素试验阴性者则应行雌激素试验，以排除子宫性闭经。方法为口服雌激素（己烯雌酚 1mg，或炔雌醇 0.05mg，或倍美力 0.625mg，或补佳乐 1mg）每天 1 次，共 20 日，于用药第 16 日开始用孕激素制剂（黄体酮 20mg 肌注，1 次／日；或甲羟孕酮 8～10mg，1 次／日；或达芙通 10mg，2 次／日）共 5 天。停药后 2～7 天内有撤退性出血者为阳性，即 II°闭经，表示子宫内膜正常，下生殖道无梗阻，病变系内源性雌激素缺乏引起；试验阴性表示病变在子宫，重复两个周期仍无出血，子宫或下生殖道梗阻可诊断。

3）GnRH 刺激试验及氯米芬试验：见"内分泌学检查下丘脑促性腺激素释放激素测定"。

4）胰岛素和葡萄糖耐量试验（OGTT）- 胰岛素释放试验

【原理】　胰岛素的分泌形式有两种，在无外来因素干扰的情况下，空腹状态时的胰岛素分泌称为基础分泌，各种刺激诱发的胰岛素分泌称为刺激后分泌。葡萄糖是最强的胰岛素分泌刺激物。在 OGTT 同时测定血浆胰岛素，能了解胰岛 β 细胞功能及有无胰岛素抵抗。

【方法】　禁食 8～12 小时，清晨空腹取静脉血检测空腹血糖及胰岛素，于口服 75g 葡萄糖后 30 分钟、60 分钟、120 分钟、180 分钟分别取静脉血，测定血糖及胰岛素水平。

【检测结果及分析】　结果见表 4-11。

表 4-11　OGTT- 胰岛素释放试验结果正常范围

75g 口服葡萄糖耐量试验（OGTT）	血糖水平（mmol/L）	胰岛素释放试验（口服 75g 葡萄糖）	胰岛素水平（mU/L）
空腹	<5.1	空腹	4.2～16.2
1 小时	<10.0	1 小时	41.8～109.8
2 小时	<8.5	2 小时	26.2～89.0
		3 小时	5.2～43.0

结果分析：

①正常反应：正常人基础血浆胰岛素 5～20mU/L。口服葡萄糖 30～60 分钟上升至峰值（可为基础值的 5～10 倍，多数为 50～100mU/L），然后逐渐下降，3 小时后胰岛素降至基础水平。

②胰岛素分泌不足：空腹胰岛素及口服葡萄糖后胰岛素分泌绝对不足，提示胰岛 β 细胞功能衰竭或遭到严重破坏。

③胰岛素抵抗：空腹血糖及胰岛素高于正常值，口服葡萄糖后血糖及胰岛

素分泌明显高于正常值,提示胰岛素抵抗。

④胰岛素分泌延迟:空腹胰岛素水平正常或高于正常,口服葡萄糖后呈迟缓反应,胰岛素分泌高峰延迟,是 2 型糖尿病的特征之一。

【临床意义】

①糖尿病分型:胰岛素释放试验结合病史及临床特点有助于糖尿病的诊断分型。胰岛素分泌不足提示胰岛素功能严重受损,可能为 1 型糖尿病;胰岛素分泌高峰延迟为 2 型糖尿病的特点。

②协助诊断某些妇科疾病:高胰岛素血症及胰岛素抵抗有助于诊断多囊卵巢综合征、子宫内膜癌等。

5)促肾上腺皮质激素(ACTH)刺激试验:促肾上腺皮质激素可刺激肾上腺皮质分泌肾上腺皮质激素,包括糖类皮质激素、盐类皮质激素、性激素类皮质激素。上述激素的代谢产物 17- 羟皮质类固醇(17-OHS)和 17- 酮皮质类固醇(17-KS)经肾脏排泄。本试验是引入外源性 ACTH,然后测定血或尿中 17-OHS、17-KS 或血中嗜酸性粒细胞,通过试验前后的对照来判断肾上腺皮质功能状态,以鉴别肾上腺皮质功能异常是原发性还是继发性。本试验有多种试验方法,如:一次肌注法,连续 48 小时静注法,二日静滴法,五日静滴法。目前常用后两种方法,肾上腺皮质功能亢进性疾病可用二日静滴法,功能减退性疾病可用五日静滴法。二日静滴法:①试验前 1、2 日留 24 小时尿测定 17-OHS、17-KS,或抽静脉血测皮质醇、测外周血嗜酸性粒细胞计数作为对照,可根据当地实验室条件选择。②试验日 8:00 排空膀胱,然后静脉滴注 ACTH,25U,溶于 5% 葡萄糖 500~1000ml 中,控制速度,于 8 小时滴完,连续 2 日。③收集 24 小时尿测 17-OHS、17-KS,或于滴注完抽血测皮质醇,嗜酸性粒细胞。五日静滴法:试验前准备工作、试验方法,测定指标同二日法,唯时间延长到5 日。正常人 ACTH 兴奋第 1 日尿 17-OHS、17-KS 排泄量比对照日升高 1、2倍;第 2 日比对照日升高 2、3 倍,第 3 日比对照日升高 3、4 倍。血皮质醇较对照日升高 2~4 倍,嗜酸性粒细胞下降 50%~80%。

ACTH 兴奋后上述参数较基础值有变化为阳性反应。对肾上腺皮质功能亢进可鉴别良恶性,对功能减退者可鉴别原发或继发性,对女性男性化可鉴别病变部位在肾上腺还是性腺。

①肾上腺皮质功能亢进

A. 双侧肾上腺皮质良性增生,反应明显高于正常人,17-OHS 可达基础值的 3~7 倍。

B. 单侧增生和良性腺瘤,反应正常或稍增高。

C. 肾上腺皮质癌和异位 ACTH 综合征,17-OHS 基础值较高,但对 ACTH刺激大多无反应。

②慢性肾上腺皮质功能减退

A．原发性：17-OHS、17-KS 基础值降低，病情较重者，连续兴奋 5 日无反应，即 17-OHS、17-KS 不上升。轻症者：五日法，头 3 日 17-OHS、17-KS 较基础值可有轻度升高，后 2 日不但不升，有时反而下降，提示肾上腺皮质贮备功能有限。

B．继发于腺垂体功能不全的肾上腺皮质功能减退：基础 17-OHS、17-KS 降低，病情较轻者反应正常或接近正常；重症者无反应。病情介于二者之间呈延迟反应，即五日法第 1、2 日无反应或反应较小，以后 17-OHS、17-KS 排泄量逐渐增多，一旦停用 ACTH 迅速回到基础对照值。

③先天性肾上腺皮质醇增多症：17-OHS 无反应或反应低，17-KS 反应性增高。

④女性单纯多毛症：17-OHS 反应正常，17-KS 反应略高于正常。肾上腺皮质功能异常。ACTH 过敏者。

注意事项：①试验前停用糖皮质激素；②试验中注意观察，少数病人可有过敏反应；③本试验方法多种、观察指标也略有差异，可根据患者情况与实验室条件选择。

（注释：本文所引用的激素参考正常值均来源于相关文献资料和试剂说明书，仅供参考。临床应用时应建立自己实验室的参考正常值，以保证诊断和治疗的准确性和安全性。）

6．卵巢储备功能评估　卵巢储备功能，又称卵巢储备（OR），是指卵巢产生卵子数量和质量的潜能，间接反映卵巢的功能。卵巢功能的评估因与生育与不孕症诊治关系密切而日渐受到重视。若卵巢储备功能不足或低下（DOR），则卵巢中的存留卵子数量和质量的潜能下降，而导致生育力下降，尤其是在体外受精与胚胎移植（IVF-ET）诊疗过程中，超促排卵（COH）并获得多个成熟的卵子时，更取决于卵巢的储备功能和反应性。

目前在临床上应用的卵巢储备功能评估除年龄因素外，主要检验指标有基础 FSH、FSH/LH 比值、E_2、基础抑制素 B（INHB）、基础抗米勒管激素（AMH）、氯米芬试验（CCCT）、GnRH-a 刺激试验、基础卵巢体积、窦状卵泡数和卵巢间质动脉血流等。

（1）年龄：生育期妇女的生物年龄是预测卵巢功能的一个重要指标之一，人类的生育能力随着年龄的增长而逐渐下降，其原因在卵巢储备功能的降低。研究发现，年龄与卵巢的反应性密切相关，35 岁以后，卵巢卵泡的数量及质量急剧下降，38 岁以后卵泡的闭锁明显加速，40 岁以上被认为是卵巢低反应的高危因素。

（2）基础 FSH

1）监测方法及正常值：FSH 的检测方法目前主要采用电化学发光免疫分析法，正常值范围可能不同，与所在实验室采用的试剂药盒有关。

正常参考值（电化学发光免疫分析法，IU/L 或 mIU/ml）：月经期：4.6～8.6，卵泡期：3.3～7.9，排卵期：3.3～22.2，黄体期：0.5～5.0，绝经期：21～104。

2）临床意义：月经周期第 2～4 天的基础 FSH（bFSH）水平反映了卵巢的窦卵泡储备水平和卵泡募集的促性腺激素阈值。bFSH 随年龄的增长和卵巢储备降低而升高，并在不同月经周期可能有波动，在 4～25U/L 的范围。bFSH＞10U/L 提示卵巢功能减退，助孕的成功率明显减低。bFSH＞40U/L 提示卵巢功能衰竭，bFSH＜5U/L 提示低促性腺激素水平。

（3）基础 FSH/LH

1）检测方法及正常值：FSH 及 LH 检测方法及正常值同上。

2）临床意义：随着卵巢功能的下降，FSH 和 LH 水平均升高，而 FSH 升高比 LH 要早几年出现。原因是正常卵巢尚能分泌抑制素，能抑制 FSH 的分泌，而当卵巢功能衰退时，抑制素的分泌减少，解除了其对 FSH 的抑制，使 FSH 水平升高更显著，导致 FSH/LH 值上升。因此，卵巢储备能力降低时可首先表现为 FSH/LH 升高，有认为 FSH/LH 值升高＞2，即使基础 FSH 水平正常，但 LH 相对降低也预示卵巢储备功能降低，促排卵时卵巢低反应。

（4）基础 E_2

1）检测方法及正常值：E_2 的检测方法目前主要采用电化学发光免疫分析法，正常值范围可能不同，与所在实验室采用的试剂盒有关。

正常范围参考值（电化学发光免疫分析法，pg/ml 或 pmol/L）：卵泡早期：20～150pg/ml，卵泡晚期：40～350pg/ml，排卵期：150～750pg/ml，黄体期：30～450pg/ml，绝经期：＜20pg/ml。

2）临床意义：与卵巢储备功能和排卵有关的 E_2 检测临床意义：

①周期第 2～4 天基础 E_2（bE_2）水平一般不高于 80pg/ml，bE_2 水平升高提示卵巢功能减退可能。

②如果 E_2 水平符合正常的周期变化，表明卵泡发育正常。

③如果雌激素无周期性变化，提示卵巢排卵障碍：a. 如果血 FSH 及 LH 正常，常常提示持续性无排卵；b. 如果伴 FSH、LH 及 E_2 三种激素水平均正常偏低，提示低促性腺激素性排卵障碍；c. 如果伴 FSH 和 LH 升高，E_2 水平下降，提示卵巢性高促性腺激素性排卵障碍，多见于卵巢功能减退和卵巢早衰。

④应用药物诱导排卵，特别是辅助生殖技术中的卵巢刺激时，测定血中 E_2 作为监测卵泡发育和成熟的重要指标之一，一般每个成熟卵泡的 E_2 水平在 300pg/ml，用以：a. 指导使用 HCG 促进卵泡破裂，或控制取卵时间；b. 监测

E_2 水平，预测卵巢过度刺激综合征（OHSS）的发生；c. E_2 低于相应成熟卵泡数的水平，提示卵泡和卵母细胞质量较差。

（5）基础抗米勒管激素（AMH）

1）检测方法及正常值：月经周期第 2～3 天的 AMH 值称为基础 AMH 值，AMH 的检测方法主要采用酶联免疫吸附法（ELISA）固相夹心法。

正常值：目前 AMH 阈值尚无统一标准，有待于进一步确定具有临床参考意义的检测标准。

2）临床意义：AMH 属于转化生长因子 β（TGFb）超家族一员，是由二硫键连接而成的糖蛋白二聚体，由女性卵巢中窦前和小窦卵泡的颗粒细胞产生，参与卵母细胞成熟和卵泡发育的调节，可在血清中检测到。AMH 在出生时即可被检测到，生后几周内逐渐增加，青春期时达到最高值。AMH 水平随女性青春期的开始而逐渐增加，与窦卵泡数目相一致。成年妇女的血清 AMH 水平随着年龄增加而逐渐下降，并与初级卵泡数量减少直接相关，绝经后检测不到。初级卵泡数量决定了女性生殖相关事件的发生，如绝经开始的时间。

①大多数研究表明血清 AMH 水平在正常月经周期中没有表现出显著波动，故近来推荐 AMH 用于卵巢储备功能的标志物，可较准确地预测卵巢的基础状态和功能。

②研究发现，绝经过渡期 AMH 水平的变化先于卵巢内其他的内分泌信号，如抑制素 B 或雌二醇，因此，AMH 可能是预示卵巢功能减退的可靠指标。有认为基础 AMH＜9pmol/L 用于预测卵巢储备功能降低的敏感性可达 97%，高度提示卵巢储备，但需用窦卵泡数目（AFC）进一步证实。

③在 PCOS 患者中，血清 AMH 水平比正常高 2～3 倍；发生 OHSS 患者的 AMH 较正常人高 6 倍，提示 AMH 可能提前预测 OHSS。

（6）基础抑制素 B（inhibin, INH-B）

1）检测方法及正常值：月经周期第 2～3 天的 INH-B 值称为基础 INH-B 值。目前 INH-B 检测方法主要有酶联免疫吸附法（ELISA）和放射免疫测定方法（RIA）。由于抑制素存在多个亚单位，测定变得困难，需要精确的检测技术方法；目前 INH-B 阈值无统一标准，文献报道大多为 40～56ng/L。也有认为基础 INH-B＜14.4pmol/L 提示卵巢储备功能下降。

2）临床意义：INH-B 是转化生长因子 β 超家族成员，主要由生长的窦前和窦状卵泡的颗粒细胞产生，这些卵泡群在不同周期有变异，因此 INH-B 有周期内变异。INH-B 对垂体 FSH 的合成和分泌具有负反馈调节作用，并在卵巢局部调节卵泡膜细胞对促性腺激素的反应。

①在体外受精治疗促排卵周期 INH-B 受促性腺激素的调控，故测定 INH-B 可对卵巢反应性做出及时评价，优于血清其他项目检查。

②预测辅助生殖技术妊娠结局，INH-B 的价值有限，并不比女方年龄联合 bFSH 测定能更好地预测 IVF 妊娠的可能性。

③卵巢储备功能减退者 bINH-B 的降低早于 bFSH 的升高，故认为 INH-B 较 FSH 更能直接反映卵巢储备。

（7）氯米芬刺激试验：氯米芬刺激试验（clomiphene citrate challenge test，CCCT）方法为月经第 3 天测基础 FSH 值，月经第 5～9 天每天口服氯米芬（CC）100mg，第 10 天再测 FSH 值。结果判断：

1）卵巢储备功能差的患者第 3 天 FSH 可能在正常范围，但第 10 天 FSH＞10U/L 或服药前后 FSH 之和＞26U/L，E_2 轻度上升，此为 CCCT 异常，预示卵巢储备功能下降和卵巢低反应。

2）卵巢储备功能好的妇女，FSH 水平会轻度上升或维持原水平，E_2 成倍上升。

该方法的机制可能是 CC 的抗雌激素作用可减弱雌激素对下丘脑的反馈抑制，促使垂体 FSH 分泌增加，FSH 水平上升。但在卵巢储备和卵巢反应性良好的患者，其生长发育中的卵泡所产生的 E_2 和 INH-B 足以对抗 CC 激发的 FSH 水平过度上升。

Scott 等人在普通不孕人群中运用 CCCT 研究了 236 例患者，有 23 例（10%）异常。年龄＜30 岁异常率为 3%，30～34 岁为 7%，35～39 岁为 10%，＞40 岁为 26%。CCCT 异常的 23 例中仅 7 例基础 FSH 值升高，进一步提示 CCCT 较基础 FSH 更为敏感。

（8）GnRH-a 刺激试验：GnRH-a 对垂体的刺激作用是天然 GnRH 的 50～300 倍，在用药初期由于 GnRH-a 与垂体的 GnRH 受体结合后，可迅速而短暂地刺激垂体促性腺细胞释放大量的 Gn，即 GnRH-a 的初始"激发效应"（flare-up）。利用 GnRH-a 的 flare-up 作用检测卵巢储备功能，因此命名 GAST。

方法：在月经周期第 2～3 天皮下注射 GnRH-a 制剂 0.75～1mg，在注射 GnRH-a 前和注射后 24 小时分别测定血清 FSH、E_2 水平。注射 GnRH-a 24 小时后 E_2 较注射前加 1 倍，考虑为卵巢储备功能正常。注射 GnRH-a 24 小时后，E_2 升高≤1801pmol/L 或增幅＜1 倍，FSH＞10U/L 或给药前后 FSH 水平之和＞26U/L 为异常，预示卵巢储备下降和卵巢低反应。

该方法的特点在于它是定量的，E_2 峰值水平的高低和成熟卵泡数量、可利用的胚胎的数量成正比，而其余评价卵巢储备功能的方法均是定性的（正常或异常）。但 GAST 对卵巢储备的预测并不优于 AFC、基础 FSH 及 INH-B。

研究发现有较大幅度且迅速的 E_2 升高者预示着有良好的治疗效果。GAST 的 E_2 变化一般有 4 种模式：

①A 型：E_2 迅速地上升，然后第 4 天下降。

②B 型：E_2 延迟上升，第 6 天下降。

③C 型：E_2 迅速而持续地上升。

④D 型：E_2 对 GnRH-a 无反应。

临床上以 A 型最多见。临床的妊娠率在这 4 组中截然不同，它们分别为 46%、38%、16% 和 6%。A、C 型反应提示卵巢高反应，要警惕 OHSS 的发生；B 型反应正常；D 型提示卵巢低反应。

（9）超声检查

1）卵巢体积：基础状态（月经第 2～3 天）的卵巢体积是指在促排卵开始前的卵巢体积。卵巢体积的计算方法是经阴道三维超声测量卵巢 3 个平面的最大直径 D1、D2、D3，体积 $V = D1 \times D2 \times D3 \times \pi/6$。基础状态下卵巢体积小与卵巢储备的原始卵泡减少、卵泡生长的数目少有关，卵巢体积 $< 3cm^3$ 提示在 IVF 周期中卵泡发育数、获卵数较少，周期取消率增加。

应用卵巢最大平面的平均 MOD 替代卵巢体积的测量，在 IVF 治疗周期中计算更方便有效。MOD 系任一侧卵巢两个相互垂直平面最大径线的均值。以 20mm 作为 MOD 的界值，小于该值的患者 IVF 治疗结局较差。MOD 与卵巢体积的相关性高达 90%，普通超声即可测量，简单实用，有一定的指导和预测意义。

2）基础窦卵泡数目：人类生育力和卵巢中的卵泡数有关，基础窦卵泡数目（bAFC）是早卵泡期阴道超声下检测到的直径 2～9mm 的窦卵泡数目。一般认为 AFC≤5 个，为卵巢储备功能不良，卵巢反应低下的发生率升高，周期取消率显著上升，妊娠率下降。AFC 为 6～10 个时预示卵巢反应正常；AFC > 15 个时，预示卵巢高反应，OHSS 的发生率较高。

基础 AFC 可作为一个独立性预测因子，与其他预测卵巢储备功能的指标相比，AFC 是预测卵巢低反应性的最好指标。早卵泡期 AFC 与获卵率、hCG 日 E_2 水平呈正相关，而与患者年龄、基础 FSH 水平、FSH/LH 值、Gn 用量呈负相关。AFC 对卵巢低反应的预测优于 FSH。对于基础 FSH 正常的患者，AFC 是一项良好的预测卵巢反应性及 IVF 结局的指标，在进行 COH 前早卵泡期通过超声检测窦卵泡数能帮助预测卵巢储备功能。

3）卵巢动脉血流：卵巢动脉血流也可作为反映卵巢储备功能的参考指标。采用彩色多普勒监测基础状态下卵巢间质动脉血流指标，血流速度峰值（PSV）、阻力指数（RI）、搏动指数（PI）以及收缩期 / 舒张期流速比值（S/D）等。如 RI、PI、PSV、S/D 低，说明血管阻力低，卵巢和子宫血流灌注好，卵巢储备较好。S/D、RI、PI 高，反映卵巢和子宫血流阻力高，灌注差，存在供血障碍，卵泡缺血缺氧，可使卵泡的发育、激素分泌受到影响，导致 IVF 周期不仅获卵数减少，进而使卵母细胞、胚胎质量和着床率、妊娠率下降。

7. 性交后试验　性交后试验（postcoitaltest，PCT）是检测精子对宫颈黏液的穿透性和宫颈黏液对精子的接受能力（即相容性）的试验。

（1）试验方法：试验前禁止性生活 2～3 天，并选择在临近排卵期前进行，性交后应卧床 0.5～1 小时，试验宜在性交后 2～8 小时进行。因性交后精子能在宫颈黏液中存活一段时间，正常生育能力的妇女，精子在宫颈黏液中滞留4～10 小时后仍能保持一定的活力。一般性交后 1.5～3 分钟精子即可进入宫颈黏液，有人甚至 7 天后宫颈黏液内仍可见到精子，故有认为试验尚可推至性交后 24 小时进行。

将未涂润滑剂的窥器置入阴道，暴露宫颈，先取阴道后穹窿检查有无精子，若有精子证明性交试验成功，然后用干燥消毒长镊子或带塑料管的针筒于宫颈管内取黏液，置于干燥洁净的载玻片上，放上盖玻片，于 400 倍显微镜下观察，计算每个视野下的精子数目。

（2）结果判定及临床意义：关于结果判定，一般认为每高倍视野内有 21 条或以上极度活泼的精子为最好，受孕的机会最多；每高倍镜视野中有 6～20 条活泼的精子者为良好；每高倍镜视野中有 1～5 条活动精子者属尚好；仅有少数不活动精子为较差；无精子者为阴性。

阳性结果提示：不育夫妇有正确的性交技巧；男方有正常的精液；女方阴道内环境适宜，宫颈黏液与男方精子有相容性，因而有较高的受孕机会。

阴性者应首先考虑有无性交方式的不当，可在指导性生活后重复进行。反复性交后试验阴性者应复查精液常规，双方查抗精子抗体及局部有无炎症等。若男方精液常规检查正常，而 PCT 阴性者，应排除男方功能性不射精或"逆行射精"可能，证据则可在性交后男方尿中找到大量精子。

（3）影响因素及注意事项

1）性交后试验应选择在排卵期前后进行，排卵期可根据基础体温测定情况和既往月经周期的天数来推断。做该试验同时应检查宫颈黏液的透明度、拉丝度和结晶情况，有助于分析推断其排卵期是否正确。

2）性交后试验不能代替常规的精液检查，特别是有精子形态学缺陷者，更应做镜检才能了解。

3）由于体内激素水平（特别是雌激素）及宫颈、阴道局部的炎症等影响，可引起宫颈黏液的量及理化性质的改变，从而影响 PCT 试验结果。

4）性交时应避免使用有杀精作用的润滑剂。

8. 性激素受体测定

（1）雌激素受体（ER）、孕激素受体（PR）测定

1）原理：子宫内膜及性激素靶组织（细胞）中雌、孕激素受体（胞浆受体和胞核受体）亚细胞结构，含量和功能，是性激素生物调节的重要机转。因此，

性激素受体测定可了解性激素亚细胞水平的作用机制和功能状态,揭示某些妇科内分泌疾病的发生机制,指导抗孕药物的筛选和抗性激素的临床应用。

2）方法

①单克隆抗体免疫组织法（半定量）。

②甾体激素受体放射免疫分析（DCC）法。

③实时荧光定量 RT-PCR 法。

基本方法采取子宫内膜（或其他靶组织）后,立即液氮保存,临测前解冻,并在低温下制备组织浆液,离心分离上清液（含胞浆受体）和沉淀（含胞核受体）,然后依放射免疫法测定。

3）子宫内膜正常值

①雌激素受体（estrogen recepter，ER）

A. 雌激素胞浆受体（ECR）见表 4-12。

表 4-12　子宫内膜雌激素胞浆受体正常值

子宫内膜	均值±标准值（Fmol/mg protein）	范围
增生期		
增生中期	302.99±65.15	257.65～348.33
增生晚期	890.95±409.75	630.69～1151.21
分泌期		
分泌早期	206.62±108.05	134.97～278.27
分泌中期	96.23±53.30	67.33～125.13
分泌晚期	75.11±35.35	59.63～90.59
周期总平均值	269.43±338.96	189.38～349.48

B. 雌激素胞核受体（EnR）见表 4-13。

表 4-13　子宫内膜雌激素胞核受体正常值

子宫内膜	均值±标准差（Fmol/mg DNA）	范围
增生期		
增生中期	258.57±53.02	221.70～295.44
增生晚期	583.43±389.56	336.23～837.05
分泌期		
分泌早期	167.95±127.31	83.49～252.41
分泌中期	79.29±28.04	64.09～94.49
分泌晚期	67.52±28.59	44.42～80.62
周期总平均值	199.70±248.37	141.04～258.36

②孕激素受体（PR）

A．孕激素胞浆受体（PCR）见表 4-14。

表 4-14　子宫内膜孕激素胞浆受体正常值

子宫内膜	均值±标准差（Fmol/mg protein）	范围
增生期		
增生中期	256.77±58.38	212.79～300.75
增生晚期	715.68±455.76	468.72～962.64
分泌期		
分泌早期	387.66±215.93	237.44～537.88
分泌中期	195.48±79.96	157.01～233.95
分泌晚期	108.92±89.23	63.18～154.06
周期总平均值	324.93±326.07	245.26～404.60

B．孕激素胞核受体（PnR）见表 4-15。

表 4-15　子宫内膜雌激素胞核受体正常值

子宫内膜	均值±标准差（Fmol/mg DNA）	范围
增生期		
增生中期	244.85±48.51	208.30～281.40
增生晚期	502.67±350.35	312.71～692.63
分泌期		
分泌早期	270.16±277.99	76.76～463.56
分泌中期	180.02±68.29	142.72～217.32
分泌晚期	59.12±49.95	34.40～83.84
周期总平均值	241.94±253.12	180.09～303.29

4）临床意义

①评估 H-P-O 轴的功能，子宫内膜中 ER、PR 的合成和含量受 E_2 和 P 的调控，即 E_2 促进 ER、PR 合成，故测定 ER、PR 含量，可了解和评估 H-P-O 轴的功能。

②计划生育抗孕药物的筛选和药理学观察。

③妇科性激素依赖性疾病，子宫内膜异位症、宫内膜癌、乳腺癌、功血、肌瘤等。

④妇科内分泌疾病发病机制的研究探讨，如不孕症、无排卵、月经失调，子宫内膜的病理学观察。

（2）LH-CG 受体和 FSH 受体测定：人的卵巢中存在能结合 HCG、LH、FSH、PRL 等多种受体，目前研究较多的是其中的 HCG、LH、FSH 受体。由于 HCG

和 LH 的 α 链相同,所以与它们结合的是同一个受体,称为 LH-CG 受体。研究结果表明,在多囊卵巢者中,卵泡 FSH 受体出现升高,而 LH-CG 受体则无明显变化。在卵巢病人中可见高分化癌的 LH-CG 受体含量明显高于低分化癌,而且 LH-CG 受体含量高的,其 1 年、3 年生存率明显高于 LH-CG 受体含量低的。因此,测定 LH-CG 受体水平在判断卵巢恶性肿瘤临床预后和治疗效果方面有一定意义。

9. 子宫内膜活检　子宫内膜随卵巢激素的变化易发生相应的变化,具有较高的敏感性。排卵前卵泡分泌雌激素使子宫内膜呈增生期改变,排卵后黄体分泌雌、孕激素,子宫内膜呈分泌期改变。因此对子宫内膜进行诊刮获取的活组织进行病理检查,可了解卵巢有无排卵,间接反映卵巢功能,直接反映子宫内膜病变(如结核、炎症、息肉、内膜纤维化、恶性变等)。

(1)适应证

1)不孕症:了解子宫内膜发育、子宫内膜病变、有无排卵及黄体功能。

2)月经失调及子宫内膜异常出血:确定月经失调类型,如功能失调性子宫出血或闭经,了解子宫内膜的变化及其对性激素的反应等,证实或排除子宫内膜器质性病变;对宫腔组织物残留或子宫内膜脱落不全导致长时间多量出血者,可同时起诊断和治疗作用。

(2)禁忌证

1)生殖器官急性炎症或慢性炎症急性发作。

2)可疑妊娠者,应排除妊娠后再行诊刮,以免引起流产。

3)患严重全身性疾病,如心、肝、肺、肾等重要器官疾病,难以耐受手术者。

4)生殖器官结核未控制。

5)体温 >37.5℃者。

(3)子宫内膜活检时间

1)观察有无排卵、判断黄体功能及是否子宫内膜增生,在月经前 2 天或月经来潮 12 小时内诊刮。

2)功能失调性子宫出血或闭经,任何时间诊刮。

3)怀疑有子宫内膜不规则脱落者,月经第 5 天诊刮。

如为了解卵巢功能而诊刮,术前至少 1 个月停止应用激素类药物。

(4)子宫内膜活检方法:排尿后取膀胱截石位,常规消毒外阴、阴道、宫颈,用阴道窥器暴露宫颈,钳夹宫颈,探测宫腔深度及方向,以小号刮匙刮取子宫底、宫体部及两侧宫角部内膜送病理检查。或用一金属或塑料的细管,进入子宫腔后前后左右抽吸,吸取子宫内膜组织送检。

(5)子宫内膜活检的临床意义

1)子宫内膜增生过长:在各类不规则阴道流血中,病检报告为子宫内膜增生过长最多见。因受雌激素持续刺激,无内源性或外源性孕激素对抗所致。在雌激素的持续刺激下,正常增生的子宫内膜,可以经过增生过长到不典型增生,最后发展为分化好的腺癌。

子宫内膜增生过长一般分为3种:简单型增生过长、复杂型增生过长和不典型增生过长。

根据组织结构特点和有无细胞学异型性为基础,又将子宫内膜增生症分为4种诊断类型,即根据组织结构特点分为单纯性增生和复杂性增生;再根据腺上皮细胞有无异型性分为单纯型不典型增生和复杂型不典型增生。

①简单型增生过长:指腺体增生有轻度至中度的结构异常,相当于过去分类中的腺囊型增生过长。

②复杂型增生过长:指腺体拥挤,有背靠背现象及腺体结构复杂,相当于腺瘤型增生过长。不具有恶性细胞的特征,仍属两性病变。

③不典型增生过长:WHO 及国际妇科病理协会(ISGP)制定了一命名标准,将非典型增生划分为单纯非典型增生和复合非典型增生。我国临床习惯使用轻、中、重度不典型增生。

不典型增生过长是在简单型和复杂型两种增生过长的基础上,出现细胞的异型性。复杂型与不典型增生过长的鉴别,主要在细胞核的改变。细胞不典型出现在简单型只能说过长者,称简单型不典型增生过长。细胞不典型出现在复杂性增生过长者,称复杂型不典型增生过长。

子宫内膜非典型增生为癌前病变,多为可逆性病变,其中 8%～29% 发展为子宫内膜癌。

2)异常分泌期内膜及临床意义

①分泌反应不足:这类内膜反映卵巢黄体发育及功能欠佳,是不孕和早期流产原因之一。

②子宫内膜不规则脱落:内膜的形态不一致,部分是月经期内膜,部分是收缩退化的内膜,甚至见增生反应的内膜表面带有脱落的分泌反应内膜。这种内膜由于脱落不全,修复不佳,使孕卵不能着床。

10. 微量元素测定　人体的生育活动除了需要蛋白质、碳水化合物、脂肪、维生素、水和钠、钾等元素外,还需要铁、铜、锰、锌、硒、镁等微量元素。

(1)锌的测定值:正常人体内锌的含量为 2～2.5g,其中 60% 存在于肌肉中,30% 存在于骨骼。眼球、头发、男性生殖器官含锌量甚为丰富。锌为体内 120 种金属酶的辅助因子,是 RNA 或 DNA 多聚酶、逆转录酶 tRNA 合成酶和蛋白延伸因子的组成成分。体内缺锌时,细胞生长缓慢,影响食欲而加剧体内缺锌。

1)正常参考值:血清值 10.0～17.6μmol/L(65.4～115μg/dl);尿液值 2.3～

18.3μmol/24h（150～1200μg/24h）。

2）临床意义：①减低见于：a. 生殖功能减退；b. 饮食缺乏或营养不良；c. 皮质类固醇治疗；d. 肝硬化；e. 肾功能不全。②增高见于：a. 甲状腺功能亢进症；b. 嗜酸性粒细胞增多症；c. 创伤；d. 口服锌或锌中毒；e. 锌输出量低综合征。

（2）磷的测定：成人体内磷总量约为体重的 1.0%，其中 85% 的磷与体内 99% 的钙形成羟基磷灰石存在于骨骼，余者大部分以有机磷形式存在于细胞内，极小部分以无机磷形式存在于血浆及细胞间液中，血浆钙磷乘积维持一定常数，常数增加促进骨形成。磷的主要排泄是经肾脏，甲状旁腺素能抑制肾小管对磷的重吸收，尿磷多寡还与食物中磷含量有关。

1）正常参考值：成人血清值：0.97～1.62mmol/L（30～50mg/dl）；成人尿液磷为 22～48mmol/24h（700～1500mg/24h）。

2）临床意义：①减低见于：a. 甲状旁腺功能亢进症、胰岛素瘤；b. 维生素 D 缺乏症；c. 肾小管重吸收功能障碍性疾病；d. 严重感染；e. 慢性胃肠道疾病导致吸收不良；f. 家族性血磷过低佝偻病，25mg/L 为参考值，若高血钙病人低于此值则支持甲状旁腺功能亢进。②增高见于：a. 甲状旁腺功能减退症；b. 维生素 D 过多症；c. 艾迪生病；d. 多发性骨髓瘤，50mg/L 为参考上限值，若超过此值则存在肾功能不全，应寻找引起高磷血症的原因。

（3）碘的测定

1）正常参考值：50～100μg/24h 尿。

2）临床意义：①减低见于：25μg/24h 为碘缺乏。缺乏者多呈地区性分布，青春期女性发病较多。表现为地方性甲状腺肿或地方性克汀病。②增高见于：碘过多或中毒，中毒量为 200μg/ 日。

（4）血清铁的测定：铁是人体正常生理过程不可缺少的物质，人体内的铁来源于食物，主要在十二指肠和小肠上部吸收，体内铁以铁蛋白和含铁血黄素形式储在骨髓、脾和肝脏内，有少量铁和血浆铁蛋白结合，通过血浆输送到各组织。血清铁含量很少，通常以比色法测定，要求有灵敏度高的有机显色剂，血清总铁结合力测定是在血清中加入铁，使其与未饱和的转铁蛋白结合，然后再按血清铁的测定方法测得总铁结合力。

1）正常参考值：血清铁男性 10.7～26.9μmol/L（60～150μg/dl）；女性 9～23.3μmol/L（50～150μg/dl）。血清总铁结合力：45～77μmol/L（250～430μg/dl）。血清饱和铁：0.20～0.55（20%～55%）。未饱和铁结合力：25.1～37.4μmol/L（140～290μg/dl）。

2）临床意义

①血清铁增高：常见于红细胞破坏增多和红细胞再生成熟障碍，如溶血

性贫血和再生障碍性贫血等。当铁吸收增加,利用减低或组织释放增加时,均可使血清铁增加。如铅中毒或吡哆醇缺乏症等。急性肝坏死时,从肝细胞内释放出储存铁,亦可使血清铁增高。血液病和含铁血黄素沉着症,血清铁亦增高。

②血清铁降低:常见于营养不良、胃肠道疾病、大量出血、妊娠及婴儿长期铁需要的增加所致缺铁,体内单核-巨噬细胞系统铁的释放减少,如急慢性感染、尿毒症、恶病质等。

③血清总铁结合力增加:常见于各种慢性缺铁所致的转铁蛋白合成增加、妊娠后期和口服避孕药亦可增加。

④总铁结合力降低:常见于血清蛋白降低的各种疾病,如肝硬化、慢性感染、肾病综合征及尿毒症。

(5)血清铜的测定:体内铜含量约 100~200mg。铜参与体内 30 余种主要酶的构成。大多数参与体内氧化还原反应。成人每日吸收铜约 2mg,约 50%~75% 存在于肌肉和骨骼内,20% 存在于肝脏,6%~10% 分布在血液内,血浆中的铜 20% 与氨基酸结合,其余与 α_2 球蛋白结合成铜蓝蛋白,其中每个分子含 8 个铜原子,含铜量为 0.34%。脑和肝脏是储铜丰富的器官,胆汁是铜的主要排泄途径,10% 可由小肠壁排出,4% 由肾脏排泄。

1)正常参考值:男性 11.0~22.0μmol/L(70~140μg/dl);女性 12.6~24.4μmol/L(80~155μg/dl);尿值:0~0.47μmol/L(0~30μg/24h)。

2)临床意义:缺铜可引起低色素小细胞性贫血、厌食、腹泻、神志淡漠、皮肤脱色、白化病、骨骼及心脏畸形,体内铜过多则引起肝豆状核变性,甲状腺功能亢进。

(6)硒测定:人体内含硒 14~21mg,以肝、胰、肾含量较多,硒的生理功能主要以谷胱甘肽氧化物酶形成发挥抗氧化作用,以保护红细胞,细胞线粒体、溶酶体及微粒体等生物膜,进入血浆后大部分与 α1 及 β 球蛋白结合,一部分与脂蛋白结合。主要由粪便及尿液排出体外,由于土壤、水中硒的含量不一,动、植物含量差异很大。

1)正常参考值:全血值 1.3~2.4μmol/L(10.3~19.0μg/dl);尿液值 0.13~1.27μmol/L(10~100μg/dl);地区差异性很大。

2)临床意义:①先天愚型血清硒降低,可能是第 21 对染色体携带某些酶的基因,加速了细胞的氧化损伤。②克山病及扩张型心肌病、肝硬化、血清硒降低。③小儿恶性营养不良及长期完全肠道外营养者,血清硒含量低。④前列腺癌、乳腺癌、消化系统肿瘤、慢性淋巴细胞白血病可能与缺硒有关。硒有抑制癌变的作用。

(7)锰的测定:血清锰的含量,各研究报告相差悬殊,相差十几倍,可能与测定方法及地区不同有关,孕妇血锰含量增高,尿锰增多,肝锰减少,实属缺锰。

1) 正常参考值:血清锰$\overline{X}$ 11μg/L(7~16μg/L),尿锰$\overline{X}$ 10μg/L(7.8~18μg/L),非职业接触者<5μg/L。

2) 临床意义

①减少:由于锰与黏多糖的合成有关,黏多糖是软骨及骨组织的重要成分,缺锰可导致软骨营养不良,骨畸形。有报道锰与造血密切相关,并且在胚胎早期发挥作用。另外,锰能改善机体对抗铜的利用,因此,缺锰还可引起贫血。各种贫血病人以及慢性淋巴细胞白血病,淋巴肉芽肿,再障贫血等病人锰减少。国内有关资料报道锰含量增多可使肝癌发病率增高,干扰人体对铜的吸收和利用。

②增多:常见于动脉粥样硬化血浆锰含量增高,因此认为锰与动脉硬化匀速升高,可作为早期诊断 AMI 可靠指标之一。

尿锰的测定主要用于群体总接触量评价,对个体评价缺乏相关性。尿锰女性高于男性,成人高于儿童,其含量与头发颜色有关,通常黑色头发含锰量>黄色>白色,发尖部多于发根部,尿锰含量比较稳定,慢性锰中毒者显著增多,一般认为比血、尿锰更能反映人体内蓄积和环境锰的浓度,多发性硬化症的病人尿锰减少。

11. 生殖免疫学检查

(1) 抗精子免疫检查

1) 宫颈黏液、精液相合及交叉试验

①宫颈黏液、精液相合试验:试验选在预测的排卵期进行。取一滴宫颈黏液和一滴液化的精液放于玻片上,两者相距2~3mm。轻晃玻片使两滴液体相互接近,在显微镜下观察精子的穿透能力。若精子能穿过黏液并继续向前运行,提示精子活动力和宫颈黏液性状均正常,表明宫颈黏液中无抗精子抗体。如果精子不能进入宫颈黏液,或精子在宫颈黏液中活动受限,应做精子穿透交叉试验。

②宫颈黏液、精液交叉试验:对上述试验不成功者进行本试验。除受检的夫妇提供宫颈黏液及新鲜精液外,尚需一名健康男子提供新鲜精液,另一名健康妇女提供预测排卵期的宫颈黏液。其方法是:取受检者妇女之宫颈黏液 1 滴,供精液者精液 1 滴,置同一玻片并相距2~3mm,另一玻片取受检者精液 1 滴和健康妇女的宫颈黏液 1 滴,相距2~3mm。两片分别进行穿透试验,借以判断受检者之相合试验其不成功的原因在女方或在男方。

2) 精卵相互作用直接检查法

①精子 - 透明带结合或穿透试验:自腹腔镜检查中获得的人卵与精子在一定条件下孵育后,观察精子能否穿透过透明带进入细胞周围的空间,若精

子不能穿过透明带,考虑有制动抗体存在,此试验亦受其他因素干扰。

②精子-去透明带仓鼠卵穿透试验(SPA):将优化提取的活精子与无带仓鼠卵混合孵育,在相差显微镜下观察,若卵内含肿胀精子头(带尾)为已经穿透。SPA 可用于判定有精浆抗体的精子的受精能力和各种抗体在阻止受孕时的重要性。此试验也可受多种因素影响。

(2)自身抗体检查:主要包括抗心磷脂抗体(ACA)、抗 β2-糖蛋白 1 抗体(抗 β2-GP1 抗体)、抗核抗体(ANA)、狼疮抗凝物(LA)、抗甲状腺抗体(ATA)、抗卵泡刺激素(FSH)抗体、ABO 和 RH 血型抗体等。

(3)生殖细胞相关抗体检查:抗精子抗体(ASAb)、抗卵巢抗体(AOAb)、抗子宫内膜抗体(EMAb)、抗透明带抗体(AZPAb)、抗 HCG 抗体(HCGAb)、抗滋养层细胞腔抗体(ATAb)。

(4)封闭抗体检查:常用的检测方法有淋巴细胞毒交叉试验、流式细胞法和 ELISA。正常孕妇的血清中存在抗配偶的淋巴细胞的特异性 IgG 抗体,即抗丈夫淋巴细胞抗体(APLA),它可以抑制淋巴细胞反应(MLR),封闭母体淋巴细胞对培养的滋养层的细胞毒作用,防止辅助 T 细胞识别胎儿抗原的抑制物,并可阻止母亲免疫系统对胚胎的攻击。封闭同种抗原刺激的淋巴细胞产生巨噬细胞移动抑制因子(MIF),故其为封闭抗体(BA)。封闭抗体阴性表示女方血清中缺乏此封闭抗体,容易发生流产。封闭抗体阴性表示女方血清中缺乏此封闭抗体,容易发生流产。

(5)细胞免疫及细胞因子检查

1)淋巴细胞检查:CD16$^+$、CD56$^+$(NK 细胞表面标志),CD19$^+$(B 淋巴细胞标志),CD3$^+$、CD4$^+$、CD8$^+$(T 淋巴细胞亚群)。其中自然杀伤细胞(NK)是机体天然屏障的第一道防线,在体内和对自体和异体的异常细胞具有自发的细胞毒作用。多数学者认为母胎界面最重要的免疫识别系统是 NK 细胞,其活性异常可造成胚胎着床障碍导致不孕。

2)细胞因子检测:主要有生物学检测法、免疫学检测法及分子生物学方法。目前,常用细胞因子的检测已有商品供应的 ELISA 试剂盒。子宫内膜不同细胞分泌的细胞因子及作用见表 4-16。这些因子表达缺陷或增强,可导致妊娠失败(不孕及流产)。

12. 妇科肿瘤相关标志物检查 肿瘤标志物(tumor marker)是由肿瘤组织产生,或与肿瘤相关的物质,可在肿瘤患者的组织、血液或体液及排泄物中检出,与正常情况或无肿瘤状态有明显分别,妇科肿瘤相关标志物检查有助于不孕不育症合并肿瘤诊断、鉴别诊断及监测。

(1)糖类抗原 125

1)检测方法及正常值:糖类抗原 125(CA-125)的检测方法多选用放射

表4-16　子宫内膜各种细胞分泌细胞因子及其作用

	间质细胞	上皮细胞	内皮细胞	巨噬细胞	T细胞	大颗粒淋巴细胞	脱膜细胞	囊胚	作用
IL-α, β		+		+				+	使胚胎与内膜接触
IL-2、3、4、7	+			+					发挥炎性介质作用
TNF-α	+	+	+	+	+	+	+		防止滋养细胞过度侵入
IFN-γ				+		+		+	防止滋养细胞过度侵入
CSF-1		+		+					促胚胎生长发育及胚泡黏附
GM-CSF		+		+					炎性趋化因子促胚泡发育
HB-IGF		+							促胚泡黏附血岛心血管发生
EGF		+	+						促胚泡滋养叶内膜增殖分化
LIF		+				+			抑制胚胎干细胞分化,促胚泡黏附
GF-α、β	+	+				+		+	促胚泡发生
IGF-1	+			+					促滋养叶生长
FGF				+					内膜分化
PDGF	+		+	+					早期器官形成

免疫测定方法(RIA)、酶联免疫吸附测定法(ELISA)和化学发光法。正常值<35U/ml。

2)临床意义:CA125是应用单克隆抗体探测出的卵巢癌的第一种标记抗原,是高分子糖蛋白(>200kD)。其存在于体腔上皮和中肾旁管(米勒管),正常组织胸膜、心包膜、腹膜以及输卵管、子宫内膜、颈管上皮细胞可有微量存在。

CA125是卵巢非黏液性上皮癌的重要标志,敏感性为80%~96.7%,特异性为75%~89%。其对宫颈腺癌及子宫内膜癌的诊断也有一定敏感性,另外子宫内膜异位症患者血清CA125水平亦升高,但很少超过200U/ml。

(2)糖类抗原19-9

1)检测方法及正常值:糖类抗原19-9(CA19-9)的检测方法有:单抗及放免法。正常值<37U/ml。

2)临床意义:CA19-9是由直肠癌细胞系相关抗原制备的单克隆抗体,其是一种低聚糖非特异性肿瘤相关抗原,在由内胚层细胞分化而来的多种上皮类恶性肿瘤血清中均可见增高，临床多用于消化道肿瘤的诊断，特别是胰腺癌。但早期诊断价值不大，主要作为病情监测和预示复发的指标。其对卵巢上皮性肿瘤也有 50% 的阳性表达，特别是卵巢黏液性囊腺癌阳性表达可达 76%。

（3）糖类抗原 15-3

1）检测方法及正常值：糖类抗原 15-3（CA15-3）的检测方法有：免疫放射测定法及酶联免疫吸附法。正常值＜25U/ml。

2）临床意义：CA15-3 是一种与乳腺癌等恶性肿瘤相关的抗原，是监测患者术后复发情况，特别是癌症转移患者的术后监测的重要指标。可与 CA125 联合检查，用于卵巢癌复发的早期诊断。

（4）甲胎蛋白

1）检测方法及正常值：甲胎蛋白（AFP）通常应用放射免疫法及酶联免疫吸附法测定。正常值＜10μg/L。

2）临床意义：AFP 是由胚胎肝细胞卵黄囊产生的一种糖蛋白，其属于胚胎期的蛋白产物。出生后部分器官病变时可恢复合成 AFP 的能力，如卵巢生殖细胞肿瘤及肝癌细胞都有可能分泌 AFP。故其对卵巢生殖细胞肿瘤如胚胎癌和内胚窦瘤患者是重要的检测指标，若患者经手术及化疗后，AFP 持续一年保持阴性，在长期临床观察中多无复发，若 AFP 升高，即使临床无症状，也有可能是隐性复发或转移，应严密随访，及时治疗。

（5）癌胚抗原

1）检测方法及正常值：癌胚抗原（CEA）的检测方法常采用放射免疫法及酶联免疫吸附法。正常值＜2.5μg/L，一般认为＞5μg/L 可视为异常。

2）临床意义：CEA 是一种约 200kD 大小的糖蛋白，属于免疫球蛋白家族。胎儿胃肠道、胰腺及肝脏有合成 CEA 的能力，出生后血清中含量甚微。多种妇科恶性肿瘤：宫颈癌、子宫内膜癌、卵巢上皮性癌、阴道癌及外阴癌等均可表达阳性，故其对肿瘤类别无特异性标记功能。CEA 水平的增高与临床分期、组织学类型及细胞分化程度有关，上皮性卵巢肿瘤患者中约 50% 在血清中可测到 CEA 升高，其中卵巢黏液性囊腺癌的阳性率最高，其次为 Brenner 瘤，子宫内膜样癌及透明细胞癌也有 CEA 的表达，但浆液性肿瘤阳性率则较低，其动态监测有助于疗效的观察。

（6）人绒毛膜促性腺激素

1）检测方法及正常值：人绒毛膜促性腺激素（β-HCG）的检测度选用：①胶乳集抑制试验和血凝抑制试验；②放射免疫试验（RIA）；③酶联免疫吸附试验（ELISA）；④单克隆抗体胶体金试验。正常值＜3.1μg/L。

2）临床意义：除对早期妊娠诊断有重要意义外，对与妊娠相关疾病、滋养细胞肿瘤等疾病的诊断、鉴别和病程观察等有一定价值。葡萄胎、恶性葡萄胎、绒毛膜上皮癌及睾丸畸胎瘤等患者尿中 β-HCG 显著升高,可达 10 万到数百万 IU/L,可用稀释试验诊断。对原发性卵巢绒毛膜癌有特异性。

(7) NB/70K

1) 检测方法及正常值: NB/70K 的测定多选用单克隆抗体放射免疫测定法(RIA)。正常值 <50U/ml。

2) 临床意义: NB/70K 是一种糖蛋白,存在于所有上皮性卵巢腺癌中,正常卵巢中测不出 NB/70K。它是用人卵巢癌相关抗原制备出的单克隆抗体,对卵巢上皮性肿瘤敏感性达 70%,但早期卵巢癌患者中仅 50% 的血液中可检出阳性。因其与 CA125 的抗原决定簇不同,可与 CA125 联合应用,提高肿瘤检出率,特别是对卵巢癌的早期诊断有益。

(8) 人附睾分泌蛋白4

1) 检测方法及正常值: 人附睾分泌蛋白 4(HE$_4$)的测定方法常用酶联免疫吸附法。可选择 <73.7MP 作为中国健康人群的参考范围。

2) 临床意义: HE4 是从人的附睾中克隆出的 cDNA,是一种酸性蛋白质,在正常卵巢中不表达,在卵巢癌中高表达,但在黏液性肿瘤中表达阴性。是卵巢敏感及特异的标志物,可用于对卵巢癌的早期诊断及辅助监控卵巢癌患者的治疗情况,是目前认为有可能对早期卵巢癌诊断价值超过 CA125 的指标之一。

(9) 鳞状细胞癌抗原

1) 检测方法及正常值: 鳞状细胞癌抗原(SCCA)通用的测定方法为放射免疫法及酶联免疫吸附法,其也可采用化学发光法测定,敏感程度明显增高。正常值 <2μg/ml。

2) 临床意义: CSSA 是从宫颈鳞状上皮细胞癌分离制备得到的一种肿瘤糖蛋白相关抗原,70% 以上的宫颈鳞癌患者血浆 SCCA 升高,宫颈腺癌仅约 15% 会升高。其血浆水平与患者的病情进展、临床分期有关,其可作为宫颈癌患者的疗效评定指标之一,若化疗后仍持续上升,提示对化疗方案不敏感,应更换药物或改用其他的治疗方法。其对复发癌的预示敏感性可达 65%～85%。

(10) 人乳头瘤病毒

1) 检测方法及正常值: 人乳头瘤病毒(HPV)常用的测定方法如下: ①醋白试验;②组织学检查;③分子生物学: PCR、核酸分子杂交技术等;④细胞学病理学检查。正常为阴性。

2) 临床意义: 高危型 HPV 感染是宫颈癌的主要危险因素,90% 以上宫颈癌伴有高危型 HPV 感染。目前已知的 HPV 有 120 多种亚型,其中 6、11、42、43、44 亚型属低危型,一般不诱发癌变;16、18、31、33、35、39、45、51、52、56 或 58 亚型属于高危型。

13. 输卵管通畅性检查 常用的方法有输卵管通液、子宫输卵管造影；有条件的单位已开展了腹腔镜与输卵管通色液联合检查、B 超监测下行子宫输卵管通液检查、宫腔镜下行输卵管插管检查；新技术有输卵管镜的应用、借助介入放射学技术进行选择性输卵管造影和再通术等。上述方法可不同程度提示输卵管的通畅性、阻塞部位、管腔内的形态变化及病因病理，为诊断提供依据。此外，这些介入性检查有助于轻度输卵管扭曲的矫正、内膜粘连的分离、管腔内潴留物的排出等，起到一定治疗作用。

（1）检查注意事项：①检查前必须确认生殖道无活动性炎症，包括阴道、宫颈检测致病微生物为阴性；有炎症病史者，适当应用抗生素防治感染，以防炎症复发及扩散。检查周期内禁忌性交与盆浴。②通畅性检查宜选择在月经干净后 3～7 天；③输卵管内口与输卵管峡部管腔细，肌层较厚，受到刺激时易发生痉挛。因此在通畅检查前、中适当应用镇静药或解痉药；④在实施检查术中必须遵照无菌操作原则，防止医源性感染。检查当日体温应低于 37.5℃；⑤在通畅性检查中注意堵塞宫颈外口、防止溢液影响检查结果判定。

（2）输卵管通液试验：目前普及应用的是橡胶双腔通液管，亦可用带圆锥形胶塞头的金属导管，将其经宫颈插入宫腔。双腔管的小囊内注入无菌液 2～3ml 将宫颈口堵紧，之后注入含 0.25% 的普鲁卡因或利多卡因的生理盐水，其中可以加入庆大霉素 4 万～8 万 U，地塞米松 5～10mg，以解痉、抗感染、抗过敏。溶液总量为 20～30ml。注入 3～5ml 时略停片刻，使麻药发挥松弛输卵管内口作用，之后以 5ml/min 速度缓慢注入。感到阻力或受术者下腹部痛甚时应立即停止注入，注入压力不要过大过猛。压力应 <33.3kPa（250mmHg）。

1）结果判定：若注入无阻力，顺利注入 20ml 溶液，停止推注后又无液体回流到针筒，受术者可有轻微下腹胀感或便意感，表明液体已通过输卵管流入盆腔，结论为输卵管通畅；若注入中有阻力，但可注入大部分液体，回流 5～10ml，伴下腹胀痛，表明输卵管通而不畅；若注入阻力大，下腹痛甚，难以推进，回流 >10ml，提示输卵管不通。

2）通液法的优缺点：优点是简单易行，已普及到基层卫生单位，可对输卵管的通畅性进行初步鉴定。缺点是有假梗阻或假通畅之误诊，例如输卵管伞部梗阻或其周围粘连，通液时能流入 20ml，实际上输卵管是不通畅的。因此，临床上通液量可用 30～40ml。亦可通药液治疗输卵管炎。

（3）超声监测和输卵管通液联合检查：通液试验基本方法相同，注入溶液用 3% 过氧化氢 20ml。在注入子宫输卵管过程中产生氧，既可防治感染又可产生泡沫效应，在 B 超监测下，可较明确地看到输卵管内的液流动态，若通畅则子宫直肠凹可出现液性暗区；不通畅时有利于判定梗阻部位，若伞部梗阻，可测到输卵管积液的液性暗区。此方法优点是在超声扫描下通液，借助动态影像学能较准确地判定输卵管通畅情况,通液后的输卵管及盆腔状态,有利于诊断和治疗,且没有放射线对人体的影响,是今后的发展方向。

(4)子宫输卵管造影:是目前国内外对输卵管通畅定性、定量最常用的检查方法。常用的造影剂为碘水,即60%或76%泛葡胺。除前述的禁忌证及注意事项外,术前必须做碘过敏试验,阴性者方可施术。

1)造影方法:造影前排清大小便,消毒外阴、阴道和宫颈。在无菌操作下抽出造影剂7~10ml,因导管内需容纳2ml,宫腔内容纳3~5ml。将金属导管或双腔导管插入宫颈内堵紧。排出导管中气泡,以防误诊为息肉或肌瘤,在透视下边注入边观察,至子宫、输卵管均充盈即摄片;或在不透视下缓慢注入,至患者下腹胀即摄片。如果注入时有明显阻力感或患者疼痛难忍时,应停止注射,总注入量5~10ml。如注入碘水剂,则连摄2片,相隔10~15分钟;若注入碘油剂,第1片洗出观察后,酌情摄第2片,待24小时后擦洗阴道,清除可能残留在阴道内的碘剂,再摄盆腔平片一张。若输卵管通畅则输卵管内无油剂残留,进入盆腹腔的油剂呈涂抹状影像,子宫腔内残留呈纵行条状影,阴道内呈横行条状影,输卵管伞部残端呈香肠状影。

2)并发症与造影后处理:①静脉回流受阻:可能由于子宫内膜被器械损伤、内膜有炎症或注射压力过高、造影剂量过大等。有文献报道,若油剂发生油性栓塞、变态反应,患者在造影后咳嗽、胸痛、心悸、烦躁、休克、昏迷,可致猝死。因此,术前要做好抗过敏、抗休克的抢救准备。②感染:原有炎症引起发作,或无菌操作不严导致医源性感染,引起子宫炎、附件炎、盆腔炎、腹膜炎等。应注意防治感染,适当用抗生素。③如果术后病人疼痛较重,应当在放射科就地休息观察,必要时留观察室或住院诊治,以免发生意外。

14.腹腔镜检查 腹腔镜检查在不孕症的判断应用中相当广泛且重要,是必不可少的检查手段,不但能帮助找出不孕的原因,而且能治疗某些病因引起的不孕症患者。

(1)适应证与禁忌证

1)适应证:①子宫输卵管造影有异常发现。②不明原因的不孕。③输卵管成形术的筛选。④临床上诊断为子宫内膜异位症。⑤性腺功能障碍,为排除盆腔内生殖器器质性病变。⑥先天性生殖器畸形。⑦输卵管成形术的随访。⑧取卵用于IVF或GIFT。

2)禁忌证:①绝对禁忌证:严重出血性疾病;心肺功能衰竭的病人;急性腹膜炎。②相对禁忌证:腹、盆腔较大的包块;裂孔疝;腹部已做过多次手术,疑腹腔有广泛粘连者。

(2)术前准备:首先让患者做心电图、胸透、血常规、血型检查;检查术前晚进食半流质或流质饮食,并行阴道擦洗或冲洗(做腹腔镜检查术,患者一般在月经干净3～7天进行），必要时灌肠或蓖麻油30ml口服，以避免肠胀气影响检查；脐窝清洁及备皮；检查前30分钟可给哌替啶100mg肌内注射或芬太尼1支肌内注射。

（3）操作程序：①患者取头低臀高位，腹部术野常规碘酒、乙醇消毒，铺无菌巾，宫颈、阴道常规消毒后，前唇放置宫颈钳一把，宫颈管内放置一举宫器，以作举宫和通液试验用。②用1%的普鲁卡因50～100ml行脐缘周围阻滞麻醉及腹膜表面麻醉。于脐缘下1cm处做一约1cm的切口，直达筋膜。然后用气腹针行穿刺，有2次突破感表示已进入腹腔，连接气腹机呈示腹腔内压力1.33～1.60kPa（10～20mmHg），灌注二氧化碳气体2～3L于腹腔内。③Trocar穿刺成功，置于腹腔镜体，连接光源，进行窥视。应先从远景至近景进行窥视，必要时行第二、三穿刺孔，运用腹腔镜附件使生殖器充分暴露。可进行卵巢、大网膜等活检或粘连松解，异位病灶电灼等；亦可行子宫输卵管通亚甲蓝试验，即经阴道、宫颈往宫腔注入亚甲蓝，在腹腔镜下可以直接观察到亚甲蓝流经输卵管，溢出伞端口而入盆腔，说明输卵管通畅，若在输卵管峡或输卵管壶腹或输卵管伞有膨大，而不入盆腔则证明该处梗阻。这样，子宫外表、结构，卵巢大小、形状，有无排卵痕迹，有无异位病灶，有无结核病灶，输卵管通畅否，梗阻部位，有无经血倒流等情况，均可一览无余。④检查完毕，尽量放尽患者腹腔内的气体，体位由头低臀高位变为平仰卧位，这样可以尽量放尽腹腔内的二氧化碳气体，避免检查术后双肩部疼痛不适。切口行皮下缝合一针，然后敷料覆盖。嘱病人切口1周内不要打湿进水，并口服3天广谱抗生素。

15. 宫腔镜检查　宫腔镜是一种纤维光源内镜，是一项用于诊断、治疗和随访宫内病变实用有效的先进检查技术。在不孕症的诊断中也起到重要作用，通过宫腔镜检查可以明确是否为宫腔病变引起的不孕。宫腔镜不仅能确定宫腔病变的部位、大小、外观和范围，而且能对病变表面的组织结构进行细致的观察，还可做病变部位活组织检查，以及在宫腔镜直视和引导下进行某些宫腔内手术操作。对较难取的宫内节育器及子宫内膜粘连等病症，也有较突出的临床实用价值。

（1）膨宫介质：常用的扩张宫腔的介质有以下4种：①右旋糖酐：32%右旋糖酐-70有高折射系数、高粘性的光学清晰溶液，分子量7万，能使宫腔扩张良好。此液与血不混合，光学性能好，视野清晰，效果良好。但右旋糖酐为一种抗原性多糖，故亦可发生变态反应。缺点是宫腔镜应用后须立即泡入温热水中才能洗净，以避免硬化，在仪器周围和内部产生结晶物质。②复方羧甲基纤维素钠液：为我国筛选出的一种较好的膨宫液，分子量10万。具有高黏度、透明、显像清晰、膨宫好、价格低廉、来源广泛等优点。但它具有抗原性，需经过敏试验后方能应用。一般诊断用量为每次80～100ml。配制方法是将 5g 羧甲基放入一个无菌空瓶中，加入 500ml 中分子右旋糖酐，摇匀、置入 4℃冰箱 7～10 天，每天振摇一次，取出，放入温水浴中，加温后，用 80～100 目的尼龙筛过滤，分别装入 100ml 瓶内，加盖密封，经 115℃流动蒸汽 30 分钟灭菌后贴签备用。③ 5% 葡糖糖液：使用 5% 的葡萄糖液做膨宫介质时，需用特殊的压力，用血压表袖带包裹的内装 5% 葡萄糖液 500ml 的塑料袋，压力为 10.7～16.0kPa 时，宫腔扩张良好，视野清晰鲜明。由于葡萄糖液容易迅速被胃肠吸收，故是一种安全的介质。缺点是易和血液相混，而使视野模糊。④ CO_2 气体：CO_2 作为膨宫介质，以 80～100ml/min 速度注入宫腔，压力一般为 13.3～26.6kPa。CO_2 在血中溶解度高，故比其他气体安全。膨宫后视野清晰，照相效果好，但需要放置一宫颈吸引杯，以防漏气，并需要有特殊的 CO_2 充气装置，偶有气栓危险。

（2）宫腔镜检查的适应证、禁忌证和并发症

1）适应证：①妇女各年龄段子宫不规则出血；②内诊不能确诊的子宫肌瘤者；③不孕症检查，两侧输卵管通畅，没有子宫发育不全或明显的内分泌功能异常，疑有子宫腔内病变，子宫输卵管碘油造影显示子宫腔边缘缺失、变形或占位性病变者，除外染色体异常；④宫内节育器的异常情况；⑤疑有子宫内膜病变；⑥创伤性子宫内膜粘连；⑦子宫畸形；⑧胎盘组织残者；⑨阴道及宫颈恶性肿瘤；⑩用于计划生育。

2）禁忌证：①体温达到或超过 37.5℃时，暂停检查；②盆腔感染；③大量子宫出血；④妊娠期；⑤近期有子宫穿孔史者；⑥宫颈过度狭窄者；⑦宫颈浸润癌；⑧严重心、肺、血管疾病或血液病。

3）并发症：①子宫穿孔或大出血，常发生于插入宫腔镜过于粗暴，进入方向错误或过深，尤其是分离宫腔粘连，电凝或激光治疗时；②宫颈撕裂；③感染；④变态反应（因膨宫介质引起过敏）；⑤ CO_2 气体溢入血管，多发生在注入过速（每分钟进气超过 100ml），致压力过大，或有结核、癌瘤、子宫发育不良者，最近有宫腔手术史或输卵管闭塞者容易发生。

（3）宫腔镜检查的操作步骤

1）排除被检查者有禁忌证，选择月经干净后 3 天到排卵前期检查最为合适，术前应行阴道冲洗或擦洗。

2）患者排空膀胱，取膀胱截石位，消毒外阴、阴道、宫颈，常规铺无菌巾，为疾病诊断目的的一般采用局麻，在两侧宫颈穹窿处各注射 1% 普鲁卡因 10ml，做阻滞麻醉；治疗则应采用全麻或硬膜外麻醉。宫颈钳夹持宫颈前唇后，探查宫腔大小，扩宫到黑格 7 号，若用 CO_2 做膨宫介质，要放置宫颈吸引杯。

3）放置宫腔镜前，先注入少许膨宫液，加 5% 的葡萄液，小心缓慢置入宫腔镜，此时病人、取头低臀高位，以减少膨宫液外流。按不同介质所需的压力

及速度注入膨宫液,使宫腔充盈、视野明亮。可转动镜体,并按顺序做全面观察。先检查宫底和输卵管开口,再查宫腔前后、左右、侧壁,最后检查宫颈管。术中仔细观察宫腔内有无粗糙不平、溃疡、肿物突起、血管充盈或出血点。可疑处取活组织送病理检查。需要治疗者,术前宫颈管置海藻棒,行宫腔电切镜切除子宫内膜、子宫内膜息肉、子宫黏膜下肌瘤、子宫纵隔(完全性或不完全性),以及分离宫腔粘连等。

（4）宫腔镜的图像

1）正常宫腔镜图像:正常宫颈管呈筒状腔,色黄白或浅粉,有的黏膜皱襞纵行呈嵴沟状,但多数光滑。增殖期子宫内膜呈棕黄色或粉红色,外观平整,有少许血管及点状腺体开口,容易见到双输卵管开口,宫底可见到小嵴。分泌期子宫内膜明显增厚,间质水肿状,在液体介质中可见到蛾状或条状的网膜漂浮,内膜表层不平整,呈起伏状,出现多数皱襞,宫腔呈粉红色或褐色。绝经后子宫内膜薄、光滑,淡黄色,宫腔缩小,容易见到双输卵管开口。萎缩性子宫内膜常有小的点片状瘀斑,而无出血,有时瘀斑周围有细小的或较粗的血管网。

2）异常宫腔镜图像

①子宫内膜息肉:多发生于宫底部,孤立性者多,多发性者少。前者多发生于两输卵管开口周围,息肉呈白色或脂肪色,体软,呈蛇状或圆锥状,表面光滑闪光,血管纤细,随膨宫液摆。

②子宫内膜下肌瘤:镜下可见半球状隆起,基底部较宽或有蒂,表面浅粉红色或苍白,不随膨宫液冲洗而摆动。小型肌瘤可见全貌,表面光滑、圆形、质硬,内膜薄,可见行走整齐而扩张的血管,有时表面有散在糜烂面。大型肌瘤可致宫腔狭窄或变形而呈月牙形腔隙。

③子宫内膜腺癌:子宫内膜腺癌在宫腔镜下分为内生性弥漫型和外生性局限型两种。内生性弥漫型内膜癌在镜下多数病灶隆起不明显,界限不清,如病灶四周内膜萎缩平坦,则病灶相对突出,高低不平,血管怒张、迂曲、出血、坏死及溃疡等;外生性局限型内膜癌,在镜外病灶隆起,界限清楚,顶部粗硬,呈灰黄或灰赤色,缝间可有血管怒张,走形不规则,越近边缘越明显,常分为息肉型、结节型、乳嘴型及溃疡型四种。

④子宫颈管癌:宫颈阴道部表面无糜烂,但颈管表面凹凸不平,白色不透明,呈细的蛇形或明显怒张状态。

⑤子宫内粘连:又称 Asherman 综合征,发生在宫腔内手术操作的基础上,粘连严重者,镜下可见宫腔被分成多个腔隙,粘连带粗细不均。

⑥子宫纵隔:从子宫底部突出一板状间隔,表面粘连很广,且薄厚不均匀,并可见排列稀疏的腺体开口。

16. 母儿血型不合检查 本病可造成同种免疫反应,母儿血型不合时,胎儿从父方遗传下来的红细胞血型抗原,为其孕母所缺乏,这一抗原在妊娠分娩期可进入母体,激发产生相应免疫性抗体,当再次妊娠受到相同抗原刺激时,可使该抗体的产生迅速增加。抗体通过胎盘进入胎儿体内,与胎儿红细胞结合产生免疫反应,使红细胞凝集破坏而发生溶血,称为新生儿溶血病。母儿血型不合,主要是威胁胎婴儿的生命,对孕母有时因胎盘过大而引起产后出血,需预防。本病有两大类即 ABO 型和 Rh 型。ABO 型较多见,而 Rh 型少见,但对胎儿婴儿危害大。

(1) 孕期诊断

1) 病史中有不良分娩史或输血者,有可能发生母儿血型不合。

2) 血型检查:若孕妇为 O 型,丈夫为 A 型、B 型或 AB 型,则母儿有 ABO 血型不合的可能。若孕妇为 Rh 阴性,丈夫为 Rh 阳性,母儿亦有血型不合的可能。

3) 孕妇血清抗体的检查:ABO 溶血病采用抗 A(B)IgG 定量法,当抗 A(B)IgG 效价≥1:128,胎婴儿可能发生溶血病。当 Rh 血型不合效价≥1:64,胎婴儿可能发生溶血病。ABO 型血型不合抗体效价在 1:512 以上时,提示病情严重,应做羊水检查或结合过去不良分娩史考虑终止妊娠。

抗体检查时间,第一次在妊娠 16 周,第二次在妊娠 28~30 周,以后每 2~4 周查一次,半数以上的孕妇自妊娠 28 周后产生抗体。

4) 羊水中胆红素的测定:因抗体效价测定对预后评估并非可靠,约有 60% 的重要性,故应行检测胆红素值。在 B 超监护下抽取羊水,用分光光度计做羊水胆红素吸光度分析,胆红素于波长 450nm 处,吸光差(OD450)大于 0.06 为危险值;0.03~0.06 为警戒值;小于 0.03 为安全值。另外也可用化学方法测定羊水中的胆红素含量,妊娠 36 周后羊水中的胆红素含量正常值为 0.51~1.03μmol/L,若增至 3.42μmol/L 以上,提示胎儿有溶血危害。也可测羊水中抗体效价,若 RH 效价为 1:8 以上,提示胎儿有溶血损害,1:32 以上提示病情严重。

5) 其他:B 超检查可见胎儿有皮肤水肿,胸腹腔积液,肝、脾肿大,胎盘增大,也可在 B 超与胎儿镜下行胎血取样来诊断母儿血型不合,但分析的可靠性有赖于取血技术和血液的纯度。

(2) 产后诊断:胎盘水肿对诊断母儿血型不合有参考意义。正常胎盘与新生儿体重之比是 1:7,Rh 溶血病时在 1:7 以下,甚至达到 1:3~1:4。对有早发性黄疸的新生儿或水肿儿,出生前未明确诊断者,应立即检查新生儿和孕妇的血型。若脐血的血红蛋白 <140g/L,脐血胆红素 >51μmol/L,新生儿网织红细胞的百分比 >0.06,有核红细胞 >0.02~0.05,生后 72 小时胆红素 >342μmol/L,则有新生儿溶血的可能,应进一步检查。

17. 细胞遗传学检查 细胞遗传学检查即染色体检查、正常人的染色体是 23 对,常染色体 22 对,性染色体 1 对,正常女性性染色体有 2 个 X 染色体,即 46,XX;正常男性为 1 个 X 染色体和 1 个 Y 染色体,即 46,XY。染色体检查方法是:取外周血 2ml 注入无菌抗凝试管中,再将 8~10 滴血加入每个培养物中培养 72 小时,获取细胞染色,在显微镜下观察染色体的组成。遗传因素可造成生育力的下降,可使生育年龄的妇女处于亚生育力状态或完全不能生育的状态,故对于原发不孕多年、多次不良妊娠史、既往出生缺陷儿者,夫妇双方应行染色体核型检查以排除染色体疾病。

引起不孕的某些染色体疾病有:

(1)塔科布斯(Tacobs syndrome)综合征:核型为 47,XXX。约 70% 患者体格发育、第二性征、月经正常;约 30% 患者性腺发育不全,月经紊乱、稀少或闭经,或早期绝经、不孕。其他典型表现约 2/3 患者智力低于正常人,有语言障碍、小头畸形、两眼距离过远、高腭弓、牙列异常等。

(2)特纳(Turner)综合征:核型为 45,XO。主要表现卵巢发育为结缔组织所代替,呈索条状,子宫未发育或发育不良,肯定无排卵、无月经、不能生育。其他典型表现为身材矮,发际低,蹼颈,肘外翻,盾状胸,乳头距离宽,无阴毛和腋毛,可有心、肾、骨骼畸形。

(3)XX 单纯性性腺发育障碍症:又称真性卵巢发育不全。染色体核型为 46,XX。腹腔镜检查可发现双侧卵巢不发育,呈条索状。典型表现为身高正常,内外生殖器发育不良,乳腺及第二性征不发育,原发性闭经、无排卵,不孕。血雌激素水平低,FSH 显著增高。

(4)真两性畸形:染色体核型为 46,XX,约占 50%;46,XY 较少见;也可为 46,XX/46,XY 嵌合型等。性腺既有卵巢,也有睾丸。外生殖器呈男性型、女性型或混合型,有的分辨不清,多数有阴茎,自幼按男性抚养、生活,约 1/3 病例出生时阴茎与阴囊发育不明显而按女性抚养、生活。一般均有子宫,多数有输卵管,部分患者可来月经,部分患者有周期性血尿,属于绝对不孕。

(5)雄激素不敏感综合征:染色体核型为 46,XY。本来是男性,但外生殖器呈女性型,自幼按女性抚养、生活,成人后因原发性无月经及不孕而就医。身材偏高,臂长,手足巨大,皮下脂肪丰富,乳房发育如女性,发音亦为女性声调。阴蒂小,阴唇发育差,阴道呈盲端,比正常阴道短,无子宫,无输卵管,无卵巢而有睾丸。睾丸位于盆腔、腹股沟内或大阴唇内,属于绝对不孕。

二、男方检查

询问既往有无慢性疾病,如结核、腮腺炎及其他传染病感染史;了解性生活情况,有无性交困难。除全身检查外,重点应检查外生殖器有无畸形或病变,尤其是精液常规检查,以及精液白细胞数量及微生物检查,了解有否衣原体、支原体与细菌等感染,必要时酌情检查精液有否抗精子抗体(AsAb),测定精浆果糖、柠檬酸、酸性磷脂酶、乳酸脱氢酶(LD)-X 同工酶、精浆顶体酶、微量元素及精子 DNA 损伤(精子 DNA 碎片率检测),以及检查血清生殖内分泌激素、TORCH、AsAb、RPR、HPV 及染色体核型分析与 Y 染色体 AZP 微缺损检测等遗传学检查,以查明男性不育病因,并为优生优育及行辅助生殖技术创造条件。

(一)精液检查

1.概述　精液由精子和精浆组成。精子自精原细胞产生,在附睾内发育、成熟并贮存。精液中大部分为精浆,精子只占少部分。精浆由精囊腺、前列腺及尿道球腺等的分泌物组成,正常人精液中精囊液与前列腺液的比例为 2∶1,pH 为 7.2~8.0。精浆是运送精子的载体,也是营养精子、激发精子活力的主要物质,精浆中含有大量蛋白质、果糖、酶及无机盐等物质。精液标本检查的目的:①寻找男性不育症的原因,并为治疗观察提供依据;②观察输精管结扎术后的效果;③辅助诊断生殖系统疾病;男性生殖系统疾病,如炎症、结核、肿瘤及睾丸发育不全症的辅助诊断;④为人工授精和精子库筛选优质精子;⑤用于法医学鉴定及婚前检查。

精液标本的采集、运送及注意事项:①采集精液标本前必须禁欲,25 岁以下者禁欲 3 天,25~34 岁者禁欲 5 天,35~45 岁者禁欲 7 天,采集前应排净尿液。②采集精液的方法:采用手淫或体外排精法,将全部精液收集于清洁干燥的容器中,于 30 分钟内及时送检。天冷时应注意保温,注明采取时间,若需做细菌培养,应先清洗尿道口,然后收集于无菌容器内送检。③注意事项:不能用避孕套或塑料制品采集精液标本,因其含有对精子有害的物质。未收集到射出的全部精液或运送过程的时间过长(>2 小时)的标本均不能作精液分析。

2.精液的一般性状检查　检查正常参考值,参照 WTO 最新第五版标准。

(1)精液量:正常人一次排精 3~5ml。低于 1.5ml 视为减少,可影响生育。精液量减至 1~2 滴,甚至排不出时,称为无精症。见于先天性输精管缺陷、生殖系统的特异性感染如生殖系统结核、淋病及非特异性感染如精囊炎等。精液量过多(>8ml),则精子被稀释致精子密度降低,也不利于生育,可能系促性腺激素分泌过多,产生大量雄激素所致。

(2)精液外观与气味:正常人的精液有强烈的刺激腥味,呈灰白色或乳白色,自行液化后则为乳白色半透明状。久未射精者略带淡黄色。鲜红或黯红色的血性精液见于生殖系统炎症、结核及肿瘤等。黄色或棕色的脓性精液,见于精囊炎和前列腺炎等。

（3）精液黏稠度及液化时间：正常新鲜精液呈稠厚的胶冻状，在25～35℃环境放置5～10分钟后开始液化，5～30分钟完全成为液化状态。在25～35℃室温环境下，1小时仍有不液化凝块的精液属于异常。刚射出的精液不能凝固多见于射精管缺陷或先天性精囊缺如。精液黏稠度低，多因精子减少所致，见于生殖系统炎症；液化时间延长，见于前列腺炎。精液不液化可抑制精子活动而妨碍生育。

（4）精液酸碱度：正常精液为弱碱性，pH 7.2～8.0，可中和阴道酸性分泌物。精液 pH＞8.6，见于附睾、精囊或前列腺等的急性炎症；pH＜7.0，可影响精子活动和代谢，多见于少精或无精症、输精管道阻碍、先天性精囊缺如或附睾病变。

3. 精液的显微镜检查　精液的显微镜观察内容包括：精子密度、活力、存活率、形态、凝集状况及非精子细胞成分等。目前，观察方法有普通光学显微镜、相差显微镜及计算机辅助的精液分析仪器等。这里介绍常用的普通光学显微镜观察法。在显微镜观察时，精液应完全液化，并充分混匀，以免抽样误差，影响观察结果的准确性。观察时，先取1滴精液标本，置于载玻片上，加上盖玻片，用低倍光学显微镜观察精液标本内有无精子成分，若标本中未见精子成分，则应将精液标本离心后再检查。如果使用 3000r/min，离心15分钟，2次以上，沉淀中仍未观察到精子，可视为标本中无精子。如观察到精子成分，则应进行以下检查。

（1）活动率：在排精30～60分钟，前向运动精子（PR）≥32%，总活力（PR＋NP）≥40%。低于该标准常为男性不育的原因之一，多见于精索静脉曲张及泌尿生殖系感染等。

（2）活动力：根据精子活动情况可分：①活动良好，呈直线运动；②活动一般，不定向运动；③活动不良，原地迟缓运动；④死精子，40%以上活动不良或死精子。此为男性不育的主要原因之一。

（3）精子浓度：精子计数：精子浓度 $15×10^6$ 个/ml，精子总数 $39×10^6$ 个/一次射精，低于该值则生育机会减少。精子数量减少者，应隔周后复查，其间应无排精行为；无精子者应离心沉淀证实。精子减少或无精子症，见于先天性睾丸畸形，生殖系结核、炎症，输精管结扎，垂体性侏儒症，甲状腺功能减退等疾病。

（4）形态观察：可直接涂片或染色后用油镜检查。正常精子分头、体、尾三部分，头部呈梨形略扁，体部细长均匀，尾部长而弯曲，外形似蝌蚪。畸形精子以头部畸形意义最大也最常见，如大头、小头、尖头、双头及无定形头等；体部畸形包括分枝、双体、体部膨胀或消失；尾部异常有双尾、短尾、尾部弯曲及尾部消失等。正常精子形态≥4%，否则为不育症原因之一。可能与精索静脉曲张、生殖系感染、放射线损伤、睾丸和附睾疾病及某些药物如硝基呋喃妥因等有关。

（5）精液中非精子细胞检查：正常精液中含少量白细胞（≤5 个 /HP）及上皮细胞，偶见极少量红细胞。白细胞增多见于精囊炎、附睾炎及前列腺炎等生殖系统感染。红细胞增多见于生殖系统结核、前列腺癌及睾丸肿瘤等。如查到肿瘤细胞对诊断生殖系肿瘤有重要价值，而前列腺上皮细胞在精液中大量出现可见于前列腺增生。

4. 精子 DNA 碎片率（DFI）检查　精液分析是不孕不育症检查中不可缺少的一项，主要包括精子密度、精子活动力和精子形态学检查等，然而这些检查不能全面评估男性生育力，而且约有 15% 的男性不育患者精液检查是正常的，因此有必要探讨新的不育评价指标。随着分子生物学技术的发展，精子 DNA 检测方法逐渐成熟完善，尤其是在近年来对于精子 DNA 碎片率（fragmentation）问题的关注越来越多，精子 DNA 碎片化程度被认为是一个新的评价精液质量和预测生育能力的指标。

精子 DNA 碎片率（%）= 存在 DNA 碎片精子数 / 计数精子总数 ×100%。

精子 DNA 碎片化发生的机制尚不完全清楚，但目前研究表明，主要与精子发生过程中遭受有害刺激因素后而引发的氧化应激有关，另外还与精子发生过程中异常的染色体组装、精子的异常凋亡有关。

当前世界范围内大多数男科实验室所认可采用的检测方法是：精子染色质结构分析（SCSA），该方法现被称为检测精子 DNA 碎片率的金标准方法。

DFI 能够反映精子遗传物质的完整性，深入的评估男性生育力，预测体外受精和妊娠结局的关系，有相关研究表明不育男性的精子细胞核内存在较高水平的 DNA 碎片率，且与临床妊娠率、分娩率呈负相关。

精子 DNA 碎片化是近几年的研究热点，其治疗还处于探索阶段。目前推荐相应的对症治疗：①精子冷冻：筛选精子 DNA 碎片化程度小的精液冷冻，然后通过 ICSI 治疗多次助孕治疗失败患者获得妊娠成功。②睾丸取精：睾丸获得精子的 DNA 碎片化程度明显低于射出精子，因此可以使用睾丸取精和 ICSI 治疗精子 DNA 碎片化。③口服抗氧化剂：口服抗氧化剂可以降低精子 DNA 碎片化程度，提高治疗的成功率。口服抗氧化剂（每天口服维生素 C 1g 和维生素 E 1g，服用 2 个月）能够显著降低不育患者的精子 DNA 碎片化程度，显著提高 ICSI 的临床妊娠率和胚胎种植率。④选择上游法处理精液：精子上游法处理后能够显著降低 DNA 碎片化精子的比例。

5. 精液常用的生化检查

（1）精浆果糖测定：精浆中果糖由精囊腺分泌，其含量丰富，是精子能量的主要来源，常用间苯二酚法测定。

1）参考值：正常精浆中果糖度为 8.3～17.67mmol/L。

2）临床意义：精囊炎时果糖含量降低；先天性双侧精囊、输精管缺如或精囊发育不良的无精症及逆行射精时果糖为零；单纯性输精管阻塞所致无精症果糖含量可正常。由于精囊腺果糖的分泌还受雄激素水平的影响，雄激素分泌不足时果糖含量亦可下降，所以果糖含量还可间接反映睾丸的内分泌功能。

（2）精浆柠檬酸测定：精液柠檬酸含量可以帮助评价前列腺功能和判断雄性激素分泌状态。正常精浆特檬酸浓度为 3.49～6.71g/L。

（3）精浆酸性磷酸酶：精浆酸性磷酸酶与精子的活力和代谢有关。正常精浆性磷酸酶（β-甘油磷酸酶法）活力 48.8～208.6U/ml，前列腺炎时此酶含量低。

（4）精浆乳酸脱氢酶（LD）-X 同工酶测定：LD-X 同工酶是一种存在于睾丸精母细胞、精子细胞、精子以及精浆中的特异性的酶，有精子及睾丸的组织特异性，该酶活性与生殖功能显著相关，对精子生成、代谢、获能、活动力和受精过程均有重要作用。可以用电泳法或比色法进行测定。

1）参考值：正常精装中 LD-X 活性绝对值为（2620±1340）U/L，LD-X/LD＞40%。

2）临床意义：LD-X 活性与精子浓度特别是活精子浓度呈良好的线性关系，活性降低可致生育力下降或消失，可作为评价男性生育功能的指标。睾丸萎缩、精子生成缺陷及少精或无精症患者，LD-X 活性降低或消失，它也是评价睾丸生精功能的重要指标。

（5）精浆顶体酶：正常人精液顶体酶活性为（36.72±21.43）mU/ml。此酶活性与精子密度及精子完整率呈正相关。

（6）精浆中性 α-葡萄糖苷酶定量测定：精浆中性 α-葡萄糖苷酶由附睾分泌产生，是附睾的特异性酶和标志酶，可反应附睾的功能状态，此酶可以催化多糖或糖蛋白中碳水化合物分解为葡萄糖，为精子代谢和运动供能。用精浆中性 α-葡萄糖糖苷酶定量检测试剂盒（酶法）进行检测。

1）参考值：≥20mU/一次射精（WHO）。

2）临床意义：精浆中性 α-葡萄糖苷酶活性高低可直接反映附睾功能及精液质量；当附睾后的输精管道梗阻，附睾或精囊炎症时，此酶会消失或显著降低。

（7）精浆弹性硬蛋白酶定量测定：精浆弹性硬蛋白酶（PMN-Elastase）水平与精液质量密切相关，还可作为男性生殖道感染的指标。PMN-Elastase 升高会使精子的活动率下降，PMN-Elastase 浓度随生殖道感染严重程度而增高。可以用酶联免疫法进行测定，参考值＜290ng/ml。隐性感染：290～1000ng/ml，确证感染：＞1000ng/ml（WHO）。

（8）精浆同型半胱氨酸测定：同型半胱氨酸（Hcy）是体内三种含硫氨基酸之一，是甲硫氨酸循环和半胱氨酸代谢的重要中间产物，精浆 Hcy 浓度与精子活力及男性生育力呈负相关，同时证实精浆中 Hcy 水平升高可以损害胚胎的质量并引起出生缺陷。可用 ELISA 测定，健康青年男性精浆 Hcy 浓度参考值 $6.02 \sim 21.96 \mu mol/L$（95%CI）。

（9）精浆微量元素：人体生殖内分泌系统的功能需要锌、锰、镁及钠等元素的参与，这些元素与精子生成、成熟、激活、精子活动、代谢及运动特性有关，可作为诊治男性不育的参考依据。

6. 精液的微生物检查　男性泌尿生殖系统感染也是男性不育的常见原因，而且可引起生殖器官的炎症如等睾丸炎、附睾及前列腺炎等，引起泌尿生殖系统感染的病原微生物有细菌、病毒、支原体、表原体及真菌等，检测的方法有涂片检查、病原体培养及抗原抗体检测等。

（1）细菌、真菌学检测：常用的检测法是将精液直接涂片做革兰染色或抗酸染色，必要时可做细菌和真菌的培养及药敏试验等，引起泌尿生殖系统感染的一般致病细菌有：革兰阳性球菌如微球菌科和链球菌科细菌，革兰阳性杆菌如棒状杆菌，革兰阴性菌如肠杆菌科及弧菌科等，另外还有革兰阴性的淋病奈瑟球菌和社克雷杆菌等。分枝杆菌有假结核分枝杆菌及龟分枝杆菌等，而白色念珠菌是常见的真菌。涂片染色镜检可对菌株的染色性、形态及排列进行检查，操作比较简便，检查所需时间短，无需特殊的条件，但无法直接做出菌种鉴定。而病原体培养则不仅能对分离菌株做出菌种鉴定，还可进行药敏试验，但是进行病原体的培养所需时间较长，而且需要有培养设备和较高的技术要求，否则难以获得准确的结果。

（2）病毒检测：泌尿生殖系统感染的常见病毒主要有人类免疫缺陷病毒、Ⅱ型单纯疱疹病毒及人乳头状瘤病毒等，可采用荧光抗体染色法及基因扩展 PCR 等方法。

（3）衣原体检测：精液的衣原体检测方法主要有涂片检查、细胞培养、抗原检测和核酸检测等方法。引起泌尿生殖系统感染的衣原体主要是沙眼衣原体。衣原体感染也是男性不育的一个潜在危险因素，因为衣原体感染所致的生殖道炎症，可能影响精子发生环境并使输精管道阻塞而改变精子的质量，而且衣原体感染者抗精子抗体的阳性率明显高于非衣原体感染者。常见的衣原体检测方法包括涂片检查、培养、荧光免疫检测衣原体抗原以及核酸 PCR 检测等，涂片检查一般作为筛选方法，培养是衣原体检测的金标准，PCR 法的灵敏度高而且特异性好，但对操作技术、试剂和仪器均有较高要求。

（二）生殖免疫学检查

不孕不育的原因非常复杂，其中免疫学因素是导致不孕不育的重要原因之一。在男性的精浆、血清和女性的血清、宫颈黏液、卵泡液、输卵管液中都可能出现抗精子抗体（AsAb），其对精子有制动和细胞毒作用。在女性出现的抗子宫内膜抗体、抗透明带抗体及抗卵巢抗体，可阻止精子对卵细胞的附着、穿透和受精卵的着床。另外，一些自身免疫性疾病，如甲状腺功能亢进、原发性甲状腺功能减退及系统性红斑狼疮等患者多有性功能异常或不育。因此，自身抗体的检测对男性不育的综合分析有重要意义。现将男科实验室常见的自身抗体抗精子抗体检测项目简述如下。

人类精子具有抗原性，而且精子抗原相当复杂，有 100 多种，目前已经被鉴定的精子抗原已达数十种。精子抗原可分为特异性精子抗原和非特异性精子抗原，尤以前者为重要。在正常情况下由于血-睾屏障和精液中免疫抑制物质的存在，男性精子难以接触到自身免疫系统而产生抗精子抗体；女性生殖道中也含有丰富的免疫抑制物质，尽管性交时女性多次接触男性精液，但正常情况下也不会产生抗精子抗体；当男性进行输精管结扎、睾丸活检时，以及男女生殖道发生感染、炎症等损伤时，均有可能造成精子抗原与机体免疫系统发生反应而产生抗精子抗体。在男性和女性患者中出现的抗精子抗体，对精子有制动和细胞毒作用，从而阻碍了精子与卵细胞的融合，甚至导致胚胎死亡和流产，和某些不孕、不育的发生有密切关系。

抗精子抗体（AsAb）为男科实验室诊断免疫性不孕不育的最重要的指标。检测 AsAb 的方法有多种，包括免疫荧光法、浅盘凝集法（TAT）、乳胶珠凝集试验、精子制动试验（SIT）、固相酶染色法、免疫珠法（IBT）、混合抗球蛋白反应法（MAR）、酶联免疫吸附分析（ELISA）法及免疫金分析法等。目的临床上以 ELISA 法为主，少数单位使用了免疫珠试验和混合抗球蛋白反应试验。ELISA 法最大的优点是可以同时检测大量标本，而且可用于抗体的分型（IgG、IgM 和 IgA）。

（三）生殖内分泌学检查

1. 性腺轴激素及相关激素

（1）睾酮（testosterone，T）测定

1）检测方法及参考范围：睾酮的检测方法多选用酶联免疫吸附测定法（ELISA）和化学发光法。

参考范围：男性为 6.07～27.10nmol/L（化学发光法）。

2）临床意义：男性血中的睾酮（T）由睾丸 Leydig 细胞合成，主要由睾丸及肾上腺分泌。T 的主要功能是诱导胎儿性分化，促进并维持男性第二性征的发育，维持男性功能，促进蛋白质合成及骨骼生长，增加基础代谢等。病理情况下，T 分泌过多见于睾丸良性间质细胞瘤，此时 T 可比正常高 100 倍。先天性肾上腺皮质增生、睾丸女性化综合征等血中 T 均增加；肥胖者也可稍增

加。T 分泌不足见于垂体病变时，因促性腺激素减少使间质细胞的发育不良所致。手术、感染及病理损伤等因素造成睾丸功能低下，T 分泌也减少。男性性功能低下、原发性睾丸发育不全性幼稚、阳痿、甲状腺功能减退、高催乳素血症、部分男性乳腺发育、肝硬化及慢性肝功能不全等患者血中 T 均减低。T 值监测作为评价男性不育症的主要方法之一。

（2）雌二醇（estradiol-1，E_2）测定

1）检测方法及参考范围：E_2 的检测方法多选用酶联免疫吸附测定法（ELISA）和化学发光法。

参考范围：男性为 73～275pmol/L（化学发光法）。

2）临床意义：雌激素主要由卵巢产生，也有少量形成于睾丸及肾上腺皮质。雌二醇（E_2）是雌激素中生物活性最强的一种。检测 E_2 可用于解释男性下丘脑 - 垂体 - 性腺调节功能紊乱，肾上腺皮质增生或肿瘤时，血中 E_2 水平异常增高；男性女性化、系统性红斑狼疮和冠心病等血清 E_2 水平升高；肥胖男子血 E_2 水平较高，男性吸烟者血中 E_2 水平明显高于非吸烟者；下丘脑病变、垂体前叶功能减退及皮质醇增多症等患者血中 E_2 水平降低。

（3）黄体酮（progesterone，P）测定

1）检测方法及参考范围，黄体酮的检测方法多选用酶联免疫吸附测定法（ELISA）和化学发光法。

参考范围：男性为 0.32～2.66nmol/L（化学发光法）。

2）临床意义：黄体酮（P）是一种重要的孕激素，它对女性生理功能及妊娠有着很重要的作用，近年来发现其与男性生殖也有关。睾丸的间质细胞和肾上腺组织均能合成和分泌少量的孕激素。孕激素对男性下丘脑 - 垂体 - 睾丸轴具有反馈抑制作用，人生殖细胞和精子中含有一定数量的孕激素，提示孕激素与精子产生及受精有关。孕酮浓度的异常及其孕酮受体表达缺陷可导致少精、弱精、畸精和不育等病症。

（4）垂体催乳素（prolactin，PRL）测定

1）检测方法及参考范围：PRL 的检测方法多选用酶联免疫吸附测定法（ELISA）和化学发光法。

参考范围：男性为 0.12～0.60nmol/L（化学发光法）。

2）临床意义：催乳素（PRL）是由垂体前叶细胞合成和分泌的。PRL 参与调节肾上腺生产雄激素，参与应激反应等。下丘脑病变，如颅咽管瘤、异位松果体瘤与转移性肿瘤等使下丘脑催乳素制剂激素抑制激素生成下降，PRL 的分泌增多。垂体催乳素瘤由于催乳素细胞自主性分泌 PRL 增多，使血中 PRL 浓度升高。垂体生化激素瘤，如库欣综合征及空蝶鞍等使 PRL 的释放增多。原发性甲状腺功能减退及肾上腺功能减退等疾病对下垂脑的反馈作用减弱亦

使 PRL 的分泌增加。原发性性功能减退及男性乳房发育征也有 PRL 的增高。垂体前叶功能减退，如垂体嫌色细胞瘤等 PRL 减少。

（5）人卵泡刺激素（human follicle stimulating hormone，hFSH）测定

1）检测方法及参考范围：FSH 的检测方法多选用酶联免疫吸附测定法（ELISA）和化学发光法。

参考范围：男性为 1.27～19.26U/L（化学发光法）。

2）临床意义：卵泡刺激素（FSH）由垂体前叶细胞分泌，是刺激卵泡发育的重要激素，对于男性，FSH 可刺激睾丸支持细胞发育，获得雄性激素，促进生殖细胞发育，分化为成熟精子。

FSH 浓度增高常见于：睾丸精原细胞瘤、Klinefelter 综合征、肾上腺皮质激素治疗、原发性肾上腺功能减退、真性性早熟、促性腺激素瘤及男性更年期以后等。

FSH 浓度降低见于：不育症患者、雌激素治疗、黄体酮治疗、假性性早熟等。

（6）人黄体生成素（human luteinizing hormone，hLH）测定

1）检测方法及参考范围：LH 的检测方法多选用酶联免疫吸附测定法（ELISA）和化学发光法。

参考范围：男性为 1.24～8.62U/L（化学发光法）。

2）临床意义：促黄体生成素（LH）垂体前叶分泌，对男性的功能为促使睾丸间质细胞增殖并合成雄激素，促进间质细胞分泌睾酮协同促卵泡生成素促进精子成熟。

LH 与 FSH 的联合测定是判断下丘脑 - 垂体 - 性腺（睾丸）轴功能的常规检查方法，有关临床意义见 FSH 测定。

（7）尿 17- 酮类固醇（17-KS）

1）检测方法及参考范围：尿 17- 酮类固醇的检测方法多选用离子交换树脂比色法。

参考范围：13.9～76.3μmol/24h。

2）临床意义：尿 17- 酮类同醇是由肾上腺及睾丸分泌前体的一种代谢物，尿 17- 酮类同醇的排泄，指示肾上腺和性腺皮质类固醇合成的速率。该试验主要价值在于筛查肾上腺和卵集功能的失衡。

①增高：见于肾上腺皮质功能亢进，肢端肥大症和睾丸间质细胞肿瘤，以及多毛症的某些妇女。

②减低：见于肾上腺功能减退，性功能减退以及某些慢性病如结核、肝病和糖尿病等。

（8）17- 羟皮质类固醇（17-OH）

1）检测方法及参考范围：尿 17- 羟皮质类固醇的检测方法多选用离子交

换树脂比色法。

参考范围：5.5～33.2μmol/24h。

2）临床意义

①增高：见于肾上腺皮质功能亢进，如库欣综合征、肾上腺皮质瘤及双侧增生、肥胖症和甲状腺功能亢进等。尤以肾上腺皮质肿瘤增生最为显著。

②减低：见于肾上腺皮质功能不全，如艾迪生病和西门症，某些慢性病如肝病、结核病等。当注射 ACTH 后，正常人和皮脂腺癌及双侧增生患者，尿中 17-OH 可显著增高，而肾上腺皮质功能减退症和肾上腺癌患者，则浮动不明显。

（9）线毛膜促性腺激素 β 亚基（β-HCG）测定

1）检测方法及参考范围：β-HCG 的检测方法多选用酶联免疫吸附测定法（ELISA）和化学发光法。

参考范围：血清 β-HCG＜6U/L。

2）临床意义：绒毛膜促性腺激素（β-HCG）是由人体滋养层细胞分泌的一种糖蛋白激素，男性非精原细胞的睾丸肿瘤 β-HCG 值增高。

2. 促甲状腺激素和甲状腺激素

（1）促甲状腺激素（TSH）

1）检测方法及参考范围：TSH 的检测方法多选用酶联免疫吸附测定法（ELISA）和化学发光法。

参考范围：0.2～7.0mU/L。

2）临床意义：TSH 的作用是促进甲状腺激素的合成与释放。如果下丘脑和垂体前叶功能正常，TSH 反映了组织中甲状腺激素的状态。

对原发性甲状腺功能减退症患者，因甲状腺激素分泌减少，对垂体的反馈抑制减弱，TSH 分泌增多；甲状腺功能亢进接受治疗后或某些严重缺碘获地方性甲状腺肿流行地区的居民中，亦伴有 TSH 升高。继发性甲状腺功能减退症患者及甲状腺功能亢进患者 TSH 值正常或减低。

（2）三碘甲状腺原氨酸（3，5，3'-triiodothyronine，T_3）测定

1）检测方法及参考范围：T_3 的检测方法多选用酶联免疫吸附测定法（ELISA）和化学发光法。

参考范围：1.34～2.73nmol/L。

2）临床意义：三碘甲状腺原氨酸（T_3）是由甲状腺滤泡上皮细胞分泌的具生物活性的甲状腺激素，可促进机体生长发育，促进蛋白质合成，在体内具氧化生热作用。

①甲状腺功能亢进，包括弥漫性毒性甲状腺肿及毒性结节性甲状腺肿时，血清 T_3 显著升高，且早于 T_4。

②T_3 型甲亢，如功能亢进性甲状腺腺瘤、缺碘所致的地方性甲状腺肿与

T_3 毒血症等血清中 T_3 值也较 T_4 升高明显。

③亚急性甲状腺炎，使用甲状腺制剂治疗过量，甲状腺结合球蛋白结合力增高征等血清中 T_3 值也明显升高。

④黏液性水肿、呆小病、慢性甲状腺炎、甲状腺结合球蛋白结合力下降及非甲状腺疾病的低 T_3 综合征等患者血清中 T_3 值均明显降低。

⑤轻型甲状腺功能低下时，血清中 T_3 值下降不如 T_4 明显。

（3）甲状腺素（thyroxine, 3，5，3′，5′-tetraiodothyronine, T_4）测定

1）检测方法及参考范围：T_4 的检测方法多选用酶联免疫吸附测定法（ELISA）和化学发光法。

参考范围：78.38～157.4nmol/L（化学发光法）。

2）临床意义：甲状腺素（T_4）是由甲状腺滤泡上皮细胞分泌的具生物学活性的甲状腺激素，可促进机体生长发育，促进糖、脂代谢及蛋白质合成，在体内具氧化生热作用。

①甲亢、T_3 毒血症、大量服用甲状腺素、慢性甲状腺炎急性恶化期及甲状腺结合球蛋白结合力增高征等血清 T_4 值显著升高。

②原发或继发性甲状腺功能低下，如黏液性水肿、呆小病以及服用抗甲状腺药物，甲状腺结合球蛋白结合力降低、肾病综合征及重症肝病患者血清中 T_4 显著降低。

（4）游离三碘甲状腺原氨酸（free-triiodothyronine, FT_3）测定

1）检测方法及参考范围：FT_3 的检测方法多选用酶联免疫吸附测定法（ELISA）和化学发光法。

参考范围：3.67～10.43pmol/L（化学发光法）。

2）临床意义：甲状腺功能亢进包括甲亢危象时，FT_3 明显升高。

① T_3 甲亢、弥漫性毒性甲状腺肿及初期慢性淋巴细胞性甲状腺炎（桥本甲状腺炎）等 FT_3 显著升高。

②缺碘亦会引起 FT_3 浓度的代偿性升高。

③甲状腺功能减退，低 T_3 综合征、黏液性水肿及晚期桥本甲状腺炎等 FT_3 明显降低。

（5）游离甲状腺素（free-thyroxine, FT_4）测定

1）检测方法及参考范围：FT_4 的检测方法多进用酶联免疫吸附测定法（ELISA）和化学发光法。

参考范围：7.50～21.0pmol/L（化学发光法）。

2）临床意义

①甲状腺功能亢进包括甲亢危象、多结节性甲状腺肿、弥漫性毒性甲状腺肿及初期桥本甲状腺炎等 FT_4 明显升高。

②部分无痛性甲状腺炎、重症感染发热及重危患者亦会引起 FT_4 升高。

③甲状腺功能减退、黏液性水肿、晚期桥本甲状腺炎及应用抗甲状腺药物等 FT_4 的降低较 FT_3 更为明显，部分肾病综合征患者 FT_4 亦有下降。

3．肾上腺激素

（1）皮质醇（cortisol，F）

检测方法及参考范围：皮质醇的检测方法多选用 CLIA 法和化学发光法。

参考范围：血清　上午 8 时：0.17～0.44μmol/L；下午 16 时：0.06～0.25μmol/L。

临床意义：皮质醇是肾上腺皮质分泌的主要激素之一，也是最主要的糖皮质激素，其含量代表了血中 80% 的 17-羟类固醇。F 的升高或节律异常见于皮质醇增多症、高皮质醇结合球蛋白血症、肾上腺癌、垂体促肾上腺皮质激素腺瘤、休克或创伤所致应激反应等；F 的降低常见于肾上腺皮质功能减退症、Graves 病及家族性皮质醇结合球蛋白缺陷症。

（2）促肾上腺皮质激素（ACTH）测定

1）检测方法及参考范围：ACTH 的检测方法多选用酶联免疫吸附测定法（ELISA）和化学发光法。

参考范围：血清　上午 8 时＜26pmol/L；晚上 10 时＜2.2pmol/L（化学发光法）。

2）临床意义：促肾上腺皮质激素（adrenocorticotropin，ACTH）是由垂体分泌的多肽激素。可刺激肾上腺皮质增生、合成与分泌肾上腺皮质激素，并受血清皮质醇浓度的反馈调节。ACTH 的分泌具有昼夜节律性，分泌高峰见于清晨 6～8 时，低谷见于午夜 22～24 时。ACTH 主要用于原发性和继发性肾上腺功能不全的鉴别诊断，一般同时测定皮质醇。

①血清高 ACTH 和高皮质醇者，可能是严重的应激反应、垂体 ACTH 瘤及异源性 ACTH 瘤。

②血清 ACTH 增高，而皮质醇降低，多见于原发性肾上腺皮质功能减退。

③血清 ACTH 降低，而皮质醇增高，主要见于肾上腺腺瘤或肾上腺癌所致的原发性肾上腺功能亢进。

④血清 ACTH 降低，而皮质醇降低，多见于垂体非 ACTH 瘤、鞍旁瘤、垂体前叶受损所致的和继发性肾上腺功能亢进。

（四）细胞遗传学检查

1．染色体检查　染色体（chromosome）是基因的载体。在细胞有丝分裂期，细胞核中的遗传物质 DNA 反复螺旋超螺旋，并与组蛋白结合，形成能够被某些染料染上颜色的条状结构，称为染色体。由于染色体中承载着人类的遗传物质，故染色体的结构与数目的异常改变同人类不孕不育等疾病有关。

人类染色体的数目为 23 对，46 条。其中 22 对男女共有的为常染色体

（autosome）；剩下一对男女不同的为性染色体（sex chromosome）。女性性染色体为 XX，男性性染色体为 XY。一个体细胞中的所有染色体图像称为核型。对这些染色体配对、排列，并分析其是否正常的过程称为核型分析（karyotype analysis）。正常女性核型表示为 46，XX；正常男性核型表示为 46，XY。

染色体发生异常改变称为染色体畸变（chromosomal aberration）。染色体畸变分为数目畸变和结构畸变；数目畸变指 46 条染色体数目上的变化，结构畸变是指染色体有断裂、缺如、倒立、易位等。人体细胞内染色体的畸变可以是自发的、被诱发的以及由亲代遗传来的。因染色体异常引起男性不育的常见疾病有：原发性小睾丸症，又称克兰费尔特综合征（Klinefelter's Syndrome）；家族性真两性畸形；性颠倒症群；家族性 XX 型性腺发生低下症；家族性 XY 型性腺发生低下症；先天性无睾丸症；隐睾症；遗传性表现型错误，表现女性化综合征；家庭性不完全男性假两性畸形；输精管不发育和精囊缺如；多个 XY 综合征等。

2. Y 染色体 AZP 微缺失检查　Y 染色体是人类最短的近端着丝粒染色体，是男性特有的染色体，其长臂上无精子因（azoospermia factor，AZF）区域含有与精子发生相关的基因，越来越多的研究证实 AZF 区基因微缺失与男性不育密切相关，并且可能以正常生殖或辅助生殖技术（ART）遗传给男性后代，引起不育。在欧美等国已把它引入不育症的常规检查项目。

一般认为 AZFa 区缺失的患者，临床表现为唯支持细胞综合征（Sertoli cell only syndrome，SCOS），并伴有睾丸体积缩小，严重少精子症；AZFb 缺失的患者表现为精子成熟障碍，主要停滞在初级精母细胞阶段，睾丸内仍可见精原细胞和初级精母细胞，但没有精子生成；AZFc 区微缺失临床最为常见，AZFc 缺失的患者可以出现无精子症或少精子症等不同临床表现，可以通过各种辅助生殖技术获得自己的遗传学后代。AZFa/b 区缺失患者，一般不采用经皮睾丸穿刺抽吸 / 睾丸切开等技术（testicular sperm aspiration/testicular sperm extraction，TESA/TESE）治疗，以避免不必要的机械性损伤。建议 AZFc 区缺失的少精子症患者应尽早进行治疗，在辅助生殖中尽量选择女婴，切断遗传途径。

Y 染色体微缺失的检测方法有多重定性 PCR 法、实时荧光 PCR 法、基因芯片法、荧光原位杂交技术和多重连接探针扩增（multiplex ligation-dependent probe amplification，MLPA）技术。目前多应用聚合酶链反应（PCR）技术研究原发无精子症和少精子症患者 AZF 的缺失，检测位点为 Y 染色体各个区域的 STS 或候选基因。

Y 染色体微缺失研究的一个重要意义，就是为临床治疗各种男性不育症提供分子或细胞水平的依据。诊断 Y 染色体微缺失，找到不育的真正原因，从而避免不必要的药物及手术治疗。

第二节 中医诊断概要

随着医学的迅猛发展，现代中医已不同于传统中医，现代中医妇科及生殖医学医师一般都掌握并融入了先进的现代科技和西医妇科及生殖方面的诊疗技术及知识，但作为中医基本操作的望、闻、问、切四诊及辨证方法仍然具有重要的实践意义。

一、四诊要点

四诊是望、闻、问、切四种中医诊察疾病方法的总称，可以"从外测内，见症推病，以常衡变"，为临床辨证提供依据，从而认识疾病的原因、性质及其内部联系，病位的深浅，病机的进退，正邪的盛衰，标本的传变，预后的凶吉等。女性不孕（育）症的中医诊断，其基本方法就是通过望、闻、问、切，收集病情资料，然后四诊合参，作出正确的诊断。

（一）问诊

问诊在女性不孕（育）症的四诊中占有相当重要的地位。女性不孕（育）症的问诊，专业性强，涉及面也广，因此，医生在问诊时既要有目的、有重点地询问，又要注意语言技巧，取得患者的信任，获得可靠的病情资料。

问诊是通过询问患者，从而了解其病情和病史。只有通过问诊，才能洞察病情。对于女性不孕（育）症来说，除了一般问诊之外，还要详细地了解患者的现病史、既往史、月经史、带下史、婚育史、个人史和家族史等，以便准确地掌握患者的病情重点。

1. 一般问诊　包括年龄、职业、民族、结婚时间、婚后生活情况以及配偶的健康状况和生育能力等。

2. 现病史　主要是指发病时间、主要症状、起病原因、发病经过和病情的发展过程，有哪些兼证或伴随症状，以及同时存在其他什么疾病，曾经做过何种检查、诊断是什么，做过哪些治疗，治疗效果如何等。

3. 既往史（旧病史）　可以按系统回顾的方法，逐一进行。主要在于了解与女性不孕（育）症关系比较密切的疾病，有关的诊治经过，包括手术情况，疗效如何，对药物有无过敏反应等。

4. 月经史　对不孕（育）症的妇女必须问清月经情况，包括月经初潮的年龄，月经周期，持续时间，经量、经色、经质的变化，行经时有无痛楚，以及末次月经的时间、性状等。如果月经初潮年龄过迟，周期不定，量少色淡，多为肾气不足，冲任欠盛；经行先后无定期，经量或多或少，多为肝郁或肾虚。

5. 带下史　主要了解带下的量、色、质、气味的变化及其伴随症状，辨别其寒、热、虚、实等。

6. 婚育史　须问清是否怀孕过，妊娠次数及妊娠、分娩时情况，有无流产、早产、难产和产后并发症、腹部手术史、计划生育措施情况和其他病史。如果屡次滑胎而男方功能正常者多为肾气不足。

7. 个人史　主要了解患者的生活环境、工作性质、个人嗜好、主要经历、卫生习惯等。

8. 家族史　主要了解家族中有无遗传性、传染性疾病史，兄弟姐妹中有无类同的病史。

（二）望诊

望诊是医生用视觉有目的地观察患者的神色、形态和体征，由此来了解患者疾病的部位、性质、轻重等。

1. 望神色　神是指患者的神情、神志，即精神意识活动。色是指面部和肌肤的颜色与光泽，通过观察身体的形态动静、面部表情、肌肤色泽、语言动作等方面的表现，了解患者脏腑气血的盛衰。一般来说，两眼灵活、精力充沛、神志清楚、反应灵敏、面色红润而有光泽、肌肤润泽、语言清晰者，均为正常的表现，预后亦多良好。

2. 望形态　身体形态的强弱，与五脏功能的盛衰是统一的。主要包括望形态胖瘦、骨肉坚软、身体姿态、动作状态的强弱等。一般来说，身体强壮则外强，体内虚弱则外也弱。如体态肥胖多有痰湿或气虚，体形瘦弱多疾病或阴虚火旺。

3. 望舌和苔　包括观察舌质和舌苔两个方面的情况。舌为心之苗、为脾之外候，苔为胃气所生，因此，脏腑的盛衰、气血的虚实、病邪的深浅，都可以在舌质和舌苔上表现出来。

（1）望舌质：可以诊察脏腑精气的盛衰存亡，从而判断疾病的预后和转归。主要内容为察舌的颜色、形态的异常。舌淡白，多为虚寒之证；舌红，多属热证，若为久病之人，则多为阴虚；舌绛红，为内热深重或热入营血；舌淡白而胖，多为阳虚；舌瘦红而少津，则为阴虚；舌青紫，或有紫色斑点，多为血瘀之证。舌尖有芒刺，多为心火亢盛；舌边有芒刺，多为肝胆郁火；舌中有芒刺，则为胃肠热盛。

（2）望舌苔：观察舌苔的变化，可以推断病情的变化，有助于了解病位的浅深，津液的存亡，为辨证论治提供依据。望舌苔，包括望苔色和苔质两项内容。白苔为病邪在表，或为寒证，或为湿证；黄苔多主里证、热证，浅黄为热轻，深黄为热重，焦黄为热结；灰黑苔多指病重。病情轻者，舌苔多薄；病情较重，或内有积滞，则舌苔多厚。腻苔多为湿证的征象，白腻为寒湿，黄腻为湿热，腐腻为食积或痰浊内盛。镜面舌（舌无苔）则为阴亏枯竭之象。在望舌苔时,需注意假苔现象,即由于服药或食物等原因而在舌苔上染色,给人以一种假象,尤其是在舌苔与疾病不符时更需注意,认真辨别,去伪存真。

4. 望性征　从望乳房可以了解发育是否正常,通过观察两侧乳房是否对称,有无异常隆起,有无溢液,皮肤有无其他改变,可以粗略地了解第二性征是否发育成熟,再进行妇科检查,可以更清楚地了解女性发育状况,对于女性不孕(育)症的诊断具有重要的指导意义。

女子先天性生理缺陷的"五不女"——"螺、纹、鼓、角、脉"中的"螺"(阴道有螺旋纹,不能性交)、"纹"(先天性阴道狭小或缺如)、"鼓"(处女膜闭锁)、"角"(阴蒂过长、两性畸形)是指女子生殖器先天性发育不良、缺如、闭锁或畸形,可以在望诊过程中了解到。外阴检查,可以了解外阴发育是否正常,有无畸形,阴毛分布茂密或稀疏,阴蒂的大小长短,外阴有无炎症、赘生物及损伤,前庭大腺有无炎症或肿大等。生殖器检查,可以了解处女膜是否闭锁,阴道的大小、长短、有无闭锁或隔膜,有无溃疡、出血、瘘孔、肿物,阴道前后壁有无膨出等。通过望性征,了解患者的生殖器官发育情况,以便对其生殖能力作出初步诊断。

5. 望带下　正常的白带是指妇女阴道内流出的一种黏稠液体,如涕如唾,绵绵不断,津津常润。望带下主要是观察带下的颜色、数量和质地。带下色白量多为脾虚,色黄或赤为有热,清稀如水为肾虚;而色黄质稠,或成脓状,或夹血液,或混浊如米泔,则多为湿热下注或热毒内蕴之候。

6. 望月经　正常的月经是指妇女一月一次的月信,行经时间大约持续3～7天,经色多黯红色,开始时色淡,中间逐渐加深,以后又成淡红,不凝结,无血块,不稀不稠,无特殊臭味,总量一般为50～80ml。望月经主要是观察月经的颜色、多少和质地。月经量多、经色深红、质稠有血块者,多为热证。月经量多、经色淡红、质地稀薄者,多为气虚。月经量少、色淡、质清稀者,多为脾虚血亏。月经量少、色黯有块者,多为血瘀。

（三）闻诊

闻诊主要是闻患者的声音气息有无异常,闻月经、带下有无特殊气味。听声音,主要是听患者语言气息的高低、强弱、清浊、缓急,有无叹息等。语言低微者,多为气虚;声高气粗者,多为实证;语声重浊者,常见于外感。闻月经、带下主要在于辨别寒、热,有无兼杂病证。经、带腥臭者,多为寒湿为患;臭秽者,多属有热毒;腐臭难闻者,多为湿热蕴结或有湿毒。

（四）切诊

切诊包括脉诊和触诊两部分。医生运用手的触觉,在患者的一定部位进行触、摸、按、压,以了解患者的病情。

1. 脉诊　现采用三指定位法,寸口诊脉。主要体察脉动应指的形象,包括脉搏的频率、节律、充盈度、显现的部位、通畅的程度和波动的幅度等。通过诊察脉象,来辨别病证的部位、性质以及正邪抗争的情况。一般来说,女子脉象比男子稍弱,略沉而柔,有的尺脉较盛,有的右大于左;正常的经期脉象应为弦滑或滑利;孕脉则为两尺滑利,即"手少阴脉动甚"。若诊到其他脉象则多为病脉。脉诊是一种既重要又较难掌握的诊断方法,需要反复实践,细心体会,才能觉察出其中的细微变化,经过长期积累,才会掌握得比较熟练。脉诊可以反映出人体脏腑气血的盛衰、正邪消长的趋势,为辨证施治服务。

2.触诊 触诊是对患者的肌肤、四肢、脘腹以及其他部位,按一定的程序施行触、摸、按、压,以了解该部位的冷热、软硬、有无压痛和痞块或其他异常变化,以推断有无疾病,在女子不孕(育)症的检查中主要为按脘腹和按阴部。按脘腹在于了解小腹有无肿块,查明其位置、大小、形态、质地和活动度,有无压痛,皮肤的润燥、冷热及弹性等。按阴部,即检查生殖器官,主要是检查外生殖器的弹性、有无触痛、硬结,前庭大腺是否肿大;阴道的长度、紧张度、弹性,有无畸形、瘢痕或肿块,穹窿部是否粘连狭窄;宫颈的大小、硬度、有无摇举痛;宫口是否开大、宫口内有无内容物、宫颈有无接触出血等。通过生殖系统的检查,了解患者生殖功能状况,以便对患者的生育能力进行正确诊断。

二、辨证要点

辨证,就是分析、辨认疾病的证候。辨证是决定治疗方案的前提和依据。女性不孕(育)症的辨证,除了根据女性特点——经、带、胎、产等临床表现的特征作为主要依据外,还应结合全身证候,通过对四诊所获取的症状、体征等资料,遵循"谨守病机,各司其属"的原则,通过疾病的各种表现,结合病因病机进行归纳、分析,寻找证候的属性所在,然后进行辨证论治。妇科常用辨证方法如下:

(一)八纲辨证

阴、阳、表、里、寒、热、虚、实八者,称为"八纲"。八纲辨证,就是运用这八个纲进行辨证。各种疾病所表现出来的症状、体征虽然错综复杂,但是,都可以用八纲来分析、归纳,说明病变的部位、疾病的性质、病情的轻重、病变过程中正邪的盛衰等。其中,阴阳是指疾病的类别,表里是指疾病部位的浅深,寒热是指疾病的性质,虚实是指正邪的消长、盛衰。八纲之中,阴阳又被称作总纲,一般来说,表、热、实属阳,里、寒、虚属阴。八纲既是相对的,又是互相密切联系的。如辨别虚实必须与表里寒热相联系,辨别寒热又必须与表里虚实相联系等。疾病的发生与变化,往往不是单纯的,同时,在一定条件下,证候的性质、病情等还会出现不同程度的转变。因此,进行八纲辨证,必须熟练掌握,灵活运用。

八纲辨证为：①表证：指病位浅在肌表的一类证候，具有起病急、病程短的特点；②里证：指病位深在于内，如脏腑、气血等的一类证候，久病或病程长者多属里证；③寒证：指由寒邪引起，或阳虚阴盛，导致身体的功能与代谢活动衰减、抵抗力下降而出现的证候；④热证：指由热邪引起，或阳盛阴虚，表现为身体的功能代谢活动过度亢进的证候；⑤虚证：指人体正气不足，身体抵抗外邪的能力减弱，生理功能减退所表现出来的证候，分别有阴、阳、气、血虚损之不同；⑥实证：指病邪亢盛，正气与邪气抗争激烈，正气犹能抗邪，未至亏损，所反映出来的证候；⑦阳证：指急性的、动的、强实的、兴奋的、向外表的、进行性的、功能亢进的、向上的证候；⑧阴证：指慢性的、静的、虚弱的、抑制的、向内里的、退行性的、功能低下的、向下的证候。八纲辨证是从其他各种辨证方法中概括出来的，是其他各种辨证的基础，因而在临床应用中具有广泛的指导意义。

（二）脏腑辨证

脏腑辨证，是根据脏腑的生理功能、病理表现对疾病证候进行分析、归纳的过程，以此推究病机，判断病变的部位、性质、邪正盛衰，为治疗提供确切依据。妇科疾病的发生与肾、肝、脾、心等关系密切，当某脏腑功能失调时则出现相应的经、带、胎、产及全身各种证候。临证时可根据妇科证候特点和伴发的全身证候以辨析其病机。

1. 病在肾的辨证

（1）肾气虚

妇科证候：月经初潮较迟，或经闭不行，月经先后无定期，月经量少，色淡黯，质稀薄。子宫细小，或生殖器官萎缩。孕后胎动不安。

全身证候：头晕耳鸣，腰膝酸软，小便频数，性欲淡漠，舌淡，苔白，脉沉细弱。

（2）肾阴虚

妇科证候：月经先期，量少，或崩漏，经色鲜红，质稍稠，绝经前后诸证，胎动不安，胎萎不长，妊娠心烦。

全身证候：头晕耳鸣，五心烦热，颧红，咽干口燥，或失眠，盗汗，足跟痛或小便短赤，大小便干结，舌稍红而干，或有裂纹，少苔或无苔或花剥苔，脉细数无力。

（3）肾阳虚

妇科证候：经行泄泻，经行浮肿，崩中漏下，带下清稀，宫寒不孕，妊娠水肿，妊娠腹痛。

全身证候：精神萎靡，腰脊酸痛，形寒肢冷，小便清长，夜尿频多，舌淡嫩，苔薄白润，脉沉迟尺弱。

（4）肾阴阳俱虚：肾阴虚、肾阳虚证掺杂出现，可参考上述辨证。

应当指出，肾阴和肾阳是肾中精气表现在生理功能上的两个方面。对机体各脏腑组织起着滋养、濡润作用的称为肾阴，对机体各脏腑组织起着温煦、推动作用的称为肾阳。二者共同促进人体的生长发育，支持各脏腑组织器官的生理活动和人的生殖能力，故又称肾气（即肾气包括肾阴与肾阳），肾气的盛衰关系到人体的强弱。临床上无论是肾阴虚还是肾阳虚，实际上都是肾中精气不足的表现形式，只是有阴损及阳与阳损及阴的不同。由于肾气是肾阴、肾阳共同作用的表现，所以，在肾精亏虚、阴阳失调但又不甚明显的情况下，称作肾精亏损，或肾精不足，或肾气虚。而肾阴阳俱虚是病程较长或肾虚较严重的情况。在妇科病证中，由肾虚而致者占了主要部分，对于卵泡发育不良等引起的排卵障碍性不孕症、子宫发育不良等，虽然临床常常无明显的症状，也可以从肾虚予以辨证施治，此即"无证可辨，有病可治"。详参无证从病部分。

2. 病在肝的辨证

（1）肝郁气滞

妇科证候：月经后期，月经先后无定期，量或多或少，经色黯红夹有血块，经前乳房胀痛，经行腹痛，经行情志异常，产后缺乳，婚久不孕等。

全身证候：精神抑郁，喜叹息，胁肋胀痛，舌淡黯，苔薄白，脉弦。

（2）肝经郁火

妇科证候：月经先期，量多，色紫红，质稠，或经期延长，经行头痛，经行吐衄，妊娠心烦，产后乳汁自出。

全身证候：头晕头痛，烦躁易怒，口苦咽干或目赤肿痛，舌边红，苔黄，脉弦数。

（3）肝经湿热

妇科证候：带下量多，色黄，质稠，阴痒，阴肿或盆腔疼痛等证。

全身证候：胸闷，纳呆，心烦，口苦，尿黄涩痛，舌红，苔黄腻，脉弦（滑）数有力。

（4）肝气上逆

妇科证候：经行吐衄，妊娠恶阻。

全身证候：头昏头痛，或易怒，胁肋疼痛，舌偏红，苔薄白，脉弦。

（5）肝阳上亢

妇科证候：经行头痛，绝经前后诸证，妊娠眩晕，先兆子痫。

全身证候：头痛，头晕，目眩，目赤，面红，烦躁，失眠，易怒，舌边红，苔黄，脉弦数。

（6）肝风内动

妇科证候：妊娠痫证，产后痉证。

全身证候：头痛昏眩，或昏不识人，颈项强直，四肢抽搐，舌红绛或淡红，无苔或苔薄白或黄苔，或剥苔，脉弦细或细数。

3．病在脾（胃）的辨证

（1）脾虚血少

妇科证候：月经后期，月经过少，经色淡，质薄，胎萎不长，产后缺乳。

全身证候：面色萎黄，神疲肢倦，或心悸头晕，舌淡白，苔薄白，脉细弱。

（2）脾虚湿盛

妇科病证：经行泄泻，经行浮肿，带下黄白，质黏，妊娠水肿。

全身证候：脘腹痞闷，时有痰涎，肢体重着乏力，口淡乏味，纳少，或大便溏，舌淡白，苔白干或微黄腻，脉缓滑，或脉濡数。

（3）脾失统摄

妇科证候：月经先期，月经过多，经期延长，胎漏，产后恶露不绝，乳汁自出。

全身证候：面色㿠白，少气懒言，或小腹坠胀，舌淡白体胖，或舌边有齿印，苔薄白，脉沉缓无力。

（4）脾虚气陷

妇科证候：崩中漏下，产后血崩，阴挺下脱。

全身证候：面色无华，短气懒言，全身乏力，小腹空坠，舌淡，苔薄白，脉沉弱。

（5）脾失和降

妇科证候：经行呕吐，妊娠恶阻。

全身证候：食少满闷，神疲肢倦，舌淡红，苔薄白，脉缓无力。

4．病在心的辨证

（1）心血不足

妇科证候：月经后期，量少，闭经。

全身证候：心悸怔忡，夜寐不宁，或手足麻痹，舌淡白，苔薄白，脉细弱。

（2）心火偏亢

妇科证候：经行口糜，绝经前后诸证，妊娠心烦，子淋。

全身证候：心烦失眠，小便黄短，舌尖红，苔薄黄少津，脉细数。

5．病在肺的辨证

（1）肺气失宣

妇科证候：妊娠水肿，妊娠小便不通。

全身证候：胸闷气促，小便不通，舌淡或黯，苔薄白，脉浮滑。

（2）阴虚肺燥

妇科证候：经行吐衄，闭经，子嗽，子瘖。

全身证候:干咳无痰,或痰少,潮热,盗汗,颧红,舌红少津,苔少,脉细数。

(三)气血辨证

气血失调是妇科疾病的重要发病机制。气血相互资生,相互依存,彼此关系密切。从病理变化而言,有先后主次之分,故临床辨证中应区别病在气或病在血,或气血同病。

1. 病在血的辨证

(1)血虚

妇科证候:月经后期,月经过少,经色淡,质薄,胎萎不长,产后缺乳,产后腹痛,产后发热,产后身痛。

全身证候:面色苍白,唇色淡白,头晕眼花,手足麻木,或心悸失眠,舌淡白,苔薄白,脉细无力。

(2)血热

妇科证候:月经先期,经期延长,崩漏,经色深红,质稠,胎漏,产后恶露不绝。

全身证候:烦渴多饮,心烦胸闷,头痛目赤,舌红,苔黄,脉数。

(3)血寒

妇科证候:月经后期,量少,痛经,经色黯有块,不孕,妊娠腹痛。

全身证候:寒实者,下腹绞痛,冷感,拒按,舌黯红,苔薄白,脉沉紧;虚寒者,下腹隐痛,喜温,喜按,舌淡白,苔白润,脉沉迟无力。

(4)血瘀

妇科证候:月经过多,崩漏,宫外孕,恶露不绝,月经过少,淋漓不止,经色紫黯多血块,胎死不下,经行身痛,产后腹痛,癥瘕,不孕症。

全身证候:由于形成血瘀的原因不同,故全身证候有不同表现。

(5)血脱:在妇科证候中,血脱主要表现为崩漏不止而见脱证,以及由此引起的全身出血。对此应特别注意,不宜因循"血脱先益气",而耽误了治疗时机,因为在古代科学技术不发达的情况下"有形之血不能速生",而"急固有形之气"实在是无奈之举。

2. 病在气的辨证

(1)气虚

妇科证候:月经先期,月经过多,经期延长,恶露不绝,血色淡而质薄,产后自汗,产后小便不通,子宫脱垂。

全身证候:面色㿠白,气短懒言,倦怠乏力,舌淡白,脉虚弱。如中气虚陷而致经血暴崩,或产后血崩,则出现面色苍白,心悸愦闷,甚或昏厥,肢冷,汗出,脉微欲绝之危候。

（2）气滞

妇科证候：月经后期，月经过少，经色黯，有小血块，经行乳胀，经行腹痛，妊娠肿胀，产后乳汁不畅，妇科癥瘕，积块不坚。

全身证候：面色晦黯，少腹或两胁胀痛，舌正常或略黯，脉弦。

气血同病者，如气血俱虚，气滞血瘀，气陷血脱等，则气病、血病证候兼有。

（四）天癸失常的辨证

天癸是促进人体生长发育和性生殖功能的一种阴精，其在生殖中的关系为肾气（盛）→天癸（至）→任脉（通）→太冲脉（盛），故产生月经，并具备孕育功能。天癸失常多表现为早至或迟至，失充而不足，或早竭等，可导致月经失调，不孕等，故对天癸的辨证当结合月经病、不孕症等具体分析。

（五）冲任督带辨证

冲任二脉，男女皆有，而在妇科独重，是因为妇产科疾病的主要病因病机是冲任发病。徐灵胎对奇经病变与妇产科疾病的关系做了高度概括的论述，认为"经带之疾，全属冲任"。因此，奇经病变常表现为妇产科的主要证候。

1. 冲任虚衰证　月经推迟，经色淡红，经量少或经闭不来，婚后不孕，孕后胎漏或胎动不安等。

2. 冲任不固证　月经提早，经水量多，经期延长，甚或崩中漏下，流产，早产，产后恶露不绝，子宫脱垂等。

3. 冲脉气逆证　孕后恶心呕吐，经期吐血、衄血，经时头痛，眩晕等。

4. 寒滞冲任证　月经推迟，经水少而来之不畅，经色黯或有血块，经期腹痛，不孕，孕后腹痛，盆腔包块。

5. 热扰冲任证　经期提早或经乱，经色深红而量多，胎漏下血，血色深红，产后发热或恶露不绝等。

6. 湿热（热毒）蕴结冲任、带脉证　带下黄稠，阴中生疮，阴部肿痛，外阴瘙痒，盆腔炎症，热入血室、产后发热等。

7. 督脉亏虚证　妊娠腰脊寒冷或腰酸背痛，脑空耳鸣，健忘，不孕等。

8. 瘀阻冲任证　经行先后不定，经血时多时少或崩中漏下，产后恶露量多如注或淋漓不断，经血紫黯有块，小腹或两少腹部疼痛固定不移，或经行腹痛，异位妊娠，产后腹痛，不孕，盆腔包块等。

冲任病变，可由脏腑功能失常，气血失调，延及奇经，也可由各种致病因素直接损伤冲任，辨证时需结合病史、妇科情况及全身症状。

（六）胞宫（胞脉、胞络）辨证

胞宫即女子胞，在古籍书中还有其他别名，如子脏、子处、血室（有争议）等。胞脉、胞络为附于胞宫的脉络，胞宫的功能及其与其他脏腑经络的联系，无不赖胞脉、胞络的传注。故对其辨证多分布在月经病和不孕、癥瘕等杂病范围。古文献论述较多，如《灵枢·水胀》："石瘕生于胞中，寒气客于子门，子门闭塞，气不得通，恶血当泻不泻，衃以留止，日以益大，状如怀子，月事不以时下，皆生于女子。"《素问·评热病论》云："月事不来者，胞脉闭也。"《诸病源候论·阴挺出下脱候》云："胞络损伤，子脏虚冷气下冲，则令阴挺出，谓之下脱。"临床多以局部的症状、体征为主，并结合病史、检查及全身症状进行辨证。

三、确定病位与病因辨证相结合

根据妇女的生理特点，女性不孕（育）症在病位上主要责之于肾、肝、脾、胞宫（胞脉、胞络）和冲任、督、带诸脉。致病因素则有六淫邪气，瘀血、痰饮，情志所伤，生活因素包括房劳、劳逸、饮食失节，环境因素，微量元素，免疫因素，体质，先天与遗传因素等。

肾主藏精，为天癸之源，主生殖，"肾无实证，"故肾之为病多为虚证，或为肾阳虚，或有肾阴虚。多由素体阳虚，或久病失调，或房劳过度而致肾阳虚弱；由于禀赋不足，或久病伤阴，或房事不节，或情志内伤，耗伤肾阴，导致肾阴亏损；甚者可导致肾阴肾阳两虚。

肝主疏泄，体阴而用阳，肝之为病有虚也有实。虚证多为肝阴虚损、肝血不足，实证多为外邪浸淫或肝火亢盛，如肝肾阴虚、肝血不足，以及肝气郁结、肝火上炎、寒滞肝脉、肝胆湿热等。

脾为气血生化之源，人之天癸源于先天，然后有赖后天水谷精气的不断滋养，方能日臻成熟，源源不绝。脾之为病，其病因多为寒、湿、热、燥、食积等因素，致病以虚证为多，如脾胃气虚、脾阳虚衰、脾气下陷、脾不统血、寒湿困脾等。

女子胞，又称胞宫，主月经和孕育胎儿，以气血为本。胞宫之为病，外感以寒、湿、热邪为主，内伤以情志不畅、房劳失节多见。寒、湿、热邪易与气血相搏，影响气血运行以及气机的升降，导致血寒、血热、血瘀、血虚、湿热、寒湿、气逆、气虚、气陷、气滞诸病。

冲、任、督、带皆与女子胞关系密切，邪毒感染或房事不节，则径伤冲任，出现血凝气滞、血热妄行、湿热下注、气滞血瘀等，而脏腑功能失调、气血失调也会影响四脉导致冲、任、督、带为病。

四、宏观与微观辨证相结合

近年来，随着病证结合研究的逐步深入，妇产科及生殖医学临床或科研较多地采纳了西医学的新理论、新方法、新技术，使中医妇科及生殖疾病更具客观化和微观化的表达，因而使中医的辨证不再是单纯的宏观辨证，形成了宏观辨证与微观辨证相结合的新的辨证方法。如李超荆等对无排卵功血的研究结果表明:肾阴虚证者雌激素水平偏高,肾阳虚者雌激素水平偏低。刘平等对 99 例功血患者血液流变学的变化进行了观察,发现全血比黏度、血细胞比容随气血虚实不同而呈不同的变化,辨证属气滞血瘀证的全血比黏度、全血还原比黏度、血细胞比容显著高于正常人组,气血两虚证或虚实兼夹证均较正常人组明显降低,而以气血两虚证的下降尤为明显,上述病例甲皱微循环检查结果,提示了功血病人的甲皱微循环均有异常变化。也有研究把 cAMP 和 cGMP 含量的变化或 cAMP/cGMP 比值的变化作为证的微观指标,认为阳虚证患者大多数 cAMP 水平较低,cGMP 水平偏高,cAMP/cGMP 比值偏低,从而提示了环核苷酸与证有密切关系,这是对证的客观化的有益探索。此外,尚可利用现代科技的阴道 B 超、内镜检查、X 线、CT、MRI 及介入放射学检查,内分泌性激素测定,免疫及性激素受体等检查,发现某些宏观上不易发现而微观上查证的变化,运用中医的辨证理论进行微观辨证,这样宏观加微观的辨证,更能反映疾病的本质,也为论治提供了更加客观和科学的依据。有关妇科月经病及不孕不育症的辨证,如何宏观与微观辨证相结合,详见本书月经失调及不孕不育症与中医周期疗法有关章节。

五、辨证与辨病相结合

(一)证病互参

辨证是辨认疾病的某一特殊病理过程,是辨病的深一层次,更能反映病的个体差异,具有整体观念;辨病则是对局部病变的认识,非常微细。妇科采用的辨证方法与内科基本相同,但以脏腑辨证、气血辨证、冲任督带辨证最为常用。由于女性的生理特点,在妇科病症上较其他科疾病更加强调辨病与辨证相结合。同时还要考虑人体其他系统功能、年龄、自然界和社会对女性生殖功能的影响,这样才能取证系统全面,辨证准确无误,即所谓"证病结合,辨析互参"。女性不孕症不是一种独立的疾病,常可由多种妇科疾病或全身性疾病所引起,在这些疾病中,常见的有:卵巢功能异常、输卵管炎、输卵管阻塞、子宫内膜炎、子宫内膜异位症、宫颈炎、阴道炎等。要弄清女性不孕的原因,必须通过有步骤的详细的查体,包括体格检查、常规检查及特殊检查(见第四章"女性不孕症的中西医检查与诊断"),并掌握四诊的详细资料,把辨病与辨证结合起来,做出正确诊断。一般来讲,在这些妇科疾病中,卵巢功能异常可辨为肾气不足、肾阳或肾阴亏损、肝气郁结、肝郁化火、痰浊内蕴、气虚血瘀等证型;输卵管炎和输卵管阻塞可以辨为气滞血瘀、气虚血瘀、寒湿瘀滞、痰湿阻滞、瘀热互结等证型;子宫内膜炎可辨为气虚血瘀、脾肾阳虚、湿热下注、痰湿内蕴等证型;子宫内膜异位症可辨为阳虚血瘀、气滞血瘀、寒凝血瘀、瘀热互结等五个证型;宫颈炎可辨为肾阴亏损、肝郁化火、湿热下注、湿毒壅盛等证型；阴道炎可辨为肾气虚弱、阴虚火旺、湿热下注、湿毒壅盛等证型。由上所述，采用中医辨病与辨证相结合，或西医辨病、中医辨证的方法，先辨病后辨证，证病互参进行全面、准确的诊断，从而提出更加正确的治疗方案，尤其是中西医结合治疗方案，方能取得良好的临床疗效。

（二）无证从病

在临床实践中，传统中医辨证论治的优势正面临新的挑战，随着对疾病的日趋深化，有的病很早已能诊断，但无证可辨（指四诊未能得到作为辨证的依据），或有的证已消而病未愈。这时只能进行辨病，即"无证从病"，必须从病论治。如部分月经周期异常患者，仅见月经周期提前或错后或先后不定期，余无他证可供中医辨证，病史资料已难以提供有价值的参考，素体状况未见异常。此时，就应注意把握本病主体病机的普遍性规律，辨病论治，遣方用药。再如盆腔肿瘤较小或慢性输卵管阻塞不孕，并无症状，往往在妇科超声检查及输卵管造影时偶被发现，按照无证从病的原则，发现后可按血瘀胞络及癥瘕论治。又如相当一部分不孕症患者中，月经白带正常，又无其他症状，仅凭四诊难于辨别其病位及病性，但通过测量基础体温测量、内分泌激素、生殖免疫学等检查，可以作出西医病名诊断并从病论治。

（三）无病从证

无病是指对疾病一时不能确诊，此时宜从中医辨证入手，如一些不明原因的带下量多，经检查未发现异常，此时可从中医脾虚、肾虚论治。又如原因不明性不孕，各种检查都未见异常，按中医辨证，以肾虚、肝郁、血瘀、痰湿等证分别施治，往往能收到较好的疗效。

总之，辨证与辨病的关系是中西医之间扬长避短，共同发展的关系，随着病证结合研究的逐步深入，目前中医妇科及生殖医学临床或科研大多得采用中西医结合、辨病与辨证相结合的方法。此法既继承了传统的中医妇科学术理论，又运用了西医学的新理论、新方法、新技术，使中医妇科疾病更具客观化和微观化的表达，也是中医宏观辨证与微观辨证及辨证论治的再深化，事实证明有利于提高临床疗效。

中篇

月经失调及其不孕不育症与中医周期疗法

中篇

中医学非常重视整体观念,认为月经失调是整体功能紊乱的表现,脏腑经络气血之间密切相关,因而肝、脾、心等脏腑及全身经络、气血活动的失常,也可形成月经异常,所以临证应以"审证求因"为原则。

以上是功能性月经失调疾病及其不孕不育症的共同的发病机制,亦为"异病同证"及"异病同治"的物质基础。除此以外,月经失调及其不孕不育症各种疾病都还有它各自的病因病理特点及辨证要点。兹简要分述如下。

第一节　闭经(附:月经稀少)
(Amenorrhea PS: scanty menstruation)

闭经是指妇女应有月经而超过一定时限而仍未来潮的一种病理情况,它是妇科中最常见的症状,而非疾病的诊断。育龄妇女闭经可致不孕,是导致女性不孕的一个最重要病症。

中医学亦称之为"闭经"。中医学有关闭经的论述最早见于《内经》,《素问•阴阳别论》称其为"女子不月""月事不来""血枯",并记载了治疗血枯经闭的妇科第一方"四乌贼骨一蘆茹丸"。《金匮要略》称本病为"经水断绝",《诸病源候论》曰"月水不通",《景岳全书•妇人规》以"血枯""血隔"分虚实立论等。中医传统认为闭经属于妇人三十六病中的痼疾,故历代医家十分重视对本病的研究。

一、闭经的定义与分类

(一)闭经的定义

通常将闭经分为原发性和继发性两种。临床上原发性闭经较少见,继发性闭经发生率较原发性闭经至少高10倍。

1. 原发性闭经　原指女子年逾18周岁尚无月经来潮者。但由于月经初潮的年龄受遗传、营养、气候等多种因素的影响,近一个世纪以来,月经初潮的平均年龄已由以前的15岁提前到13岁,一般在初潮前2年开始出现第二性征,故原发性闭经的定义有所修正。目前为国际上广泛接受,且已为我国《妇产科学》第五版教材采纳的定义为:原发性闭经系指年龄超过16岁,第二性征已发育,或年龄超过14岁,第二性征尚未发育,且无月经来潮者。

2. 继发性闭经　指以往曾建立正常月经,但此后因某种病理性原因而月经停止6个月,或按自身原来月经周期计算停经3个周期以上者。

(二)闭经的分类

1. 从引起闭经主要病变涉及部位分类　按月经生理调控程序将病理性闭经主要发病部位分为四大区域(图7-1)。

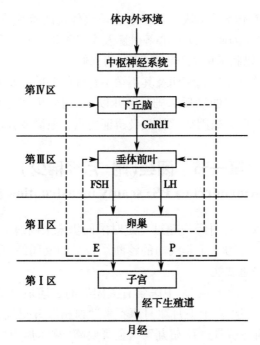

图7-1　月经调控程序及闭经病理分区图

（1）下生殖道和子宫性闭经（第Ⅰ区）；

（2）卵巢性闭经（第Ⅱ区）；

（3）垂体性闭经（第Ⅲ区）；

（4）中枢神经-下丘脑性闭经（第Ⅳ区）；

其他，即由肾上腺、甲状腺、胰腺等疾病及全身性疾病引起的闭经。

上述闭经分类中以中枢神经-下丘脑性闭经（简称下丘脑性闭经）最常见，依次为垂体、卵巢及子宫性闭经，分别占继发性闭经的55%、20%、20%及5%。

2. 从促性腺激素水平分类　有高促性腺激素闭经和低促性腺激素闭经，由于两者性腺功能均处于低落状态，故亦称高促性腺激素性腺功能低落和低促性腺激素性腺功能低落。

（1）高促性腺激素性腺功能低落：指促性腺激素 FSH≥30IU/L 的性腺功能低落者，提示病变环节在卵巢。

（2）低促性腺激素性腺功能低落：指促性腺激素 FSH 和 LH 均≤5IU/L 的性腺功能低落者，提示病变环节在中枢（下丘脑或垂体）。

3. 按闭经严重程度分类　分为Ⅰ°闭经及Ⅱ°闭经。

（1）Ⅰ°闭经：卵巢具有分泌雌激素功能，体内有一定雌激素水平。用孕激素后有撤退性子宫出血。

（2）Ⅱ°闭经：卵巢分泌雌激素功能缺陷或停止，体内雌激素水平低落，用孕激素后不出现撤退性子宫出血。

上述的分类法，对于指导闭经临床的鉴别诊断、制定有效的对因治疗方案及测知预后均有一定的实用价值。

二、病因病理

（一）西医病因病理

西医认为引起闭经的原因是多方面的，有遗传因素、内分泌因素、免疫因素，也有受精神神经因素、肿瘤、创伤与药物影响，以及感染、营养不良、贫血、中毒、环境变化等其他全身性因素而导致闭经的；其中下丘脑-垂体-卵巢轴内分泌功能失调是最常见的主要病因。原发性闭经多由于先天性疾病和生殖道畸形，或功能失调及继发疾病发生于青春期前所致；继发性闭经多由于继发的器官功能障碍或肿瘤所引起。

以下将闭经病因病理，按其病变部位病理分区加以分述。

1. 下丘脑性闭经　下丘脑性闭经是最常见的一类闭经，以功能性原因为主。其病因包括精神应激性、体重下降和营养缺乏、过度运动、药物等引起的下丘脑分泌 GnRH 功能失调或抑制；或由先天性疾病或脑发育畸形及肿瘤引起的下丘脑 GnRH 分泌缺陷。

（1）功能性下丘脑性闭经：为中枢神经系统-下丘脑功能失调引起闭经，如精神性闭经、神经性厌食症、假孕、运动性闭经和药物性闭经等。

（2）下丘脑器质性疾病闭经：为下丘脑器质性病变引起的闭经，如无嗅觉综合征（Anosmia, Kallmann Syndrome）、颅咽管瘤等。

2. 垂体性闭经　指垂体病变使促性腺激素分泌降低引起的闭经。有先天性和获得性两大类，先天性很少见。

（1）原发性垂体促性腺激素缺乏症。

（2）继发性垂体损害：如垂体肿瘤引起的高催乳素血症（闭经溢乳综合征）、空蝶鞍综合征、希恩综合征等。

3. 卵巢性闭经　指卵巢先天性发育不全，或本身功能衰退或继发性病变等引起的闭经。

（1）性腺先天性发育不全：如特纳综合征（45, XO 及其嵌合型）、XX 性腺发育不全、XY 性腺发育不全等。

（2）卵巢早衰与卵巢不敏感综合征。

（3）卵巢炎症与损伤（手术、放疗或化疗等）。

（4）卵巢功能性肿瘤：如产生雄激素的睾丸母细胞瘤、卵巢门细胞瘤，分泌雌激素的颗粒-卵泡膜细胞瘤等。

（5）多囊卵巢综合征。

4. 子宫性闭经　由先天性子宫畸形或获得性子宫内膜破坏所致闭经。

（1）先天性无子宫或子宫发育不全。

（2）宫腔病变：如宫颈 - 宫腔粘连综合征（Asherman Syndrome）、子宫内膜结核、子宫内膜炎等。

（3）子宫切除后或子宫腔内放射治疗或刮宫过度而造成子宫内膜损伤。

5. 下生殖道闭经　指下生殖道由于先天性发育异常而出现闭经。此类闭经仍有正常月经，只因为生殖道阻塞经血不能流出，故又称为隐经或假性闭经。如处女膜闭锁、阴道闭锁、先天性无阴道等。

6. 其他内分泌疾病引起的闭经　生殖内分泌系统虽是一个完整的系统，但亦受其他内分泌腺的影响，如甲状腺、肾上腺、胰腺等功能紊乱也可通过影响性腺内分泌功能而引起闭经，常见引起闭经的其他内分泌疾病有甲亢或甲低、艾迪生病、库欣病、先天性肾上腺皮质增生症、糖尿病等。

（二）中医病因病机

中医传统对闭经的认识，多是从月经的表象出发，认为月经的主要成分是血，由经血的产生障碍和经血的排泄受阻推断闭经的原因。现代中医则在传统认识的基础上，结合西医学女性下丘脑 - 垂体 - 卵巢 - 子宫生殖轴及神经 - 内分泌 - 免疫网络对月经的调控的研究，认为月经正常来潮有赖于肾（心）- 天癸 - 冲任 - 胞宫生殖轴的生理功能的协调，这过程以肾气盛、天癸至、任通冲盛为根本，以脏腑气血为基础。因此，凡是导致肾或心肝脾、冲任及胞宫本身功能下降，或破坏它们之间功能协调的局部或全身的任何因素，均可产生闭经。

闭经的病因病机较为复杂，若以虚实统之，虚者主要有先天的肾气不足，后天的肝肾虚损，气血虚弱及阴虚血燥，精血匮乏，冲任俱虚，血海空亏，经水无源可下；实者主要为气滞血瘀、痰湿阻滞及寒凝血瘀，冲任、胞脉阻滞，经血闭止不行（图 7-2）。

1. 肾虚　多由禀赋不足，肾气未盛，精气未裕，天癸未充；或幼年多病，发育障碍，天癸不能如期泌至，任脉不通，冲脉不盛，而致月事迟迟不行，或经来后期量少，行后又闭。或因多产、堕胎、房事不节；或久病及肾，阴精损耗；或产时大出血，血虚精亏；或流产过频、手术不当，伤肾耗精，精血匮乏，冲任俱虚，月经停闭。闭经属于虚者，当以肾虚为主，具体又可分为肾气虚、肾阴亏、肾阳虚抑或阴阳两虚等不同证型。西医学先天发育不良所致的闭经，或内分泌性闭经，如垂体、卵巢功能不足，甲状腺、肾上腺功能亢进或低下，或希恩综合征、卵巢早衰、"创伤性闭经"中一部分可属此型。

2. 气血虚弱　若素体脾胃虚弱，化源不足；或饮食劳倦，忧思过度，损伤心脾；或大病、久病，或数脱于血（如堕胎、小产或其他疾病失血），哺乳过久，

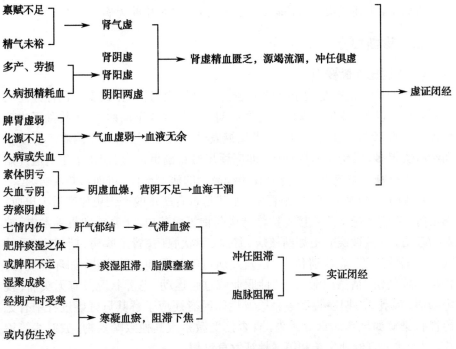

图 7-2　闭经中医病因病机示意图

或虫积噬血，以致营血亏损，气血不足，冲任失养，月经源流衰少，血海枯竭，致成经闭。西医学认为贫血、营养不良、维生素或微量元素缺乏等导致的闭经应属此类。

3.阴虚血燥　素体阴虚，或失血伤阴，或久病阴血亏耗，或劳瘵骨蒸，或辛燥伤阴，阴虚火旺，灼伤营阴，冲任亏虚，血海干涸，发为经闭。结核性闭经多属于此类。

4.气滞血瘀　情志不遂，郁怒伤肝；或环境改变，精神紧张；或突发刺激，致肝气郁结，气机不通，血滞不行，冲任、胞脉受阻，发为气滞血瘀之实证闭经。此证多见于因精神因素影响下丘脑及垂体前叶功能所致的经闭。

5.痰湿阻滞　多见于肥胖之人。素多痰湿，或病痰湿之证，或脾阳不运，湿聚成痰，痰湿下注；或素体肥胖，脂、痰、湿阻滞冲任，壅塞经隧而月事不行。此证可见于垂体功能减退、甲状腺功能不足引起内分泌失调，体液代谢障碍所致闭经，常与多囊性卵巢或者脑垂体肿瘤等病变有关。

6.寒凝血瘀　经期、产时血室正开，风冷寒邪客于胞中；或临经涉水受寒；或内伤生冷，血为寒凝而成瘀，阻滞于下焦冲任，胞脉阻隔而致经闭不行。此证可能与寒冷等因素刺激通过大脑皮质影响下丘脑，致使副交感神经兴奋或内分泌异常，而致卵巢、子宫功能失调有关。

临床上，上述证类病机，虚实可单纯为病，也可相兼为病。

三、诊断要点

（一）西医诊断要点

闭经的诊断依据是女子年逾 16 周岁，月经尚未初潮；或女子已行经而又中断 6 个月以上，或按自身原来月经周期计算停经 3 个周期以上，排除了生理性停经。前者为原发性闭经，后者属继发性闭经，故诊断并不困难。但由于闭经种类繁多，关键是病因诊断，即应逐步检查剖析，一层层由下生殖道开始向上至中枢神经系统以及全身寻找闭经原因的病变部位，进而诊断疾病。

1. 病史　包括月经史，婚育史，尤其是否有严重的产伤史如产后大出血、感染等，或滥用避孕药或接受抗精神病药物等服药史，子宫或卵巢手术史，放射治疗史，急慢性疾病史如结核病、贫血、甲状腺病、肾上腺病、糖尿病、垂体或生殖器肿瘤等，家族遗传史，以及发病可能起因和伴随症状，如环境变化、精神心理创伤、情感应激、运动性职业或过强运动、营养状况及有无头痛、视力障碍、溢乳、周期性腹痛等。原发性闭经者还应了解其母妊娠过程中有无急性传染病如风疹病毒等感染，有否接受激素或其他致畸药物、放射线等治疗，以及患者青春期生长和第二性征发育过程。

2. 体格检查

（1）全身检查：包括智力、身高、体重，第二性征发育状况，有无体格发育畸形，甲状腺有无肿大，乳房有无溢乳，皮肤色泽及毛发分布。原发性闭经性征幼稚者还应检查嗅觉有无缺失，头痛或溢乳者还应行视野测定。

（2）妇科检查：内外生殖器发育情况及有无畸形；外阴色泽及阴毛生长情况；已婚妇女可用阴道窥器暴露阴道和宫颈，通过检查阴道壁厚度及宫颈黏液了解体内雌激素的水平。

3. 实验室辅助检查　已婚妇女月经停止必须首先排除妊娠；通过病史及体格检查应对闭经病变环节及病因应有初步印象。辅助检查的目的是通过选择项目的检查以确定诊断。

（1）评估雌激素水平以确定闭经程度

1）宫颈评分法（改良 Insler 宫颈黏液评分标准）：根据宫颈黏液量、拉丝度、羊齿状结晶、透明度、细胞 /HP 及宫颈口开张程度评分，通过评分了解雌激素水平的高低。

2）阴道上皮脱落细胞检查：根据阴道上皮脱落细胞中伊红染色或角化细胞所占比例了解雌激素影响程度。

3）孕激素试验：方法见第四章第一节内分泌学检查激素功能试验之"孕激素试验"。停药后有撤退流血者表明体内有一定内源性雌激素水平，为 I° 闭经；停药后无撤退性流血者可能存在两种情况：①Ⅱ°闭经，内源性雌激素水平低落；②子宫病变所致闭经。

（2）雌激素试验：方法见第四章第一节内分泌学检查激素功能试验之"雌激素试验"。停药后有撤退流血者可排除子宫性闭经；无撤退流血者则应再重复上述用药方法，停药仍无撤退流血者可确定子宫性闭经。但如病史及妇科检查已排除子宫性闭经及下生殖道发育异常，此步骤可省略。

（3）激素测定

1）催乳激素（PRL）的测定：① PRL 升高者，测定 TSH。TSH 升高者，为甲状腺功能减退所致闭经。TSH 正常，PRL > 25ng/ml 时为高催乳激素血症，PRL > 100ng/ml 时应行头颅及蝶鞍部位磁共振显像（MRI）或电子计算机断层照相术（CT）以明确蝶鞍或蝶鞍以上部位肿瘤或空蝶鞍；MRI 对颅咽管肿瘤、蝶鞍肿瘤及肿瘤向蝶鞍以外部位延伸和空蝶鞍的检测优于 CT。② PRL 正常者，测定促性腺激素值。

2）促性腺激素测定：以区分以下情况闭经。

①孕激素试验阴性者：FSH < 51U/L，为低促性腺激素性腺功能低落，提示病变环节在下丘脑或垂体；FSH > 30IU/L 为高促性腺激素性腺功能低落，提示病变环节在卵巢，应行染色体检查，明确遗传学病因。

②孕激素试验阳性者：LH > FSH 且 LH/FSH 的比例 > 2.5～3，提示多囊卵巢综合征可能；LH、FSH 正常范围者，为下丘脑功能失调性闭经。

3）GnRH 刺激试验：又称垂体兴奋试验。通过静脉注射 GnRH 或 GnRH-a 测定 LH 和 FSH，以了解垂体 LH 和 FSH 对 GnRH 的反应性，从而表明闭经为垂体功能减退、下丘脑功能减退、卵巢功能不全或多囊卵巢综合征所致。试验方法见第四章第一节内分泌学检查"激素功能试验"。

4）其他激素测定：考虑闭经与甲状腺功能异常有关时应测定血 T_3、T_4、TSH。闭经与肾上腺功能有关时可作血皮质醇测定。肥胖或临床上存在多毛、痤疮等高雄激素体征时尚须测定胰岛素、雄激素（血睾酮，硫酸脱氧表雄酮；尿 17 酮，以确定是否存在胰岛素拮抗、高雄激素血症或先天性 21 羟化酶缺陷所致的青春期延迟或闭经）。必要时还应行卵巢和肾上腺超声或 MRI 检查以排除肿瘤。

4．其他辅助检查

（1）基础体温测定：了解卵巢排卵功能。

（2）子宫内膜活检：了解子宫内膜有无增生过长等病变。

（3）子宫输卵管造影：了解有无宫腔病变和宫腔粘连。

（4）宫腔镜检查：诊断宫腔粘连较子宫造影精确，且能发现轻度宫腔粘连。

（5）超声、腹腔镜检查：对诊断多囊卵巢综合征及卵巢肿瘤有价值。

（6）染色体核型分析及分带检查：诊断闭经尤其是原发性闭经、疑有先天性畸形者或早发绝经的遗传学病因。

5. 闭经的诊断步骤（图 7-3）

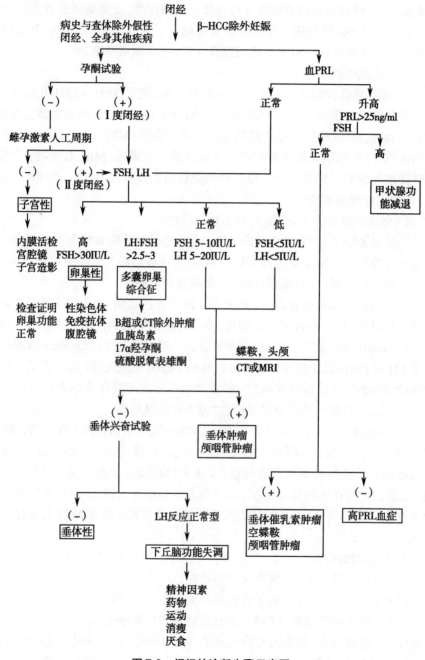

图 7-3　闭经的诊断步骤示意图

6.鉴别诊断　闭经须与早孕、哺乳期停经、自然绝经及季经、避年、暗经等相鉴别。

（二）中医辨证要点

闭经是整体功能的失调在妇科的反映,病因复杂,证型繁多。因此现代中医妇科临床辨证常常首先抓住主诉,确立闭经诊断,然后结合发病年龄、病史、症状、体征及实验室辅助检查,进行综合分析,采用宏观与微观辨证相结合,辨证与辨病相结合,局部与整体相结合,确定病因病位及病性。闭经的发生为胞宫("奇恒之府")藏泻功能失职的表现,故其病位在胞宫,但它又与冲任脉的盛衰,脏腑功能尤其是肾(产生天癸)与肝、脾、心的功能失常及气血不调密切相关,因此往往又是多个病位的。闭经的病性则有虚、实、寒、热之异,但以虚实为纲,故首先要辨其虚实,在虚实辨证的基础上,再进行脏腑气血辨证。

虚证:年逾16周岁尚未行经,或已行经而由月经后期、稀发、量少而渐至闭止的,病程多较长;或伴有形体单薄、气血虚衰、脏腑功能减退等其他全身虚象;病因多由于先天不足,或后天失调,久病伤身,气血津(精)液耗损。如子宫、卵巢发育不良,第二性征不足,或性腺功能低下,腰膝酸软,头晕耳鸣,舌淡红,脉沉细,为肾气(精)虚;肾虚而伴有(虚)热象者为肾阴虚;肾虚而伴有(虚)寒象者为肾阳虚;肾阴肾阳虚损并见,既有"冲任伏(虚)热",又有"冲任虚寒"之象者为肾阴阳俱虚。如面色苍白或萎黄,精神疲惫,头晕心悸,舌淡,脉细无力,为气血虚弱。如身体瘦弱,颧红盗汗,五心烦热,舌红少苔,脉细数,或有结核病史者,为阴虚血燥。

实证:平素月经正常而突然停闭;或伴有形体壮实等其他实象;病因多由于外界环境刺激,精神因素或病理产物壅塞。如胸胁、少腹胀痛,精神抑郁,舌黯,或有瘀点,为气滞血瘀。如形体肥胖,胸脘胀满,痰多带下,舌淡胖,苔白腻,或有冷饮伤脾史,痰湿阻滞。如小腹冷痛,形寒肢冷,或有感寒涉水等寒冷刺激史,为寒凝血瘀。

闭经虽有虚实之分,但每每出现虚实夹杂之复杂证候。临床上常为虚证多于实证,尤其以本虚标实者为多见。其中虚证中以肾虚为主,虚实夹杂者以肾虚血瘀、肾虚肝郁、肾(脾)虚痰阻、肾虚宫寒或阴虚血瘀者较为常见。

【附】　月经稀少

月经稀少为月经稀发和月经过少。月经稀发系指经行后期即月经周期延长,比正常周期推迟1周以上,但不超过6个月(后者称为闭经),而经期及经量可正常。月经过少系指月经周期正常,而经量明显减少,每次不超过20ml或月经期过短,行经时间在两天以内者。两者往往同时并发,则合称月经稀少。月经稀少常为继发性闭经的前驱,相对病情较闭经为轻浅,其病因病理及诊断参照闭经。

第二节　多囊卵巢综合征
（Polycystic Ovary Syndrome，PCOS）

多囊卵巢综合征是以长期无排卵及高雄激素为特征的内分泌综合征，普遍存在胰岛素抵抗，临床表现为闭经或月经稀发，少数出现功血、不孕、痤疮、肥胖、多毛、秃发、黑棘皮等症。是生育期妇女月经失调和无排卵不孕患者最常见的原因，育龄妇女中发病率达5%～10%。PCOS是一种高度异质性的疾病，临床表现多样，是由多方面的异常引起的共同最终表现。早在1721年，意大利的Antonio Vallisneri就描述了PCOS的临床和解剖学特征，1935年Stein-Leventhal首次归纳了PCOS的主要症状，包括闭经、肥胖、不育、多毛和双侧卵巢囊性增大，并采用双侧卵巢楔形切除的方法有95%恢复正常排卵月经，85%受孕，故PCOS又被称为Stein-Leventhal综合征。

中医无此病名，但在医籍中有类似的记载，将其归属于"闭经""月经后期""月经失调""不孕""癥瘕"等范畴。

一、病因病理

（一）西医病因病理

本病的确切病因至今尚不是十分清楚，现有的研究表明，PCOS发病与遗传因素，如肥胖、2型糖尿病、脂溢性脱发、高血压等家族史，以及宫内环境、出生后的饮食结构、生活方式等密切相关，提示可能是遗传与环境因素共同作用的结果。PCOS的病理生理的基本特征有：①长期排卵功能障碍；②雄激素过多；③卵巢呈多囊样改变伴间质增生；④胰岛素抵抗（IR）。

（二）中医病因病机

中医认为该病的主要病因病机为肾虚、禀赋素弱，脾肾阳虚，水湿失运，聚而成痰，痰瘀阻滞胞宫胞络；肝肾亏损，阴虚血燥，或肝郁化火，煎熬津液，化为痰液，痰瘀互结；或肝旺乘脾，脾失健运，蕴湿成痰，阻于胞中均可导致本病。元代医家朱丹溪就有"躯脂闭经"之说，肾虚痰阻，冲任失调是本病的发病关键。

二、诊断要点

（一）西医诊断要点

1. 鹿特丹诊断标准　2003年在荷兰鹿特丹，由欧洲人类生殖与胚胎学协会（ESHRE）和美国生殖医学协会（ASRM）联合提出的PCOS诊断标准。

（1）稀发排卵或无排卵。

（2）高雄激素的临床表现和（或）高雄激素血症。

（3）卵巢多囊性改变：一侧或双侧卵巢直径 2～9mm 的卵泡≥12 个，和（或）卵巢体积≥10ml。

上述 3 条中符合 2 条，在排除了其他原因引起的高雄激素血症（先天性肾上腺皮质增生、库欣综合征、分泌雄激素的肿瘤等）后，即可作出 PCOS 的诊断。

2. 鹿特丹标准的判断

（1）稀发排卵或无排卵

1）判断标准：初潮两年不能建立规律月经；闭经（停经时间超过 3 个以往月经周期或月经周期＞6 个月）；月经稀发≥35 天及每年＞3 个月不排卵者（WHO Ⅱ类无排卵）即为符合此条。

2）月经规律并不能作为判断有排卵的证据。

3）基础体温（BBT）、B 超监测排卵、月经后半期（月经 20～24 天）孕酮测定等方法明确是否有排卵。

4）促卵泡激素（FSH）和雌激素（E_2）水平正常，目的在于排除低促性腺激素性性腺功能减退和卵巢早衰。

（2）高雄激素临床表现：痤疮、多毛、高雄激素秃顶、喉结出现、阴蒂增大、声音低沉等。

（3）高雄激素的生物化学指标：总睾酮、游离睾酮指数或游离睾酮高于实验室参考正常值，其中主要是游离 T 的异常。

（4）多囊卵巢（PCO）诊断标准：阴道 B 超下卵巢体积≥10ml，和（或）同一个切面上直径 2～9mm 的卵泡数≥12 个。

2003 年鹿特丹的 PCO 超声标准是满足以下条件之一：

（1）卵巢正常或稍大，体积≥10ml，[卵巢体积＝0.5×长（cm）×宽（cm）×厚（cm）]，形态饱满，直径可以＞4cm，包膜明显增厚，回声增强。

（2）卵巢内卵泡≥12 个，直径在 2～9mm，即卵巢多囊样改变，多数＜5mm，最大一般不超过 10mm，卵泡之间互相挤压，排列杂乱无章，每一个切面数目可在 10 个以上。

（3）单侧卵巢的上述改变足以诊断。

3. 2011 年中国 PCOS 最新诊断标准　2011 年，中华医学会妇产科分会内分泌学组修订了多囊卵巢综合征诊断标准，并经中华人民共和国卫生部 2011 年 7 月 1 日发布，自 2011 年 12 月 1 日实施。

（1）疑似 PCOS：月经稀发或闭经或不规则子宫出血是诊断必须条件。另外，再符合下列 2 项中的 1 项：

1）高雄激素的临床表现或高雄激素血症。

2）超声表现为 PCO。

（2）确诊 PCOS：具备上述疑似 PCOS 诊断条件后还必须逐一排除其他可

能引起高雄激素的疾病和引起排卵异常的疾病才能确定诊断。

（3）排除疾病：迟发型先天性肾上腺皮质增生、库欣综合征、低促性腺激素低性腺激素性闭经、卵巢或肾上腺分泌雄激素肿瘤、甲状腺功能异常、高催乳素血症。

（二）中医辨证要点

本病临床表现月经失调、不孕、多毛、痤疮、肥胖、卵巢增大呈多囊样改变（癥瘕）或黑棘皮症等，根据中西医结合宏观加微观辨证，应以肾气亏虚、痰湿阻滞为主，或夹肝经湿热、气滞血瘀、阴虚血瘀，且临证多见虚实夹杂之证，应依据患者个体的不同表现，加以辨别。

第三节　高催乳素血症（闭经 - 溢乳综合征）
（Hyperprolactinemia，HPRL）

高催乳素血症系指各种原因引起的垂体泌乳素细胞分泌过多，导致血循环催乳素（Prolactin，PRL）升高为主要特点，表现为非妊娠期或哺乳期溢乳，月经紊乱或闭经，同时出现闭经、溢乳者称为"闭经 - 溢乳综合征"，据报道在 HPRL 中有 30%～40% 的女性同时存在闭经和溢乳这两个症状。HPRL 在生殖功能失调中占 9%～17%。根据临床表现，属中医的"乳泣""闭经""不孕"等范畴。

一、病因病理

（一）西医病因病理

催乳素是垂体前叶分泌的一种多肽激素，其生理作用极为广泛，其主要指促进乳腺组织的发育和生长，启动和维持泌乳、使乳腺组织合成蛋白增多。催乳素能影响下丘脑 - 垂体 - 卵巢轴，正常水平的 PRL 对卵泡发育非常重要，然而过高水平 PRL 血症，不仅对下丘脑 GnRH 及垂体 FSH、LH 脉冲式分泌有抑制作用，而且还可直接抑制卵泡发育，导致排卵障碍，影响卵巢合成雌激素及孕激素，临床上表现为月经稀发或闭经而导致不孕。

西医认为引起 HPRL 的病因有：

非垂体肿瘤性：①特发性 HPRL：未查出病因并尚未发现脑垂体瘤，属功能性 PRL 增高者；②药物性病因：许多干扰多巴胺代谢或活性的药物可导致 PRL 升高。常见的药物如酚噻嗪类镇静药氯丙嗪、奋乃静，抗高血压药物利血平、甲基多巴，甾体激素类口服避孕药、雌激素，鸦片类药物吗啡，抗胃酸药西咪替丁、吗丁啉等；③原发性和（或）继发性甲状腺功能减退症，慢性肾功能不全，多囊卵巢综合征；④局部因素如胸部手术、创伤、带状疱疹或慢性乳腺刺激等也能通过反射引起 PRL 升高。

与垂体窝有关的病因：①垂体催乳素瘤，是高催乳素血症常见的原因，肿瘤＜1cm为微腺瘤，≥1cm为大腺瘤；②空蝶鞍综合征；③其他如颅咽管肿瘤、垂体柄创伤等。

（二）中医病因病机

中医对闭经、溢乳在医籍中有丰富的认识，如《济阴纲目》记载"未产前，乳汁自出者，谓之乳泣"。王旭高医案云"……乳房属胃，乳汁血之所化，无孩子而乳房膨胀，亦下乳汁，非血之有余，乃血不循其道为月水，反随肝气上入乳房，变为乳汁……"《竹林女科》论闭经"以乳众血枯名"。现认为本病常见的病因病机为肝郁化火，肝血上升；肝肾不足，冲任失养，封闭失职；脾虚痰阻，统摄无权，气血紊乱，冲任失调，经血不能下注反而上逆成乳，故导致闭经溢乳。

二、诊断要点

（一）西医诊断要点

1. 病因　可能存在上述导致 HPRL 的病因。

2. 症状与体征

（1）月经失调：原发性闭经占 4%，继发性闭经占 89%，月经稀少、过少占 7%。功血、黄体功能不健占 23%～77%。排卵功能障碍和黄体功能不足表现为：以月经稀少和闭经、不孕为多见；与此相关的尚有习惯性流产、性欲减退、多毛、痤疮等。妇科检查可见阴道黏膜干燥，分泌物少等雌激素缺乏症状。

（2）溢乳：挤压双侧乳房可见乳汁，镜下可见脂肪滴。在非肿瘤型中为 20.84%。肿瘤型中 70.52%。单纯溢乳占 63%～83.55%。乳房多正常或伴小叶增生或巨乳。

（3）骨质减少症（Osteopenia）：因 HPRL 导致长期的雌激素水平下降可引起骨密度的减少。

（4）有较大催乳素瘤时可出现视觉障碍、神经系统疾患，垂体功能减退、脑出血、脑脊液性鼻溢等疾病。

3. 实验室测定

（1）血清 PRL 测定：血清 PRL≥25μg/L（1.14nmol/L）为诊断依据。测定时注意：①由于各实验室结果差异较大，最好在同一实验室测定。②人体不同阶段，很多生理现象可影响 PRL 水平。故应清晨空腹抽血，必要时重复测定。③ PRL 一般是条多肽链，含 198 个氨基酸的小分子形式，但也有大分子形式（二聚体、多聚体、免疫复合物等），这些大分子无生理活性，所以其 PRL 值虽高，但无临床症状。④若 PRL 报告为低值或正常，但临床症状很严重，此很可能是 PRL 值超过了测试范围，此时应稀释后再测。

（2）TSH（促甲状腺激素释放激素）、T_3、T_4 测定：以除外甲状腺功能低下所引起 HP。

（3）垂体功能检查：测定血 PRL 同时，测定促卵泡生成素（FSH）等。

（4）卵巢功能检查：包括基础体温，阴道涂片，宫颈黏液结晶、血清雌二醇（E_2）和孕酮（P）水平。

（5）促甲状腺激素释放激素（TRH）试验：有轻度 PRL 增高的患者（PRL 值 20～60ng/ml）伴有溢乳或月经过少时应做 TRH。静脉注射 TRH 500μg，15 分钟后测 PRL 水平可增至 40ng/ml 以上，比基础值高 1～2 倍，但垂体瘤患者，TRH 的 PRL 释放应低于正常。当 TRH 试验低于正常者，应做进一步检查。

（6）肾功能测定：以除外肾功能衰竭所致的 HPRL。

（7）影像学检查：①颅骨蝶鞍像，只能检查蝶鞍而不能检查垂体，小的垂体肿瘤，骨质常不会发生改变。② CT 及 MRL 检查：在轻度高 PRL 血症病人，TRH 试验异常，或血 PRL＞60ng/ml 者，均应做 CT 及 MRL 以除外垂体肿瘤。

（8）视野检查：当肿瘤压迫视神经叉时，可了解压迫程度及观察治疗效果。

（9）妊娠测定：以除外妊娠性 PRL 升高。

4. 诊断标准　至少 2 次分隔的血清 PRL 值高于 25μg/L 者即可诊断为高催乳素血症。还可根据病史、症状、体征及有关辅助检查作出病因诊断。

5. 鉴别诊断

（1）依赖于 PRL 水平及 CT/MRI 一般可做出诊断，一般 PRL＞100μg/L 多由催乳素瘤引起，PRL＞500～1000μg/L 一般为巨催乳素瘤，PRL＜50～100μg/L 大多是垂体或垂体旁的其他肿瘤而不是真正的催乳素瘤。

（2）甲状腺功能低下：一般通过 TSH、T_3、T_4 测定不难鉴别。

（3）肾功能衰竭：通过肾功能测定可以除外肾功能低下所致的 HPRL。

（二）中医辨证要点

中医辨证要点应着重辨清肾虚、肝郁、脾虚及其相互的合并证候，并注意兼夹湿、痰、郁、热、瘀等虚实错杂的复杂证候。临床常见肝经郁热、脾虚痰阻、肾虚火旺、气血两虚等证型。

第四节　高促性腺激素性闭经
（附：卵巢储备功能不足、卵巢功能不全）
（Hypergonadotropic Amenorrhea，HGA）

高促性腺激素性闭经指血促性腺激素升高，雌激素水平低下，40 岁以前过早绝经者，也称高促性腺激素性腺功能低下性闭经。其原因为卵巢本身异常导致的卵巢功能衰退或衰竭而引起闭经，故属于卵巢性闭经。各地报道发生率约占闭经 10%，在原发性闭经中占 10%～28%，在继发性闭经中占 4%～

18%。本节主要讨论卵巢早衰（Premature ovarian failure，POF）与卵巢不敏感综合征 / 抵抗性卵巢综合征（Resistant ovary syndrome，ROS），对于由某些酶缺陷如半乳糖血症，17α- 羟化酶缺陷或其他卵巢酶的缺陷的性腺功能低下而致的高促性腺激素性闭经，不在讨论之列。

中医学对于此病早有论述，如宋•陈自明《妇人大全良方》曰"月水先闭"，《陈素庵妇科补解》谓"先期经断"，清•傅山《傅青主女科》称"经水早断"。由于此类患者往往以早发或原发闭经、雌激素低下所致的围绝经期症状及不孕就诊，中医则归属于闭经、早发绝经、经断（绝经）前后诸症、不孕症等的范畴。

一、病因病理

（一）西医病因病理

1. 卵巢早衰　病因较为复杂且尚无定论。常见的原因有以下几种。

（1）特发性：无明确诱因过早绝经，染色体核型 46，XX，通常测不到自身免疫抗体。卵巢呈多皱褶的萎缩状，组织学见皮质、白体、无卵泡或偶见卵泡。此为临床最常见类型。

（2）细胞遗传改变

1）卵巢内先天卵泡数目不足：虽然卵泡的消耗速度正常，但由于卵泡基数不足，也能导致早期耗竭。

2）卵泡加速闭锁：由于下丘脑 - 垂体功能异常而垂体过度活动，致使促性腺激素分泌异常，使卵泡消耗速度加速。如每个周期成熟卵泡过多，导致大量卵泡闭锁，则绝经期提早。

3）染色体异常：其核型可为 45，XO 或 47，XXX，或嵌合型（45，XO/46，XX；45，XO/46，Xi（Xq），45，XO/46，Xr（X）；45，XO/47，XXX 等）。

（3）自身免疫：POF 常和多种自身免疫性疾病同时存在，如自身免疫性甲状腺炎、艾迪生病、红斑狼疮、特发性血小板减少性紫癜、重症肌无力、类风湿关节炎、抗胰岛素性糖尿病、恶性贫血等。患者血内可存在抗卵巢抗体、多器官特异性体液抗体。卵巢内可见淋巴细胞、浆细胞浸润，卵细胞减少或消失。部分病例有家族倾向。故认为其发生与自身免疫有关，可能在部分病例中是一个致病因素。

（4）卵巢的破坏因素

1）感染：儿童期或青春期流行性腮腺炎性卵巢炎、双侧输卵管卵巢脓肿，易引起卵巢组织破坏而导致 POF，其他盆腔感染（如严重的结核性、淋菌性或化脓性盆腔炎）有时也可引起该病。

2）放疗及化疗：放射治疗或化疗药物（特别是烷化剂），对卵母细胞有损害作用，卵母细胞受损吸收以后，卵泡结构消失，纤维化导致 POF。

3）卵巢手术：卵巢双侧手术切除引起卵巢功能急性丧失，一侧或部分卵巢切除可能使剩余卵巢组织的功能寿命缩短。

4）其他原因：环境污染，如大量使用杀虫剂，吸烟或吸毒等亦可导致本病的发生。

2. 卵巢不敏感综合征　该综合征病因尚不明确，可能是由于卵巢促性腺激素受体的缺陷，使卵巢对促性腺激素敏感性降低，从而使卵泡处于休止状态，不能发育成熟和排卵，雌激素分泌减少，血促性腺激素水平升高。临床经雌激素治疗后自发排卵或对外源性促性腺激素恢复敏感性的现象。提示雌激素对该综合征促性腺激素受体的激活或增加受体数目有作用。

（二）中医病因病机

高促性腺激素性闭经包括卵巢早衰和卵巢不敏感综合征，即中医的早发绝经或经水早断，其病因中医学早有记载论述，如明•傅山《傅青主女科•上卷•年未老经水断》"经水出诸肾""经水早断，似乎肾水衰涸"。肾为先天之本，主生殖、月经，早发绝经主要为素体肾虚，冲任功能过早衰退引起。肾（产生天癸）- 冲任之间存在着一种相互促进相互制约的关系，由于肾（就女性生理而言，相当于大脑皮质控制下的下丘脑 - 垂体 - 卵巢轴神经内分泌调节功能）素亏而冲任（类似于卵巢和副性器官）早衰，因反馈机制的作用，天癸（类似于促性腺激素释放激素和促性腺激素的一种生殖激素物质）会暂时升高，故产生了高促性腺激素性闭经。其发病机制应以肾虚为本，肾的阴阳平衡失调为纲，或影响心肝脾等脏（腑），从而产生一系列的脏腑功能失调的证候。

二、诊断要点

（一）西医诊断要点
【诊断标准】
1. 卵巢早衰　临床典型表现为：过早绝经，高促性腺激素、低雌激素血症。
（1）病因及并发症
1）病史：可能存在前述的导致 POF 的病因，如染色体异常，放疗、化疗、病毒感染等理化因素接触史，免疫疾病及家族史等。
2）症状与体征
①月经失调：继发闭经，患者 40 岁以前，出现月经稀发、经期缩短、经量减少，渐至闭经，或月经规律正常者突然闭经。亦有出现原发闭经的。过早绝经是临床发现 POF 的第一线索。
②不孕或不育：POF 因发病时间早晚，可表现为原发性或继发性不孕或不育，其中以继发性多见。
③围绝经期综合征：潮热、烘热、出汗、情绪改变、感觉异常、心悸、头晕、

头痛、失眠、记忆力减退、性欲淡漠、老年性阴道炎、生殖器官萎缩等。

④或伴发自身免疫性疾病的临床表现：如艾迪生病、桥本甲状腺炎、重症肌无力、系统性红斑狼疮等相应症状与体征。

⑤常见并发症：主要有骨质疏松、骨折、心血管病或精神病等。

3）染色体核型：25 岁以下或性征发育不完全者，必须行染色体核型检查确定遗传学病因。25 岁以后的继发闭经核型异常较罕见。染色体核型临床以46，XX 最常见，其次为嵌合型 45，XO/46，XX；47，XXX 等。

4）B 型超声检查：经阴道超声检查可见子宫小，卵巢测值小于生育期妇女，无卵泡存在或虽有卵泡存在，但数目很少，直径很少在 10mm 以上者，连续监测未见卵泡发育。

5）腹腔镜或剖腹探查：卵巢萎缩状、条索状或小卵巢（卵巢小于正常的一半），表层无卵泡或只有闭锁卵泡，卵泡膜内时有淋巴细胞及浆细胞浸润，间质内可见到如同绝经者的纤维变化。

6）卵巢活检：除有必要确定自身免疫性卵巢炎的组织学证据，一般不提倡卵巢活检。腹腔镜结合 B 超检查已代替进腹卵巢活检诊断对抗性卵巢。对高促性腺激素的条索状或萎缩卵巢，卵巢活检确定有无卵泡并无意义，且可能造成卵泡损失。

7）实验室测定

①抗体测定：血抗体检测可查到抗卵巢抗体（AoAb），以及其他内分泌腺如抗甲状腺抗体等。

②其他内分泌腺功能测定：

A．甲状腺功能：测定 TSH、游离 T_4 以检出淋巴性甲状腺炎和 Graves 病。

B．甲状腺旁腺功能：测定血清钙 / 磷比例，以排除甲状旁腺功能减退的自身免疫性甲状旁腺炎。

C．肾上腺功能：测定 24 小时尿游离皮质醇或清晨血清皮质醇，除外 Addison 病。

③外周血淋巴细胞亚群如 $CD4^+/CD8^+T$ 细胞、$CD19^+T$ 细胞、$CD56^+$（NK 细胞），细胞因子如 TNF-α、IFN-γ、IL-2，卵巢组织 FSH 及 LH 受体测定等。

8）必要时要进行心电图、血脂检查及骨密度测定，以诊断有无心血管、骨质疏松症等较常见的并发症。

9）通过酶的测定及有关检查，以排除半乳糖血症、17α- 羟化酶缺乏症等由于酶缺陷引起及先天性卵巢发育、卵巢肿瘤引起的 HGA。

（2）卵巢储备功能测定：用于评估高促性腺激素闭经卵巢功能状况及监测功能活动的变化。

1）激素直接测定法：基础 FSH（指月经第 2～3 天血 FSH 水平），一般认

为 > 20IU/L 为异常；FSH 基值 > 10IU/L 提示可能为卵巢功能衰退的隐匿期。FSH 进一步升高反映卵巢内卵泡储备的降低。即使在闭经状态，若 LH > FSH 及 E_2 > 183.5pmol/L（> 50pg/ml），提示卵巢内有功能卵泡存在，循环中 FSH 下降，结合 E_2 升高，为卵泡活动的恢复。Shorif 等在 IVF 超促排卵周期中发现基础 FSH 浓度增加伴有明显的取消率增加，并与卵母细胞数目呈负相关。常规的 IVF-ET 中当基础 FSH > 20IU/L 时，妊娠率明显的降低，而流产率高达 80%～100%。提示基础 FSH 水平与卵子老化和染色体异常有关。

2）间接测定法

①阴道涂片：了解卵巢功能低落程度，根据阴道鳞状上皮细胞各层细胞的比例及成熟指数，监测体内雌激素水平及其变化。

②宫颈黏液：宫颈透明黏液的出现，相当于 24 小时尿雌激素总量 > 10μg，根据黏液量的变化或 Insler 宫颈评分法监测体内雌激素水平变化。

③孕酮试验：肌内注射黄体酮 20mg/d，共 3 天，撤药流血痕迹量、阳性或阴性，分别相当于 24 小时尿雌激素总量 10μg、> 10μg 或 < 10μg。

3）激素动力学试验

①氯米芬试验：氯米芬或氯米芬激惹试验可作为 FSH 反应的动力学试验，当卵巢的卵泡储备下降时，卵泡产生抑制素（inhibin）的能力降低，氯米芬激惹的 FSH 反应亢进，已用于卵巢功能衰退的早期诊断。

② GnRH 刺激试验：GnRH 100μg 或 GnRH-a 10μg 一次静脉注射，用药 90 分钟后 FSH 及 LH 均反应亢进或 FSH 反应较 LH 亢进，为卵巢功能衰退。

以上试验的详细方法见第四章第一节内分泌学检查"激素功能试验"。

2. 卵巢不敏感综合征

（1）原发闭经多于继发闭经，余与卵巢早衰表现相似。

（2）检查可见内外生殖器及第二性征无明显萎缩现象。

（3）雌激素呈低水平或正常低值，FSH > 40IU/L。

（4）染色体核型正常为 46，XX。

（5）B 超尤其是阴道 B 超能探测到卵泡。

（6）腹腔镜检查或剖腹探查见卵巢形态及大小基本正常，活检见卵巢中存在众多原始卵泡，但少有窦卵泡存在，无淋巴细胞及浆细胞浸润，此是与 POF 的主要鉴别点。

3. 诊断标准　至少 2 次不同日血激素测定 FSH≥40IU/L，E_2 水平低下（E_2 < 30pg/ml），PRL 正常，40 岁或以前闭经（继发闭经≥6 个月）或原发闭经（16 周岁月经尚未来潮）者即可诊断为高促性腺激素闭经（HGA）。根据卵巢的检查有无卵泡可区分为卵巢早衰（POF）或卵巢不敏感综合征（ROS）。还可根据病史、症状与体征及有关辅助检查作出病因诊断。

4. 鉴别诊断

（1）低雌激素性闭经：孕激素试验阴性，$E_2 < 20ng/L$，促性腺激素水平高低不限。

（2）多囊卵巢综合征：可有闭经、不孕、肥胖及雄激素增多的表现。但以血 LH 升高为主，B 超提示卵巢呈多囊性增大。

（3）高催乳素血症：可有闭经、溢乳及不孕等表现，但血 PRL 高，血 FSH、LH 低有利于鉴别。

（二）中医辨证要点

本病的辨证应着重在于辨清肾虚之阴阳属性，即属于肾阴虚、肾阳虚抑或肾阴阳俱虚，并辨清心、肝、脾等脏（腑）之并发症，以及虚实夹杂（夹火、郁、痰、瘀等）的错综复杂之证候。但因妇女以血为主，且有"阴常不足，阳常有余"的特点，故临证又常以肾阴虚、肾阴阳两虚伴阴虚火旺或心肾不交者为多见。

【附】

（一）卵巢储备功能不足（DOR）

卵巢储备功能不足（decreasing ovarian reserve，DOR）是指卵巢中的存留卵子量降到阈值或卵子质量下降，导致生育力低下，部分可发展为卵巢早衰，严重影响女性的身心健康。其临床主要表现为 40 岁前出现月经不调、不孕，或无明显症状，具有基础卵泡刺激素（FSH）升高（$10U/L < SH \leqslant 40U/L$）和（或）血清卵泡刺激素（FSH）与黄体生成素（LH）之比失衡（$FSH/LH > 3.6$）及雌二醇（E_2）$\leqslant 50pg/m$ 的内分泌表现。目前还有认为，血清苗勒管激素（$AMH < 0.83ng/ml$）及抑制素 B（$INHB < 40 \sim 56ng/L$）可作为卵巢储备功能下降的预测指标。

（二）卵巢功能不全（POI）

近来学者认为"卵巢早衰"（POF）这个名词不能正确反映这个疾病，容易被错误理解为卵巢功能的永久衰竭，而"卵巢功能不全"（POI）是对这一疾病更加科学准确的诠释，体现了疾病的发展性和多样性，也更适合于临床应用，故建议用 POI 来代替 POF 的诊断。POI 即为 40 岁之前出现闭经或月经稀发症状至少 4 个月时间，两次 FSH 均 $>25IU/L$（间隔大于 4 周以上）。这是 2016 年 1 月人类生殖医学杂志刊发的欧洲人类生殖与胚胎学会（ESHRE）发布的 POI 的管理指南，被全新严格定义的标准。

第五节　卵泡不破裂黄素化综合征
（Luteinized Unruptured Follide Syndrome，LUFS）

卵泡不破裂黄素化综合征是指卵泡成熟但不破裂，卵细胞未排出而原位黄素化，形成黄体并分泌孕激素，体效应器官发生一系列类似排卵周期的改变。临床以月经周期正常，有类似排卵表现但持续不孕为主要特征。是无排卵性月经的一种特殊类型，其发病率各家报道不一，多数认为自然月经周期约为 5%～10%，药物促排卵周期约为 30%～40%，是引起不孕的重要原因之一。卵泡不破裂黄素化综合征是 1975 年 Jewelewicz 首先提出有卵泡不破裂而黄体化的情况，并命名为 LUFS。中医尚无相应病名，多归属为"不孕症"范畴。

一、病因病理

（一）西医病因病理

LUFS 发生机制尚不十分明了，目前多数认为本症可由以下几种因素引起。

1. 中枢内分泌紊乱　排卵是一个复杂的由多种激素协同作用完成的过程。中枢内分泌紊乱时可直接影响卵泡的生长发育及排卵的发生，有研究表明，排卵过程由 LH/FSH 的峰状分泌激发，主要由 LH 所激发。当各种原因所致中枢内分泌紊乱，LH 峰状分泌水平不够，LH 的分泌量达不到阈值时，无法激发导致卵泡壁被消化和破裂的生物化学和组织学变化，但却可导致减数分裂的再启动和卵泡细胞黄素化、分泌孕酮而出现卵泡未排而孕酮升高的"伪排卵"现象。

但也有研究报道 LUFS 与 LH 水平无关。尚有研究报道 LUFS 时 LH 的作用系 LH 受体量下降所致。

2. 局部障碍　子宫内膜异位症、盆腔炎等可造成盆腔粘连而导致卵泡不破裂无排卵，但内源性 LH 可促使卵泡细胞黄素化。有研究表明：卵巢手术后发生 LUF 主要与卵巢表面稀疏的膜样粘连有关。此外，卵巢炎甚至亚临床的卵巢炎也是造成卵巢表皮增厚而导致 LUFS 发生的局部因素。

3. 酶或激酶不足或缺陷或前列腺素缺乏　酶的产生也是 LH 与 FSH 作用的结果。LH 不足影响环磷酸腺苷（cAMP）增加，从而使卵巢内纤维蛋白和纤溶酶原激活剂活性低下，可使排卵前卵泡细胞上的纤溶酶原活性降低，影响纤维蛋白的溶解和滤泡壁的自身作用。蛋白溶解酶也对卵泡破裂起作用，当这些酶缺乏即抑制卵泡排卵。或前列腺素缺乏而延迟卵子的排出，如临床上使用米非司酮（Ru486）或前列腺素抑制剂拮抗 P 和前列腺素（PG），可以明显地诱发 LUFS。

4. 高 PRL 血症　PRL 影响促性腺激素释放激素（GnRH）的释放，使血 LH 下降。PRL 可改变 E_2 对 LH 的正反馈调节作用。此外，PRL 还可抑制卵巢分泌 E_2、P，并降低卵巢对 GnRH 的反应，使排卵不能发生。

5. 药物等外部因素作用　药物促排卵或超促排卵周期中，该综合征的发生率明显高过自然周期，表明在促排卵过程中卵泡的发育及成熟程度与自然周期不完全相同。如氯米芬（CC）可使本综合征明显增加，据认为是 CC 等药物可导致卵巢基质及卵泡黄体化所致。

6. 精神心理因素　亦有人认为与精神心理因素有关,长期不孕妇女处于紧张和不断的应激状态中,造成血中催乳素水平反复出现小峰值而影响排卵。

(二)中医病因病机

中医学认为本综合征的发生与肾、肝、血气及冲任失调密切相关。肾藏精,主生殖发育,肝藏血,主疏泄调节,为"女子先天",任通冲盛,男女两"精"适时相搏,则胎气乃成。若肝肾疏泄闭藏有度,血海蓄溢正常,开合有节,冲任调和则月经、妊娠正常;若肾气(精)亏虚,肝失疏泄,血瘀气滞,冲任胞脉失和,即使经水按期而至,亦不能摄"精"成孕。

二、诊断要点

(一)西医诊断要点

1. 临床表现

(1)不孕为常见的症状,且常误认为是"原因不明"的不孕症。

(2)可合并有盆腔子宫内膜异位症或者慢性盆腔炎(粘连)的表现。

(3)月经周期和月经量常无异常。

(4)偶有黄体期稍短或孕酮水平较低等表现,但无特异性。

(5)临床一般常用的监测排卵方法,如基础体温(BBT)、宫颈黏液(CM)、孕酮测定、子宫内膜活检等均提示为"排卵性"月经。

2. 特殊检查

(1)B超连续监测:于围排卵期(月经周期第8~9天起),每日用阴道B超连续观察,了解卵泡发育动态情况,若有优势卵泡形成,达成熟卵泡标准(卵泡最大直径≥18mm,清晰透亮、边界清楚等),而无排卵表现,即卵泡持续不消失或无明显缩小(卵泡滞留型),或继续增大(30~45mm,卵泡持续长大型),子宫直肠陷凹无游离液出现,即可考虑未破裂卵泡黄素化(LUF)周期。在B超监测周期中,应由专人专机检查,以统一标准,避免将排卵后的囊性黄体误认为LUF。

(2)腹腔镜检查:对疑有卵泡不破裂黄素化时,行腹腔镜检查可进一步确诊。一般认为在排卵后1.5天内排卵征依然存在,此后会逐渐封闭,于4~5天完全上皮化,排卵孔封闭。故于黄体早期(月经周期第20天前,BBT上升2~4天)用腹腔镜直接观察卵巢表现,见有黄体但无排卵裂孔。

(3)后穹窿穿刺液甾体激素测定:成熟卵泡中含有大量的雌、孕激素,卵泡破裂时释放入盆腔,使腹腔液中雌、孕激素浓度明显高于血液中浓度,通常孕激素可高达3倍以上。因此,于黄体早期行后穹窿穿刺,抽取腹腔液,测其雌、孕激素浓度,与血中浓度比较,可推断卵泡曾否破裂。

(4)内分泌检查:血LH峰值测定较正常低下或过早出现。

141

3．诊断标准与鉴别诊断

（1）诊断标准：连续 B 超检查，卵泡增大至直径 18～24mm，已达成熟标准，72 小时内仍不缩小，或继续增大，而 BBT 出现高温相，宫颈黏液显示黄体期改变，血清孕酮（P）水平 >3ng/ml，即可诊断为 LUFS。若卵泡未达到成熟标准，而出现孕激素作用改变，则可诊断为多发性未成熟卵泡黄素化（MILF）。较之前述成熟型 LUF，此则为早熟型 LUF。也可用腹腔镜检查结合其他临床特征做出诊断，但因为腹腔镜操作较为复杂，且带有损伤性，故临床一般较少采用。

（2）鉴别诊断：主要与正常排卵周期鉴别。并要注意鉴别有否盆腔内膜异位症、慢性盆腔炎（粘连）等并发症存在。

（二）中医辨证要点

本综合征除不孕（系为长期或"原因不明"不孕）外，往往无其他明显自觉症状，故中医应重在中西医证病结合辨证。临床见证以肾虚血瘀为主，每合并肝郁气滞、湿热瘀阻或心肝火旺等证象。

第六节　神经厌食性闭经
（Anorexia Nervosa）

神经厌食性闭经是以进食中枢抑制，自我强迫性厌食或拒食为特征的精神动力性疾病，患者大多有神经质倾向，或有长期的精神和感情方面的刺激，临床表现为厌食、消瘦和闭经，是由于精神因素和营养因素引起闭经的一个典型的例证。

中医虽无此病名，而早有类似记载，如《兰室秘藏》："妇人脾胃久虚，或形赢，气血俱虚，而致经水断续不行……夫经者，血液津所化，津液既绝，为血所灼，肌肉消瘦，时见消渴，血海枯竭，病名曰血枯经绝。"根据其病症特点，中医学可归属于"虚劳血枯经闭""郁证"等范畴。

一、病因病理

（一）西医病因病理

目前还不清楚神经性厌食症的根本原因，但越来越多的证据显示，社会文化及生物学因素的相互作用对其发病有影响，特异性较低的心理机制与人格的易患性的作用也应考虑。神经厌食性闭经常见病因为紧张、恐惧、忧伤、过度劳累、气候环境改变、手术、休克等。本病多见于为围初潮期少女，家庭富裕，父母过分严厉或溺爱，或有性骚扰和性乱，羞于女性体态，盲目减肥节食，或过度的精神紧张等神经刺激，结果扰乱神经 - 内分泌系统，影响下丘脑 -

垂体-卵巢的内分泌轴功能。GnRH浓度降至青春期前水平，以致性腺激素和雌激素水平低下而发生闭经。该症往往先表现排卵功能的障碍，继而发生卵泡成熟障碍而闭经。盼子心切或恐惧妊娠的强化精神因素，亦可扰乱内分泌功能，有的还产生似妊娠的假孕表现。

（二）中医病因病机

中医学认为该症病因不外乎七情所伤，心肝脾肾功能失调。盖心为神明之府，心有隐曲思虑不遂，则心神怫郁，心血不能濡润脾土已成过思伤脾之病。脾伤不能化精微物质以溉五脏，女子则有不月之疾。肝藏血主疏泄，是调节一身气机的枢纽。若情绪不遂，肝气郁结，气滞血瘀，冲任闭阻月经不行；肝气犯胃，肝胃不和，胃不受纳而厌食；肝郁而化火，灼炼精血，血枯而经闭。久则病及于肾，肾藏精，肾虚精血匮乏，源竭流涸，冲任俱虚而经闭。临床所见每为心脾两虚，肝郁脾虚，肝肾阴亏甚或脾肾阳虚，冲任失养或干涸所致。

二、诊断要点

（一）西医诊断要点

1. 病史　本病多发于青少年女性，起病与心理因素、家庭环境密切相关，目的是减轻体重。长期厌食、拒食所致的机体营养不良的基础上出现闭经。

2. 症状与体征

（1）症状：主要为患者有意节食导致体重明显减轻，低于标准体重25%以下。闭经为神经性厌食症的常见症状，有的还可有其他性腺功能方面的障碍和性欲减退等。

（2）体征：主要为消瘦、体重下降和营养不良。

3. 辅助检查　性格测验常表现为依赖性较重，人际关系不协调，性格脆弱，敏感多疑及缺乏自信等。而脑电图、CT及他神经影像学检查尚无特征性异常表现。

4. 诊断标准

（1）明显的体重减轻比正常平均体重减轻15%以上，或者Quetelet体重指数为17.5或更低，或在青春期前不能达到所期望的躯体增长标准，并有发育延迟或停止。

（2）自己故意造成体重减轻，至少有下列1项：①回避"导致发胖的食物"；②自我诱发呕吐；③自我引发排便；④过度运动；⑤服用厌食剂或利尿剂等。

（3）可有病理性怕胖：指一种持续存在的异乎寻常地害怕发胖的超常观念，病人给自己制定一个过低的体重界限，这个界限值远远低于其病前医生认为是适度的或健康的体重。

（4）实验室检查可见下丘脑-垂体-卵巢功能抑制，甲状腺、肾上腺、胰腺功能偏低。女性表现为闭经（停经至少已 6 个连续月经周期）。

（5）症状至少已 3 个月。

（6）可有间歇发作的暴饮暴食。

（7）排除躯体疾病所致的体重减轻（如脑瘤、肠道疾病例如 Crohn 病或吸收不良综合征等）[说明：正常体重期望值可用身高厘米数减 105，得正常平均体重数（千克）；或 Quetelet 体重指数＝体重千克数／身高米数的平方进行评估。]

5. 鉴别诊断

（1）希恩综合征：可有闭经、消瘦，但没有明显厌食，且有毛发脱落明显，常发生于产后大出血患者。

（2）盆腔结核：有消瘦、闭经、食欲不振，在早期常有月经量多，以后逐渐减少，终至闭经，常伴有结核病史和消耗等症状，可行 HSG 及诊刮予以确诊。

（二）中医辨证要点

本症的辨证，必须与详细询问病史及全面检查相结合，辨证的重点在于分清虚实。本病患者多为青少年女性，月经渐至后期、量渐少而终至闭经，并伴有形体消瘦、食欲不振、头晕肢软、心悸失眠等，属血枯经闭。禀赋素虚，情志不畅，肝气失疏，冲任失调，女子月事不下当以"血隔"立论。临床上以虚证或本虚表实者多见。

第七节　希恩综合征
（Sheehan syndrome）

希恩综合征是垂体前叶功能减退综合征的一种特殊类型，常因发生大出血、休克等原因引起垂体前组织缺血性坏死，以致垂体促性腺激素分泌减少，从而引起相应的靶腺体卵巢、甲状腺、肾上腺皮质功能的减退，导致子宫萎缩，继发闭经，伴有毛发脱落、性激素降低、全身乏力等一系列极度衰弱的综合征。由英国医生 Sheehan 在 1937 年首次总结报道。中医无相应的病名，根据临床表现，归属于"产后虚劳""闭经""血枯经闭""劳瘵"等范畴。

一、病因病理

（一）西医病因病理

垂体前叶和下丘脑之间有门静脉联系，在下丘脑分泌的神经多肽物质作用下，垂体前叶分泌很多促激素，如促性腺激素、促甲状腺激素、促肾上腺皮质激素、泌乳素、生长激素等。妊娠期垂体生理性代偿增大，血运丰富，需氧量增加，对缺氧敏感，当发生产后大出血、产褥感染、休克、羊水栓塞等情况时，血容量减少，很容易引起垂体门静脉血流骤减或发生血栓，最终导致垂体前叶发生缺血缺氧而大片坏死，各种促激素水平大大降低，于是发生甲状腺、肾上腺皮质、卵巢等功能减退，乃至出现希恩综合征的各种症状。病情的严重程度与垂体坏死和促激素分泌减少的程度有关，一般垂体前叶组织坏死超过50%才出现临床症状，超过95%临床症状严重。

（二）中医病因病机

中医对本病早有类似的记载，如巢之方《诸病源候论》中的"产后虚羸候"中就有记载，曰："夫产损动脏腑，劳伤气血……故虚羸也，将养失所，多沉滞劳瘵，甚伤损者皆著床，此劳瘵也。"认为其主要病因为产后大出血，气随血脱，血少而不生精，精血亏损，冲任虚衰，血海不充，胞宫失养，以致出现月事不行，毛发脱落，性欲减退，腰酸乏力一系列虚劳表现，其病机主要为气血虚弱、脾肾阳虚、肝肾阴亏，尤以肾虚为发病的关键。

二、诊断要点

（一）西医诊断要点

1. 病史　本综合征多为缓慢出现，病程较长的慢性病症，但必有产后大出血，或产褥感染伴休克、昏厥的病史，患者见于育龄期妇女，多有贫血、月经量少或延期的久病表现。

2. 症状　临床表现与垂体衰竭程度，受累激素种类、垂体受损的部位及发病年龄等因素有关。主要症状有哺乳期乳汁减少或缺乳、渐致食欲不振、乏力、性欲减退，以及继发性经闭，面色㿠白，畏寒、神情淡漠等，甚则出现无明显诱因的晕厥、休克。

3. 体征　闭经伴有副性征萎缩、乳房萎缩，阴毛、腋毛脱落，消瘦，皮肤干且粗糙，面色苍白，肢冷以及心动过缓、血压低下、反应迟钝等。

4. 辅助检查　典型病例根据病史、症状及体征易于诊断，实验室检查多用于证实诊断。但病程较长，且不典型的病人，内分泌腺功能减退症状出现早晚不一，严重程度也不一致，因此，实验室检查仍有相当的参考价值。

（1）血常规呈轻、中度贫血，空腹血糖多降低，葡萄糖耐量试验曲线低平，胰岛素耐受试验显示低血糖反应迟钝；血胆固醇有时偏高。

（2）基础代谢多明显低于正常，在-30%左右或更低；甲状腺吸碘试验低于正常；尿碘排泄率偏高；血清T_3、T_4测定低于正常；血清蛋白结合碘低于正常。

（3）24小时尿17醇类固醇及17羟皮质类固醇排泄量明显低于正常，ACTH兴奋试验显示延迟反应。ACTH分泌试验：①甲吡酮试验：甲吡酮为11-β羟化酶抑制剂，可阻断皮质醇的合成与分泌，反馈性刺激垂体前叶分泌ACTH。甲吡酮750mg，每4小时1次，垂体前叶功能减退时，血浆ACTH不升高。②胰岛素低血糖兴奋试验：胰岛素导致的低血糖可刺激垂体前叶分泌ACTH、GH

与 PRL。静脉注射胰岛素 0.1U/kg，30 分钟后抽血查 ACTH。正常人 ACTH 应 >200pmol/L，平均为 300pmol/L；本综合征的 ACTH 呈低下反应或缺乏。本试验有一定的危险性，一般慎用。

（4）促甲状腺激素（TSH）分泌试验：静注 TRH 500ng 后 30 分钟，血 TSH 出现峰值约为 10～30U/L；垂体病变时无反应。

（5）促性腺激素（Gn）分泌试验：静注促黄体激素释放激素（LHRH）100μg 后 15～30 分钟，LH 与 FSH 峰值在女性为基础值的 3 倍以上。无反应或低反应提示为垂体前叶功能减退；峰值出现于 60～90 分钟为延迟反应，提示下丘脑病变。

（6）PRL 观测值降低：此项检查有显著意义，因分泌 PRL 的垂体嗜酸性粒细胞靠近垂体门脉系统的起始部，受交感神经和体循环血量的影响大，易引起痉挛缺血，且妊娠时分泌 PRL 的细胞数量增多，又受下丘脑 DA-PIF 控制，当产妇缺血时该因子升高，使 PRL 减少。

泌乳素（PRL）分泌试验：①促甲状腺激素释放激素（TRH）试验：静注 TRH 500μg 后 15 分钟，血 PRL 出现高峰，男性可增高 3～5 倍，女性可增高 6～20 倍。垂体前叶功能低下时，其基础值低，兴奋后亦不能上升。②灭吐灵试验：口服灭吐灵 10mg，结果判断同 TRH 试验。③胰岛素低血糖兴奋试验：正常血 PRL 于静注胰岛素 1 小时后达高峰，最高可至 1.6～2.0nmol/L（40～50ng/ml），女性更高；本病基础值低，且反应差。

（7）生长激素（GH）分泌试验：①胰岛素低血糖兴奋试验：正常反应峰值出现于静注胰岛素后 30～60 分钟，约为 $35\pm20\mu g/L$（$35\pm20ng/ml$）；垂体病变时反应减低或无反应。②左旋多巴兴奋试验：口服左旋多巴 0.5g，服药后 60～120 分钟，血 GH 应 >7μg/L（7ng/ml）。③精氨酸兴奋试验：5% 精氨酸 500ml 静滴。正常 GH 峰值见于滴注后 60 分钟，可达基础值的 3 倍；本病反应低下或缺乏。④胰高血糖素试验：胰高血糖素 1mg，肌注。正常人在 2～3 小时峰值 >7μg/L（7ng/ml）本病多无明显反应。

（8）阴道涂片显示雌激素水平低落：血促性腺激素（FSH、LH）及雌激素（E_2）观测值降低。

（9）心电图显示低电压，可出现 T 波平坦，倒置或双相。

5. 诊断标准　本病的诊断主要根据病史、体征、症状及实验室检查。根据垂体前叶损伤及坏死的程度，部位及范围差异，临床分为重、中、轻度，垂体破坏达 90%～95% 以上，垂体功能丧失为重度；破坏 75% 左右，出现中度病症；破坏 60% 者，出现轻度症状；若破坏少于 50%，不出现临床症状的较轻损伤，可以通过再生加以代偿，闭经经过一段时间，可自行恢复正常月经周期。

6. 鉴别诊断　该病临床应与原发性慢性肾上腺皮质功能减退（艾迪生病），

原发性甲状腺功能减退症，垂体肿瘤的闭经以及闭经 - 溢乳综合征，神经性厌食闭经及靶腺功能低下相鉴别。

(二)中医辨证要点

该综合征以经闭、毛发稀疏、脱落、性欲减退、表情淡漠为主要临床表现，若面色㿠白、舌淡、脉细弱者，以气血亏损为主；另有畏寒、肢冷、腰膝冷痛者，为阳虚命门火衰；少数病人有头晕耳鸣、失眠、舌瘦、脉细数者，多为肝肾阴亏或阴阳两亏，辨证不难明确。

第八节　空蝶鞍综合征
(empty sella syndrome, ESS)

空蝶鞍综合征是指蝶鞍扩大，鞍内垂体组织被挤压而出现的综合征。包括头痛、高血压、肥胖、闭经、溢乳或不孕、视力障碍，少数有意识紊乱，脑脊液鼻漏等症状。空蝶鞍(ES)一词在 1951 年由 Busch 首先提出，随后 colby 等1952 年报告了"空蝶鞍综合征"(ESS)。近年来报道其内分泌异常的检出率为40%～50%。

ESS 是一组综合征，各人发病因素不一，临床表现也不同，中医虽无此病名，但此病表现可归属于闭经、溢乳及不孕等范畴。

一、病因病理

(一)西医病因病理

空蝶鞍的病因尚未完全明了，大多数学者认为与以下因素有关。

1. 先天性蝶鞍缺陷　如先天性鞍膈缺乏或缺损，也可能因鞍膈孔较大(一般直径 > 5mm)，使蛛网膜下腔在脑脊液压力下进入垂体窝内，压迫垂体，是垂体呈扁平状态，蝶鞍扩大、变形，甚至骨质被破坏而吸收。

2. 垂体手术或垂体放疗后　鞍内、鞍旁肿瘤手术治疗引起鞍膈缺损，放射治疗可引起垂体萎缩，留下空隙，有利于脑脊液流入。也有一些垂体瘤或颅咽管瘤发生囊性变化，囊壁破裂，囊腔与蛛网膜下腔沟通，是脑脊液进入垂体窝。

3. 继发于希恩综合征。

4. 继发于甲状腺功能低下的替代疗法后　女孩与年轻妇女患原发性甲状腺功能低下时常显示蝶鞍扩大，因此甲状腺功能检查在本病很重要。

5. 妊娠尤其是多胎妊娠引起　妇女在妊娠时，特别是多胎妊娠可引起垂体生理性增大，肥大的垂体将鞍膈孔及垂体窝扩大，分娩后垂体复旧，体积恢复到妊娠前，但鞍膈孔留下较大裂隙，也可使蛛网膜下腔脑脊液冲入窝内。

6. 遗传因素　机制尚不清楚。

7. 免疫机制 近年来有些学者认为，原发性 ESS 的始动因素与患者的抗垂体抗体有关。KOmatSu 等曾报道对 32 例原发性 ESS 患者采用与啮齿动物的垂体细胞系抗体交叉试验方法，测定其垂体抗体活性，结果显示 75% 以上的 ESS 和某些有其他垂体疾患的病人存在垂体抗体，而正常人则无。Man 等也进行了类似的研究，发现在抗垂体抗体中，以抗 ACTH 抗体最常见，其次为抗 TSH 及抗 GH 抗体，提示自身免疫可能使垂体萎缩而形成 ESS。

8. 继发于淋巴细胞性垂体炎。

（二）中医病因病机

中医虽无空蝶鞍综合征之病名，但按其在妇科内分泌异常方面的临床表现，运用证病结合，审证求因的原则，可认为本证的发病主要是由于先天禀赋不足，肾气未盛，天癸未至，冲任未充，无以施化经血。或禀赋素虚，久病经产屡伤于血，或产时大失血，或后天性损伤（手术和放疗），引起肝肾、气血亏损，冲任俱虚，无以化生经血。或七情内伤致肝气不舒，气结血瘀脑络，冲任失调，月事不行。或肝郁化火，火热迫乳外溢；或火热上逆清窍，出现头痛、视物昏花。或形体肥胖，素多痰湿，脂、痰、湿内阻，导致冲任壅塞，月经闭阻。

二、诊断要点

（一）西医诊断要点

1. 病史 本征可有先天性鞍膈缺损，或后天性垂体肿瘤有行手术、放疗史，或患希恩综合征、甲状腺功能低下、淋巴细胞性垂体炎症或多胎妊娠等病史。

2. 临床表现 多见于中年肥胖妇女。以往认为本征多数无明显的内分泌功能异常，特别是原发性者。近年来由于对 ESS 患者的内分泌检查日趋细致，据报道内分泌异常的检出率可达 40%～50%。临床可表现为部分性或全垂体性脑垂体前叶功能不全，而以垂体促性腺激素（Gn）、生长激素（GH）分泌减少为多见，部分妇女 PRL、GH 升高，可致闭经、月经稀少或紊乱、溢乳和不孕。少数患者可有头痛、视力障碍、高血压和鼻腔溢液。肾上腺和甲状腺较少受影响。然少数患者易患甲状腺功能低下。

3. 辅助检查

（1）X 线头颅摄片：一般采用头颅侧位 X 线摄片，基本可以诊断有无空鞍，但鞍内病变难以鉴别。

（2）气脑造影：可更明确显示气体进入垂体窝内，呈片状阴影，有时气体充满整个垂体窝，出现气液平面。

（3）CT 扫描：采用冠状位薄层增强扫描，可精确地在扩大的垂体窝中见到萎缩的垂体和充满低密度的脑脊液，有报道准确率提高 10%。

（4）MRI 检查：以冠状部和矢状部首选，可极好显示垂体形态和鞍区解剖及视神经和垂体的位置。MRI 多方向、多参数成像，其影像较 CT 更清晰，尤其证实鞍内纯脑脊液比 CT 更精确。

（5）内分泌检查：ESS 的内分泌功能紊乱常见，表现多样。部分患者无内分泌改变，仅 PRL 略高于正常值，但要排除昼夜脉冲变化。

根据病史、症状和体征可做出可疑诊断，结合 X 线头颅摄片、CT 扫描、MRI 检查和气脑造影可确诊。激素测定可了解垂体功能受损情况以指导治疗。

（二）中医辨证要点

按中医宏观和微观结合辨证，本征为某种因素导致蝶鞍扩大和脑垂体被挤压缩小，内分泌障碍而出现妇女闭经、月经失调、溢乳和不孕症，临床见证应以气血虚弱、肾虚肝旺、痰瘀阻络（脑络）为主，并根据患者个别表现差异辨其虚实兼夹之证。

第九节　其他内分泌腺功能失调性闭经
（Amenorrhea Caused by Other Incretory Organ Dysfunction）

人体内分泌系统中内分泌腺及其分泌的激素之间的相互关系十分密切。女性性腺内分泌失调能导致月经异常及不孕，而甲状腺、肾上腺、胰腺等腺体功能失调也能影响性腺内分泌导致闭经、不孕。

一、甲状腺功能失调性闭经

甲状腺功能失调干扰正常 HP 轴 GnH 释放节律，并经长反馈机制和 TRH-TSH 旁分泌作用干扰 GnH-PRL 分泌平衡，降低卵巢对 GnH 的反应性，抑制排卵和性激素生成。

据报道由甲状腺功能失调所致闭经发生率为 12.5%～88.8%。

（一）甲状腺功能低下症（简称甲低）

甲低是由多种原因引起的甲状腺激素合成分泌减少或生物效应不足所致的机体代谢和身体各个系统功能低下的一组内分泌疾病。

1. 病因　可分为原发性、继发性和周围性三类。

（1）原发性甲低

1）甲状腺素缺乏性甲低：①由甲状腺手术后或放射性 ^{131}I 治疗所致；②甲状腺生长发育缺陷；③特发性，可能由自身免疫引起，可检出甲状腺抗体。

2）甲状腺肿性甲低：系甲状腺激素合成过程障碍，失代偿时则甲减，常见原因有慢性淋巴细胞性甲状腺炎、桥本病、缺碘、遗传性或药物性等。

（2）继发性甲低：系下丘脑 - 垂体病变所致。

（3）周围性甲低：系遗传受体功能障碍或缺如所致。

2．临床表现　成人期患病时病情轻者可发生月经紊乱，月经过多。病情严重时可出现闭经，性欲减退，阴毛脱落及黏液性水肿面容等症状。

3．诊断　可根据甲状腺功能测定如进行促甲状腺素测定（TSH），一般情况下，甲低早期尚未出现其他甲状腺功能异常时即表现为血清 TSH 升高，T_4 水平正常，称为亚临床性甲低，对本病的诊断极有重要意义。T_4 降低而 T_3 正常也可视为早期诊断甲低的指标之一。由于总 T_3、T_4 可受甲状腺素结合球蛋白（TBG）的影响，故测游离（FT_3、FT_4）更准确。

4．中医辨证要点　临床都表现为脾肾阳虚、心肾阳虚、肾精亏损或阳气衰竭等证。

（二）甲状腺功能亢进（简称甲亢）

甲亢是指由于多种原因引起的甲状腺激素分泌增多，进入循环，作用于全身组织、器官，造成机体的神经、循环、消化各系统兴奋性增高和代谢亢进为主要表现的一组疾病的总称。

1．病因

（1）遗传因素：临床上发现甲亢中家族性毒性弥漫型甲状腺肿（Graves 病）不少见，同卵双胎先后患 Graves 病的可达 30%～60%，异卵双胎仅为 3%～9%。这说明 Graves 病有家族遗传倾向。

（2）免疫因素：1956 年 Adams 等发现长效甲状腺刺激素（LATS）作用与 TSH 作用相近，它是一种由 B 淋巴细胞产生的免疫球蛋白（IgG），是一种针对甲状腺的自身抗体，可与甲状腺亚细胞成分结合，兴奋甲状腺滤泡上皮分泌甲状腺激素而引起甲亢。甲亢患者中 60%～90% LATS 增多。此后又发现 LATS-P 物质，也是一种 IgG，只兴奋人的甲状腺组织，又称人甲状腺刺激免疫球蛋白（HTSI），甲亢患者 90% 以上为阳性。Graves 病是一种器官特异性自身免疫性疾病，是引起甲亢最主要的病因，约占甲亢的 80%，自身免疫性甲亢的特点是血清中有 TSH 受体抗体（TRAb）、抗甲状腺过氧化物酶抗体（TPOAb）、抗甲状腺球蛋白抗体（TGAb）等多种自身抗体。抗甲状腺抗体阳性还是复发性流产和不孕的危险因素。

（3）环境及其他因素：摄入碘过多、感染、应激和性腺激素的变化，均可能是本病的诱发因素。尤其是强烈的精神刺激常可以诱发甲亢的发病，精神应激可使患者血中肾上腺皮质激素急剧升高，进而改变抑制或辅助 T 淋巴细胞的功能，增强免疫反应，使甲亢的临床表现加剧。

2．临床表现　本病由于甲状腺激素分泌过多，可出现新陈代谢增加，神经、心血管系统功能亢进和甲状腺肿大，病人多以突眼性甲状腺肿最为常见，国外称 Graves 病。甲亢导致生殖功能紊乱，其表现不一，如月经周期缩短或延长，月经量减少，甚至闭经、无排卵而患不孕，或怀孕后造成流产。

3. 诊断　甲亢的月经失调，应在体检中注意甲亢的阳性体征，做好妇科检查，详细进行甲状腺与性腺功能测定，包括一系列有关激素测定，如果血清游离 T_3、T_4 升高，T_3 较 T_4 升高明显，TSH 正常或降低，甲亢的诊断能确定。要注意与单纯性甲状腺肿、神经官能症、颅内疾病引起的突眼相鉴别。

4. 中医辨证要点　临床表现多见于肝火亢盛、心肝阴虚或心肾阴虚等证。

二、肾上腺皮质功能失调性闭经

肾上腺皮质功能失调经长反馈和 CRH-ACTH 旁分泌机制干扰 HP 轴GnRH-GnH 释放节律，抑制卵巢对 GnH 反应性、排卵和性激素生成并影响性征和性器官发育和功能，从而可造成闭经及不孕。有报道肾上腺功能失调导致闭经发生率为 15%～50%。

（一）肾上腺皮质功能亢进

1. 病因　当肾上腺皮质由于增生或肿瘤而功能亢进时，可产生皮质醇增多症（即库欣综合征）、原发性醛固酮增多症、肾上腺性变态综合征，及先天性肾上腺皮质增生。由于 ACTH 分泌过高者，可抑制垂体 GnRH 的释放，促性腺激素功能减退。但 ACTH 高引起雄激素合成增多，转化为雌激素量也增多，两者又协同反馈性抑制垂体性功能调节轴，引起月经稀少，并发展为闭经。严重的电解质不平衡也可影响正常月经功能。先天性肾上腺皮质增生，有过多雄激素产生，可致原发性闭经及女性假两性畸形。

2. 诊断　可进行肾上腺皮质功能测定，如患者 24 小时尿 17-羟皮质类固醇及 17-酮类固醇明显增高。血浆 ACTH 测定对病因诊断具有更大价值，库欣病患者，ACTH 高于正常。肾上腺皮质肿瘤患者 ACTH 明显低于正常甚至血中测不出 ACTH。异源 ACTH 综合征患者血浆 ACTH 明显升高。进行其他特殊试验：① ACTH 试验；②地塞米松抑制试验；③甲吡酮试验等，均可协助诊断。

3. 中医辨证要点　临床常见为肝旺脾湿、肝肾阴虚火旺及肾阴阳两虚等证。

（二）肾上腺皮质功能减退

1. 病因

（1）原发性：某些因素直接破坏了肾上腺组织而引起慢性或急性肾上腺皮质功能不全。如慢性肾上腺皮质功能不全（艾迪生病）常由自身免疫疾病所引起。在晚期常发生闭经。自身免疫反应还可以同时影响其他某一内分泌腺或多数内分泌腺，如甲状腺、甲状旁腺、卵巢等。结核也可为破坏肾上腺的病因。

此外,严重感染如败血症并发肾上腺出血或在慢性病变的基础上又遭外伤或手术等过重的应激负荷都可能产生急性肾上腺功能衰竭情况。

(2)继发性:系继发于下丘脑分泌 CRH 及垂体分泌 ACTH 不足所致。

2. 临床表现 一般轻度慢性肾上腺皮质功能低落无明显的临床表现,将近 90% 组织遭破坏时才出现症状。功能减退导致糖皮质激素及醛固酮分泌不足。由于体重锐减、低血压、低血糖等,卵巢功能受影响而出现闭经。

3. 诊断 本病轻症早期或属隐性型(或称部分皮质功能减退),往往症状很轻或无症状,实验室检查发现亦很少异常。但晚期重症时,24 小时尿 17- 羟皮质类固醇及 17- 酮类固醇排出量明显低于正常。24 小时尿游离皮质醇常低于正常。血浆 17- 羟皮质类固醇浓度,常显著低于正常底限。血浆 ACTH 测定,原发性明显增高,继发性明显降低,接近于零,还可进行促肾上腺皮质激素试验,协助诊断。

4. 中医辨证要点 临床多见脾肾两虚、肝肾两虚证。

三、糖尿病性闭经

胰岛同性腺功能的关系,迄今尚不清楚。但大多数学者认为它们之间的相互影响主要是通过外围靶腺之间的直接影响,而发挥其生态学特征的。其特点是:由胰岛素失常而引起组织代谢的变化,特别是糖类代谢的变化,由此引起内分泌系统,特别是垂体 - 性腺轴的功能及其代谢在外周效应的变化,有时这种变化通过中枢神经或外周神经系统而实现。

糖尿病是胰岛素分泌绝对或相对不足造成。它导致糖代谢的紊乱。使血糖浓度过高,出现糖尿。本病多见于 40 岁以上中老年人。发病于青幼年者称幼年型糖尿病。幼年型糖尿病患者(大多数在 15 岁以下),约 1/2 发生闭经。

糖尿病类似于中医"消渴病",中医辨证每见肺热津伤(上消),胃热炽盛(中消),肾阴亏虚(下消),气阴两虚,阴阳两虚,痰瘀互结或脉络瘀阻等证。

第十节　黄体功能不全
（Luteal Phase Deficiency, LPD）

黄体功能不全(LPD)指黄体发育不良、过早退化、萎缩不全、分泌孕酮不足,或子宫内膜对孕酮反应性降低,以致子宫内膜分泌反应不良引起的月经失调和生育功能缺陷综合征。1949 年首先由 Some 提出这一概念。LPD 常导致孕卵着床障碍、黄体期出血、不孕、习惯性流产。不孕症妇女中 LPD 发生率 3.5%～10%,早期妊娠流产中 LPD 为 35%,复发性流产患者 LPD 发病率为 23%～67%。

中医无此病名，按其临床表现归属于月经不调、不孕、胎漏、胎动不安或滑胎等范畴。

一、病因病理

（一）西医病因病理

黄体功能不全的病因源于黄体分泌孕激素不足、子宫内膜接受功能不良、与子宫内膜上的孕激素受体（PR）异常有关。

1. 促性腺激素释放激素（GnRH）脉冲频率过低　GnRH 脉冲频率过低引起卵泡期（FSH）分泌不足和排卵期（LH）高峰降低，黄体期 LH 分泌不足和抑制素升高，都会影响卵泡发育；在卵泡发育过程中，雌激素分泌不足会影响 FSH 及 LH 受体合成，排卵期和黄体期 LH 分泌不足影响颗粒细胞黄素化，导致孕酮分泌降低，虽有排卵但影响黄体的发育。因此，卵泡发育异常最终可转变成黄体细胞缺陷。

2 甲状腺疾病　包括甲状腺功能亢进（简称甲亢）和甲状腺功能低下（简称甲低）可反馈性抑制垂体促性腺激素分泌，造成 LPD。

3. 子宫内膜细胞孕激素受体异常　子宫内膜细胞 PR 异常对黄体分泌的激素反应低下，即使黄体功能正常，内膜发育不良。

4. 泌乳素（PRL）升高导致 LPD　PRL 可参与 LH 的释放，影响卵巢黄体的发育及孕酮的合成分泌，LPD 妇女高泌乳素血症（HPRL）的发生率为 46%～70%。

5. 子宫内膜异位症　微小和轻型子宫内膜异位症不孕妇女 LPD 包括大的和小的黄体细胞功能异常，与卵泡期雌激素和 LH 依赖性孕酮生成减少相关。

6. 前列腺素分泌异常　子宫内膜可产生前列腺素，前列腺素分泌增加可导致黄体溶解、过早萎缩和孕激素生成减少。

7. 高雄激素血症　多囊卵巢综合征和多毛症时，高雄激素血症通过抑制 GnRH-Gn 分泌，干扰卵巢排卵和性激素分泌，导致黄体功能不全、未破裂卵泡黄素化综合征（LUFS）、无排卵和不孕。

8. 药物因素　包括氯米芬（CC）、促性腺激素、合成孕激素、前列腺素等。CC 可抑制子宫内膜对孕酮的反应性，引起雌激素分泌与子宫内膜组织反应失同步化，不利于孕卵植入和胚胎发育。

（二）中医病因病机

中医学认为，肾为先天之本，生殖之源，由于排卵前期至排卵后期，是阴转阳，阳气渐旺的重要阶段，黄体期是阴充阳长，肾阳渐旺，胞宫温暖待孕之时，如冲任不固，肾阳不足，则黄体期缺陷，而致不孕。《圣济总录》云："妇人所以无子，由于冲任不足，肾气虚寒也。"其次，女子又"以肝为先天"，肝肾同源，并居下焦，肾虚失煦，肝郁失疏，往往阴转阳化迟缓，阳气不及，不能达到正常的阴阳平衡状态，以致 LPD。亦有肾为先天之本，脾（胃）为后天之本，肾阳不能温煦，脾虚乏力，亦可导致 LPD。

二、诊断要点

（一）西医诊断要点

1. 病史和临床表现　生育期妇女出现月经周期缩短、经前期出血、经期延长、排卵期出血、不孕和早孕期复发性流产等，以及有否使用 CC 促排卵等药物应用史。

2. 基础体温（BBT）测定　BBT 为双相，高温相≤10 天，体温上升 <0.3℃，BBT 曲线呈阶梯形缓慢上升或不稳定。

3. 黄体中期血 P 测定　黄体中期 P 浓度是判定 LPD 的重要可靠指标。但由于黄体中期血 P 呈脉冲式分泌，24 小时内波动范围极大，其血 P 峰值出现的时间及脉冲的大小个体差异极大。为准确判断黄体功能，在排卵后第 4、6、8 天动态观察血 P 浓度。3 次 P 的平均值 >15.9nmol/L 提示有排卵。<31.8nmol/L（10ng/ml）为 LPD，>31.8nmol/L 黄体功能尚可，>47.7nmol/L 黄体功能良好。

4. 子宫内膜活检　是诊断黄体功能不全最经典、最可靠的方法，也是诊断黄体功能不全的金标准。因为黄体晚期子宫内膜受血 P 影响最大，因此子宫内膜活检选择在月经前 2～3 天诊刮，如子宫内膜的组织学发展对于现月经周期落后 2 天，可诊断为黄体功能不全。

常见的子宫内膜病理报告为分泌化不良型，提示孕酮分泌不足。病理报告为不规则脱落型子宫内膜，即退化分泌期子宫内膜和新增生性子宫内膜同时存在者，提示黄体萎缩不全。由于诊断性刮宫是创伤性手术，并且同一患者同一子宫内膜组织标本，不同病理学家的诊断差异率可达 20%～40%，因此，目前子宫内膜病理检查一般不再作为诊断黄体功能不全的常规方法。

5. 超声检查　可以从形态学上了解卵泡发育、排卵、子宫内膜和形成情况，并排除 LUFS。

（二）中医辨证要点

本病是以月经周期提前为主证，因此辨别的月经量、色、质及伴随症是辨证施治的关键。经色红，质稠量少，手足心热，口咽干燥，脉细数者为肾阴虚。量少色淡，形体肢冷，性欲减退，腰膝酸软，宫寒不孕，脉沉细为肾阳虚；弦数者为肝经郁热。经色淡质稀，量多，纳差倦怠，神疲乏力，脉细弱为脾气虚。经色黯有块，小腹胀痛，脉细涩为血瘀。

第十一节　功能失调性子宫出血（附：排卵期子宫出血）
（Dysfunctional Uterine Bleeding，DUB）

功能失调性子宫出血（简称功血），是一种经检查未发现明显全身或生殖器官器质性病变，如无妊娠、炎症、肿瘤、外伤，以及全身出血性疾病，多由神经内分泌系统失调而引起的子宫异常出血。功血可分为无排卵型和有排卵型，前者约占80%，后者约占20%。无排卵型功血是由于下丘脑 - 垂体 - 卵巢 - 子宫轴（HPOU）的调节功能失调，影响了卵泡的发育，卵子不成熟，不能排出，卵泡闭锁，故影响受孕；有排卵型功血是由于黄体发育不健全，孕激素缺乏，子宫内膜呈分泌不良状，有碍于受精卵的着床、发育，即便受孕也易致流产，多发生在青春期、育龄期及围绝经期。

中医学对功血一病早有认识，早在《金匮要略·妇人杂病脉证并治》温经汤下即有"月水来过多"的记载，《诸病源候论·月水不调候》曰"月水……乍少""月水不断"，宋代《圣济总录·妇人血气门》云"经水无定"，《景岳全书·妇人归》云"崩漏不止，经乱之甚者也"，由于此类疾病以月经的周期、行经期、月经量的严重异常为主要症状，可归属于中医崩漏、月经先后无定期、月经先期、月经量多、经期延长、经间期出血、经前期出血等范畴。

一、病因病理

（一）西医病因病理

1. 精神过度紧张，环境和气候的变化，营养不良、劳累等，影响大脑皮质的神经介质，干扰下丘脑 - 垂体 - 卵巢之间的互相调节和制约的机制，使失去正常规律—卵巢功能失调、性激素分泌量失常，影响子宫内膜周期变化，而导致月经紊乱。

2. 青春期功血　以中枢不成熟为主，属无排卵型功血。初潮后1年内80%无排卵，2年60%无排卵，不能出现正常周期性月经。

3. 生育期功血　常发生于产后或流产后。由于雌激素水平高，抑制下丘脑的分泌功能，垂体促性腺激素不足，影响卵泡的发育而无排卵或有排卵，而黄体发育不健。

4. 围绝经期功血　为卵巢功能减退，对FSH、LH的反应下降，FSH、LH升高，雌二醇、孕酮下降为无排卵，子宫出血可无规律。

（二）中医病因病机

功血的发病机制中医认为不外脾肾阳虚、冲任失固，热扰冲任、迫血妄行，冲任瘀阻、血不归经，其虚、热、瘀三者可以单独致病，又可互为因果，夹

155

杂致病,其发病机制复杂,常是气血同病,多脏受累,病势反复,但归结到一点都属于冲任受损,不能制约经血而发病。暴崩易耗伤气血,久治不愈变生漏证,久漏不止可突变为崩证,崩漏可互相转变,又互为关联,病情虚实夹杂,反复难愈。

二、诊断要点

(一)西医诊断要点

1. 病史　详细询问患者年龄、月经史、婚育史、避孕措施、激素类药物使用史,是否受环境和气候变化、精神紧张、劳累过度等因素的影响,或存在营养不良、代谢紊乱等因素。了解子宫出血的经过,如发病的时间,目前出血情况,出血前有无停经史及以往治疗经过(尤应注意以往内分泌治疗的情况),特别注意过去有无月经过多、月经频发、子宫不规则出血等病史。

2. 症状

(1)无排卵性功血月经表现:①月经过多:周期规则,但经量过多(>80ml)或经期延长(>7天);②月经过频:周期规则,但短于21天;③子宫不规则过多出血:周期不规则,经期延长,经量过多;④子宫不规则出血:周期不规则,经期延长而经量正常。

(2)排卵性功血的月经异常表现:主要为月经周期缩短,有时月经周期虽在正常范围内,但卵泡期延长,黄体期缩短,以致患者不易受孕或在孕早期流产。或表现为月经周期正常,但经期延长,长达9～10天,且出血量多。

3. 体格检查

(1)一般情况:应注意患者的精神、营养、发育状况,有无贫血及其程度,第二性征、乳房的发育及毛发分布,有无泌乳等。

(2)妇科检查:子宫大小多属正常。

4. 辅助检查

(1)诊断性刮宫:结果显示分泌反应至少落后2天者,提示有黄体功能不足可能;在月经周期的5～6天诊断性刮宫,显示子宫内膜仍呈分泌期反应,且与出血期及增生期内膜并存,提示有子宫内膜不规则脱落的可能。

(2)B超:了解子宫大小、性状、子宫内膜厚度,宫腔内有无赘生物及血块等,有助于排除其他疾病;动态观察卵泡发育、优势卵泡大小及排卵情况。

(3)宫腔镜检查:可在宫腔镜直视下选择病变区进行活检,有助于诊断子宫内膜息肉、子宫黏膜下肌瘤及子宫内膜癌等宫腔内病变。

(4)凝血功能测定:通过血小板计数,出、凝血时间,凝血酶原时间等了解凝血功能。

(5)血红细胞计数及血红蛋白:了解贫血情况。

（6）BBT 测定：无排卵性功能失调性子宫出血 BBT 呈单相型，黄体功能不足者 BBT 呈双相型，但黄体期不足 11 天；子宫内膜不规则脱落者 BBT 呈双相改变，但下降缓慢。

（7）宫颈黏液检查：经前宫颈黏液见羊齿植物状结晶，提示有雌激素作用但无排卵，见成排出现的椭圆体，提示有排卵。

（8）阴道脱落细胞涂片检查：一般表现为中、高度雌激素影响。

（9）女性生殖内分泌激素测定：血清孕酮为卵泡期低水平则提示无排卵；雌二醇可反映体内雌激素水平；催乳素及甲状腺激素有助于排除其他内分泌疾病；高雄激素应考虑多囊卵巢综合征。

（10）必须排除由生殖器官病变或全身性疾病如病理妊娠或妊娠并发症，生殖道感染、肿瘤，全身性疾病，性激素类药物使用不规范及生殖道损伤等引起的子宫出血。

（二）中医辨证要点

本病为子宫不规则出血，即非时下血，量多如崩，谓之崩中；亦可出血量少，淋漓不断，谓之漏下。崩中与漏下两者之间可相互转化。辨证应以出血的量、色、质及伴随症状，参合舌脉和发病的久暂，辨其属实、属热、属瘀或相兼为病。虚者多属脾气虚弱，肾气不固，阳气衰微，气血两虚；热者多属阴虚有热，或湿热壅阻；瘀者多属气滞血瘀或寒凝血瘀或损伤致瘀。

【附】 排卵期子宫出血

排卵期子宫出血可归属于排卵型功血范畴，一般有以下几个特征：①阴道出血周期性发生在两次月经的中间，量一般较少，亦有量多甚至多如经量的，出血时间超过 3 天以上（出血量极少，1～2 天即净的一般属生理现象），甚至延续一周或更长时间，常伴有一侧短暂的下腹不适或疼痛，即所谓"排卵痛"。②测基础体温，或其他内分泌检查，出血时间与排卵期相吻合。其病因西医认为排卵时，雌激素波动较大，水平下降等因素而引起子宫内膜出血所致。中医认为由肝经郁热，肾阴虚、阴虚化火，或夹湿热、血瘀等原因引起。

第十二节　倒　　经
（Aberratin Mensium）

倒经是指与月经周期相似的周期性子宫外出血，往往伴有月经量减少，甚至无月经，西医称为"代偿性月经"或"替代性月经"。子宫以外的出血部位有鼻、胃、肠、肺、膀胱、视网膜等，表现为衄血、便血、咯血、血尿、血泪、视网膜出血等。最常见的子宫外出血部位为鼻腔出血，即鼻衄，其次是吐血、咯血，中医认为由于其血倒行逆上，故称"倒经"。倒经一名首见于医籍《类证治裁》。《叶氏女科证治》云："经不往下行，而从口鼻出，名曰逆经。"故也有称为逆经。中医妇产科五版教材又称为"经行吐衄"。从临床观察倒经者易发生月经量少或不行，故影响受孕，亦有受孕者，易导致流产。

一、病因病理

（一）西医病因病理

1. 由于鼻黏膜及上述器官对卵巢分泌的雌激素较为敏感，可能由于雌激素水平下降，血中产生的一种类似优球蛋白样毒素使黏膜毛细血管扩张，脆性增加，因而易破裂出血。

2. 有人认为鼻黏膜为原始生殖器官的组成部分，鼻黏膜与女性生殖器官有密切的联系，因而受雌激素的变化影响和支配，产生了与子宫内膜相似的周期性出血，故倒经表现在鼻出血者多见。

3. 亦有人认为倒经可由子宫内膜异位症所致。子宫内膜异位于鼻腔，使鼻腔异位内膜随着卵巢周期性改变而发生出血。子宫内膜可随血循环或淋巴播散到肺等处，则引起该处周期性出血。

（二）中医病因病机

本病的发病机制，主要是血热，冲气上逆，迫血妄行所致。因气为血帅，血为气母，血热则气热，气逆则血逆。经前或经期，冲气旺盛，热则冲气上逆，迫血妄行，血随气而溢于上，则发为吐衄。导致血热气逆，经血妄行的原因：

1. 肝经郁火　因肝主藏血而司血海，冲脉附于肝，若素性抑郁，或恚怒伤肝，肝郁化火，经行时冲气旺盛，冲气夹肝气上逆，火炎气逆，灼伤血络，血随气升，故上逆而为吐血衄血。

2. 瘀热互结　素有瘀血内停，郁久化热，或感受邪热，瘀热互结，经行时，瘀血随之而动，逆于上而数吐衄。

3. 肺肾阴虚　平素阴亏血弱或久病伤精血，或慢性失血、阴血不足，阴亏则阳旺，而生内热，虚火无制而上炎，致迫血妄行。肺开窍于鼻，冲脉有一别络出于颃颡，即鼻后孔。若素嗜辛香燥烈之品，冲任蕴热，经行之时，冲气较盛，火随血动，灼伤肺津，血络受损，而为吐血或衄血。

二、诊断要点

（一）西医诊断要点

1. 病史　有经前或经期出血的病史，尤其以鼻出血或吐血多见，出血有规律性，与月经周期有关。

2. 临床表现　因出血部位不同，以鼻出血多见。肺部的出血表现为咯血；消化道、泌尿道及直肠则分别表现为吐血、尿血、便血。另外还可见腋下、眼睑、腹股沟等部位的皮肤出血。出血与月经来潮同时发生,血量多少不一,与正常月经出血之间呈此多彼少,亦可无明显关系,亦并非每个周期均有出血。

3. 辅助检查

(1) 鼻腔检查:鼻出血时,可行鼻镜检查和活检,确定病变性质,排除恶性肿瘤所致的出血。

(2) 雌激素撤退试验:停药后可见子宫及子宫外出血部位同时出血。

(3) 内镜检查:对于深部出血,用内镜直接观察,同时活检。

(4) 活组织检查:出血部位的活组织检查常能见到子宫内膜样组织。

4. 诊断标准

(1) 有规律地伴随月经周期而致病。

(2) 常导致经量减少或完全停闭不行。

(3) 经净后吐衄可自行停止,但随周期反复发作。

诊断倒经症应排除鼻外伤、鼻腔炎症、鼻黏膜病变及全身性血液疾病,如疑为子宫内膜异位症,应做腔镜检查,活检组织可见到内异病灶。

(二)中医辨证要点

本病的辨证要点为:通过主证、兼证及舌脉来辨别属实热还是虚热,实热又可分为肝火,瘀热两种。

1. 辨主证 辨吐衄。吐血、衄血,血色鲜红,质稠,量多者为实热;吐血、衄血,血色黯,夹有血块,量或多或少为瘀热;吐血、衄血,血色黯红,量少者为虚热。

2. 辨兼证 心烦易怒,两胁胀痛,口苦咽干,头晕耳鸣,尿黄便结者病位在肝,为肝经郁火;经行不畅,小腹疼痛,低热,口干,则为瘀热互结;头晕耳鸣,手足心热,两颧潮红,潮热咳嗽,咽干口渴,病多在肺与肾,乃肺肾阴虚所致。

3. 辨舌脉 舌红,舌黄,脉弦数为肝热内盛之象;舌质黯红,甚则有瘀斑,脉弦数为瘀热互结;舌红绛,苔黄剥或无苔,脉细数,为阴虚内热之象。

第十三节 经前期综合征
(Premenstrual syndrome, PMS)

经前期综合征(PMS)是指部分妇女在月经前7~14天,直至月经来潮2~3天周期性的出现精神神经症状,以及水盐代谢紊乱的一组综合征。临床常出现心烦急躁、悲伤、失眠、头痛、乳房胀痛、躯体疼痛、面目及下肢水肿、精神过敏、思想不集中等症,与月经周期有关,呈周期性发作。该征既往有称为"经前期紧张症"或"经前期紧张综合征"。伴有严重情绪不稳定的 PMS 称为经前焦虑性障碍(premenstrual dysphoric disorder, PMDD),目前视为一种心理神经内分泌疾患，其发生的原因尚不清楚，临床诊断亦无统一标准。据统计 18～45 岁妇女中约有 30%～40% 有中到重度的周期性情绪改变，约 10% 需要给予治疗。1992 年，根据北京中医医院不孕门诊资料统计中发现，黄体功能不健所致不孕的妇女，PMS 的发病率为 53.5%，表明 PMS 与黄体功能不健和月经失调所致不孕有一定关系。

中医虽无此病名，但有关该病的论述散见于各医籍中，名目繁多，如"经行头痛""经行身痛""经行泄泻""经行乳房胀痛""经前烦躁"等，其中清代《叶天士女科医案》载该类病名最多，达 20 余种。现代中医妇科常将此类病症称为"月经前后诸证"。

一、病因病理

（一）西医病因病机

西医学认为 PMS 是一种心理神经内分泌疾患，其病因尚未完全清楚，目前有以下几种学说。

1. 脑神经递质学说　研究发现一些与应激反应及控制情感有关的神经递质如 5- 羟色胺（5-HT）、阿片肽、单胺类等在月经周期中对性激素的变化敏感。雌、孕激素通过对神经递质的影响在易感人群中引起 PMS。研究表明正常非 PMS 患者在黄体期中 5-HT 水平升高，PMS 患者黄体期全血 5-HT 下降，经前 1 周神经元 5-HT 再摄入下降，与非 PMS 正常妇女有明显差别。有研究发现黄体中期内源性阿片肽升高可引起抑郁、疲劳等症状，围排卵期或黄体晚期阿片肽暂时性下降可引起攻击行为。

2. 卵巢激素学说　PMS 症状与月经周期黄体期孕酮的撤退变化相平行，因而认为中、晚黄体期孕酮水平的下降或雌／孕激素比值的改变可能诱发 PMS。但近年的研究并未发现 PMS 患者卵巢激素的产生与代谢存在异常。

3. 精神社会因素　临床上 PMS 患者对安慰剂的治愈反应高达 30%～50%，接受精神心理治疗者也有较好疗效，表明患者精神心理因素与 PMS 的发生有关。PMS 妇女一生中有一半曾有焦虑及情感障碍。她们出现精神压抑的症状也较正常妇女要多。另外，个性和社会环境因素 PMS 症状的发生也极为重要。PMS 患者病史中常有较明显的精神刺激，可能也是产生经前情绪变化的重要因素。

4. 前列腺素作用　前列腺素可影响钠潴留、精神行为、体温调节及许多 PMS 的有关症状，前列腺素合成抑制剂能改善 PMS 躯体症状，但对精神症状的影响尚不肯定。

5. 维生素 B6 缺陷　维生素 B6 是合成多巴胺和 5-HT 的辅酶，对减轻抑郁症状有效，因此认为 PMS 患者可能存在维生素 B6 缺陷。

(二) 中医病因病机

中医学认为月经以血为本,肝藏血,肾藏精,脾统血,主运化,是气血生化之源,因此月经的产生与肾、肝、脾的关系密切。妇女月经前或经期诸证的发生是由于阴血中冲任二脉下注胞宫,血海充盈,而全身阴血不足,使某些脏腑功能或气血失调所致。临床表现多种多样,可从脏腑、气血、阴阳等多方面进行辨证,以脏腑辨证为主,兼及其他。脏腑辨证与心、肝、脾、肾四脏有关,以肝为主。肝为藏血之脏,又有"肝司血海"之说,肝之经脉绕阴器过少腹,布胸胁,上行乳头,与冲脉息息相关,与冲任二脉共同调节维持着女性特有的生理功能,而肝血充沛,肝气条达是妇女月经正常,胎孕安适,乳汁畅盛的必要条件。青壮年妇女正是经、孕、产、乳的旺盛时期,也是耗伤津血时期,加之工作、家务繁忙等其他因素易使情绪不稳定,内耗阴血,而出现肝血不足,肝阳偏亢或肝失调达的征象,加之患者体质禀赋阴阳偏颇之异,常累及肾、脾、心等脏腑相兼为病,致其脏腑或气血功能失调而出现月经前后诸症。

二、诊断要点

(一) 西医诊断要点

1. 临床表现　历来提出的症状甚为分散,可达 200 项之多,近年研究提出大约 20 类症状是最常见的,包括躯体、心理和行为三个方面。其中恒定出现的是头痛、疼痛、肿胀、嗜睡、易激惹和抑郁,行为笨拙,渴望食物。但表现有较大的个体差异,取决于躯体健康状态,人格特征和环境影响。

(1) 躯体症状

1) 水潴留:经前水潴留一般多见于踝、小腿、手指、腹部和乳房,可导致乳房胀痛、体重增加、面部虚肿和水肿,腹部不适或胀痛或疼痛,排尿量减少。这些症状往往在清晨起床时明显。

2) 疼痛:头痛较为常见,背痛、关节痛、肌肉痛、乳房痛发生率亦较高。

3) 自主神经功能障碍:常见恶心、呕吐、头晕、潮热、出汗等。可出现低血糖,许多妇女渴望摄入甜食。

(2) 心理症状:主要为负性情绪或心境恶劣。

1) 抑郁:心境低落、郁郁不乐、消极悲观、空虚孤独,甚至有自杀意念。

2) 焦虑、激动:烦躁不安,似感到处于应激之下。

3) 运动共济和认知功能改变:可出现行动笨拙、运动共济不良、记忆力差、自感思路混乱。

(3) 行为改变:可表现为社会退缩,回避社交活动;社会功能减退,判断力下降,工作时失误;性功能减退或亢进等改变。

2．诊断标准　PMS 具有三项属性（经前期出现；在此以前无同类表现；经行或经后消失），诊断一般不难。

美国国立精神卫生研究院的工作定义如下：一种周期性的障碍，其严重程度是以影响一个妇女生活的一些方便（如为负性心境，经前一周心境障碍的平均严重程度较之经后一周加重 30%），而症状的出现与月经有一致的和可以预期的关系。这一定义规定了 PMS 的症状出现与月经有关，对症状的严重程度做出定量化标准。美国精神学会对经前有精神症状（premenstrual dysphoric disorder，PMDD）的 PMS 测定的诊断标准见表 7-4。

表 7-4　PMDD 的诊断标准

对患者 2～3 个月经周期所记录的症状作出前瞻性评估。在黄体期的最后一个星期存在 5 个（或更多个）下述症状，并且在经后消失，其中至少有 1 种症状必须是①、②、③或④。

①明显的抑郁情绪，自我否定意识，感到失望。

②明显焦虑、紧张、感到"激动"或"不安"。

③情感不稳定，比如突然伤感、哭泣或拒绝增加敏感性。

④持续和明显易怒或发怒或与他人的争吵增加。

⑤对平时活动（如工作、学习、友谊、嗜好）的兴趣降低。

⑥主观感觉注意力集中困难。

⑦嗜睡、易疲劳或能量明显缺乏。

⑧食欲明显改变，有过度摄食或产生特殊的嗜食渴望。

⑨失眠。

⑩主观感觉不安或失控。

⑪其他身体症状，如乳房触痛或肿胀、头痛、关节或肌肉痛、肿胀感、体重增加。

这些失调务必是明显干扰工作、学习或日常的社会活动及与他人的关系（如逃避社会活动，生产力和工作学习效率降低）。

这些失调务必不是另一种疾病加重的表现（如重型抑郁症、恐慌症、恶劣心境或人格障碍。

摘自 American Psychiatric Association: Diagnostic and Statistical manual of mental disorders. 4th ed. Washington，DC: American psychiatric Association，1994

3．鉴别诊断

（1）月经周期性精神病：PMS 可能是在内分泌改变和心理社会因素作用下起病的，而月经周期性精神病则有着更为深刻的原因和发病机制。PMS 的临床表现是以心境不良和众多躯体不适组成，不致发展为重性精神病形式，可与月经周期性精神病区别。

（2）抑郁症：PMS 妇女有较高的抑郁症发生风险以及抑郁症患者较之非情感性障碍患者有较高的 PMS 发生率已如上述。根据 PMS 和抑郁症的诊断标准,可作出鉴别。

（3）其他精神疾病经前恶化：根据 PMS 的诊断标准与其他精神疾病经前恶化经行区别。

须注意疑难病例诊断过程中妇科、心理、精神病专家协作的重要性。

（二）中医辨证要点

本病中医病症复杂,临床表现多种多样,可从脏腑、气血、阴阳等多方面进行辨证。以脏腑辨证为主,而兼及其他。脏腑辨证多与肝、心、脾、肾四脏有关,以肝为主。临床可根据各症的不同表现辨其寒热虚实。因其症状的出现均与月经周期相关,故当根据经前、经期、经后的生理特点综合分析。临床常见有肝郁气滞、肝郁化火,肝肾阴虚、肝阳上亢,脾肾阳虚,阴虚火旺、心肾不交,脾失健运、水湿停滞,心脾两虚或气血瘀阻等证型。

第十四节　痛　　经

妇女经行前后或经行期间出现周期性下腹疼痛,或痛引腰骶,伴恶心呕吐、腰酸及其他不适,甚者可致昏厥,称痛经。分为"原发性痛经"和"继发性痛经"两类,前者无生殖器官器质性病变,即功能性痛经；后者反之,如子宫内膜异位症、子宫腺肌病等。本节主要阐述原发性痛经。

本病中医学亦称"痛经",又称"经行腹痛"。最早见于汉代张仲景《金匮要略·妇人杂病脉证并治》："经水不利,少腹满痛……"宋代陈自明《妇人大全良方》则有病因和治法的论述："妇人经来腹痛,由风冷客于胞络冲任……用温经汤。"

一、病因病理

（一）西医病因病理

西医学对痛经的病因病机认识,虽已深入到分子、细胞水平,但目前仍无确切定论。尤对原发性痛经的病因研究,今年,国外学者多倾向于子宫内膜过量释放前列腺素 F2α（下简：PGF2α）、导致子宫肌痉挛、缺血而致疼痛这一理论学说,并将其研究范围扩展到遗传、精神、心理、社会等各个领域。而内分泌代谢因素仍是目前有关痛经研究最多的方面。主要观点认为本病与前列腺素（PG）、血管紧张素（加压素）、缩宫素（OT）等相关。

1. 前列腺素（PG）　原发性痛经的病理机制,与子宫内膜的 PG 关系密切,痛经患者子宫内膜中 PGF2α 含量较正常妇女明显升高,导致子宫过度收缩,子宫肌缺血,引起疼痛。

2. 加压素　子宫肌层小血管对血管升压素的敏感性大于粗大的血管,痛经患者对血管升压素敏感性较高,血管紧张素分泌可增加子宫收缩活性,加重痛经症状。

3.缩宫素(OT)　OT不仅直接作用于子宫肌细胞引起子宫收缩,而且还同时刺激内膜细胞释放PG。痛经患者体内OT含量较正常非妊娠妇女高,有人运用缩宫素拮抗剂dETVT,对痛经进行试验治疗,若能成功,将会支持OT在原发性痛经发病机制中的作用。

4.钙(Ca)　应用钙离子通道阻滞剂治疗原发性痛经,如尼卡地平,有一定收效,且副作用小,间接说明钙在原发性痛经中有一定作用。

(二)中医病因病机

中医学认为,本病的主要病机是气血不通,不通则痛。引起痛经病机变化的主要因素有寒、气、湿等诸端,以寒邪为诸淫之首。

1.寒湿凝滞　起居不慎感寒、久居寒湿之地、经期涉水、贪饮生冷瓜果;抑或素体阳虚宫寒,胞脉失于温养,血液运行不畅。在上述致病因素作用下,机体不能适应经前血海充盈,气血骤变的生理改变,终致气血瘀阻冲任胞宫、胞脉,而随月经周期发生腹痛。正如《傅青主女科》云:"寒湿满二经而内乱,两相争而作疼痛。"

2.气滞血瘀　情志致病较常见的因素有抑郁、消极、悲观、烦躁等,这些不良心理状态,均可日久伤肝,经期或经行前后,肝气更为怫郁,终致肝失疏泄,气血郁滞,不通则痛。所谓"厥阴气滞,络脉不疏"是也。

3.湿热蕴结　素有湿热内蕴,或经期、分娩、流产后,机体虚弱,湿热之邪趁虚内侵,流注冲任,阻滞气血,或客于胞宫,与经血相搏,而发痛经。

此外,临床也有少数因气血虚弱或肝肾不足,经脉失养,不荣而痛者,但疼痛多较轻,隐隐而作,疼痛多发生在经后。

二、诊断要点

(一)西医诊断要点

以下腹痛随月经来潮而周期性发作为诊断要点。可根据以下几点做出诊断。

1.病史　本病可在月经初潮时发生,而后随月经周期而发作。

2.临床表现　以下腹疼痛随月经周期而发作为临床特征。发病时间多在经前7天内或经行1~2天内,也有少数发生在经行之后的。剧烈疼痛时间可持续0.5~1个小时,痛甚者可致昏厥。随月经畅通而疼痛缓解。疼痛可波及全腹或牵引腰骶。多伴小腹冷而喜温,拒按,四肢不温,面色苍白,出冷汗、恶心呕吐或胸胁、乳房胀痛等。

3.检查

（1）妇科检查：了解子宫位置、发育情况、有无畸形或包块、有无压痛等，原发性痛经患者无生殖道器官器质性病变。

（2）其他检查

1）血清前列腺素等放免分析：原发性痛经患者前列腺素 F2α 较正常妇女为高。此外，血管升压素、缩宫素等也可能偏高。

2）盆腔血流图检查：痛经患者盆腔血流图检查多有波形、波幅异常改变。

3）B超：原发性痛经多无盆腔器质性病变。

4.诊断标准　经妇科检查，生殖器官无子宫内膜异位、肿瘤、炎症等器质性病变，多发生于初潮或初潮后 2～3 年的青春期少女或未生育的年轻妇女，经行腹痛连续 3 个月经周期以上，即可诊断为原发性痛经。

5.疼痛程度及判断标准　一般根据疼痛情况，临床分为轻、中、重三度，采用积分方法，8 分以下为轻度，8～13 分为中度，13 分以上为重度。具体评分标准为：

下腹疼痛、拒按（或为刺痛、绞痛）	5分（基础分）
疼痛难忍	1分
疼痛明显，但可忍耐	0.5分
坐卧不宁	1分
冷汗淋漓	1分
四肢厥冷	1分
面色苍白	0.5分
需卧床休息	1分
影响工作、学习和生活	1分
用一般止痛措施不能缓解	1分
用一般止痛措施能缓解	0.5分
腰部酸痛	0.5分
恶心呕吐	0.5分
胸胁乳房胀痛	0.5分
疼痛在一天之内	0.5分

（二）中医辨证要点

依据临床表现，结合疼痛性质及月经情况，可辨其虚实及属寒、属气或瘀、属湿。一般小腹冷痛，得热痛减为寒；胀甚于痛者属气，痛甚于胀、经血色黯有块、血块排出后痛减者为瘀；腹痛、头身困重明显者属湿。痛在经前或经期多属实，痛在经后属虚；剧痛属实，隐痛属虚；痛时拒按属实，喜按属虚。

165

第十五节 其他病症导致不孕

一、心因性不孕(Psychogenic infertility)

心因性不孕症,指不孕患者所有的临床及病理检查均不能确定病因,其心理社会因素在发病及病程演变中起着重要的作用,具有可缓解和复发倾向,常有同一疾病或类似疾病的家族史。据了解,一般有 5%～15% 左右的妇女在她们的育龄期有过不孕经历,所有的不孕者约有五分之一与心理因素有关。

(一)病因病理

1. 西医病因病理

(1)致病的心理社会因素:心因性不孕的发病因素十分复杂。既有生物学因素,如遗传素质;又有社会因素,如紧张生活事件对心身疾病起激发作用;还有心理因素,如人格特征、情绪状态和童年精神上创伤等诸因素。这几方面的因素往往交织在一起,共同起作用。

1)社会因素:社会因素指人们的生活和工作环境、人际关系、角色适应和变换、社会制度、文化传统、风俗习惯、社会地位等方面。如既往有长期手淫、婚外恋、性恐惧、性变态、性幼稚。幼年时曾有过严重性创伤体验或婚后有难以承受的打击,经济压力等突出的生活事件及家庭不和、夫妻反目、人际关系紧张、社会舆论压力等,导致妇女处于激烈情绪反应。对怀孕多产生恐惧心理,易导致闭经,功能性子宫出血,月经失调等继发不孕因素。

2)心理因素:心理因素主要包括情绪因素和个体特征。如焦急、神经质、缺乏自信、癔病倾向者易患病,对性生活产生紧张、疼痛、恶心或心悸出汗等病态反应。多年不孕的精神压抑也可加重精神忧郁、焦急,从而抑制排卵、影响受孕。

(2)发病的中介机制:仅仅作为一种信号的心理社会紧张刺激因素,是怎样导致躯体的病理改变而产生心因性不孕的呢?目前根据各方面的研究成果初步认为是通过中枢神经系统、内分泌系统及免疫系统中起中介作用的,详细情况分述如下:

1)通过神经系统起作用:已知情绪状态和行为与大脑边缘系统、额叶关系密切。当人们由于心理紧张而产生应激状态时,产生的情绪变化以冲动的形式通过大脑皮质影响交感和副交感神经的功能,导致 β- 内啡肽(β-EP)升高,输卵管痉挛等异常。

2)通过神经内分泌系统起作用:当机体在心理社会因素的影响下,处于应激状态时,丘脑下部的神经内分泌功能发生改变,可影响体液调节系统,如

下丘脑 - 垂体 - 肾上腺调节系统,下丘脑 - 垂体 - 甲状腺调节系统及下丘脑 - 垂体 - 性腺调节系统。致使排卵障碍、生殖内分泌的功能紊乱,宫颈黏液异常。

3)通过免疫系统起作用:实验研究证明,应激不但影响中枢神经功能、体液调节功能,还影响到免疫功能。

以上可见,心理社会因素是产生心身疾病的重要原因,当然不是唯一的原因,而其中介机制主要是通过中枢神经系统、内分泌系统及免疫系统来起作用的。因此,为了要治疗及预防心身疾病,必须重视心理治疗,必须减少心理社会因素的不良刺激,使人保持情绪稳定,身心愉快。

2.中医病因病机　中医十分重视精神因素与不孕的密切关系。中医认为,一般情况下,七情是人体对客观外界事物的不同反应,属正常的心理活动范围,并不致病。只有突然、强烈或长期持久的情感刺激,才能影响人体的生理,使脏腑气血功能紊乱,导致疾病的发生。因为,人的情感活动与内脏关系密切,情感活动是以五脏气血作为物质基础的,而外界的各种精神刺激只有作用于有关内脏,才能表出情感变化。情感的不同变化,对内脏有着不同的影响,使气机升降失常,阴阳失调,气血功能紊乱等。大怒则气上,可使肝气的疏泄功能失常,引起昏厥;过度悲哀,则情绪消沉、肺气耗伤,是谓悲则气消;过度恐惧,则肾气不固,气陷于下,二便失禁,是谓恐则气下;突然受惊,以致心无所依,神无所附,慌乱失措,是谓惊则气乱;思虑过度,以致气机阻滞不畅,脾胃运化无力,是谓思则气结。精神刺激能够影响内脏功能,通过神经内分泌系统改变,影响卵巢(冲任)功能导致不孕。

(二)诊断要点

1.西医诊断要点

(1)心因性不孕的诊断原则:引起心因性不孕的原因非常复杂,所以正确诊断并非易事。作为医生,首先须在系统掌握生物医学知识的同时,学习精神医学、变态心理学、医学心理学、健康心理学、社会心理学、心理诊断学等有关科学知识,且训练有素,富有临床经验,方能胜任此项工作。在临床上,此项工作常非一人能够完成,有时须有医生、心理学家、精神医学专家以及社会工作者通力合作。

(2)心因性不孕的诊断标准:关于心因性不孕的诊断标准问题,目前人们的认识不尽统一。一般来说,包括躯体状态的诊断和心理状态的诊断两大部分。心理诊断的主要方法为:运用医学的专业知识和心理学知识相结合的方法了解病情,了解社会心理的应激,用量表进行生活事件的调查。躯体诊断主要依靠妇科及神经科检查和必要的辅助检查。

(3)不孕症患者的临床心理特征

1)假孕体验:主要在暗示性强或癔症性格者中多见。可有妊娠反应、停经、腹部隆起甚至自感胎动等。临床检查其他均正常。

2）绝望心理：不孕早期常紧张不安，消极、焦虑，或有绝望之念。

3）耻辱心理：因不能生子女自感自卑无能，被歧视耻笑，烦闷、压抑、悲伤、羞于见人。

4）家庭不安全感：夫妻双方常因不能生育相互埋怨、指责，致使家庭关系紧张，整日提心吊胆，忧心忡忡，惶恐不安。

5）羞于启齿和乱投医心理：前者易延误病情，后者易受骗上当，导致其他更严重的后果。

2. 中医辨证要点　按中医七情致病、五行相胜的理论，应用心理学及整体观念进行辨证及施治，如《内经》云："怒伤肝，悲胜怒，喜伤心，悲胜喜，思伤脾，怒胜思，悲伤肺，喜胜忧，恐伤肾，思胜恐。"临床可见因七情心理因素导致肾虚肝郁或化火，心肾不交，心脾两虚而冲任失调不孕等证型。

二、肥胖病不孕（Simple obesity Infertility）

肥胖病是指因机体内热量的摄入大于消耗，造成脂肪在体内积聚过多，导致体重超常的病症。其中无明显内分泌代谢病病因可寻者称之为单纯性肥胖，占肥胖总数的 95% 以上，因此一般所说的肥胖均指此类肥胖。这里所说的肥胖病主要是指单纯性肥胖。

肥胖病是现代经济发达国家的社会性问题，已成为常见病。在我国，随着人们生活水平的提高和饮食结构的变化，肥胖病的发病率也有逐年增高的趋势，特别是女性肥胖病明显多于男性，约占已婚育龄妇女的 20% 以上，肥胖病患者常因月经不调、闭经、排卵障碍而造成不孕。

中医对肥胖很早就有认识。汉·许慎《说文解字》曰"肥，多肉也"，"胖，半体肉也"。《素问·通评虚实论篇》亦谓："肥贵人，则膏粱之疾也。"中医认为素体肥盛之妇，禀受甚厚，恣于酒食，痰湿壅盛，阻滞胞宫，不能摄精受孕。

（一）病因病理

1. 西医病因病理　临床上将肥胖区分为单纯性肥胖及继发性肥胖两大类。单纯性肥胖的病因和发病机制是复杂的，有许多因素需要考虑，如遗传因素包括肥胖基因（Ob）、瘦素（Leptin）、β_3- 肾上腺素能受体（β_3-AR）变异、内啡肽（Ep）及肿瘤坏死因子 -α（TNF-α）等，运动不足，饮食生活习惯等，但进食热量多于人体消耗量而以脂肪形式储存体内为肥胖病的直接起因。单纯性肥胖的卵巢，可有类似多囊卵巢综合征的组织学变化，因而月经不调和不排卵而导致不孕。肥胖病人的脂肪组织易蓄积雌激素，血中雄激素也在脂肪组织转化为雌激素，雌激素水平过高，经负反馈，而影响下丘脑 - 垂体 - 卵巢轴功能，抑制卵泡的发育和排卵。过高的雌激素刺激子宫内膜增殖，导致功能性子宫出血和着床障碍。

2. 中医病因病机　本病形成多由于过食肥甘、膏粱厚味之品,加之久卧、久坐、活动过少,致"形不动则精不流,精不流则气郁","久卧伤气",气虚气郁必使运化无力,转输失调,膏脂痰湿内聚,使人肥胖。或七情所伤,常致肝气郁滞,而使肝胆疏泄失于调畅,不仅影响脾之运化,气机之升降转输,而且胆腑不能正常泌输精汁,净浊化脂,则浊脂内聚而肥胖。由于脾肾气虚,肝胆失调,不仅造成膏脂、痰浊、水湿停蓄,也使气机失畅,脉道不利,而造成气滞或血瘀。形体肥胖之人,痰湿壅阻气机,使胞脉闭塞,不能受精成孕。

(二)诊断要点

1. 西医诊断要点

(1)病史:要了解肥胖的发病时间、发病原因及肥胖增加情况;了解饮食及睡眠情况,以及肥胖患者的活动量和运动量;了解家庭史及月经史、婚育史。

(2)临床表现:轻型肥胖患者多无不良反应,中型和重型肥胖病患者可出现症状:两下肢沉重感,活动时气促,体力劳动易疲倦,弯腰前屈困难,腰、腿痛,怕热多汗,皮肤皱褶糜烂,嗜睡酣眠,多食善饥,喜食糖果糕点甜食,如不及时进食即感心悸、冷汗、手颤,月经稀少,甚至闭经不孕(育)。

(3)如何确定肥胖:确定一个人是否肥胖有很多办法。一类是直接测定体内脂肪含量,如密度测量法、总体水含量估计法、总体钾含量测定法及中子激活技术等,用这些方法测得的体内脂肪含量的正常范围,男性为10%~20%,女性为15%~25%。此类方法比较准确,但方法复杂和代价昂贵,不适于临床应用。另一类是各种估测法,较简单的方法有:

1)腰围(WR)或腰臀比(腰围cm/臀围cm,WHR)表示肥胖的类型。若女性WHR≥0.8,或腰围≥85cm可诊断为腹型肥胖。PCOS以腹型肥胖为主。

2)估算标准体重:实测体重超过标准体重,但<20%者为超重,超过20%为轻度肥胖,超过30%为中度肥胖,超过50%为重度肥胖。成人体重标准:

①女性身高(cm)-105=标准体重(kg),超过标准体重10%为"超重",超过标准体重20%可以认为是肥胖。

②体重指数(BMI)[体重(kg)/身高^2(m^2)]:≥23为超重,25~30为轻度肥胖,>30中度肥胖,>35为重度肥胖,相反,<18.5为低体重。

3)皮肤褶厚度测定:以手指将皮肤提起,测定皮肤两侧间的厚度。测定部位常用肱二头肌、肱三头肌中部及肩胛下肌。肱三头肌和肩胛下肌部位皮肤褶厚度的正常值高限在男性为51mm,女性为70mm。也有人报道,若肱三头肌处皮肤褶厚度超过25mm即为肥胖。

4)腰髋周径比值:腰部周径是指在第12肋下缘水平,髋部周径指的是臀部最大周径,当腰髋周比值大于0.72时可认为是肥胖,比值大于1.0(男)及

0.9（女）时，肥胖带来的并发症比较明显。

5）脂肪百分率测定：判断是否肥胖，单凭测体重不够确切，主要看脂肪在全身的比例，即F%。男性F%＝15%，超过25%即为肥胖。女性F%＝22%，超过30%即为肥胖。F%＝(4.570/D－4.142)×100%。D（体密度）测算见表7-5。

表7-5　体密度测算表

年龄（岁）	男性	女性
9～11	(1.0879－0.001 51)×X	(1.0794－0.001 42)×X
12～14	(1.0868－0.001 33)×X	(1.0888－0.001 53)×X
15～18	(1.0977－0.001 46)×X	(1.0961－0.001 60)×X
≥19	(1.0913－0.001 16)×X	(1.0897－0.001 33)×X

注：×＝右肩胛骨下皮皱厚度（mm）＋右上臂肱三头肌皮皱厚度（mm）
　　体内脂肪量＝[4.95/（体密度）－4.5]×100
　　体密度＝总体重（M）/总体积（V）

6）体内脂肪量（密度法）测定。

7）肥胖局部脂肪贮积的测定

①皮下脂肪厚度

A. B超测定法：测定位点4个。A点为右三角肌下缘臂外侧正中点，B点为右肩胛下角，C点为右脐旁3cm，D点为右髂前上棘。

B. 皮卡钳法：测定位点同上。

②心包膜脂肪厚度：B超测量法，测定位点有6个：A点为主动脉根部水平；B点为二尖瓣口水平；C点为心尖腔切面，测量右心室心尖中；D点为右心室心尖部左侧1.5cm处；E点为左心室心尖部；F点为左心室心尖部左侧1.5cm处。

③脂肪肝测定：B超法。

④血脂测定：采用6项血脂标准，即血清总胆固醇（TC），三酰甘油（TG），高密度脂蛋白胆固醇（HDL-C），低密度脂蛋白胆固醇（LDL-C），LDL-C/HDL-C，HDL-C/TC。

以上各种方法都是间接性估计是否存在肥胖，比较粗糙。体重指数法被公认是相对较好的方法，并和直接测定体内脂肪含量的密度测定有很好的相关性，因而在临床上用得最多。

（4）为排除继发性（症状性）肥胖病，可考虑做下述检查

1）X线检查：蝶鞍是否扩大、骨质有无明显破坏。

2）检查血皮质醇。

3）T_3、T_4、TSH。

通过以上检查，以排除间脑性、垂体性及肾上腺皮质功能、甲状腺功能异

常等引起的肥胖。但由肥胖病引起的一系列内分泌功能障碍而引起上述的检查不正常者不包括在内。

（5）肥胖的诊断模式

1）从疾病分类学考虑做出单纯性肥胖病或症状性（继发性）肥胖病的诊断。

2）实测体重一般要求采用标准体重法和体重指数法两种方法同时进行，其他方法可根据条件决定做否。

3）局部脂肪厚度一般要求采用 B 超和皮皱卡钳两种方法同时进行。

4）肥胖度估计，根据标准体重法和体重指数法推断为轻度、中度、重度。

5）诊断书写格式举例如下：

单纯性肥胖病：①肥胖度；②体重指数；③皮下脂肪厚度。

（6）诊断标准

1）病史、体检和实验室检查可除外继发性肥胖（症状性肥胖）。

2）实测体重超过标准体重 20% 以上，并有脂肪百分率（F%）超过 30% 者，即为肥胖病。实测体重超过标准体重，但<20% 者为超重。

3）肥胖程度分级

轻度：超过标准体重 20%～29%，F% 超过 30%～40% 者。

中度：超过标准体重 30%～50%，F% 超过 35%～45% 者。

重度：超过标准体重 50% 以上，F% 超过 45% 者。

（7）鉴别诊断

1）肾上腺皮质功能亢进性肥胖：脂肪分布呈向心性肥胖，四肢较细小，脸圆如满月，腹大呈球形，上背部多脂肪沉着，皮肤菲薄，易生青紫等出血倾向。17-羟皮质类固醇及 17-酮类固醇明显增多，地塞米松抑制试验阳性。肾周围充气造影检查显示肾上腺阴影增大。24 小时尿游离皮质醇也明显高于正常的 8～10 倍（平均正常值为 70 微克）。可出现月经不调、闭经、生殖器萎缩、性欲减退导致不孕。

2）甲状腺功能过低性肥胖：脂肪堆积区主要分布在肩背、下腹部、臀髋部等处，且皮肤苍白、粗糙、厚而干，有凹陷性黏液性水肿，表情呆板，鼻唇增厚，头发、眉毛常脱落，舌大而发音不清，T_3、T_4 及碘^{131} 吸收率降低。

3）胰岛素性肥胖：在糖尿病的早期，以及胰岛素分泌过多性低血糖症患者常因多食而肥胖。轻型糖尿病患者无明显症状，空腹血糖在 8.4mmol/L 以下；但在饭后或行葡萄糖耐量试验时，血糖可超过 8.96～10.08mmol/L。胰岛素分泌过多性低血糖患者多见于胰岛细胞瘤或功能性自发性低血糖症，表现为饥饿、软弱、出汗、焦虑、紧张、脸色苍白、心动过速、震颤等，稍进食物而症状缓解。胰岛细胞瘤者，常在清晨发作，血糖在 2.8mmol/L 以下。功能性自发性血糖过低多有精神刺激史，早餐前无血糖过低，无症状。

4）多囊卵巢综合征：此病患者可有肥胖，但多伴有多毛症，月经不调，月经渐进性减少，直至闭经、不孕，基础体温呈单相。盆腔充气造影及腹腔镜检查可发现卵巢增大，卵巢包膜增厚，伴多发性滤泡增大形成囊肿。

5）垂体性肥胖：脑垂体嫌色细胞瘤患者除肥胖外，可有嗜睡，食欲亢进，月经失调，闭经，基础代谢率降低，皮色淡干薄而细腻，毛发脱落，性欲减退等症状。颅片显示蝶鞍增大，前后床突上翻及鞍底等骨质破坏。

6）肥胖性生殖无能症：临床表现除肥胖外，常伴有肘外翻或膝内翻畸形的特殊体征，生殖器官发育不良，闭经，不孕，性欲低下。此病的发病原因多认为是视丘下 - 垂体邻近由感染、肿瘤或外伤等所致，有些人可能与遗传或先天性因素等有关。

7）下丘脑性肥胖：患者有各种脑炎、脑膜炎、脑部损伤及肿瘤等病史，除有肥胖外，常伴有智力减退、尿崩症、性功能减退、睡眠节律反常以及体温、血压、脉搏易变。脑电图多导联阵发性出现 theta 波有助于诊断。

2. 中医辨证要点　临床主要表现为素体肥胖，日渐加重，或突然肥胖，常伴有月经后期，量少，不孕，胸闷烦躁，口腻多痰等。肥胖性不孕多属本虚标实之证。本虚以气虚为主，标实以膏脂、痰浊为主，常兼有水湿或湿热，亦有兼血瘀、气滞者。标本虚实可有侧重、错杂，故证候复杂多样，临证时应详察证候、舌、脉，抓住重点，审证求因，辨证与辨病相结合，精心遣药，方能取效。临床较常见有脾虚湿阻、痰浊中阻、脾肾阳虚、胃热滞脾或气滞血瘀等证型。

三、盆腔淤血综合征不孕（Pelvic congestion syndrome）

盆腔淤血综合征是指盆腔静脉慢性淤血而引起的，以慢性下腹坠痛、腰骶酸痛为主症的妇科常见疾病，又称盆腔淤血症，亦有称为盆腔静脉曲张症。它是严重影响妇女身心健康的常见病之一，最常见于25～40岁妇女，多数患者已婚，故往往也导致不孕，因不孕而前来就诊。

中医无此病名，根据其临床表现，可归属腹痛、痛经、带下或不孕等病症范畴。

（一）病因病理

1. 西医病因病理　本病的原因，与女性盆腔有膀胱、生殖器及直肠三个静脉丛系统，盆腔静脉数量多，静脉管壁薄，缺乏固有弹性，易于扩张，静脉丛多而缺少瓣膜，彼此相通等解剖学特点有关。当受体质、体位、子宫后位、生殖器成熟负担过重、房事不节、习惯性便秘、长期坐立、阔韧带裂伤、自主神经功能紊乱等因素影响，易导致盆腔静脉瘀血而发病。

2. 中医病因病机　中医认为其发生多因情志所伤、起居不慎、房劳多产、六淫侵害，加上体质因素，致使冲任瘀阻，盆腔气血运行不畅，脉络不通致病而不孕。

（二）诊断要点

1. 西医诊断要点

（1）慢性下腹疼痛及腰骶痛，久坐或久立后加剧。

（2）性交疼痛或性感不快等。

（3）白带量多，外阴及肛门坠胀。

（4）月经过多，痛经，经期延长。

（5）妇科检查：外阴或阴道静脉怒张，宫颈色紫或肥大而软，耻骨联合上或两侧下腹部有深压痛，无肌紧张、反跳痛。

（6）辅助检查

1）体位试验：胸膝卧位时，盆腔静脉压降低，下腹痛消失。立即让患者改为臀部向后紧紧坐在足跟部，而头部与胸部保持略高于下腹部的位置，从而向盆腔的髂内动脉分流量加大，盆腔静脉回流增多，使静脉压上升而淤血，又出现平时相似的下腹痛，再恢复胸膝卧位，疼痛又消失，称体位试验阳性。

2）腹腔镜检查：可见盆腔静脉增粗、迂回、曲张或有阔韧带裂伤。无明显盆腔炎症及子宫内膜异位症病灶。

3）盆腔静脉造影：可见子宫、卵巢静脉增粗、弯曲。静脉显影消失时间延长，在 20 秒以上仍具有不同程度的造影剂潴留。

4）盆腔血流图：显示血流速度缓慢。

临床上根据育龄妇女有不孕不育史，出现上述临床症状，且排除"慢性盆腔炎"及"子宫内膜异位症"者，即可诊断为盆腔淤血症不孕。

2. 中医辨证要点　辨证其病位在少腹、胞宫，其病性属虚实夹杂、寒热并见，其辨证重在辨别疼痛的性质，临床常见有气滞血瘀、肾虚血瘀、气虚血瘀、寒湿或湿热瘀滞等证。

第十六节　原因不明性不孕症
（Unexplained Infertility）

原因不明性不孕症，是指夫妇双方经过不孕症的详细检查，尚未发现有明确病因的不孕症。一些夫妇的不孕只是随机性的延误，而另一些夫妇存在着亚临床的不孕因素，因不孕原因不明，以往也称该症为"功能性不孕症"。因如今尚无法确定正常排卵的全过程；输卵管的检查虽然可以了解其解剖关系，但不能了解其功能状态；黄体功能不全的确诊及其与人身的关系等都是有待解决的问题；精子穿透试验可以进一步了解受精过程，但无法普及。目前比较一致的意见是建立一个标准检查程序，包括精液分析、排卵测试及输卵管通畅等试验。通过此标准程序检查未发现异常，则可诊断为不明原因不孕症。

不明原因不孕对患者和临床医生都是一个富有挑战性的诊断,有约 15% 的患者用标准不孕评估手段找不到发病的原因。

中医学既往无此病名,归属为不孕症范畴。现代中医对此症则按"无病"从证的思路,整体与局部相结合寻找病因,按中医周期疗法辨证论治或行中、西排卵诱导法,而往往取得疗效。

一、病因病理

(一)西医病因病理

目前认为不明原因性不孕症的病因可以归纳为以下三个方面:

1. 部分原因不明性不孕症检查结果正常,但有生育延迟。

2. 部分属于年龄较大,而有生育缺陷。

3. 多数为未发现的生育缺陷。

(二)中医病因病机

中医认为生殖的根本是以肾气、天癸,男精女血作为物质基础。"胞络者系于肾","肾者主蛰,封藏之本,精之处也","肾主冲任,冲为血海,任主胞胎",故肾虚是女性不孕的重要原因。由于人体脏腑经络之间的生克制化,寒、湿、痰、热、瘀之间的相互影响及其转化,临床上原因不明不孕会有多种病因,产生不同的证候,这些原因可导致肾和冲任的失调,不能摄精受孕而致病。

二、诊断要点

(一)西医诊断要点

根据《临床诊疗指南——辅助生殖技术与精子库手册》(中华医学会编著,人民卫生出版社出版,2009 年版),诊断不明原因不孕症的标准是:

1. 夫妇同居有正常性生活,超过一年未怀孕。

2. 患者有排卵证据。

3. 精液检查在正常范围。

4. 腹腔镜证实无盆腔异常的证据。

(二)中医辨证要点

由于该症不孕患者年龄偏大多在 30 岁以上,且婚久不孕,加上经检查现病因未明,治疗棘手。中医则重在辨证,包括四诊宏观加微观辨证,临床多见肾虚即肾气、肾阴或肾阳虚,或合并肝郁、脾虚,或夹寒、湿、痰、瘀、热,虚证为主且虚实错综。只要辨证得对,从脏腑冲任整体调节着手,并按"中医周期疗法"进行调周治疗,或配合西医诱导排卵及 IUI 或 IVT-ET 等辅助生殖技术,每有受孕生育者。

第十七节　先兆流产与反复自然流产

（Threatened abortion and recurrent spontaneous abortion）

自然流产是指在孕 28 周之前、胎儿体重不足 1000g 的妊娠物自然丢失。发生在 12 周以前的称早期流产，发生在 12～28 周的称晚期流产。临床上确认的自然流产发病率为 10%～18%。反复自然流产（RSA）或称复发性自然流产，是指连续自然流产 2 次或 2 次以上者，发生率约 5%。经典概念认为连续自然流产 3 次或 3 次以上称习惯性流产，发生率 0.8%～2%。近年来由于敏感的放射免疫技术的广泛应用，在已婚女性月经周期的后期检测 β-HCG 发现 30%～40% 的患者晚期囊胚在着床后至月经前发生流产，临床表现月经周期正常或稍延迟，经血稍多或正常，这样进一步证实和解释了隐性流产或亚临床自然流产现象，也使得自然流产或反复自然流产的实际发病率明显高于临床统计结果。

根据自然流产经过的不同阶段和临床表现，流产可分为先兆流产、难免流产、完全流产、不全流产、稽留流产、感染性流产、反复自然流产（应包括隐性流产或亚临床自然流产）。

中医学对流产的认识与治疗由来已久。先兆流产相当于中医学"胎漏""胎动不安"；反复自然流产或习惯性流产相当于"滑胎""数堕胎"。堕胎之名最先载于《脉经》："怀孕者，不可灸刺其经，必堕胎。"《诸病源候论》首载"数堕胎"之候："若血气虚损者，子脏为风冷所居，则气血不足，故不能养胎，所以致胎数堕。"

一、病因病理

（一）西医病因病理

导致自然流产的主要原因有以下几方面：

1. 胚胎因素

（1）遗传因素：染色体数目异常，如三体、三倍体、X 单体或多倍体，染色体结构异常，如易位、倒置、缺失、断裂等，此外，地中海贫血纯合子也可发生流产。

（2）孕卵发育异常：由于配子（包括卵子和精子）缺陷，致使胚胎发育不良，或孕期接触有害的化学物质与物理因素，包括重金属、苯、甲醛、放射线、噪音、高温等，可直接或间接对胚胎或胎儿造成损害。

（3）胎盘异常：由于滋养层发育不良，或胎盘血管栓塞，使胎盘供血不足，也可发生流产。

2. 母体因素

（1）全身性疾病：急性传染病、高热可引起子宫收缩而流产；细菌毒素或病毒（如风疹病毒、巨细胞病毒、单纯疱疹病毒等）可通过胎盘进入胎儿血循环，可导致胎儿发育异常或死亡。此外，严重贫血、心力衰竭、慢性肾炎、高血压等，由于长期缺氧或胎盘血管痉挛、梗死，可引起流产。严重精神创伤、外伤、药物中毒等均可造成流产。

（2）内分泌功能异常：最常见的为黄体功能不全，由于卵泡发育不良，排卵后黄体形成不健全；或妊娠早期卵巢对 HCG 反应欠佳，孕酮分泌不足；另一方面，子宫内膜的孕激素受体（PR）不足，对孕酮的效应低下，均可影响蜕膜及胎盘形成。

由于胚胎发育不良，或母体全身疾患所致严重缺氧，造成胎盘血管痉挛、梗死，HCG 分泌不足，妊娠黄体得不到足够的 HCG 支持而提早萎缩，引起继发性孕酮分泌不足。

此外，甲状腺功能异常（甲亢或甲低）和糖尿病也可影响胚胎发育而流产。

（3）生殖器官异常：子宫形态异常（如双子宫、纵隔子宫或子宫发育不良）、盆腔或宫腔内占位性病变（如子宫肌瘤等），影响胎儿生长发育；宫颈内口松弛或宫颈重度裂伤，导致宫颈功能不全，可导致晚期流产。

3. 免疫因素　对于母体而言，胚胎是同种半异体移植物，母 - 胎之间存在着复杂而特殊的免疫学关系。母 - 胎免疫调节异常，则可引起母体对胚胎的排斥而致流产。

（1）封闭抗体不足：在母胎界面上，母体与胚胎细胞之间存在相互识别，母体识别胚胎的抗原，并产生封闭抗体。一方面，封闭抗体与母体的细胞毒性淋巴细胞结合，封闭其细胞毒作用，阻止它对胎儿的杀伤；另一方面，封闭抗体与胚胎细胞上的抗原结合，从而阻断了母体的淋巴细胞到胚胎细胞的通路。如母体对胚胎抗原的识别和应答能力低下，就不能产生封闭抗体，胚胎得不到封闭抗体的保护而遭排斥致流产。

（2）自身 / 同种免疫损伤：某些自身免疫性疾病，如系统性红斑狼疮、磷脂抗体综合征等，体内可产生自身抗体，包括狼疮抗凝物（LA）、抗核抗体（ANA）、抗 dsDNA 或（和）ssDNA 抗体、抗心磷脂抗体（ACA）、抗 β2- 糖蛋白 1 抗体等。妊娠后，高滴度的自身抗体可在胎盘血管内皮聚集，形成抗原抗体复合物，可引起血栓素（TXA2）与前列环素（PGI2）比例失调，甚至导致血栓血管炎、胎盘梗死，可引起晚期流产、死胎。也可能并发高血压、胎盘早剥。

母 - 胎血型不合，如 ABO 或 RH 血型不合，胎儿血型抗原物质在母体内产生抗体，这种抗体与胎儿抗原结合，形成免疫复合物。母儿血型不合的免疫反应，可导致死胎、流产，或新生儿溶血症。

此外，由于生殖道的炎症、损伤，产生对精子抗原的同种抗体（anti-sperm antibody，ASAB），也可能对胚胎产生免疫攻击而导致流产。还有认为高同型半胱氨酸血症（HHM）和低叶酸状态均系不明原因反复自然流产发生的独立因素，HHM与ACA相互影响，可能存在协同作用。

4. 原因不明性RSA　尚有部分患者使用目前的技术无法查明致病因素，称为原因不明性RSA。也有认为原因不明自然流产与免疫因素有关，主要与妊娠免疫耐受相关。

（二）中医病因病机

中医学理论认为妊娠的机制，是以肾藏精，为先天之本，脾乃气血生化之源，为后天之本，肾以系胞，气以载胎，血以养胎，冲为血海，任主胞胎。若肾气不固，脾气虚弱，气血不足，或血海蕴热，胞脉瘀阻，跌仆闪挫，均可导致冲任损伤，胎元不固。因而发生胎漏、胎动不安，甚至滑胎。

1. 肾虚　肾为先天之本，肾虚则胎失所系。先天禀赋薄弱，肾气不盛，或后天久病伤肾，或孕后房事不节，或多次堕胎、人工流产，均足以损伤肾气，不能固摄冲任，《女科经纶·引女科集略》："女子肾藏系于胎，是母之真气，子之所赖也。若肾气亏损，便不能固摄胎元。"《景岳全书·妇人规》还指出："父气薄弱，胎有不能全受而血之漏者。"夫妇双方或一方肾虚，均可导致胎元不固。

2. 脾虚　脾为后天之本，脾虚胎失所养。素体脾虚，或忧思过度，劳倦、饮食所伤，则脾气损伤，化源不足，气以载胎，血以养胎，母体气血虚弱，则无以营养胎元。《景岳全书·妇人规》："凡妊娠之数见堕胎者，必以气脉亏损而然……盖气虚而提摄不固，血虚则灌溉不周。"

3. 血热　孕后感受热邪，或七情化火，或过用温燥之品，或素体阳盛、阴虚，热扰胎元，迫血妄行，冲任不固。《景岳全书·妇人规》云："凡胎热者，血易动，血动者，胎不安。故堕于内热而虚者，亦常有之。"

4. 血瘀　素有癥瘕或妊娠期间跌扑创伤，直接伤及冲任、胞脉，以致胎元不固。《诸病源候论》："行动倒扑，或从高堕下，伤损胞络，致血下动胎。"

《医宗金鉴·妇科心法要诀》云："若冲任二经虚损，则胎不成实，或因暴怒伤肝，房劳伤肾……或因跌扑筑磕，从高堕下，以致伤胎、堕胎者有之。"纵观各家的论述，可以发现，导致流产的原因虽有种种，但总不外乎肾虚、脾虚、血热、血瘀，以致冲任不固。其中尤以肾不系胎，脾失摄养为发病关键。

二、诊断要点

（一）西医诊断要点

1. 先兆流产

（1）病史：停经。较常见于停经6～12周（约占60%）。或既往有流产史

（包括自然流产、人工流产）及其他慢性病史。

（2）症状与体征

1）症状：在妊娠 12 周前，往往先出现少量阴道出血，继而出现下腹痛或（和）腰痛，腰腹下坠。可伴有晨起恶心、呕吐、头晕等早孕反应症状。在妊娠12 周后，则常常先发生下腹痛，或有不规则的子宫收缩，或伴有少量阴道出血。

2）妇科检查：宫颈口未开，胎膜未破，妊娠产物未排出，子宫大小与停经周数相符。如有阴道出血者，应在检查前消毒外阴、阴道，进行双合诊检查时动作要轻柔。

（3）辅助检查

1）妊娠试验：绒毛膜促性腺激素（HCG）是孕卵着床后滋养细胞分泌的主要激素，对早期妊娠的维持具有重要作用。对诊断妊娠有意义。定性测定常用试纸法，简便易行。对先兆流产的诊断，应进行定量测定，可选用酶联免疫法（ELISA）或放射免疫法（RIA）测定血清或尿液中的 β-HCG 含量。在妊娠6～10 周作动态观察，有助于判断先兆流产的预后。

2）B 型超声显像：目前应用较广。对鉴别诊断与确定流产类型有实际价值。妊娠 5～6 周时可见妊娠囊图像呈圆形光环，中间为无回声区；妊娠 6～7周，妊娠囊内出现强光点，是胚芽的早期图像，并可见胎心搏动。妊娠 8 周胚胎初具人形，测量头臀径能估计胎儿的孕周（孕周＝头臀径＋6.5）。

对疑为先兆流产者，可根据妊娠囊的有无以及形态、位置，有无胎心反射及胎动，确定胚胎或胎儿是否存活。

若胚胎停止发育，则孕囊变形，胚芽枯萎，胎心搏动消失。不全流产及过期流产等均可借助 B 超加以确定。

3）其他激素测定：主要有血清孕酮、胎盘泌乳素（HPL），雌三醇（E_3）等测定，以协助判断先兆流产的预后。

4）Torch 检测：弓形虫（Toxo）、风疹病毒（Rubella）、巨细胞病毒（CMV）、单纯疱疹病毒（HSV-Ⅰ、HSV-Ⅱ）感染可引起胎儿畸形、死胎。由于目前对病毒的检测技术尚未能广泛应用于临床，主要采用抗体检测作为筛查手段。可检测上述病原体的 IgM 或 IgG 抗体。如 IgM 抗体阳性，提示近期内有该病原体接触史，有子宫内胎儿感染的可能。有助于预后估计。

5）免疫检查学

①自身抗体检查：主要包括抗心磷脂抗体（ACA）、抗核可抽提抗原抗体、抗核抗体（ANA）、狼疮抗凝物（LA）、抗脱氧核蛋白抗体（RNPAb）、抗双链脱氧核糖核酸抗体（dsDNA）、β2- 糖蛋白 -1 抗体（β2-GP-1Ab）、抗甲状腺抗体（ATA）、ABO 血型抗体和 RH 血型抗体。其中 ACA 至少检查 3 次，每次间隔 6周，结果 2 次或 2 次以上阳性者才能确诊。

②生殖细胞相关抗体：抗精子抗体（AsAb）、抗卵巢抗体（AoAb）、抗子宫内膜抗体（EMAb）、抗 HCG 抗体（HCGAb）、抗卵细胞透明带抗体（AZPAb）、抗滋养层细胞膜抗体（ATAb）。

③封闭抗体（BA）检查：多数采用单项混合淋巴细胞培养及补体依赖性淋巴细胞毒试验。封闭抗体阴性表示女方血清中缺乏此封闭抗体，容易发生流产。

④淋巴细胞检查：CD16$^+$、CD56$^+$（NK 细胞表面标志），CD19$^+$（B 淋巴细胞标志），CD3$^+$、CD4$^+$、CD8$^+$（T 淋巴细胞亚群）。

（4）鉴别诊断：首先应鉴别流产的类型，还需要与异位妊娠、葡萄胎等作鉴别。

2. 反复自然流产

（1）病史

1）曾有连续 2 次或以上的自然流产史。每次流产多发生在同一妊娠月份，多数是在同期妊娠阶段，流产经过相似。

2）应了解有无人工流产（包括吸宫术、钳刮术或引产术）、早产、急产或手术助产（包括吸引产、产钳助产）史，生殖系统疾病史（如子宫肌瘤、子宫内膜炎、卵巢肿瘤等），以及慢性病史（如甲状腺功能亢进或低下、糖尿病、贫血、心脏病、高血压、慢性肾炎、红斑性狼疮等）。

3）还应了解配偶的生殖功能与病史（如慢性前列腺炎、精囊炎等）。

（2）症状及体征

1）可无明显症状。或有月经不调，如月经先期、后期、先后不定期、月经过多、过少或经期延长，或流产后出现闭经、崩漏、不孕。或有盆腔炎、子宫内膜异位症的表现。

2）妇科检查应注意子宫的形态、大小，宫颈口是否松弛，盆腔有无粘连、包块等。

（3）辅助检查

1）遗传学检查：夫妇双方染色体检查，如发现染色体结构异常，如易位、断裂、倒置或缺失，应根据遗传学原理计算子代染色体异常的几率，供患者参考并做抉择。如再次妊娠，应取羊水做胎儿染色体分析。此外，在某些遗传性疾病（如地中海贫血、G6PD 缺乏症等）高发地区，应对夫妇双方进行常规检查，必要时还可做基因诊断。

2）生殖系统检查：通过 B 型超声显像、子宫输卵管造影、宫腔镜等了解盆腔器官，子宫形态、大小，以及子宫内膜的情况。可进行诊断性刮宫或在宫腔镜下取活检，测定子宫内膜的分泌时相以及雌、孕激素受体（ER、PR）。还可以在宫腔镜下对宫腔粘连、子宫内膜息肉、子宫黏膜下肌瘤、子宫纵隔等进行处理。如妇科检查或 B 超发现盆腔包块，可进一步做磁共振（MR）或腹腔镜检查，以明确诊断。

3）配偶精液检查：了解精子的数目、活动率与活动力、正常与异常形态的比例及精液有否衣、支原体或细菌感染、抗精子抗体（AsAb）等。如精子数目过少，活动力低下，或正常形态的精子比例＜4%，或精浆液化时间过长，则应进一步检查原因。通过男性生殖系统检查，了解有无精索静脉曲张、前列腺炎、精囊炎等。

4）内分泌学检查：垂体激素（包括 FSH、LH、PRL）、卵巢激素（E_2、P、T）测定，对多囊性卵巢综合征、高催乳素血症的诊断是重要的参考指标。结合基础体温测定，还有助于了解黄体功能。此外，还应检测甲状腺功能（T_3、T_4、TSH 等）、肾上腺皮质激素、胰岛素、血糖、前列腺素等。

5）病原体检查：有宫颈炎、子宫内膜炎或输卵管炎者，应取宫颈分泌物培养，检测支原体、衣原体、细菌等。对弓形虫、病毒的检查可通过间接的抗体测定（Torch）。

6）免疫学检查：见本节"先兆流产的辅助检查"。

7）其他：根据病史与症状，对心、肝、肾、凝血功能（含 D- 二聚体）及同型半胱氨酸（Hcy）、叶酸等进行检测。此外，有研究表明，精神心理因素对反复自然流产的发生也有一定的影响，许多患者有抑郁、焦虑、恐惧等表现。可采用通用的心理量表进行个性、心理状态的评估（如艾森克个性问卷、症状自评量表等）。

（二）中医辨证要点

先兆流产及反复自然流产的辨证主要根据体质、全身症状和月经情况及舌脉等表现，辨证与辨病相结合，一般而言，阴道出血量少，色淡黯、质稀者，为肾虚；色淡红、质稀者，为脾虚；色鲜红，质黏者，为虚热；色深红，质稠者，为实热；色紫黯者，为血瘀。小腹空坠隐痛者，为虚证；小腹灼热而烦疼，为热证；小腹刺痛夜甚，为血瘀。反复自然流产临证以肾虚、脾肾两虚及气血虚弱为主，或夹热、夹瘀等，往往虚中夹实，虚实错杂。

第八章

月经病及其不孕不育症辨证分型探讨

由于功能性月经失调及其不孕不育症的各种疾病，存在着共同的病因病机变化，又有各自的病因病机特点，笔者在证候辨别方面，根据"异病同证""同病异证"的现象，改变以月经症状或中医病名为纲的传统的辨证分型方法，按望、闻、问、切四诊所搜集的资料，结合妇科、全身及辅助检查所得的客观依据，用脏腑气血辨证，结合八纲、病因辨证，执简驭繁将功能性月经失调诸疾病归纳为六大基本证型，其中包括常见的十四个小型。为求得辨证上的统一（统一在中医基本理论的基础上），并能较正确地辨别证候，特又根据经行特征，全身症象及有关检查指标，拟定了证候诊断统一标准。以下就各证型的病机特点、主要证候、妇科检查和辅助检查的阳性体征、诊断标准及常见疾病等，结合中西医理论探讨，分别加以论述。

第一节 肾 虚 型

肾者主蛰，为封藏之本，只宜固密，不宜疏泄，故肾病多为虚证。肾又为月经、生殖之源，故临床上月经失调及其不孕不育症每多表现为肾虚而功能失常。因各人体质不同，以及情志（《素问•阴阳应象大论》："恐伤肾"）、生产、劳房、久病、先天或年老等各种致病因素的差异，肾虚又有肾阴虚、肾阳虚、阴阳两虚及肾精（血）亏损等区别。肾之阴阳为人体脏腑阴阳之本，其他脏腑的病变在一定条件下会累及肾脏，而肾脏有病也可以影响到其他脏腑，而出现肾与肝、脾、心或肺合病。

一、肾阴虚

1. 病机特点 《素问•调经论》说："阴虚生内热。"肾阴虚而热伏冲任，迫血妄行，则经行先期或经事淋漓；热烁阴血，冲任失养，则经水量少、后期或闭止不行；冲任功能紊乱，血海蓄溢失常，则月经或先或后，或因经不调而不孕；冲任不足，经行后血海空虚，胞脉失滋，则小腹虚痛。其特征为肾精不足而有热象。阴虚内热的病理实质可能与垂体功能一时亢进、交感神经兴奋占优势和能量代谢增高等有关。

2. 主要证候

(1) 经行特征：①经血量少、色鲜红；月经周期紊乱，或经期超前，或经行淋漓不净，或经期延后，或经后小腹隐隐作痛。②经闭不行。③经断前后潮热、眩晕、耳鸣等症状。

(2) 全身症象：①低热颧红，或五心烦热。②头晕耳鸣。③咽干盗汗。④腰酸膝软，或足后跟痛。⑤溲赤便干。⑥舌红或有裂纹，少苔、无苔或花剥苔。⑦脉细数或带弦。

3. 妇科检查　生殖器官无明显器质性病变。子宫可略小（经闭或痛经），或略有增大（崩漏）。

4. 辅助检查　一般雌激素和抑制素水平测定多降低，血清 FSH 偏高。基础体温多呈单相型。阴道脱落细胞涂片，宫颈黏液检查（包括拉丝试验及结晶检查），多无周期性变化；多无促黄体生成素激素高峰。诊断性刮宫，子宫内膜多为增殖相或增生过长。各项卵巢内分泌功能检查，多数为无排卵功能，痛经者例外。

5. 诊断标准　具备上述经行特征之一及全身症象任何两项（其中必须包括舌或脉象一项，或任何三项）以上者。若全身症象不明显，但具有妇科检查子宫偏小，或卵巢内分泌功能检查示无排卵者，亦可诊断。

6. 常见疾病　功血（以无排卵型为多见）、月经稀少、闭经、不孕不育症、痛经、绝经综合征。

【附】　肾虚火旺（肾虚肝火旺、肾虚心火旺）、心肾不交和肺肾阴虚

1. 肾虚火旺　肾阴虚损，心肝失养，阳失潜藏，虚火上炎，每出现肾虚、肝火或心火亢盛征象。临床多见于更年期功血或围绝经期综合征，亦见于经前期综合征或闭经患者。实验证明，阴虚火旺的实质与神经体液调节功能失常或激素代谢紊乱似有一定的联系，而中医对阴虚火旺的各种脏腑辨证有其不同的物质基础，应注意予以辨别。

(1) 肾虚肝火旺：为肾阴虚兼有下列症象两项以上者：①烘热升火。②烦躁易怒。③性欲亢进。④头痛面红。⑤目赤目糊。⑥口苦便干。⑦舌或舌边红绛（大多有垂体 - 卵巢及肾上腺皮质或肝脏灭活功能亢进）。

(2) 肾虚心火旺：为肾阴虚兼有下列症象两项以上者：①心中烦热。②烘热汗多。③夜寐不安或多梦。④心悸。⑤舌碎或破烂，舌或舌尖红绛（大多有交感 - 卵巢及肾上腺髓质活动增强）。

2. 心肾不交　肾水不足，不能上济心火，或因心阴虚损进而导致肾阴亏乏，从而出现心肾不交之象。其病理特征主要表现交感神经兴奋。

证候辨别为肾阴虚兼有下列症象两项以上者：①心悸怔忡。②健忘，或精神不集中。③虚烦。④易惊。⑤失眠或梦多。⑥情志失常（多见于绝经综合征）。

3. 肺肾阴虚　肾阴亏乏，不能滋养肺阴，或由于素体肺阴不足，进而耗损肾阴，均可导致肺肾阴虚；经行之际，冲气较盛，火炎气逆，灼伤肺络，常见血上溢而为吐衄。

证候辨别为周期性经期、经后鼻衄或吐血，量少、色黯红，或伴有经量减少甚至无月经。并兼有下列症象两项以上者：①头晕耳鸣。②手足心热，或两颧潮红，低热盗汗。③咽干鼻燥。④咳嗽无痰，或痰少而黏。⑤舌红绛，苔花剥或无苔。⑥脉细数（见倒经）。

二、肾阳虚

1. 病机特点　《素问·调经论》说："阳虚则外寒。"肾阳虚而冲任虚寒，血海不能按时满盈，故月经错后，甚则经闭不孕；精血不固，则发生崩漏下血；闭藏失职，则月经先后不定；胞络失养，则行经后小腹作痛。肾阳虚的病理特点可能系下丘脑 - 垂体 - 性腺系统功能低下，副交感神经偏亢，能量代谢降低有关。故表现为生殖生理功能减退，以及全身虚寒的症象。

2. 主要证候

（1）经行特征：①经血色淡红、质清稀；月经后期，或经来量少，或经期先后不定，或崩中漏下，或经行后小腹痛而喜热按。②经水停闭。③经断前后精神萎靡、形寒肢冷、浮肿等症。

（2）全身症象：①面色㿠白，精神不振。②畏寒肢冷，或小腹冷感。③腰背酸痛。④耳鸣耳聋。⑤发脱枯瘁。⑥性欲减退。⑦尿频或夜尿。⑧五更泄泻，或面肢浮肿。⑨舌质淡胖，或边缘有齿印。⑩脉沉细或沉迟而弱，尺部尤甚。

3. 妇科检查　子宫一般偏小，或生殖器呈幼稚型，第二性征发育不良；或见生殖器呈萎缩状（闭经或围绝经期或绝经后期患者）。

4. 辅助检查　雌激素水平测定多偏低。卵巢功能检查常无排卵（痛经除外）或黄体功能不足。诊刮子宫内膜量少或无内膜刮出，或呈萎缩型。

5. 诊断标准　具备上述经行特征之一及全身症象任何两项（其中必须包括舌或脉象一项，或任何三项）以上者。倘无明显全身症象，而具有子宫发育不良、生殖器呈幼稚型，或萎缩状，或雌激素水平偏低，或无排卵者，亦可诊断。

6. 常见疾病　月经稀少、闭经、功血（以无排卵型为多）、痛经、不孕不育症、绝经综合征。

【附】　脾肾阳虚

脾为中州之土，人身后天之本，肾为水火之脏，人身先天之本，脾肾两脏关系至为密切。若肾阳不足，命门火衰，不能上温脾土，脾失健运；或脾阳久虚,不能运化水谷精气以资肾,肾阳亦虚,则出现脾肾阳虚。脾肾同为经水之源,脾肾阳虚致月经失调的病机、证候除与肾阳虚者相同外,尚具有脾阳虚运化失常,而致经行泄泻或浮肿等特征(详见脾虚型),除常见于以上病种外,又见于经前期综合征。如因脾肾阳虚致冲任失养、乳汁失约,则出现闭经 - 溢乳综合征或不孕。

三、肾阴肾阳两虚

1. 病机特点　往往由阴损及阳或阳损及阴发展而来,特点为肾阴肾阳不足之象并见,既有"冲任伏热"又有"冲任虚寒"的表现。有人认为其病理变化,是在神经系统或体液系统均表现了过高的反应性,但不持久,容易疲劳衰退,呈现着更明显的调节功能脆弱。

2. 诊断标准　要具备肾阴虚及肾阳虚两组条件。至于肾阴虚偏重或肾阳虚偏重,则须权衡阴虚、阳虚的程度而定。

3. 常见疾病　卵巢早衰、闭经不孕、围绝经期功血、绝经综合征。

四、肝肾亏损(精亏血少)

1. 病机特点　肝肾同源,精血互生。若肝肾亏损,精亏血少,冲任俱虚,故经迟、量少或停闭(可并有溢乳),或经行后小腹隐痛。其表现特点为肾精(肝血)不足,但无明显的热象或寒象。从现代病理学角度来看,可能是由于性腺神经内分泌调节及全身功能减弱所致。

2. 主要证候

(1) 经行特征:①月经初潮较迟,或年逾 16 岁从未来经,或经行后又闭止。②经血色淡、质稀,经水后期或过少,或经行后小腹痛而喜按。③溢乳闭经,乳汁清稀。

(2) 全身症象:①腰膝酸软,或足后跟痛。②头晕耳鸣。③消瘦乏力。④面色灰黯,或有色素沉着,或目眶黑晕。⑤舌淡苔薄白。⑥脉沉细或尺弱。

3. 妇科检查　参考肾阳虚,但病变较为轻浅。

4. 辅助检查　参考肾阳虚。

5. 诊断标准　具备上述经行特征之一及全身症象任何两项以上者。若无明显全身症象,具有子宫发育不佳、生殖器幼稚型或卵巢无排卵功能者,也可诊断。

6. 常见疾病　闭经、月经稀少、痛经、不孕症、溢乳 - 闭经综合征。

【附】 肾虚肝郁

肝肾精血不足,常易致肝气失疏而郁结,或肝郁久而损及肾,则出现肾虚肝郁之证。其病机特点为肾虚、肝郁(见肝郁型)之象并见,冲任脉虚,郁而不畅。凡具备肝肾亏损（亦有肾阴虚或肾阳虚者）及肝郁气滞两组标准者即可诊断。肾虚肝郁为月经失调临床最常见证型之一，多见于经前期综合征、不孕、痛经、月经稀少或闭经。

第二节　肝　郁　型

妇女，尤其是在育龄期妇女的生殖生理活动过程中，和肝的功能有着非常密切的关系。故有"调经肝为先，疏肝经自调"之说。肝在月经失调的发病中，其重要性仅次于肾，故中医认为"肝为女子先天"。肝为刚脏，性喜条达而恶抑郁。"郁怒则伤肝"，若因精神因素等不良刺激，肝脏疏泄功能失常，即失去协同调节作用（主要是指大脑皮质控制下的下丘脑 - 自主神经对卵巢的调节），则发生肝郁气滞现象，进而又可出现肝脾失调、气滞血瘀或郁久化火，肝热耗阴，致肝肾阴虚，故肝病日久，每多及肾，从而发生各种复杂的月经失调病证。

一、肝郁气滞

1. 病机特点　肝郁气滞不宣，冲任不利，经脉壅阻，则经前乳胀；或经血滞于胞中，行而不畅，则经行腹痛；或冲任受阻，致月经错后，甚则经闭；若肝气逆乱，疏泄失司，冲任失调，血海蓄溢失常，则又可因疏泄过度而月经先期而至，疏泄不及则月经后期而来。有人综述现代有关研究，认为肝气郁结相当于大脑皮质及自主神经功能失调。

2. 主要证候

（1）经行特征：①经血色偏黯或夹有小血块；月经过少或延期，或经前、经期小腹胀痛。②经期或前或后，经量或多或少，经行不畅。③月经停闭或不孕。④经前乳房乳头胀痛，甚至不能触衣；或伴有乳房结块，行经后消失或明显减轻。

（2）全身症象：①情志抑郁。②胸闷胁痛，或少腹胀痛。③时欲叹息，舒气则自感松爽。④面色灰滞或带青色。⑤舌质偏黯，苔薄白。⑥脉弦。

3. 辅助检查　BBT 多双相，可有排卵后温度上升缓慢、呈阶梯形，或高相波动欠稳定等不同程度的黄体功能不良现象。少数病例可有稀发排卵，甚或无排卵的。

4. 诊断标准　具备上述经行特征之一及全身症象任何两项（其中必须包括舌或脉象一项，或任何三项）以上者。

5. 常见疾病　经前期综合征、痛经、月经稀少、闭经、不孕症、功血。

【附】　肝脾不调（肝郁脾虚、脾虚肝旺）、肝胃不和

1. 肝脾不调　按五脏相关理论，肝脾两脏疏运相助，维持着相互之间功

能上的动态平衡。若肝气郁结而失疏,则木不疏土,影响脾的运化功能(肝郁脾虚),反之亦可土虚招致木乘(脾虚肝旺),遂为肝脾不调,两脏同病。其病理实质似与自主神经功能失调,或水盐代谢紊乱有关。临床上多见于经前期综合征。

(1)肝郁脾虚:具有肝郁气滞及脾气虚弱(见脾虚型)两组症象。以经前乳胀、经行泄泻或浮肿等为特征。

(2)脾虚肝旺:以经行痛泻为特征。《医方考》云:"泻责之脾,痛责之肝,肝责之实,脾责之虚,脾虚肝实,故令痛泻。"或具有其他脾虚肝旺征象。

2. 肝胃不和　肝气宜疏,胃气宜降。若肝郁气滞,疏泄失职,则可病及于胃,或因胃虚而招致肝气乘犯,致肝胃失和。其表现以经行呕吐为特征,并有胸胁、胃脘胀满疼痛,呃逆嗳气,吞酸嘈杂等肝胃不和症象。经行呕吐亦属于经前期综合征范畴。

二、肝郁化热

1. 病机特点　肝郁化热,伤及冲任,郁热内迫则见月经超前、量多,经行吐衄或乳汁自溢;经前郁火内扰故见烦躁易怒、头痛失眠、发热等。其病理变化可能以交感神经兴奋为主,或可有不同程度的性腺内分泌功能失调。

2. 主要证候

(1)经行特征:①经血色红或紫,夹有瘀块,或经行不畅;月经先期,经量过多,或崩中漏下。②周期性经前、经期吐衄,量较多,色红。③经前烦躁易怒,头痛失眠。④经行发热。⑤乳汁自溢、质浓,乳房胀痛。

(2)全身症象:①胸胁乳房或少腹胀痛。②头痛目眩。③烦躁易怒。④目赤肿痛。⑤口苦咽干。⑥便秘溲赤。⑦舌质红,苔薄黄。⑧脉弦数。

3. 妇科检查(同肝郁气滞)。

4. 辅助检查　参考肝郁气滞。月经先期患者可有黄体期持续时间缩短(<12天),基温呈山峰样,经行前1～2天诊刮子宫内膜呈分泌功能不足(早期分泌期)等黄体发育不良现象。

5. 诊断标准　具备上述经行特征之一及全身症象任何两项(其中必须包括舌或脉象一项,或任何三项)以上者。

6. 常见疾病　功血(多为黄体功能不良)、倒经、经前期综合征、溢乳症或自然流产。

三、气滞血瘀

1. 病机特点　气行则血行,气滞则血瘀。瘀血阻滞胞脉,冲任失畅,则经行腹痛;冲任受阻,则月经延后,甚至经闭不孕;如新血不得归经,可导致崩漏。常伴有其他血流不畅或瘀阻现象。气滞引起血瘀者,应与因寒、因热、因虚而致瘀阻者区别。

2. 主要证候

(1) 经行特点:①经血色黯有块,经行后期、量少;或经期延长,血崩漏下;或经前、经期下腹痛胀拒按,瘀块或膜样物下后痛减。②月经停闭。

(2) 全身症象:①胸乳及下腹疼痛,按之尤甚。②面色紫黯,或目眶青黑。③肌肤甲错。④舌质黯红,或边有瘀点。⑤脉沉涩或沉弦。

3. 妇科检查　同肝郁气滞。

4. 辅助检查　参考肝郁气滞。经血淋漓不净者,多有黄体期持续时间延长(>16天),BBT高相下降缓慢,经行第4～5天子宫内膜呈增生和分泌混合相等黄体萎缩过迟现象。

5. 诊断标准　同肝郁气滞。对于子宫出血患者,虽全身无明显瘀象,若BBT双相而下降迟缓,或内膜活检为剥脱不全或增生过长者,亦可诊断。

6. 常见疾病　痛经、月经稀少、闭经、功血(多为黄体萎缩不全)、流产或不孕。

【附】 肾虚血瘀

肝郁气滞血瘀或肝肾亏损,久之则每出现肾虚血瘀,肾虚血瘀一证临床较为常见,其病机特点为肾虚、血瘀之象并见,冲任虚损、瘀阻不畅,则易出现月经不调、经行腹痛、盆腔淤血症及不孕等。凡具备肾虚及血瘀证标准者即可诊断。

第三节　脾　虚　型

脾为经血生化之源,又能统血。若饮食不节、劳倦过度、思虑郁愁,或产后失血,皆能伤脾,而导致脾气虚弱,统摄无权;或脾阳不振,运化失职;如脾虚日久,气血生化无源,出现气血两虚;或影响心、肝、肾而合病,均可产生月经失调现象。临床脾病以虚证为多见,其中脾胃阴虚者则较为少见,或有夹瘀、夹痰、夹寒。下面就脾气虚弱(附脾胃阳虚)、脾虚血少、心脾两虚加以讨论,至于肝脾不调及脾肾阳虚,前已详述。

一、脾气虚弱

1. 病机特点　脾虚失统,冲任不调,故经水先期,或崩中漏下;脾失健运,冲任不调,故经行泄泻或浮肿。结合西医学对"脾"实质的实验研究,其病理可能同出、凝血机制,水盐代谢、自主神经或内分泌功能等有关。

2. 主要证候

(1) 经行特点:①经血色淡红,质稀薄;月经先期,或经量如崩,或经行淋漓不净。②经前经行泄泻，或面目四肢浮肿。

（2）全身症象：①面色少华，或口唇淡白。②神疲乏力，四肢倦怠，或气短懒言。③面浮肢肿，或纳减便溏。④脘腹胀满，或小腹空坠。⑤舌淡胖有齿印，苔薄白。⑥脉缓弱或虚弱。

3．妇科检查　一般无明显阳性体征。

4．辅助检查　参考肝郁气滞及气滞血瘀。

5．诊断标准　具备上述经行特征之一及全身症象任何两项（其中必须包括舌或脉象一项，或任何三项）以上者。

6．常见疾病　功血（以排卵型为多见）、经前期综合征、流产或不孕。

【附】 脾胃阳虚

脾胃气虚进一步发展，或更因生冷、寒湿损伤脾阳，则可导致脾胃阳虚，亦称脾阳不振或中气虚寒。因"阳虚生寒"，内外均见寒象。辨证方面为在脾气虚弱的基础上，再加畏寒肢冷，即可诊断。病理特点在"里"为副交感神经偏亢，在"表"则为交感神经偏亢。临床常因脾阳不运而表现为经行泄泻、浮肿（程度较气虚为剧）等经前期综合征，脾气虚寒失统而致功能性子宫出血（经色淡白或瘀晦），或阳虚运行无力导致痛经等。

二、脾虚血少（气血虚亏）

1．病机特点　《内经》有"脾藏营""营出中焦"之说。若脾虚而生化功能不足，则引起血虚。脾虚血少，冲任气血失养，故月经过少、错后或经闭不孕；或气血不足，运行乏力，经行小腹隐痛；或气血虚弱，胃气不固，而发生乳汁自溢。其发病可能和胃肠消化吸收功能紊乱，造血功能低下，致使营养不良、贫血，从而通过下丘脑影响神经内分泌调节功能，或直接影响垂体对促性腺激素的合成和分泌，或减低子宫内膜对性激素的敏感性等有关。

2．主要证候

（1）经行特征：①经血色淡、质稀薄；月经延期，量少；或经期、经后小腹隐隐作痛，按之痛减。②经水闭止。③乳汁自出、质清稀，乳房柔软。

（2）全身症象：①面色苍白或萎黄，唇甲色淡。②精神倦怠，或气短懒言。③头晕眼花。④纳呆便溏，或食后脘腹胀满。⑤舌胖、边有齿印。⑥脉细弱或细缓无力。

3．妇科检查　同脾气虚弱。

4．辅助检查　卵巢内分泌检查多有排卵功能，偶见无排卵。

5．诊断标准　具备上述经行特征之一及全身症象任何两项（其中必须包括舌或脉象一项，或任何三项）以上者。

6．常见疾病　月经稀少、痛经、溢乳症、闭经、不孕。

三、心脾两虚

1. 病机特点　心脾两脏生理上互相资生,病理上则互相影响。《素问·阴阳别论》:"二阳之病发心脾,有不得隐曲,女子不月。"脾虚血少,可致心血亏损;思虑过度,心血暗耗,无以滋脾,也要影响脾的运化、统血功能,从而致心脾气血两虚。具体又有偏气虚、血虚及阴虚的区别。心脾气虚则冲任失固,气不摄血;心脾血虚则冲任失养,经水乏源;心脾阴虚则心神失养(与大脑皮质及自主神经功能紊乱有关),出现月经或绝经前后诸症。

2. 主要证候

(1) 经行特征:心脾气虚,同脾气虚弱(脾不统血);心脾血虚,同脾虚血少;心脾阴虚,则可表现为月经前后失眠、心悸、神疲思虑或悲伤欲哭,或出现绝经前后脏躁症状。

(2) 全身症象:同脾气虚弱及脾虚血亏,并可兼有心悸、健忘、失眠、多梦、易惊、眩晕等心神失养症象。

3. 妇科检查　参考脾虚血少及脾气虚弱。

4. 辅助检查　参考脾虚血少及脾气虚弱(闭经或绝经综合征患者,则排卵功能障碍或丧失)。

5. 诊断标准　脾气虚弱或脾虚血少,并兼有上述心神失养症象之任何两项者。

6. 常见疾病　功血(多见于排卵型)、月经稀少、闭经、不孕、经前期综合征、绝经综合征。

第四节　血热型

"血得热则行"。若素体阳盛,或过食辛烈助阳之品,或感受热邪,或瘀阻化热(阳盛血热);或情志过度,郁而化火(肝郁化热);或久病失血伤阴,阴虚阳盛(阴虚血热)。上述情况都因热扰血分,伤及冲任,导致各种月经失调或不孕。正如《丹溪心法》说:"经水不及期而来者,血热也。"《妇科玉尺》:"经水过多不止,平日瘦弱者,常由火旺也。"《素问·阴阳别论》:"阴虚阳博,谓之崩。"肝郁化热已详"肝郁型",以下就阳盛血热(往往夹瘀)与阴虚血热(附气阴两虚血热)予以论述。

一、阳盛血热

1. 病机特点　"阳胜则热",热伤冲任,迫血妄行,故发生出血性月经失调。并有实热(主要为心肝火旺)的一般症象。以西医学观点来看,似与神经体液

189

调节功能失常,尤其是交感神经-卵巢功能亢进,或性激素代谢紊乱有关。

2. 主要证候

(1)经行特征:①经血色紫红或深红,质稠而黏;经行先期、量多,或血崩漏下,或经间出血。②经前、经行吐衄,量多,色红(夹有瘀阻则经血有块或膜样物,小腹痛拒按)。

(2)全身症象:①面红唇赤。②心胸烦热。③口干喜饮。④溲赤便燥。⑤舌红或绛,苔黄。⑥脉滑数或洪大。

3. 妇科检查　参考"肝郁化热"。

4. 辅助检查　参考"肝郁化热"。体内雌激素水平往往偏高。

5. 诊断标准　具备上述经行特征之一及全身症象任何两项(其中必须包括舌或脉象一项,或任何三项)以上者。

6. 常见疾病　功血(多见于排卵型)、排卵期出血、倒经等。

二、阴虚血热

1. 病机特点　阴虚阳搏,热迫冲任,血热妄行,故发生出血性月经失调。并有其他阴虚内热(肝肾阴虚为主)之象。现代病理学对本病的认识,可参阅"肾虚型"及"阳盛血热"。

2. 主要证候

(1)经行特征:经血色红量少;月经过频,或经期延长,或经前淋漓,或经间出血,或经断复来。

(2)全身症象:①面颧潮红,或五心烦热。②低热不退,或午后潮热。③咽干口燥,渴不饮多。④盗汗寐差。⑤舌红欠润,苔少过光剥。⑥脉细数无力。

3. 妇科检查　参考肾阴虚。

4. 辅助检查　体内雌激素水平常偏高,卵巢常无排卵,或有黄体功能障碍,或出现不同程度的激素代谢紊乱。

5. 诊断标准　具备上述经行特征之一及全身症象任何两项(其中必须包括舌或脉象一项,或任何三项)以上者。

6. 常见疾病　功血、排卵期出血或绝经综合征。

【附】气阴两虚血热

血热崩漏日久,气随血泄,或因素体气阴两虚,临床上可出现气阴两虚血热或气虚血热之证。辨证上,凡兼有气阴两虚与血热症象者,即可诊断。常见于功血及排卵期出血、堕胎或不孕。

第五节　寒凝型（寒凝胞宫型）

"寒性收引""血得寒则凝"。若经期调摄失宜,过食生冷,或冒雨涉水,感受寒邪,或误服寒凉药物等,寒搏冲任,凝于胞宫,故月经失调。正如《景岳全书·妇人规》说:"凡血寒者,经水必后期而至","经行腹痛……实者或因寒滞。"寒凝血脉,其气必滞;寒邪每多夹湿。寒伤日久,脏腑必虚;肾阳素虚而又感于寒邪,则又导致肾虚宫寒,临床上要随证辨治。

1. 病机特点　除一般全身内寒(寒实)之象外,因血为寒凝,冲任受阻,故经行错后或经闭;寒客胞中,运行不畅,则小腹冷痛。其病理机制可能与寒冷刺激通过大脑皮质影响下丘脑,致使副交感神经兴奋或内分泌异常,而卵巢、子宫功能失调有关。

2. 主要证候

(1) 经行特征:①经色黯红有块,经前、经行小腹冷痛,而得热痛减,或月经延后、量少。②经闭不行。

(2) 全身症象:①面色青白。②形寒肢冷。③平素常有下腹冷痛,或见绞痛。④舌淡,苔薄白或白腻。⑤脉沉紧或迟。

3. 妇科检查　无明显阳性体征。兼肾虚者子宫常较小。

4. 辅助检查　卵巢多有排卵功能,然可有卵泡成熟迟缓而致卵泡期延长;雌激素水平常偏低。兼有肾虚者常无排卵。

5. 诊断标准　具备上述经行特征之一及全身症象任何两项(其中必须包括舌或脉象一项,或任何三项)以上者。

6. 常见疾病　痛经、月经稀少、闭经、不孕症。

【附】肾虚宫寒

肾虚宫寒为虚寒(虚中夹实)之证。临床较单纯寒凝胞宫者更为多见。辨证诊断上应兼有肾阳虚及寒凝胞宫症象。常见疾病同寒凝型,并且容易导致宫寒不孕。

第六节　痰阻型（痰阻胞络型）

肥胖之人,素体多痰多湿;或因恣食膏粱厚味,湿聚成痰;或因脾虚湿停,肾虚水泛,痰湿内生。痰湿滞于冲任,则月经失调。所以《妇科切要》说:"肥人经闭,必是痰湿与脂膜壅塞之故。"《女科经论》说:"妇人经闭属痰湿阻胞门。"《傅青主女科》说:"妇人有身体肥胖,痰涎甚多,不能受孕者,人以为气虚之故,谁知是湿盛之故乎。"临床纯属痰阻者较少见,往往合并有肾虚、脾虚或气滞,其中尤以肾虚痰阻者为多见。

1. 病机特点　痰湿阻滞,冲任不利,胞脉闭塞,则月经延后,量少或停闭;偶有因痰阻而冲任失固,则发生崩漏(无排卵)。并有其他痰湿内阻之象。以现代病理学来看,可能与体质因素(遗传),以及饮食、生活方式、情绪、药物、疾病等致病因素,导致内分泌激素代谢紊乱有关,临床往往伴有多囊性卵巢增大。

2. 主要证候

(1) 经行特征:①经血色淡而黏;月经后期、过少,偶有经水频至、过多。②月经闭阻。

(2) 全身症象:①形体肥胖。②精神倦怠,四肢无力。③多唾涎沫,口中淡腻。④纳少泛恶,或胸脘闷胀。⑤带下黏稠。⑥头晕且重,或心悸气短。⑦面肢浮肿。⑧痤疮或多毛。⑨舌淡而胖,苔白腻。⑩脉滑、缓滑或沉。

3. 妇科检查　子宫正常大小,兼肾虚者常偏小;或可扪及两侧增大的卵巢,伴有多毛症。

4. 辅助检查　卵巢功能检查常无排卵,但阴道脱落细胞图片具有一定的雌激素水平(兼肾虚者则偏低);亦可表现为稀发排卵。

5. 诊断标准　凡具备上述经病特征之一及全身症象两项(其中必须包括形体肥胖或舌象再加一项症象)者,若无明显全身症象可辨,而经检查表现双侧卵巢呈多囊性增大者,亦可诊断。

6. 常见疾病　月经稀少、闭经或无排卵型功血、多囊卵巢综合征、不孕症。

【附】　肾虚痰阻

肾虚痰阻较单纯痰阻为多见,临床上兼有肾虚(多见于肝肾亏损及脾肾阳虚)及痰阻型的见症。常见疾病同痰阻型,而病情则较为复杂和严重,是多囊卵巢综合征、闭经及不孕症常见证型。

以上所举的为功能性月经失调及其不孕不育症较常见的一些基本证型,由于临床上所见的症状往往错综复杂,或几种证型同时存在,或在月经周期的不同阶段出现不同证型,虚实寒热并见,故辨证时应从实际出发,灵活运用,勿忘证型,亦勿拘于一证一型。

第 九 章
功能性月经失调及其不孕不育症的中医周期疗法

对于功能性月经失调及其不孕不育症的治疗，中医学传统的"辨证调经"及"调经种子"法是一条较好的经验，但由于历史的原因也有她的局限性。笔者于 1981 年在浙江中医药大学中医妇科硕士学位毕业论文中运用中西医结合的思维方法，对功能性月经失调及其不孕不育症的病因病机和辨证辨病进行了深入的研究和临床实践，有了新的认识，并在此基础上提出了一个新的能提高疗效的治疗方法，即"中医周期疗法"。现将该疗法的理论依据和特点、治疗原则、治疗方法、使用方法及疗程等问题，分别阐述如下。

第一节　理论根据和特点

所谓中医周期疗法，是根据中医学和西医学对月经产生与妊娠及其失调与不孕机制的一些共同认识，以中医学辨证论治为基点，按"异病同治""同病异治""治病必求其本"的原则，结合西医学有关月经的神经内分泌周期调节理论，运用阴阳常阀调节的手段，在月经周期的各个不同阶段（卵泡的发育成熟、排卵、黄体形成及退化），针对其不同的生理及病理变化特点，在辨证论治的基础上选用不同的调节冲任治法与方药，调整脏腑气血阴阳的正常水平的动态平衡，以期恢复"肾或肝、脾、心 - 冲任 - 胞宫"（类似在大脑皮质控制下，下丘脑 - 垂体与卵巢，或下丘脑 - 自主神经与卵巢 - 子宫）的功能，从而治疗功能性月经失调及其不孕不育症各种疾病。因此，它既具有中医辨证论治（理法方药）的特点，又结合西医学理论和科学实验方法的优点，吸取中西医的长处，是一种新的更有效的调经及治疗不孕（育）的方法；是法以中医学的辨证整体观为指导，并结合西医学的辨病重视局部的长处着重于通过调整机体全身功能，提高机体固有的调节能力，又重视局部治疗，为一种解决内在因素而起主导作用的积极的方法，不同于单纯的外源的、替代的激素疗法。

第二节 治 疗 原 则

中医周期疗法治疗原则，概括起来有以下几点：

（一）以辨证施治为主，辨证与辨病、整体与局部相结合

治疗时既要注意调节脏腑气血阴阳盛衰，着重于改善机体全身的功能，又要注意调节冲任（督带），纠正卵巢局部的功能紊乱；辩证地处理好调节阴阳与治病的相互关系。因为疾病绝大多数表现有脏器的阴阳失调现象，但疾病并不一定是脏器的阴阳失调的表现，有时甚至并无明显的临床症象。

（二）急则治其标，缓则治其本

即首先纠正紊乱的月经情况，改善月经失调的症状，然后再调整月经周期，即恢复排卵和黄体功能（以下简称"调周"），以期调经种子。

1. 症状时期的治法 在出现症状时期（以下简称症状期），即月经失调标象阶段，应纠正月经紊乱，除个别特殊情况之外，一般治标与治本相结合。如崩漏下血，每多"塞流"与"澄源"同用；血崩暴下大出血时，又当急用大剂补气摄血或回阳救逆（如独参汤或参附龙牡汤等），先"塞流"固脱以治标，待出血减少或停止后，再"澄源""复旧"，辨证治本以调经。

2. 平时的治法 平时调整月经周期，应以益肾调冲任为主，但不能忽视治理肝脾气血。

（三）立法用药必须根据"调周"分期，区别对待

月经的周期变化，是女性生殖生理的反应。根据卵巢内分泌功能变化，即通过前述的各项卵巢内分泌功能检查，以及有关月经情况确定月经周期的不同阶段。月经周期的不同阶段，具有不同性质的矛盾，故立法用药必须区别对待。按脏腑阴阳动态变化的规律，"调周"分期立法用药的基本原则如下：

1. 经后期（卵泡发育期） 此期经水适净，内膜脱落，精血耗伤，血海空虚，正待修复，身体抵抗力低下；卵泡处于发育阶段，雌激素（E_2）水平为轻度影响，基础体温（BBT）为低温相。按中医阴阳辨证应属于阴的阶段。"经本于肾"，"经水出诸肾"。肾为经水之源，肾阴为月经来潮的物质基础，肾中真阴充实，产生"天癸"，"天癸"盛才能促使月经的按时来潮。因此经后期应以滋补肾阴（血）而养冲任为主，即所谓"静能生水"，同时兼顾肾气。从而促使卵泡发育，子宫内膜增生，为经水准备条件。以月经周期28天计算，此期应是月经周期的第5～10天。

2. 排卵前期（卵泡渐趋成熟至排卵） 此期子宫内膜已显著增生；卵泡渐趋成熟，雌激素水平达中度影响至高度影响。大量的雌激素能对下丘脑"周期中枢"产生正反馈作用，使脑垂体释放较多的促卵泡素（FSH）与大量的黄体生成素（LH）；黄体生成素则促使卵泡成熟排卵。此时基础体温虽仍处于低温

相，但即将向高温相转化。故这期是阴转入阳的过渡阶段。为了适应阴阳消长，并由阴转阳的突变需要，治疗上除了继续使阴精（血）充足并达到一定的水平外，酌情加入益肾助阳及调气活血之品，以阳施阴化，静中求动，通过补肾气、调冲任，使"天癸"旺盛，造成排卵前黄体生成素高峰，而引发成熟卵泡排卵。此期一般是月经周期的第11～14天。

3．排卵后期（黄体形成期）　成熟的卵泡破裂排卵后形成黄体，黄体细胞分泌大量的孕激素和雌激素，使子宫内膜由增生期进入分泌期，并继续增厚，分泌功能也渐为旺盛；基础体温出现了高相水平。这时阴已转阳，肾气旺，"天癸"充，而冲任盛，为阳气活动旺盛的时期。治疗原则要考虑以阳为主的特点，以维持基础体温的高相水平；肾为水火之脏，"静则藏，动则泄"，治虽着重于阳，但宜于水中补火、阴中求阳，才能使阴阳达到正常水平的平衡（常阈），黄体发育良好而功能健全。此期一般是月经周期的第15～24天。

4．经前期（黄体退化期）及月经期　如不妊娠则经前期由于黄体从成熟转向退化，雌激素和孕激素的分泌也迅速减少，子宫内膜出现衰竭状态，性激素的水平进一步下降，内膜便失去了支持而萎缩剥落出血，即月经来潮；基础体温亦急趋下降。此时按阴阳辨证为阳转入阴的阶段。治宜因势利导，以通为主，活血化瘀、引血归经，但亦要结合证型的特点化裁，以促使正常自然行经。此期一般是月经周期的第25～28天。

以上是调周立法用药原则的一般规律，但必要时须有"反常之治"。例如经后期应偏重于滋补肾阴（血），若辨证为肾阳虚者，又应按辨证立法为主，但必须充分考虑到经后期是以阴血不足为主要矛盾方面的生理特点，法当取其阳中有阴，治阳顾阴，使阴生阳长。临床上必须灵活运用，知常达变，决不能拘泥刻板，方可应付错综复杂之病机变化。

（四）根据生理发育的不同时期，治疗应有重点

妇女生理发育的不同时期，在辨证施治上也应各有重点。刘河间氏指出："妇人童幼天癸未行之间，皆属少阴；天癸既行，皆属厥阴论之；天癸既绝，乃属太阴经也。"青春期一般治以益肾为主；育龄期着重调肝治肾；更年期宜健脾益肾。

（五）必须充分重视调理冲任奇经

治疗功能性月经失调及其不孕（育）症，务必注意从调理冲任奇经着手，以调经种子常用的调治冲任奇经基本原则归纳为：补肾填精调冲、滋肾养阴调冲、温肾助阳调冲、疏肝理气调冲、活血化瘀调冲、益气补血调冲、滋养心脾调冲、清肝平肝调冲、清热凉血调冲、温经散寒调冲、化湿祛痰调冲、润肺顺经调冲、敛乳回乳调冲和固涩止崩调冲等十四大法，临床要按所辨证型不同，灵活加减运用。

（六）注意气血阴阳的互相关系

治气则辅以血分药，治血则辅以气分药，治阴要顾阳，治阳要顾阴。因为"血为气母，气为血帅"，"阴阳互根"相辅相成。阳虚多兼有气虚，治应补阳益气；阴虚多兼有血虚，治应滋阴养血。至于阴阳或气血俱虚者，则须阴阳气血兼顾，宜阴阳或气血双补。

第三节　治 疗 方 法

根据中医周期疗法的治疗原则，可使用相应的方法治疗功能性月经失调及其不孕（育）症的临床常见病证。下面将各种常用治疗方法的适应证、方药及具体运用加以介绍。

一、滋肾养阴调冲法

（一）适应证

适用于肾阴虚所致的月经失调及其不孕（育）诸病证。

（二）方药

加减左归汤：生地15克、熟地15克、怀山药12克、山萸肉9克、枸杞子15克、菟丝子9克、炙龟甲15克（先煎）、女贞子15克、墨旱莲12克、制首乌15克。

本方系补益肾阴之名方左归丸（《景岳全书》）去川牛膝、鹿胶，加女贞子、墨旱莲、制首乌、生地而成。方中生熟地、枸杞子（《得配本草》谓"补冲脉之气"）、炙龟甲（《临证指南》谓"龟性阴，走任脉"）、女贞子、墨旱莲、制首乌滋养肾阴，益冲任；怀山药（《傅氏女科》云"固冲脉"）、菟丝子、山萸肉补肾益精气而固冲任。其中菟丝子一味，性柔润而多液，不湿不燥，既益阴精，又助肾阳，取其阴中有阳，使阳生阴长，起到调节阴阳以达到正常阀的作用。

现代药理认为女贞子、墨旱莲可调整神经功能；制首乌所含卵磷脂为构成神经组织、血球及其他细胞膜所必需的原料，并有类似肾上腺皮质激素样作用；怀山药含有合成肾上腺皮质激素的物质，有促进黄体之功能；菟丝子有促性腺功能。

综观全方，为滋肾养阴、补益冲任，即有调整肾阴虚引起的下丘脑-垂体-卵巢轴内分泌功能紊乱及交感神经偏亢的功效。

（三）具体运用

1. 症状期

（1）功血：宜滋肾养阴、固冲止血法。上方去菟丝子，加重墨旱莲、女贞子各30～50克，再加地榆炭、炒阿胶（烊冲，或代以黄明胶）、黑玄参、十灰丸（包煎）。凡不注明药物用量，均为常规用法，下同。

（2）绝经前后诸证：宜滋肾潜阳、养阴安神法。上方酌加生白芍、五味子、酸枣仁、夜交藤、生龙骨（先煎）、生牡蛎（先煎）等。若见皮肤瘙痒或有蚁行感者，再酌加蝉衣、白蒺藜、丹皮、赤芍、黑豆以疏风清热凉血；若眩晕头痛甚者，再酌加天麻、钩藤（后下）、蔓荆子、石决明（先煎）、羚羊角（调冲）以平肝息风止晕。

（3）月经过少：上方酌加当归、鸡血藤、怀牛膝、月季花、益母草等以养血通经。

（4）月经后期或经闭：雌激素水平偏高者，上方去菟丝子，加黄柏、知母等以滋阴降火；雌激素水平偏低者，上方选加肉苁蓉、鹿角胶（烊冲，或用片、霜）、紫河车（研吞）、锁阳、杜仲、黄芪等1～2味，以滋肾益阳；并酌加怀牛膝、丹参、鳖甲（先煎）、泽兰、绿萼梅、八月札等，以活血行气，调整肾之阴阳平衡，以促排卵。

（5）痛经：上方宜加白芍、川楝子等，以益血柔肝、理气止痛。

（6）子宫发育不良：上方加川断、紫河车（研吞）、当归、茺蔚子等，以补肾活血，助长子宫发育。

2．调周期

（1）经后期：宜滋肾养血益冲法。用上方随证变化；或用左归丸、二至丸各10克吞服，每日2次。连服6～8天。

（2）排卵前期：宜滋肾填精法，佐以调气活血。用上方加太子参、炙鳖甲（先煎）、当归、怀牛膝、绿萼梅、茺蔚子等；或用左归丸、二至丸，加定坤丹每日或隔日1粒。连服3～5天。

（3）排卵后期：宜滋肾顾阳法。用上方加川断、桑寄生、紫河车（研吞）或肉苁蓉等；或吞服左归丸、五子衍宗丸各10克，每日2次。连服8～10天。

（4）经前期及月经期：若无孕育要求（下同），则宜益阴养血、活血调经法。用活血调经汤（当归9克、熟地12克、赤芍9克、川芎3克、丹参12克、泽兰9克、香附6克、益母草15克）去川芎，加墨旱莲、女贞子、生地、白芍、鸡血藤等。并随症状发作期的表现进行加减。于经前3～4天服药，连服5～7天。

以上调周各期用药时间是指月经周期28天左右而言（以下各法亦同），周期延长、缩短或因排卵功能障碍而紊乱者，则视卵巢内分泌功能实际情况，并参考临证表现而定。

【附】　滋肾清肝调冲法、滋肾清心调冲法、滋养心肾调冲法和滋肾润肺调冲法

1．滋肾清肝调冲法　用加减左归汤：去菟丝子，酌加知母、黄柏、决明子、丹皮、栀子、夏枯花、杭菊花、白蒺藜、生牡蛎（先煎）、石决明（先煎）、羚羊

角（调冲）等滋阴降火、清肝平肝之品。知、柏等滋阴降火药，能减轻激素偏盛造成的阳亢现象。或选用成药知柏地黄丸或大补阴丸等。适用于肾阴虚肝火旺之经前期综合征及绝经综合征等病证。

2. 滋肾清心调冲法　用加减左归汤：去菟丝子，酌加黄连、黄芩、栀子、莲子心、大黄（后下）等清泻心火之品。黄连、大黄等泻心火药具有抑制交感-卵巢及肾上腺髓质活动亢进的作用。或选用成药六味地黄丸加朱砂安神丸等。适用于肾阴虚心火上亢之绝经综合征及闭经等病证。

3. 滋养心肾调冲法　用加减左归汤：去菟丝子，酌加天麦冬、五味子、柏子仁、酸枣仁、丹参、远志、夜交藤、茯神等滋养宁心安神之品。或选用成药麦味地黄丸或天王补心丸等。适用于心肾不交之绝经综合征等病证。

4. 滋肾润肺调冲法　用加减顺经汤：当归9克、生熟地各15克、沙参9克、白芍9克、黑荆芥9克、丹皮9克、女贞子12克、墨旱莲15克、怀牛膝9克、白茅根15克、大小蓟各15克。此方系《傅青主女科》顺经汤去淡渗利湿之茯苓，加女贞子、墨旱莲以益肾养阴，生地、白茅根、大蓟、小蓟以凉血止血，怀牛膝以引血下行，共奏滋阴润肺、凉血顺经之效。适用于肺肾阴虚之经行吐衄、咳血或眼结膜充血等病证。

以上附法的具体运用加减，可参照滋肾养阴调冲法。

二、温肾助阳调冲法

（一）适应证

适用于肾阳虚所致的月经失调及其不孕（育）诸病证。

（二）方药

加减右归汤：熟地12克（或用砂仁2克，拌）、炒山药15克、山萸肉9克、枸杞子9克、菟丝子15克、鹿角片12克（先煎）、淡附片5克（先煎）、肉桂3克（后下）、仙灵脾15克、仙茅12克、党参15克、炙黄芪15克、炒当归9克。

此方系补益肾阳之名方右归丸（《景岳全书》）去杜仲，加仙茅、仙灵脾、党参、黄芪而成。方中菟丝子、鹿角片、仙茅、仙灵脾、肉桂、附片温补肾阳；熟地、萸肉、枸杞子滋养肾阴，治阳而顾阴；党参、黄芪、山药健脾益气，补气以助阳；当归补血调经，为妇科调经要药。方中诸药多能入奇经，且附子入冲脉（《临证指南》）；肉桂、黄芪入督脉（《临证指南》）；鹿角入冲任以通血脉，又能入督脉以助元阳（《医学衷中参西录》）；当归补冲脉之血（《得配本草》）。现代药理实验证实附子有兴奋垂体-肾上腺皮质、卵巢以及性中枢与自主神经中枢的作用；鹿茸含有卵泡激素样发情物质"雌酮"，能提高子宫的张力和增强其节律性收缩；仙灵脾、仙茅、黄芪、菟丝子皆有类性激素样作用，大剂量仙灵脾能治疗性功能减退症而有催情作用，党参对中枢神经系统（包括性中枢)有兴奋作用；当归对子宫有兴奋和抑制"双向性"作用，并有抗维生素 E 缺乏症、促进女性生殖器官发育及镇静、镇痛等作用。故全方共奏温肾壮督扶阳、调补冲任，即有兴奋性腺与全身的功能低下及纠正副交感神经偏亢的作用。

（三）具体运用

1. 症状期

（1）月经后期或经闭：雌激素水平低落者，上方酌加补肾壮阳药如覆盆子、肉苁蓉、锁阳、巴戟肉、潼蒺藜、蛇床子、紫河车（研吞）、蛤蚧（研吞）、海马（研吞）、黄狗肾（研吞）等 1～3 味，或加重仙灵脾、菟丝子、黄芪至 20～30 克，仙茅、鹿角片用至 15 克，待冲任阳复而雌激素水平上达中、高度影响后，再酌加活血理气之品，如丹参、泽兰、牛膝、赤芍、桃仁、茺蔚子、香附、乌药等 2～3 味，疏通血液循环，扩张血管，促使排卵。如具有一定的雌激素水平，但排卵困难而闭经时间又较长者，则可试以活血通经之剂，设法让子宫内膜脱落先来一次无排卵性月经，以免使子宫内膜起增生过长等变化。

（2）月经过少：上方酌加鸡血藤、川芎、丹参、香附、益母草等，以养血活血调经。

（3）功血：宜温肾益气，固冲止崩法。上方去肉桂、当归、仙灵脾、仙茅，以免因辛温、辛热易于动血，酌加补骨脂 15～30 克、赤石脂 15～25 克（补骨脂配赤石脂止血效佳）、牛角腮 30 克、鹿衔草 30 克、炮姜炭 5 克等，以温经固冲止血。若夹瘀淋漓日久，血色黯红有块，伴有腹痛或恍惚、心悸者，加震灵丹 9～15 克（吞或包煎），以祛瘀镇心、收敛止崩。

（4）痛经：上方去萸肉、枸杞子，酌加炒艾叶、制香附、淡吴萸、小茴香、胡芦巴等，以温经散寒止痛。

（5）绝经前后诸症：便溏或五更泄泻者，上方去当归，酌加五味子、肉豆蔻、补骨脂、巴戟肉，或加四神丸（吞）等，以温涩止泻；面浮肢肿者，上方加胡芦巴、茯苓、泽泻、车前子等，以温阳利水；小便失禁或夜尿者，上方加益智仁、桑螵蛸、覆盆子、金樱子、乌药等，以温肾摄尿。

（6）不孕：上方酌加紫河车（研吞）、紫石英（先煎）、川椒等，以益肾壮督，暖宫助孕。

（7）性欲减退：上方加重仙灵脾为 30 克，并酌加蛇床子、炒韭子、阳起石（先煎）、蛤蚧（研吞）、海马（研吞）、黄狗肾（研吞）等，以壮阳补火。亦可同时肌注鹿茸精注射液，每日或隔日一次，每次 2 毫升。

2. 调周期

（1）经后期：宜温肾养血益冲法。用加减右归汤出入；或吞服右归丸 8 克、五子衍宗丸 12 克，每日 2 次。

（2）排卵前期：宜补肾壮阳法，佐以理气活血。上方加重温肾药的分量，并酌加怀牛膝、丹参、制香附、乌药、菟蔚子等；或吞服右归丸或五子衍宗丸各10克，每日2次；加定坤丹或乌鸡白凤丸1～2粒。

（3）排卵后期：宜益肾助阳法。上方酌加炒杜仲（或代以杜仲叶，剂量加大）、巴戟肉、石楠叶、锁阳、炒川断、紫石英（先煎）等；或吞服右归丸12克、五子衍宗丸8克，每日2次。

（4）经前期及月经期：宜温阳益气，活血调经法。用活血调经汤随症酌加炒川断、补骨脂、乌药、炙黄芪、炒党参、焦白术等温阳益气之品。

【附】　温补脾肾调冲法

用加减右归汤合参苓白术散增损。或选用成药右归丸、桂附八味丸、参苓白术丸或健脾资生丸等。适用于脾肾阳虚所致的月经失调及其不孕（育）诸病证。具体运用参考温肾助阳及健脾益气调冲法。

三、阴阳双补调冲法

（一）适应证

适用于肾阴肾阳两虚所致的月经失调及其不孕（育）诸病证。

（二）方药

加减二仙汤：仙茅12克、仙灵脾12克、当归9克、巴戟肉9克、菟丝子15克、炙龟甲15克（先煎）、枸杞子12克、女贞子15克、制首乌15克。

此方系调补阴阳之二仙汤（上海中医学院附属曙光医院）去知、柏，加炙龟甲、菟丝子、杞子、女贞子、制首乌而成。方中二仙、菟丝子补肾助阳；巴戟肉补冲脉之气（《本草纲目》）；炙龟甲、枸杞子、女贞子、制首乌益肾滋阴；当归温润养血而入冲脉。现代药理认为二仙、菟丝子、巴戟肉均有类性激素及肾上腺皮质激素样作用，能改善内分泌功能，故全方合为滋肾温阳、阴阳双补、调理冲任之剂，可改善机体（主要指性腺）调节功能脆弱及神经内分泌功能紊乱现象。

（三）具体运用

偏阳虚者重用助阳之品；偏阴虚者重用滋阴之品；阴虚火旺则加知母、黄柏（宜盐水炒）等以滋阴泻火。其具体加减变化可参考滋肾养阴及温肾助阳调冲法。除卵巢储备功能下降或卵巢早衰要求恢复功能再生育患者外，对无生育要求的进入围绝经期的患者要以调整肾之阴阳的相对平衡失调为主，旨在改善症状和全身功能，让其自然绝经，不必再调其周期而促排卵。

症状缓解后，可吞服河车大造丸（《医方集解》：紫河车、生地、熟地、天冬、当归、枸杞子、牛膝、五味子、肉苁蓉、锁阳、黄柏）5～9克，每日2次，以巩固疗效。

四、补益肝肾调冲法

（一）适应证

适用于肝肾（精血）亏损所致的月经失调及其不孕（育）诸病证。

（二）方药

加减归肾汤：熟地 15 克、菟丝子 20 克、枸杞子 12 克、山萸肉 9 克、怀山药 15 克、制首乌 15 克、紫河车 9 克（研吞）、党参 12 克、当归 9 克、鸡血藤 15 克、阿胶 12 克（烊冲）。

此方系归肾丸（《景岳全书》）去茯苓、杜仲，加紫河车、制首乌、阿胶、鸡血藤、党参而成。方中熟地、杞子、萸肉、制首乌滋补肝肾精血；菟丝子、紫河车益肾精温肾气，紫河车为血肉有情之品，"以脏补脏"，既"补冲脉之气"（《临证指南》），又"补任脉之气"（《杏轩医案辑录》），现代药理认为内含女性激素、助孕酮、促性腺激素等，能促进生殖器官的发育，同时对肾上腺皮质、甲状腺等也有促进作用；当归、阿胶、鸡血藤养血调经，阿胶为治血虚的要药，内含动物胶，可以加速血液中红细胞和血红蛋白的生长，鸡血藤补血行血，能增强子宫节律性收缩；怀山药、党参益气健脾，以助生化之源，党参除兴奋中枢神经系统外，并能通过脾脏的作用增加红细胞和血红蛋白。全方协力，使肝肾精血充旺，冲任功能恢复，增强性腺及全身脏器之功能，则月经调畅，并有助于孕育。

（三）具体运用

1. 症状期

（1）月经后期，经量过少，经闭，或合并子宫发育不良、不孕：参考温肾助阳或滋肾养阴调冲法。

（2）闭经溢乳：上方酌加川芎、牛膝、芡实、五味子、炒麦芽 30～60 克，活血通经，固摄敛乳。

（3）痛经：上方酌加芍药、炙甘草、制香附、延胡索，以柔肝缓急，调气止痛。

2. 调周期

（1）经后期：用填精补血益冲法。用加减归肾汤；或吞服归肾丸或归芍地黄丸、五子衍宗丸各 10 克，每日 2 次。

（2）排卵前期：用补益肝肾法，佐以调理气血。上方加鹿角片（先煎）、仙灵脾、丹参、茺蔚子、香附等；或吞服归肾丸 10 克，加定坤丹或乌鸡白凤丸 1～2 粒。

（3）排卵后期：用补肝养肾益阳法。上方酌加杜仲、川断、肉苁蓉、仙灵脾、鹿角片（先煎）等；或吞服五子衍宗丸、归肾丸或归芍地黄丸各 10 克，每日 2 次。

（4）经前期及月经期：用养血固肾，活血调经法。用活血调经汤酌加鸡血藤、怀牛膝、焦白芍、川断等。

【附】　益肾解郁调冲法

用益肾解郁调冲汤：熟地 12 克、怀山药 15 克、柴胡 6 克、当归 9 克、白芍 9 克、鹿角片 12 克（先煎）、仙灵脾 12 克、菟丝子 15 克、川断 12 克、制香附 9 克、八月札 12 克、玫瑰花 3 克。方中熟地、怀山药、菟丝子、鹿角片、仙灵脾、川断（含维生素 E，能促进生殖器官的发育）补益肝肾精气；柴胡疏肝理气；制香附《临证指南》谓"入冲脉"，现代药理认为有抑制子宫收缩和弛缓紧张的作用，为疏肝理气调经之良品；八月札、玫瑰花疏肝解郁，理气和血；当归、白芍养血调经，即傅青主氏所谓"补肝之血，而解肝之郁"。全方合为益肾养肝解郁，调理冲任之剂。或选用成药归肾丸、五子衍宗丸合逍遥丸、七制香附丸，或定坤丹等。适用于肾虚肝郁之月经前后诸证、不孕症等病证。其具体运用可参考补益肝肾及疏肝理气调冲法。

五、疏肝理气调冲法

（一）适应证

适用于肝郁气滞所致的月经失调及其不孕（育）诸病证。

（二）方药

加减柴胡疏肝汤：柴胡 9 克、白芍 9 克、当归 9 克、香附 9 克、郁金 6 克、川楝子 9 克、延胡索 9 克、枳壳 6 克、陈皮 3 克、甘草 3 克。

此方系柴胡疏肝散（《景岳全书》）去川芎，加当归、郁金、金铃子散而成。方中柴胡为治肝气郁结的要药，配香附、郁金、白芍（《临证指南》谓"入带脉"）、当归，则疏肝解郁行气、养血和血调经；枳壳、川楝子、延胡索理气活血镇痛；陈皮、甘草（《得配本草》谓"补冲脉之气"）理脾和中。现代药理认为白芍对中枢神经系统、子宫平滑肌有抑制作用；枳壳能兴奋子宫收缩；延胡索、陈皮能抑制子宫收缩；甘草有肾上腺皮质激素样作用，并促使子宫内膜充血，皆为对生殖器官有作用的药物。全方具有通过疏解肝气郁结，即主要调整大脑皮质和自主神经系统的功能紊乱，从而达到调理冲任，即恢复性腺神经内分泌功能的作用。

（三）具体运用

1. 症状期

（1）经前乳房胀痛而有肿块：上方酌加橘核、路路通、王不留行等，以行气散结，活血通络。

（2）经行腹痛、色黯有块：上方酌加失笑散（包煎）、制乳香、制没药等，以活血化瘀止痛。

（3）月经延后、过少或经闭：酌加川芎、泽兰、丹参、桃仁、红花、益母草等，以活血行经。

（4）月经或先或后、或多或少：上方宜去延胡索、枳壳、郁金，加白术、茯苓等疏肝理脾，使肝气得舒，脾气健旺，则月经自调。

（5）出现肝郁化火现象：参照疏肝清热调冲法。

2．调周期

（1）经后期：用益血养肝调冲法。用加减柴胡疏肝汤去延胡索、枳壳、郁金，加熟地、女贞子、制首乌、酸枣仁等滋肾养肝之品；或吞服归芍地黄丸、逍遥丸各10克，每日2次。

（2）排卵前期：在经后期益血养肝调冲法的基础上，酌加菟丝子、鳖甲（先煎）、丹参、玫瑰花等益肾活血理气之品；或吞服归芍地黄丸、逍遥丸各10克，每日2次，加定坤丹或乌鸡白凤丸1～2粒。

（3）排卵后期：加减柴胡疏肝汤酌情去活血破气之味，选加川断、桑寄生、杜仲、石楠叶、八月札、夜交藤等养肝益肾之品；或用逍遥丸、五子衍宗丸各10克，七制（四制）香附丸6克，吞服，每日2次。

（4）经前期及月经期：用疏肝理气，活血调经法。用活血调经汤加枳壳、乌药、娑罗子、佛手柑、玫瑰花等疏肝理气活血之品。

【附】 疏肝健脾调冲法、扶脾抑肝调冲法、疏肝和胃调冲法

1．疏肝健脾调冲法 用加减逍遥汤：柴胡6克、炒当归9克、焦白芍9克、炒白术9克、茯苓9克、制香附9克、佛手柑6克、炒陈皮3克、炙甘草3克、红枣7枚。此方系逍遥散（《和剂局方》）去姜、薄，加制香附、佛手柑、炒陈皮、红枣而成。方中柴胡、制香附、佛手柑疏肝解郁理气；炒白术、茯苓、陈皮、红枣、炙甘草益气健脾补中；炒当归、焦白芍补血养肝调经。全方合为疏肝健脾、养血调冲之剂。适用于肝郁脾虚引起的月经前后诸证等病证。

2．扶脾抑肝调冲法 用加减痛泻要方：炒白术12克、焦白芍9克、煨防风6克、青陈皮各5克、炒党参9克、茯苓9克、煨木香5克（后下）、炒扁豆12克、玫瑰花3克。此方系痛泻要方（《景岳全书》引刘草窗方）加炒党参、茯苓、煨木香、炒扁豆、玫瑰花而成。方中炒白术、炒党参、茯苓、炒扁豆健脾渗湿止泻，其中白术一味尤为补脾益气燥湿的要药，又能入冲脉（《临证指南》）；焦白芍、青皮、煨木香（《得配本草》谓"降冲脉之逆"），柔肝缓急，行气止痛；防风散肝舒脾；陈皮理气和中；玫瑰花疏肝和血调经。现代药理认为白术有促进肠胃分泌及明显持久的利尿作用，且能促进电解质，特别是钠的排出；白术、白芍对神经系统有镇静作用；白术、白芍、木香对子宫平滑肌均有抑制作用。故全方共奏补脾泻肝，镇痛止泄而调经之效。适用于脾虚肝旺引起的经行痛泻等病证。

203

3. 疏肝和胃调冲法　以加减逍遥汤去草、枣，加吴萸炒川连、姜半夏、姜竹茹、紫苏梗、月季花、益母草等，疏肝和胃，理气调经。适用于肝胃不和引起的经前(行)呕吐等病证。

以上具体运用，参考疏肝理气及健脾益气等调冲法。

六、疏肝清热调冲法

(一)适应证

适用于肝郁化热所致的功能性月经失调及其不孕(育)诸病证。

(二)方药

加减丹栀逍遥汤：柴胡6克、当归9克、生白芍12克、生白术6克、茯苓9克、丹皮6克、黑山栀9克、生地12克、川楝子9克、绿萼梅5克、生甘草3克。

此方系丹栀逍遥散(《女科撮要》)去生姜、薄荷，加生地、川楝子、绿萼梅而成。方中丹皮、黑山栀、生地清肝泄热凉血；当归、生白芍养血柔肝；柴胡、川楝子、绿萼梅疏肝解郁利气，利肝之气以降肝之火；生白术、茯苓健脾益胃，取其培土疏木，肝病实脾之义；生甘草调和诸药，又能泻火。合而成为疏肝清热、凉血调经之剂。其药理作用类似加减柴胡疏肝汤，但以抑制交感神经兴奋为主。

(三)具体运用

1. 症状期

(1)功血：用疏肝清热，凉血固冲法。用上方去当归，加侧柏炭15克、茜草炭12克、槐米炭15克、冬桑叶15克等以凉血固冲。夹瘀者酌加制军6~9克、丹参炭15~20克、蒲黄炭12~15克(包煎)、血竭1.5~3克(吞)等，以凉血化瘀止血。

(2)经行经前吐衄：上方去柴胡，加白茅根、茜草、牛膝，以清热凉血，引血下行。

(3)月经前后诸证：经行头痛者，上方加夏枯草、石决明(先煎)、天麻、白蒺藜、菊花、茺蔚子等，以平肝清热；痛剧而血压偏高者，再加羚羊角粉0.3~0.5克(吞)；经行发热者，加青蒿、黄芩、蝉衣、钩藤(后下)，以平肝泄热；烦躁失眠者，加朱砂1~2克(吞)、黄连(后下)、夜交藤、龙齿(先煎)、珍珠母(先煎)等，或用朱砂安神丸6~9克(吞)，以清心泻火，镇肝宁神。若肝旺血热夹湿，蕴阻肌肤而发生经行瘾疹(荨麻疹)，酌加龙胆草、荆芥穗、防风、紫草(后下)、浮萍、苡仁等，以清热疏风化湿。

(4)溢乳：上方加夏枯花、生牡蛎(先煎)、生麦芽30~60克，以清热散结，平肝回乳。

2．调周期

（1）经后期：用养血清肝调经法。用加减丹栀逍遥汤，加制首乌、生熟地、女贞子、旱莲草等养肝滋肾之品，或吞服丹栀逍遥丸、二至丸各10克，每日2次。

（2）排卵前期：用上方加炙鳖甲（先煎）、丹参、茺蔚子等滋肾活血之品。

（3）排卵后期：在养血清肝调冲的基础上，加炙龟甲（先煎）、桑寄生等滋肾养肝之品。

（4）经前期及月经期：用疏肝凉血，活血调经法。用活血调经汤去川芎，加柴胡、川楝子、丹参、黑山栀、怀牛膝、月季花等疏肝凉血活血之品。

七、理气化瘀调冲法

（一）适应证

适用于气滞血瘀所致的月经失调及其不孕（育）诸病证。

（二）方药

加减红花桃仁煎：红花6克、桃仁9克、当归9克、川芎6克、赤芍9克、泽兰9克、丹参15克、失笑散15克（包煎）、制香附6克、益母草15克、三七1.5～3克（研吞）。

此方系红花桃仁煎（《素庵医药》）去延胡索、青皮、生地，加失笑散、泽兰、益母草、三七而成。方中红花、桃仁、赤芍、泽兰、益母草活血调经，其中泽兰（叶天士氏认为通入奇经药，"走血分，入八脉"）、益母草为调经要药；失笑散、三七、川芎、香附活血化瘀，行气解郁；当归、丹参（《得配本草》谓"补冲脉之血"）养血活血。全方合为化瘀理气调冲之剂。从现代药理学角度看来，化瘀理气调冲法，似有通过改善血液循环，扩张血管，增加血流量，增强调节代谢，抑制血小板聚集，改善毛细血管的通透性，促进离经瘀血之吸收，调整子宫平滑肌收缩，如益母草、当归（水溶性不挥发的碱性物质）、川芎（微量）、红花、蒲黄能兴奋子宫收缩，当归（挥发油）、川芎（重量）、香附抑制子宫收缩，或者调整女性激素间的相对比例而达到调整月经之作用。

（三）具体运用

1．症状期

（1）功血：用活血化瘀，固冲止崩法。量多如崩者，用上方加花蕊石15～30克（包煎）、茜草炭12克、阿胶珠9～12克（烊冲）等，以化瘀止血；日久淋漓不净者，加震灵丹9～15克（吞或包煎），以化瘀固涩。

（2）经前经行腹痛：用上方酌加延胡索、制乳没、血竭（吞）、小茴香等，以活血止痛。

（3）月经后期、过少或经闭：用上方酌加牛膝、莪术、鸡血藤、月季花、山楂等，以活血通经。

（4）伴发证：伴有寒象者，加用温阳药；伴有热象者，加用清热药；伴有气虚或肾亏者，加用补气或补肾益冲药。

2．调周期

（1）经后期：用补益气血，活血调冲法。用加减红花桃仁煎去失笑散、三七，酌加党参、黄芪、熟地、鸡血藤、炙鳖甲等补气养血之品；或用八珍益母丸 10 克、七制（四制）香附丸 6 克，吞服，每日 2 次；或吞服妇科十味片，每次 4 片，每日服三次。

（2）排卵前期：在经后期补益气血、活血调冲的基础上，酌加川断、鹿角霜（包煎）、仙灵脾等，或加乌鸡白凤丸，每日 1～2 粒，以温通肾气而促排卵。

（3）排卵后期：参照排卵前期，酌减活血行气之品，同时要重视肾气。

（4）经前期及月经期：宜活血化瘀，行气调经法。用活血调经汤加失笑散、怀牛膝、山楂、玫瑰花、乌药等。

【附】　益肾活血调冲法

用益肾化活血冲汤：熟地 15 克、怀山药 15 克、山茱萸 10 克、当归 12 克、杞子 15 克、菟丝子 18 克、仙灵脾 15 克、怀牛膝 12 克、鸡血藤 15 克、川断 15 克、巴戟肉 12 克、制香附 10 克、红花 6 克、生山楂 15 克、刘寄奴 15 克、茺蔚子 12 克。方中熟地、怀山药、山茱萸、杞子、菟丝子、巴戟肉、仙灵脾、川断，滋补温养肝肾；当归、怀牛膝、鸡血藤、红花、生山楂、刘寄奴，养血活血、祛瘀调经。制香附"入冲任"，为理气调经之良药；茺蔚子活血调经，《本草经疏》云："为妇人胎产调经之要药。此药补而能行，辛散而兼润者也。"制香附、茺蔚子并用既为冲任引经药，又为行气化瘀、活血调经之要药。全方何为补益肝肾、化瘀调经促孕之剂。

八、健脾益气调冲法

（一）适应证

适用于脾气虚弱所致的月经失调及其不孕（育）诸病证。

（二）方药

加减补中益气汤：炒党参 15 克、炙黄芪 15 克、炒白术 12 克、炒升麻 5 克、焦白芍 9 克、炒山药 15 克、炒当归 9 克、炙甘草 6 克。

此方系著名的升补方补中益气汤（《脾胃论》）去柴胡、陈皮，加炒山药、焦白芍而成。方中参、芪、术、草、山药补气健脾益冲；升麻升举阳气，以助益气之力；归、芍养血调经。全方合为健脾补气，益冲调经之剂。药理实验及临床观察，加减补中益气汤的疗效似与其能兴奋神经系统中枢（主要指大脑皮质 - 皮质下中枢 - 自主神经系统），改善消化吸收、水盐与能量代谢，以及血液系统、内分泌功能失调有关。

（三）具体运用

1. 症状期

（1）功血：用补气摄血固冲法。用上方去当归，加制黄精 15 克、阿胶珠 9 克（烊冲），以补脾养血，敛阴止血。量多如崩者，加重党参为 30～60 克、白术为 20 克、黄芪为 30 克，或酌加五味子、山萸肉、莲须、海螵蛸、陈棕炭、血余炭、赤石脂、灶心土（包煎）、煅龙牡、十灰丸（包煎）等收敛固涩止血之品。实验研究证明：党参尚能使血浆再钙化的时间显著缩短，从而促进凝血；黄芪可改善微循环，增强毛细血管抵抗力，防止理化因素所致脆性和渗透性增高。临床大剂量党参配术、芪止血效佳。

（2）经行泄泻或浮肿：用健脾渗湿调冲法。用上方加茯苓、米仁、扁豆。经行泄泻者，再加煨木香（后下）、山楂炭，以健脾止泻；经行浮肿者，加重茯苓为 30 克，再加车前子（包煎），以利尿退肿。

2. 调周期

（1）经后期：用健脾益肾养冲法。用加减补中益气汤酌加菟丝子、仙灵脾、紫河车（研吞）、补骨脂、覆盆子，以温养脾肾；或用补中益气丸 10 克、五子衍宗丸 6 克，吞服，每日 2 次。

（2）排卵前期：在经后期健脾益肾养冲的基础上，加制香附、益母草，以理气活血调冲；或加吞乌鸡白凤丸 1～2 粒。

（3）排卵后期：同月经后期，酌加莲肉（傅青主说能"固冲脉"）、川断、桑寄生、杜仲等，以益肾固冲；现代药理实验，莲肉与怀山药合用，有促进黄体功能作用。或加服五子衍宗丸，以加强补肾之功。

（4）经前期及月经期：用健脾益气，活血调经法。用活血调经汤加炒党参、焦白术、炒山药、茯苓等。

【附】 健脾温阳调冲法

用加减补中益气汤，酌加干姜（或炮姜）、艾叶、肉桂、吴萸、益智仁、菟丝子、补骨脂等温中补脾阳之品。或选用成药理中丸、香砂六君丸等。适用于脾胃阳虚引起的功血、经行泄泻、浮肿或腹痛等病证。具体运用参考健脾益气调冲法。

九、补脾养血调冲法

（一）适应证

适用于脾虚血少（气血虚亏）所致的月经失调及其不孕（育）诸病证。

（二）方药

加味八珍汤：党参 15 克、炙黄芪 12 克、炒白术 12 克、怀山药 15 克、茯苓 9 克、当归 9 克、熟地 12 克、炒白芍 9 克、川芎 3 克、阿胶珠 9 克（烊冲）、炙甘草6克、紫河车5克（研吞）。

此方系调补气血之八珍汤（《证治准绳》）加炙黄芪、怀山药、阿胶、紫河车而成。方中四君、炙黄芪、怀山药健脾补气；四物、阿胶养血调经；紫河车为大补气血之品，益气、补精血而入冲任。补气（精）可生血，养血（精）能益气。全方合为益气健脾、养血调冲之剂。其药理作用可参考加减补中益气汤及加减归肾汤。

（三）具体运用

1. 症状期

（1）月经错后、经量过少、经闭或痛经：参考补益肝肾调冲法。

（2）溢乳（气血虚弱，胃气不固）：用加味八珍汤去川芎，酌加五味子、芡实、山萸肉、生麦芽（30～60克）等，以固摄敛乳。

2. 调周期

（1）经后期：用健脾补血，益肾养冲法。用加味八珍汤酌加制黄精、制首乌、枸杞子、菟丝子、仙灵脾、鹿角胶（烊冲）等益肾之品；也可用八珍丸10克，或八珍益母丸10克，加五子衍宗丸6克，吞服，每日2次。气血虚寒者选用十全大补丸、人参养荣丸或当归养血丸，加五子衍宗丸。

（2）排卵前期：在健脾补血、益肾养冲的基础上，酌加活血理气调冲之品；或加吞定坤丹或乌鸡白凤丸1～2粒。

（3）排卵后期：同月经后期，加强补益肾气之功，如按辨证加用左归丸或右归丸。

（4）经前期及月经期：用健脾益血，活血调经法。用活血调经汤加炒党参、焦白术、焦白芍、鸡血藤等。

十、补益心脾调冲法

（一）适应证

适用于心脾两虚所致的月经失调及其不孕（育）诸病证。

（二）方药

加减归脾汤：党参15克、炙黄芪15克、炒白术12克、茯神9克、当归9克、炒白芍9克、熟地12克、龙眼肉9克、远志6克、炒枣仁9克、制香附5克、炙甘草6克。

此方系补益心脾之方剂归脾汤（《济生方》）去木香、姜、枣，加熟地、炒白芍、制香附而成。方中参、芪、术、草补脾益气；归、芍、熟地、龙眼肉补血养心；茯神、枣仁、远志宁心安神；香附入冲脉而行气理脾调经。全方合为补益心脾、益气养血调冲之剂。药理作用可参考加减八珍汤，并似有增强大脑皮质功能及调整性腺自主神经功能紊乱的作用。

(三) 具体运用

1. 症状期

(1) 功血(心脾气虚为主):参考健脾益气调冲法。

(2) 月经延期、过少或经闭(心脾血虚为主):参考补脾养血调冲法。

(3) 月经前后诸证或围绝经期脏躁症(心脾阴虚为主):可用本方合甘麦大枣汤出入,并随证酌加柏子仁、夜交藤、合欢皮(花)、百合、丹参、五味子、灵芝、紫石英(先煎)、龙齿(先煎)、紫贝齿(先煎)等,以宁心镇惊安神。

2. 调周期 参照补脾养血调冲法。亦可选用成药济生归脾丸(《济生方》)或黑归脾丸(《通行方》),两者功效基本相同,而黑归脾丸补血作用较佳;偏于气血虚寒者,可选用人参养荣丸或柏子养心丸10克,吞服,每日2次或3次。

十一、清热凉血调冲法

(一) 适应证

适用于阳盛血热所致的月经失调及其不孕(育)诸病证。

(二) 方药

加减清经汤:炒丹皮9克、地骨皮12克、生白芍9克、生地24克、青蒿6克、黄柏6克、炒黄芩6克、黑山栀9克、炒槐花15克。

此方系清经散(《傅青主女科》)去茯苓,熟地改用生地,加炒黄芩、黑山栀、炒槐花而成。方中青蒿、黑山栀、黄柏、炒黄芩(叶天士氏认为芩、柏能入冲脉)清热泻火;炒丹皮(或代以白薇)、地骨皮、生地、炒槐花(有黄体素样作用并能改善血管壁的脆性)清热凉血,其中生地、地骨皮兼有养阴作用;生白芍敛阴平肝。全方合为清热泻火、凉血调冲之剂,并有养阴敛阴之品,使热去而阴不伤,血安而经自调。其药理作用似与抑制交感神经-卵巢功能亢进,及改善性激素代谢紊乱有关。

(三) 具体运用

1. 症状期

(1) 功血:用清热凉血,固冲止血法。出血量多者,上方加地榆炭15~30克、侧柏炭15克、大小蓟各15克;淋漓不净而夹瘀者,加丹参炭20~30克、绵纹炭6~9克;心火偏旺者,加黄连;肝火偏旺者,加龙胆草;血热伤阴,口干便秘者,加玄参、知母。

(2) 排卵期出血:上方酌加墨旱莲、女贞子、炙龟甲(先煎)、桑寄生,以滋肾凉血固冲。

(3) 经行吐衄:上方加白茅根、茜草炭、牛膝,以凉血止血,引血下行。

2. 调周期

(1) 经后期:用养阴清热调冲法。用加减清经汤酌减清热泻火之味,加熟地、龟板（先煎）、二至丸（吞或包煎）等；或用知柏地黄丸加二至丸各 10 克，吞服，每日 2 次。

（2）排卵前期：用养阴清热调冲法，酌加炙鳖甲、绿萼梅、丹参、菟丝子等滋肾调气活血之品。

（3）排卵后期：用养阴清热调冲法，酌加滋肾养阴之品。

（4）经前期及月经期：用凉血调经法。用活血调经汤去川芎、香附，加茜草、丹皮、栀子、卷柏等。

十二、滋阴清热调冲法

（一）适应证

适用于阴虚血热所致的月经失调及其不孕（育）诸病证。

（二）方药

加味两地汤：生地 30 克、地骨皮 15 克、玄参 15 克、麦冬 9 克、生白芍 9 克、阿胶 12 克（烊冲）、女贞子 15 克、旱莲草 12 克、炙龟甲 20 克（先煎）。

本方系两地汤（《傅青主女科》）加女贞子、旱莲草、炙龟甲而成。方中生地、地骨皮、玄参、麦冬养阴清冲热；阿胶、白芍、女贞子、旱莲草养血滋阴益冲；炙龟甲入任脉益阴潜阳。全方重在壮水制火，即"壮水之主，以制阳光"，水盛而火自平，阴生而阳自秘，则经行日趋正常。药理作用可参照加减左归汤及加减清经汤。

（三）具体运用

1. 症状期

（1）功血：用滋阴固经法。可用加味两地汤加重旱莲草 50 克、阿胶（或黄明胶）15 克、生白芍 20 克、炙龟板宜改用龟甲胶 12 克（烊冲），酌加制首乌、桑寄生、生甘草、生龙牡、煅龙牡等；漏下日久不净者，加炒蒲黄（包煎）、益母草，以化瘀止血。阿胶止血作用可能与改善体内钙的平衡，促进钙的吸收，使血清钙略增高有关；龟板胶为纯蛋白质，容易被肠吸收，可促使血液凝固而发生止血作用。

（2）排卵期出血：上方加山萸肉、鹿角胶（烊冲）、桑寄生、川断炭、杜仲炭等，以益肾固冲。

（3）午后潮热：上方加青蒿、鳖甲，以滋阴退热。

2. 调周期

（1）经后期：用滋阴养血益冲法。用上方去地骨皮，加枸杞子、制黄精、当归身、制首乌、紫河车（研吞）等；也可用归芍地黄丸 10 克，或大补阴丸 10 克，加二至丸 10 克，吞服，每日 2 次。

（2）排卵前期：用滋阴养血益冲法，酌加炙鳖甲、肉苁蓉、怀牛膝、菟丝子等滋肾活血之品。

（3）排卵后期：用滋阴养血益冲法，酌加益肾养肝之品。

（4）经前期及月经期：用养阴凉血调经法。用活血调经法去川芎，加墨旱莲、生地、玄参、丹皮、茜草等。

【附】 益气滋阴凉血调冲法

用益气养阴固经汤：党参 30 克、黄芪 15 克、白术 15 克、炒升麻 6 克、墨旱莲 30 克、女贞子 15 克、制首乌 15 克、炒槐花 12 克、茜草炭 9 克、地榆炭 15 克、益母草 15 克。方中参、芪、术、升麻益气健脾升阳；二至、制首乌滋阴养血；炒槐花、茜草炭、地榆炭凉血止血；益母草调经化瘀止血，且引诸药直达冲任胞宫之病所。全方合为益气滋阴、凉血固经之剂。或选用成药补中益气丸、参苓白术丸、二至丸、参麦地黄丸或生脉饮等。适用于气阴两虚血热所致的功血、排卵期出血等病证。若仅为气虚血热者，当减去制首乌、女贞子等滋阴之味。具体运用参考健脾益气及滋阴清热调冲法。

十三、温经散寒调冲法

（一）适用症

适用于寒凝胞宫所致的月经失调及其不孕（育）诸病证。

（二）方药

加减温经汤：炒当归 9 克、焦白芍 9 克、肉桂 3 克（后下）、淡吴萸 3 克、炒党参 9 克、炙川乌 3 克（先煎）、川芎 3 克、炙没药 5 克。

此方系温经汤（《金匮要略》）去姜夏、丹皮、麦冬、阿胶、大枣，加炙川乌、炙没药。方中肉桂、淡吴萸（《本草纲目》谓"补冲脉之气"）、炙川乌温经散寒；尤其是炙川乌一味，大辛大热，入冲脉（《临证指南医案》）而通达十二经，力气峻猛，能补火以消阴霾；淡吴萸动物实验发现有收缩子宫作用；炒当归、焦白芍、炒党参温养气血；川芎、炙没药活血行滞。全方共奏温经散寒、行滞调冲之功。其药理作用，综合起来，与促使子宫节律性收缩、血管扩张、血流量增多、血液循环旺盛，解痉镇痛，改善寒冷因子引起的自主神经或内分泌功能失调有关。

（三）具体运用

1. 症状期

（1）痛经：用温经散寒，调冲止痛法。用加减温经汤。小腹冷痛较甚者，酌加小茴香、炒艾叶、乌药、炒延胡索以温经散寒止痛；量少瘀块多者，加失笑散（包煎）、益母草、三棱、莪术，以活血化瘀止痛；量反多者，加炒阿胶、丹皮炭，以益阴散瘀止血；便溏者，加炮姜、煨木香（后入）、熟米仁，以温脾渗湿止泄；夹风湿者，加独活、威灵仙，以祛风胜湿止痛。

（2）月经后期、过少或经闭：上方去炙川乌，加当归12～15克、川芎6～9克，并酌加淡附片（先煎）、仙灵脾、仙茅、鹿角片（先煎）、紫石英（先煎）、鸡血藤、山楂等，以温阳活血通经。

2.调周期

（1）经后期：用温经散寒，益肾暖宫法。用加减温经汤去炙川乌、炙没药，酌加淡附片（先煎）、熟地、炙黄芪、紫石英（先煎）、石楠叶等。或吞服金匮肾气丸或艾附暖宫丸10克，每日2次。

（2）排卵前期：用温经散寒，益肾活血法。上方酌加蛇床子、仙灵脾、香附、丹参等温阳活血行气之品。

（3）排卵后期：用温经散寒，益肾助阳法。上方酌加温养肝肾之品。

（4）经前期及月经期：用温经散寒，活血调经法。用活血调经汤加淡吴萸、肉桂（或桂枝）、乌药、制香附、艾叶等。

【附】温肾暖宫调冲法

用加味艾附暖宫汤：艾叶5克、制香附9克、炒当归9克、焦白芍9克、川芎3克、淡吴萸3克、肉桂3克（后下）、熟地12克、川断12克、炙黄芪15克、紫石英30克（先煎）、淡附片6克（先煎）、锁阳12克、蛇床子15克。此方系艾附暖宫丸（《沈氏尊生书》）加紫石英、淡附片、锁阳、蛇床子而成。方中艾叶（叶天士氏谓入带脉，《本草纲目》认为是治经带之品）、吴萸、肉桂、附片、紫石英温经散寒暖宫；四物养血活血调经；炙黄芪、锁阳、蛇床子（三药均有促性腺功能作用）、川断温肾助阳；香附入冲脉而理血中之气。全方合为温肾祛寒、暖宫调冲之剂。或可选用成药艾附暖宫丸、桂附八味丸或当归养血丸等。适用于肾虚宫寒所致的不孕、痛经、月经稀少或闭经等病证。具体运用参考温肾助阳及温经散寒调冲法。

十四、祛痰化瘀调冲法

（一）适应证

适用于痰阻胞络所致的月经失调及其不孕（育）诸病证。

（二）方药

加减苍附导痰汤：苍术9克、香附9克、茯苓12克、法半夏6克、陈皮6克、胆南星5克、川芎6克、当归9克、海藻12克、山楂12克、石菖蒲5克、益母草15克。

此方系苍附导痰丸（《叶天士女科》）去生姜、甘草、枳壳，加川芎、当归、海藻、山楂、石菖蒲、益母草而成。方中茯苓、法半夏、陈皮、苍术、胆南星燥湿化痰；海藻消痰软坚，促使病态之组织崩溃和溶解，可能有使卵巢增厚之包膜软解之作用，同时由于含碘化物，可纠正缺碘引起的甲状腺功能减退；

石菖蒲芳香化湿开窍，有人认为能作用于垂体，使心脑兴奋，调整内分泌功能；香附、当归、川芎、山楂、益母草理气养血，化瘀调经，山楂有扩张血管、降低血管胆固醇、强心、收缩子宫等作用。全方合为燥湿祛痰、理气化瘀调冲之剂。

（三）具体运用

1．症状期

（1）月经愆期、过少或经闭：用祛痰化瘀，调冲通经法。用加减苍附导痰汤，酌加泽兰、丹参、桃仁、红花、鸡血藤或大黄䗪虫丸（6～9克，包煎）等活血通经之品。痰郁化热而便秘者，加礞石滚痰丸（6～9克，分吞），以清热逐痰通便；夹寒而形寒肢冷者，加肉桂、附片，以温振阳气；病程日久，酌加仙茅、仙灵脾、菟丝子、鹿角片（先煎）、紫河车（研吞）等，以温补肾阳。

（2）多囊卵巢综合征：大多表现为月经稀少、经闭，宜加减苍附导痰汤酌加穿山甲、皂角刺、三棱、莪术、夏枯花、浙贝母、山慈菇等，以软坚化痰通络。少数表现为功血者，上方去川芎、当归、山楂，酌加党参、黄芪、川断、海螵蛸、蒲黄炭（包煎）、花蕊石（包煎）、参三七（研吞）等，以益气化瘀，固冲止血。

2．调周期

（1）经后期：用健脾祛痰、化瘀调冲法，佐以益肾。用加减苍附导痰汤加健脾益肾之品；或用香砂六君丸10克，越鞠丸、五子衍宗丸各6克，吞服，每日2次。

（2）排卵前期：同月经后期，酌加助阳理气活血之品，或用香砂六君丸每日20克，加定坤丹1粒，分二次吞服，或加鹿胎胶12克，调服。

（3）排卵后期：同月经后期，酌加益肾助阳之品；或用香砂六君丸、五子衍宗丸各10克，越鞠丸6克，吞服，每日2次。

（4）经前期及月经期：用祛痰理气，活血调经法。用活血调经汤加昆布、海藻、枳壳、鸡血藤、山楂等化痰理气行经之品。

【附】　益肾导痰调冲法

用益肾导痰调冲汤：菟丝子15克、怀山药15克、仙灵脾15克、巴戟肉9克、鹿角片12克（先煎）、苍白术各9克、党参12克、香附9克、当归9克、石菖蒲5克、黄芪15克、胆南星5克、海藻12克、益母草15克。方中菟丝子、怀山药、仙灵脾、巴戟肉、鹿角片补肾助阳益冲；党参、黄芪、苍白术、石菖蒲、胆南星、海藻健脾燥湿化痰；香附、当归、益母草理气养血调经。全方合为益肾健脾、化痰调冲之剂。适用于肾虚（脾肾阳虚）痰阻所致的闭经、多囊卵巢综合征及不孕症等病证。具体运用参考温肾助阳及祛痰化瘀调冲法。

第四节　使用方法及疗程

一、使用方法

中医周期疗法的调周方法，首先要根据月经失调及其不孕（育）症的发病情况及病理机转，确定月经周期中的不同阶段，然后分别选用序贯疗法、经后疗法及经前疗法。

（一）序贯疗法

按月经周期中各个不同阶段，连续使用相应的治疗方法，周而复始，序贯地进行中医调周治疗。通过序贯疗法，以使失去平衡的"脏腑（肾、肝、脾、心等）-冲任-胞宫"之间的协调功能重新建立，恢复正常的月经生理，或促进生殖器官的发育。适用于各种原因导致的功能性月经失调及其不孕（育）病症，尤其是合并有子宫发育不良者。

（二）经后疗法

在经后期和排卵前期进行中医调周治疗。着重是通过调整经后（包括月经中期）脏腑气血冲任的功能，促使卵泡发育成熟及排卵。适用于功能性排卵障碍所引起的月经失调及其不孕（育）症，如月经稀少、闭经、无排卵型功血（围绝经期除外）、多囊卵巢综合征等，亦可用于月经中期因卵巢雌激素水平暂时下降引起的排卵期子宫出血。

（三）经前疗法

为在排卵后期、经前期或包括月经期进行中医调周治疗。主要是通过调整经前机体脏腑尤其是冲任的功能，使黄体发育健全、功能良好，或改善月经症状。适用于经前期紧张症、排卵型功血、代偿性月经、月经过少或痛经等。

二、疗程

关于中医周期疗法的使用疗程，一般以一个月经周期为 1 个疗程；在临床症状明显改善或痊愈后，除妊娠外宜继续服药调理 2～3 个疗程，然后停药。这样，有利于巩固疗效，以提高治愈率。

第十章

功能性月经失调及其不孕不育症的中医周期疗法临床疗效观察

第一节 证型和临床疗效分析

笔者通过两年多的临床实践，证明运用中医周期疗法治疗功能性月经失调疾病及其不孕症是切实可行的，疗效是比较好的。现将 1980 年 3 月—1981年 4 月的一年多时间里，使用中医周期疗法（不加用任何西药）进行专题门诊观察治疗的 387 例小结如下：

一、一般资料

（一）年龄与职业

本组病例中，年龄最小者 12 岁，最大者 53 岁。按照妇女一生各阶段的生理特点划分：青春期（<20 岁）50 例，育龄期 302 例，围绝经期 35 例。其中以育龄期及已婚妇女占多数。

387 例中，工人 242 例，学生 33 例，教师 29 例，职员 25 例，农民 21 例，医务人员 19 例，其他如干部、家庭妇女等 18 例。其中以工人占大多数。

（二）发病情况

本组病例，包括功血、排卵期功血、闭经、月经稀少、痛经、月经前后诸证（西医现称"经前期综合征"）、绝经前后诸证（西医现称"绝经综合征"）、代偿性月经、闭经 - 溢乳综合征及伴发不孕症等。选择的对象为连续发病三个周期或三个月以上的患者。其中病程最长者功血为 20 年，排卵期出血为 16 年，闭经为 15 年（指间断闭经，连续停闭最长者为 2 年），月经稀少为 15 年，痛经为 15 年，月经前后诸证为 17 年，绝经前后诸证为 5 年，代偿性月经（经行鼻衄）为 10 年，闭经 - 溢乳综合征为 9 年。详见表 10-1。

功血 145 例中，月经先期，指周期提前 7 天以上，多数为一月两潮；经期延长，指行经期超过 7 天以上，其中长于半个月的 29 例，超过一个月的 15 例，经量过多，指月经量超过本人发病前的 1/2 以上，量如崩中，约多于平素 1～2 倍以上的有 67 例。排卵期出血 10 例中，均指期中出血时间持续在 3 天以上

表 10-1　病程情况

病程 疾病	<6个月	6个月~ 1年	1~2年	2~5年	5~10年	>10年	合计
功血	28	23	37	26	19	12	145
排卵期出血	6		2		1	1	10
闭经	2	6	2	6	17	4	37
月经稀少	3	4	2	7	6	8	30
痛经	3	3	4	16	20	6	52
月经前后诸证	3	14	12	38	16	7	90
绝经前后诸证	1	3	5	4			13
代偿性月经	4	1			1		6
闭经-溢乳综合征	1		1	1	1		4
合计	51	54	65	98	81	38	387

者，最长为 13 天。月经稀少 30 例中，月经过少 3 例，其余均为月经稀发。月
经前后诸证 90 例中，以经前乳胀、泄泻、浮肿、烦躁、头痛等最为多见，其中有
经行胃脘剧痛 1 例，经行发热 2 例，其症状大多出现在经前一周左右，最短为
经前 2 天，最长为经前 15 天；多数在经潮后即消退，少数延绵至经净后一周许
消失。代偿性月经 6 例中，经行鼻衄 5 例，经行吐血 1 例，其中衄血时间最长
为 15 天。

二、诊断方法

本组病例的诊断均采用中医辨证与西医辨病相结合的方法。

（一）中医辨证

按照证型诊断标准（见第八章"月经病及其不孕不育症辨证分型探讨"），
387 例功能性月经失调中，肾虚型（包括肾阴虚心肝火旺、心肾不交、肺肾阴
虚、脾肾阳虚、肾虚肝郁）161 例，占 41.6%；肝郁型（包括肝脾不调）117 例，占
30.23%；脾虚型（不包括脾肾阳虚或肝脾不调）16 例，占 4.13%；血热型（包括
气阴两虚血热）66 例，占 17.05%；寒凝型（包括肾虚宫寒）14 例，占 3.62%；
痰阻型（包括肾虚痰阻）13 例，占 3.36%。详见表 10-2。由于临床所见病证
往往错综复杂，每多虚实寒热并见，如肾虚或脾虚夹瘀、肾阴虚或肾阳虚合
并肝郁化热等，表 10-2 中不可能详尽地列出，只是根据主要的病机变化给予
归类。

表 10-2　辨证情况

证型	肾虚型							肝郁型				
	肾阴虚	肾阳虚	阴阳两虚	肝肾亏虚	肺肾阴虚	肾虚肝郁	合计	肝郁气滞	肝郁化热	气滞血瘀	肝脾不调	合计
例数	41	46	4	7	2	61	161	4	57	13	43	117

证型	脾虚型				血热型				寒凝型		痰阻型		
	脾气虚弱	脾虚血少	心脾两虚	合计	阳盛血热	阴虚血热	气阴两虚血热	合计	肝郁气滞	肝郁化热	气滞血瘀	肝脾不调	总计
例数	13	1	2	16	2	11	53	66	14	14	13	13	387

（二）西医辨病

　　387 例均具有较详细的病史记载，并经妇科及必要的全身或其他辅助检查，尽可能地排除了生殖器器质性病变、全身性疾病及先天性发育异常引起的非功能性月经失调。并通过卵巢功能及与卵巢功能有关的一些内分泌学检查，以便尽量地对月经失调的病因病机作出诊断。关于特殊检查方面，除把基础体温测定作为常规检查，对出血性月经失调均查血常规、出凝血时间及血小板计数外，进行阴道细胞涂片激素水平测定 212 例，宫颈黏液结晶和拉丝试验 167 例，诊刮子宫内膜活检 36 例，雌酮、雌二醇、雌三醇测定 1 例，FSH 生物测定 38 例，HCG 放射免疫测定 3 例，17- 羟及 17- 酮测定 14 例，基础代谢率测定 3 例，T_3、T_4 测定 2 例，输卵管通液及通气试验 15 例，输卵管、子宫碘油造影 17 例，气腹造影 3 例，B 型超声波 13 例，鼻黏膜组织活检 1 例，蝶鞍部 X 线检查摄片 7 例，眼底及视野检查 4 例，宫腔镜检查 1 例，性染色质及染色体检查 1 例。根据月经失调的临床征象，并参考有关的检查资料，387 例中，功血 145 例，占 37.47%；其中无排卵型 53 例，排卵型黄体功能障碍 50 例（黄体功能不良 35 例，黄体萎缩不全 15 例），排卵型其他 42 例（月经过多 36 例，经后淋漓 3 例，月经先期 3 例）。闭经 37 例，占 9.56%，其中继发性闭经 36 例，原发性闭经 1 例，36 例继发性闭经中，下丘脑或下丘脑 - 垂体性闭经 31 例（包括多囊卵巢综合征 2 例），卵巢功能早衰闭经 4 例，子宫性闭经 1 例。详见表 10-3。

表 10-3　辨病情况

病种	功血	排卵期出血	闭经	月经稀少	痛经	月经前后诸证	绝经前后诸证	代偿性月经	闭经 - 溢乳综合征	合计
例数	145	10	37	30	52	90	13	6	4	387
%	37.47	2.58	9.56	7.75	13.44	23.26	3.36	1.55	1.03	100

三、证型分析

（一）年龄与证型的关系

见表 10-4。按辨证分型，387 例中青春期功能性月经失调 50 例，其中：肾虚型多见，共 18 例（不包括肾虚宫寒、肾虚痰阻），占 36%；其次为血热型，共 8 例（不包括肝郁化热），占 28%；再次为肝郁、寒凝等。育龄期 302 例，其中：肾虚型亦居多，共 119 例（包括肾虚肝郁、脾肾阳虚），占 39.40%；其次为肝郁型，共 109 例（包括肝脾不调），占 36.09%；再次为血热痰阻、脾虚等。围绝经期 35 例，其中：肾虚型（肾阴虚、肾阳虚、肾阴阳两虚）共 24 例，占 68.57%；血热型（气阴两虚血热和阴虚血热）共 11 例，占 31.43%。围绝经期 35 例中全为肾虚型和血热型，这可能与围绝经期病例数较少有关；不过绝经前后诸证或围绝经期功血患者，临床上其他证型也确实较为少见。

（二）疾病与证型的关系

见表 10-4。其中功血以肾虚、血热（包括肝郁化热）为最多，共计 89 例，占 61.38%；肾虚中以阴虚或伴火旺为多，血热中以气阴两虚与肝郁化热占多数；此外，也有脾虚或心脾两虚、气滞血瘀及肾虚痰阻（多为多囊卵巢综合征）所致的。排卵期出血以血热（阴虚血热和气阴两虚血热）或肾阴虚、肝火旺为多，共计 8 例；另外 2 例则为肾虚肝郁化热及肝郁化热夹湿。闭经、月经稀少以肾虚（尤为肾虚肝郁、脾肾阳虚）最为多见，共计 47 例，占 70.15%；其次为肝脾失调、痰阻或寒凝（包括肾虚痰阻或宫寒）。痛经以寒湿凝滞、气滞血瘀或合并肾虚、脾虚占多数，纯属虚证者则少见。月经前后诸证，以肾虚肝郁和肝脾不调为多，占 56.67%；其次为肝郁气滞，或郁而化热，或气滞瘀阻，甚或合并气阴两虚；再次为脾肾阳虚或肾阴虚心肝火旺。绝经前后诸证多表现于肾虚，其中以阴虚火旺为多，或见于脾肾阳虚或肾阴肾阳两虚。代偿性月经（经行吐衄）6 例中，肺肾阴虚及肝郁化热各 2 例，肾阴虚或阴虚而肝火偏旺各一例。闭经 - 溢乳综合征 4 例中，1 例为脾肾阳虚所致的溢乳合并闭经，2 例为肝脾（胃）失和、胃气虚弱不能固摄而乳汁自出，再 1 例为肝热迫乳外出。

总之，功能性月经失调的证型表现，脏腑方面以肾虚为多，其次为肝郁（尤其是育龄期），再次为脾虚，亦有见于合并心血（阴）虚、心火旺或肺阴虚的；其虚实寒热属性方面，总的以虚证或虚中夹实多见，纯属实证者少数，出血性月经失调如功血、排卵期出血、经行吐衄等，偏于热者居多，闭经性月经失调（包括月经稀发过少）以及痛经等，则以偏于寒者居多。

表 10-4　年龄、疾病与证型的关系

项目		肾虚型							肝郁型				
		肾阴虚	肾阳虚	阴阳两虚	肝肾亏虚	肺肾阴虚	肾虚肝郁	合计	肝郁气滞	肝郁化热	气滞血瘀	肝脾不调	合计
年龄	青春期	8	7		1		2	18	1	7			8
	育龄期	21	31		6	2	59	119	3	50	13	43	109
	围绝经期	12	8	4				24					
	合计	41	46	4	7	2	61	161	4	57	13	43	117
疾病	功血	22	18	1				41		33	2	6	41
	排卵期出血	3					1	4		1			1
	闭经	4	9		5		14	32					
	月经稀少	1	9				5	15				8	8
	痛经	2	3		2		12	19	2	2	5	5	14
	月经前后诸证	2	3				29	34	2	18	6	22	48
	绝经前后诸证	6	3	3				12					
	代偿性月经	1			2			3		2			2
	溢乳闭经综合征		1					1	1			2	3
合计		41	46	4	7	2	61	161	4	57	13	43	117

项目		脾虚型				血热型				寒凝型		瘀阻型		总计
		脾气虚弱	脾虚血少	心脾两虚	合计	阳盛血热	阴虚血热	气阴两虚血热	合计	寒凝	合计	瘀阻	合计	
年龄	青春期	2	1	1	4	2	5	7	14	5	5	1	1	50
	育龄期	11		1	12		4	37	41	9	9	12	12	302
	围绝经期						2	9	11					35
	合计	13	1	2	16	2	11	53	66	14	14	13	13	387
疾病	功血	10		2	12	1	7	40	48			3	3	145
	排卵期出血						3	2	5					10
	闭经											5	5	37
	月经稀少									3	3	4	4	30
	痛经	2	1		3	1		4	5	11	11			52
	月经前后诸证	1			1			6	6			1	1	90
	绝经前后诸证							1	1					13
	代偿性月经						1		1					6
	溢乳闭经综合征													4
合计		13	1	2	16	2	11	53	66	14	14	13	13	387

四、疗效分析

（一）疗效标准

对于功能性月经失调各种疾病的疗效判断方面，为了有利于观察与统计，我们拟订了统一的疗效标准。具体如下：

1. 痊愈

（1）无排卵性月经失调：治疗后，连续两个以上的月经周期、经量都正常，自觉症状消失，并出现排卵（更年期除外）或妊娠者。

（2）有排卵性月经失调：治疗后，连续两个以上的月经周期、经量都正常，自觉症状消失，黄体功能正常或妊娠者。

2. 显效　连续两个以上的月经周期、经量都正常或基本正常，自觉症状消失或基本消失，或无排卵性月经失调治疗后出现一次排卵性月经，但未达到治愈标准者。

3. 好转　月经的周期、经量正常或基本正常，自觉症状消失或明显好转在一个周期以上者。

4. 无效　月经的周期、经量和症状无明显改进者。

5. 复发　治愈后三个月以上又复发者。

（二）治疗结果

1. 总疗效　见表 10-5。387 例中，总有效率为 96.38%。痊愈 271 例中育龄期妇女妊娠者 47 例，其中 1 年不育者 7 例。2 年不育者 8 例。3 年以上不育者 15 例。不育时间最长者为 11 年。

表 10-5　总疗效

疗效	痊愈	显效	好转	无效	复发	合计
例数	271	48	54	6	8	387
%	70.03	12.40	13.95	1.55	2.07	100

2. 年龄、证型及疾病与疗效的关系　见表 10-6。本组病例中，各年龄期的疗效均接近，说明年龄与疗效之间似乎无明显的差异关系。各证型的疗效亦相近，而肝郁型、血热型的痊愈率较之肾虚型（包括肾虚痰阻、肾虚宫寒）稍偏高。

疾病与疗效的关系，其中以无排卵性月经失调的闭经、无排卵型功血疗效略偏低。以实际治疗过程来看，无排卵者治疗也比较困难，治疗时间也更长一些。本组治疗无效之 6 例中，2 例为卵巢功能早衰，1 例为多囊卵巢综合征所致的闭经，3 例为无排卵型功血（其中 1 例作气腹造影亦确诊为多囊卵巢综合征）。但临床实践证明，中医周期疗法对恢复因卵巢功能失调引起的排卵障碍，肯定是有较好疗效的，这从闭经、功血的治疗结果（排卵功能恢复情况）就可以看出。闭经的疗效如除外 4 例卵巢功能早衰，纠正后的痊愈率为66.67%；卵巢功能早衰中 1 例治疗后虽无月经来潮，但以基温双相并参考激素水平及宫颈黏液有周期性变化，表明已连续三次出现排卵；另 1 例为来了两个周期的无排卵型月经。无排卵型功血的痊愈率为 58.4%，如除外多囊卵巢综合征 2 例，纠正后的痊愈率为 60.78%。上述痊愈率中均不包括出现一次排卵型月经周期者。其他如绝经前后诸证及痛经的痊愈率比较其他型为低，可能是由于绝经前后诸证治疗观察时间较短。痛经患者往往没有很好坚持调周治疗（多在痛经时服药）、疗效判断主要凭主诉而无明确的客观标准等原因的关系，值得进一步探索，但以疗效分析看，其显效及总有效率还是比较高的。

表 10-6　年龄、证型及疾病与疗效的关系

项目		总例数	痊愈		显效		好转		无效		复发	
			例数	%	例数	%	例数	%	例数	%	例数	%
年龄	青春期	50	31	62.00	7	14.00	10	20.00	1	2.00	1	2.09
	育龄期	302	218	72.19	34	11.26	40	13.25	5	1.65	5	1.65
	围绝经期	35	22	62.86	7	20.00	4	11.43			2	5.71
	合计	387	271	70.03	48	12.40	54	13.96	6	1.55	8	2.07
证型	肾虚型	161	110	68.32	23	14.29	21	13.04	2	1.24	5	3.11
	肝郁型	117	87	74.36	17	14.53	12	10.26			1	0.85
	脾虚型	16	9	56.25	3	18.75	3	18.75	1	6.25		
	血热型	66	49	74.24	3	4.55	11	16.37	1	1.51	2	3.03
	寒凝型	14	9	64.29	1	7.14	4	28.57				
	痰阻型	13	7	53.85	1	7.69	3	23.08	2	15.38		
	合计	387	271	70.03	48	12.40	54	13.96	6	1.55	8	2.07
疾病	功血	145	104	71.72	10	6.90	22	15.17	3	2.07	6	4.14
	排卵期出血	10	8	80.00			2	20.00				
	闭经	37	22	59.46	7	18.92	5	13.51	3	8.11		
	月经稀少	30	25	83.33	5	16.67						
	痛经	52	29	55.77	10	19.23	13	25.00				
	月经前后诸证	90	72	80.00	9	10.00	7	7.78			2	2.22
	绝经前后诸证	13	4	30.77	6	46.15	3	23.08				
	代偿性月经	6	4	66.66	1	16.67	1	16.67				
	闭经-溢乳综合征	4	3	75.00			1	25.00				
	合计	387	271	70.03	48	12.40	54	13.95	6	1.55	8	2.07

第二节　典型病案举例

一、无排卵型功血

病案一　肾阴虚型崩漏

顾某,女,19 岁,学生,未婚。1980 年 6 月 16 日初诊。主诉:月经先后无定期 5 年余,伴经期延长、经水量多 3 年。

患者 14 岁月经初潮,时间为 15～40 天,经期 7～8 天。(上述月经史用以下公式表示:$14 \frac{7～8}{15～40}$,以下同)初潮后即见周期紊乱,色量尚属正常。1977 年进入大学后,经期开始延长,每次要 8～15 天,经水量多,色紫红,夹少许血块。临经前稍有疲倦和下腹坠感,偶有经行腹痛。1978 年 12 月及 1979 年 6 月曾做西药人工周期两个月,疗效不能巩固,停药即发。肛查子宫大小正常。西医诊断:青春期无排卵型功血。

就诊时诉:末次月经为 5 月 23 日,迄今 20 余天滴沥不净,色偏红,无血块,其余无明显不适。脉细弦,舌质偏红,边尖有紫点、苔薄。中医辨证为肾阴虚夹血热型“崩漏”。适值出血期间,治拟滋肾养阴、凉血固冲。处方:生熟地炭各 12 克、淮山药 12 克、山萸肉 9 克、丹皮炭 9 克、黑玄参 12 克、地骨皮 12 克、槐米炭 15 克、炙龟板 15 克、焦白芍 9 克、山栀炭 9 克、茜草炭 9 克、煅牡蛎 30 克、十灰丸 15 克(包煎),5 剂。

6 月 23 日诊:服药 4 剂后,经水即净。近日感有头昏,脉苔同前。因经漏刚净三天,血海空虚,治拟滋肾养血为主,以加减左归汤出入。处方:生熟地各 12 克、怀山药 15 克、山萸肉 9 克、杞子 12 克、菟丝子 15 克、制黄精 15 克、当归 9 克、杭白芍 9 克、仙灵脾 12 克、二至丸 15 克(包煎)、制首乌 15 克、川断 12 克,7 剂。

6 月 30 日诊:昨日起见有少许红色分泌物,色稍黯,腰酸,脉细,舌淡红,苔薄腻。宜滋阴固肾,佐以凉血止血。前方去仙灵脾、枸杞子、何首乌、当归、制黄精,加黑元参 12 克、黄明胶 9 克(烊冲)、地骨皮 12 克、太子参 12 克、川断 12 克、地榆炭 15 克,7 剂。

7 月 7 日诊:药后经水 8 天净,经量减少,正当经后期,治拟滋补肝肾而益冲任。归芍地黄丸、二至丸,每日早晚各服 10 克。并嘱基温上升(排卵)后,改服归芍地黄丸加五子衍宗丸,早晚各 10 克。

9 月 11 日诊:前次诊后,基温于 7 月 12 日升高,出现双相曲线,月水转为正常,已两个周期,续予原法调理,以巩固疗效。

1981 年 3 月 23 日随访：停药已数月，情况良好。

病案二　肾阳虚型崩漏

史某，女，19 岁，学生，未婚。1980 年 12 月 22 日初诊。主诉：月经周期紊乱、经量过多伴经期延长约 5 年。

患者月经史：$14\dfrac{7\sim15}{15\sim60}$。经量过多，时如注如流，色淡红，质稀如水。常感头晕目眩，形寒肢冷，神疲乏力，腰脊酸坠。曾服过中药无效。肛查为子宫略小，两侧附件无殊。基温测量示单相型。血红蛋白 82g/L，血小板及出凝血时间测定属正常范围。西医诊断：青春期无排卵型功血。

就诊时诉，末次月经 12 月 5～16 日。面色㿠白，唇甲色淡。脉沉细，舌淡胖，苔薄白。中医辨证为肾阳虚"崩漏"。拟温补肾阳调冲为主，用加减右归汤增损。处方：仙茅 12 克、仙灵脾 15 克、大熟地 15 克、淮山药 15 克、山萸肉 9 克、肉桂 3 克（后下）、淡附片 4.5 克（先煎）、炙黄芪 15 克、党参 15 克、鹿角胶 9 克（烊冲）、当归 9 克、紫石英 30 克（先煎）、菟丝子 15 克、巴戟肉 12 克，7 剂。

1981 年 2 月 19 日诊：月经曾于 1 月 19 日来潮，经期 7 天，色量正常。今经期已届，月水未潮。因基温仍低相，表明尚无排卵，拟温阳补肾，佐以理气活血，以期促使排卵功能。用原方去山萸肉、山药，加紫丹参 12 克、牛膝 9 克、制香附 9 克、玫瑰花 6 克，菟丝子加至 30 克，5 剂。

3 月 5 日诊：基温上升已 9 天，小腹稍感隐痛，胸部微胀，余无不舒。临近经前期，治宜温阳益气调经。处方：炒党参 30 克、炒白术 15 克、当归炭 9 克、焦白芍 9 克、香附炭 6 克、丹参炭 9 克、泽兰 9 克、牛角腮 30 克、益母草 12 克、熟地炭 12 克，6 剂。

经净后予以右归丸加五子衍宗丸，早晚各 10 克。间断调周数月，月经周期转为 45 天左右一次，量中，经期 5～6 天。基温双相，表明为排卵型月经。

9 月 15 日诊：停药 5 月余，周期维持 45 天左右。惟近来经水又渐增多，昨日来潮，色淡质稀。脉沉细，舌淡嫩。先拟温肾益气固冲法，予加减右归汤去肉桂、当归，加补骨脂 20 克、赤石脂 12 克、牛角腮 30 克、陈棕炭 15 克，4 剂。

服上药三剂，血止，随后再予序贯用药一疗程。11 月 29 日随访，于 10 月起周期缩短为 30 天左右，月经完全转为正常。

病案三　气阴两虚型崩漏

董某，女，28 岁，工人，已婚。1980 年 12 月 2 日初诊。主诉：月经先后无定期 9 年，近 9 个月来连续不规则阴道出血。

患者于 1980 年 3 月起，不规则的阴道流血，量或多或少，时漏时止，淋漓不净，色黯红质稀。曾经中西药治疗无效，月经史：$19\dfrac{3\sim4}{15\sim120}$，量不多，色红，腹不痛。生育史：1-0-0-1（表示足月产 - 早产 - 流产 - 现有子女数，下同）。末次月经 11 月 19～23 日，刚净 8 天，又开始漏下出血，并有面目浮肿，腰部酸楚，头晕耳鸣，时有烘热，口干溲黄，胸闷不舒，小腹胀痛。脉弦细略数，舌淡嫩、边有齿印，辨证为气阴两虚，夹肝郁血热。予以益气养阴，清肝固冲，用益气养阴固经汤，去黄芪、升麻，加茜草炭、川断炭、条芩炭、黄明胶、十灰丸，5 剂。

宗上方前后共服 15 剂，经量减少，但淋漓未尽。故于 12 月 22 日行刮诊，病理诊断为增殖期子宫内膜。同时进行基础体温测定，显示为单相型；阴道脱落细胞涂片，雌激素水平测定为轻度影响；宫颈黏液检查，结晶（+）。妇科检查子宫大小正常，右侧卵巢可触及。B 型超声波检查，示右侧卵巢约 2.2cm，左侧约 2cm，属正常范围。6.6 < 尿 FSH 测定 <13.2 小白鼠子宫单位 /24 小时尿。血液化验，血常规、血小板、出凝血时间均为正常。确诊为无排卵型功血。

12 月 30 日诊：刮宫后阴道流血未止。故又予以滋阴清热、凉血固冲，用加减两地汤出入，5 剂。

药后血止，接着按气阴两虚夹肝郁血热型调周。共服药约一个月，中间曾因探亲停药约两个月，于 1981 年 1 月至 3 月月经基本每月一潮，量中，经期缩短为 4～10 天。4 月 19 日出现排卵（2～3 月份未有连续测定基温）现象，基温上升，维持高相 11 天后于 5 月 1 日月经来潮，经量中等，经期 6 天。经后仍续予调周治疗，重在经后疗法。6 月份又出现排卵周期，基温高相 14 天后下降，随即月经来潮，色量均正常，余证亦愈。

11 月 16 日随访复诊：停药后，疗效巩固（图 10-1、图 10-2）。

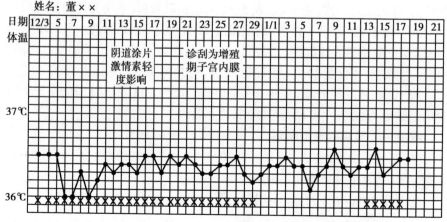

图 10-1　治疗初，阴道不规则出血持续不止，经水频至，基温单相

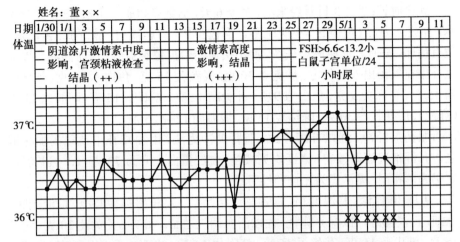

姓名：董××

图 10-2　治疗后，出现排卵，基温呈双相曲线，月经恢复正常

注：1. 基温即基础体温，亦称静息体温。基温表内，"X"代表月经，大的"X"表示月经量多，小的"X"表示量少。

2. 如有身体不适或发热及其他异常情况时，在表内的相当日期注明。

3. "阴道图片"是指卵巢功能的阴道脱落细胞内分泌涂片。我们采用的卵巢功能细胞学诊断标准为激情素水平六级分类法：激情素轻度影响，指角化细胞或致密核表层细胞在 20% 以下；激情素中度影响，指角化细胞或致密核表层细胞在 20%～60% 之间；激情素高度影响，指角化细胞或致密核表层细胞在 60% 以上；激情素轻度低落，指底层细胞在 20% 以下；激情素中度低落，指底层细胞在 20%～40% 之间；激情素高度低落，指底层细胞在 40% 以上。

4. "宫颈黏液检查"包括宫颈黏液结晶检查和宫颈黏液拉丝试验。宫颈黏液结晶检查的结晶类型报告方法："+++"（典型结晶）、"++"（较典型结晶）、"+"（不典型结晶）、"−"（无结晶形成）和椭圆体。宫颈黏液拉丝试验主要观察宫颈黏液的拉丝长度，以厘米为记载单位。

5. "妊试"是指妊娠免疫试验中的乳胶凝集抑制试验法。

病案四　脾气虚弱型崩漏

谢某，女，27 岁，工人，已婚。1981 年 7 月 9 日初诊。

主诉：月经周期紊乱、经量过多而经期延长 7 年，近两年来加剧。

患者自 14 岁月经初潮后，即见先后无定期，且经量过多，有时犹如崩冲，经期拖延，或长达半月，色淡红，质稀如水。近两年来症情加重，曾服中药治疗数月，疗效差。今年五月份结婚。贫血貌，甲状腺不肿大。妇科检查无殊。血液化验：血红蛋白 52g/L，血小板、出凝血时间均正常。内分泌检查：基温测定呈单相型；宫颈黏液检查结晶持续为（+～++），拉丝度 1～2cm；阴道细胞涂片激情素水平轻度影响；6.6< 尿 FSH 测定 <13.2 小白鼠子宫单位 /24 小时尿。诊断：无排卵型功血。

就诊时诉：7月3日月经来潮，至今6天，仍量多如崩。头晕目眩，纳食无味，神疲乏力，气短懒言，小腹空坠。面色少华，口唇淡白，脉沉弱，舌淡嫩、边有齿印，苔薄。证属脾虚失统，冲不摄血。治拟健脾益气，摄血固冲。以加减补中益气汤出入。处方：炒党参30克、炙黄芪15克、焦白术12克、炒怀山药15克、升麻炭5克、焦白芍9克、补骨脂12克、赤石脂15克、阿胶珠12克（烊冲）、煅龙牡各30克、陈棕炭15克、煅海硝12克，5剂。

服药后经净，继以补脾养血、益肾调冲为法，用加减补中益气汤加味调之。月经情况逐渐改善，诸证均见减轻，血红蛋白上升为70克%。然基温测定仍为单相型，提示尚为无排卵性月经。

9月30日诊：基温低相，宫颈黏液结晶（++），稍感神疲肢冷，口淡无味。脉细，舌淡苔薄。拟温养脾肾，佐以活血调气之品。处方：炙黄芪20克、党参15克、淮山药15克、菟丝子15克、淡附片4.5克（先煎）、鹿角片9克（先煎）、仙灵脾20克、巴戟肉12克、茺蔚子12克、当归9克、八月札9克、制香附9克、五子衍宗丸30克（包煎），5剂。

10月15日诊：基温上升已11天。近日腰酸白带较多，小腹胀痛，似月经将临。脉苔如前。治拟健脾理气，养血调经。处方：炒党参12克、焦白术12克、炒当归12克、赤白芍各9克、茯神9克、制香附9克、大熟地9克、炒丹参15克、小茴3克、泽兰9克、益母草15克，5剂。嘱在基温下降或经来服药。

服药的第3天月经来潮，经水一周而净，量中色淡红，基温双相出现排卵，黄体期12天。嗣后，仍按上法调周，汤药及丸剂交替使用，月经正常，并于12月份妊娠。

病案五　肝郁化热型崩漏

郑某，女，31岁，医生，已婚。1980年9月13日初诊。主诉：月经周期先后不定，经期日久，经量过多，有时夹有膜样物已4～5年；婚后3年未孕。

患者就诊前，曾在外测量基温为单相型，行经24小时内诊刮，示宫内膜呈增殖反应，血液化验、肝功能检查及24小时尿17-羟、17-酮测定均为正常范围。曾经西药人工周期治疗，在治疗期间能控制月经周期，停药后即紊乱。月经史 $16\dfrac{3～4}{30\pm}$。平素身体健康。丈夫精液化验正常，婚后同居三年未孕。西医诊断：①无排卵型功血；②原发性不孕症。

就诊时，正值经水先期半月来潮已2天，量少色红，未见血块，伴胸乳作胀，脉弦细略数，舌有瘀点、苔薄。证属肝郁化热。治拟疏肝解郁，清热凉血。予以加减丹栀逍遥散出入。处方：柴胡6克、杭白芍9克、丹皮炭6克、黑山栀9克、川楝子炭9克、绿萼梅5克、茜草炭9克、墨旱莲15克、当归炭9克、酸枣仁9克、侧柏炭15克、益母草12克、十灰丸15克（包煎），4剂。

9月17日诊：药后乳胀有减，经血色较淡，予原方4剂。

经净，即按周期用药，服药期间连续作阴道涂片及高宫颈黏液检查，示激情素水平偏高。治疗一月余，10月份开始按时转经，基温出现双相。而后又巩固三个月而停药，月经一直正常。

1981年4月18日诊：停经40天，基温升高已20天，稍感恶心，胃纳欠佳，厌油腻，脉略滑带数。阴道涂片激情素水平中度影响，妊娠免疫试验（-）。考虑早妊但黄体功能似欠佳，即予以益肾健脾、清热安胎。处方：党参12克、炒白术9克、茯苓9克、川断9克、桑寄生12克、苏梗6克、条芩5克、怀山药15克、菟丝子12克、炒杜仲叶15克、陈皮5克、竹茹6克、生谷芽12克，5剂。

4月27日诊：妊娠试验（+），确诊为早妊。

10月份随访，胎孕情况良好（图10-3）。

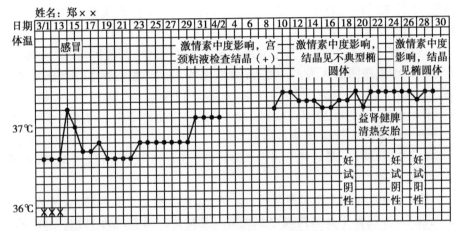

图10-3　患者无排卵型功血，因治疗后恢复排卵而出现妊娠，按基温作出早期诊断并及时予以保胎治疗

病案六　肾虚肝旺型崩漏

余某，女，48岁，教师。1980年4月24日初诊。主诉：月经紊乱，经期延长半年余。

患者半年多来经水前后不定，每次行经日久，甚则数十天不净，量不多，色红，无血块。今行经适止，头晕头痛，烦躁寐差，潮红，手足心热。曾用中西药物治疗，未见显效。过去经汛正常。生育史：2-0-2-2。有神经性腹泻史。形体肥胖，血压正常，面色泛红，脉弦细略沉，舌质黯红、苔薄。出凝血时间等血液化验无殊。妇科检查子宫大小正常，宫颈轻炎，外阴、阴道未见明显萎缩现象。宫颈病理切片报告为慢性宫颈炎，伴鳞状上皮增生。诊断：围绝经期功血、肾虚肝旺型"崩漏"。治拟滋肾养阴，佐以清肝安神。处方：生熟地各12克、枸杞子12克、甘菊花9克、陈萸肉9克、怀山药9克、石决明15克（先煎）、夜交藤15克、炒枣仁12克、生白芍12克、二至丸15克（包煎）、炒丹皮6克、生牡蛎30克（先煎），7剂。

5月29日诊：潮热头痛、烦躁寐差等症有所减轻，然经血漏下又近两旬，量少色红；数日来伴腹胀痛、泄泻，日解2～3次。脉沉细而弦，苔薄腻。证属肾虚肝旺，克犯脾土。治宜益肾固冲，调和肝脾。处方：旱莲草30克、炒川断9克、焦白芍9克、条芩炭6克、炒党参9克、云茯苓9克、炒白术9克、广木香3克（后下）、煨防风4.5克、补骨脂9克、赤石脂15克、焦谷芽12克、震灵丹12克（包煎），7剂。

守原方增损，共服12剂而血止，痛泻愈。继以滋肾健脾为法调理之。

11月29日诊：近3～4个月来月经周期、经量均为正常，基温单相，末次月经11月12日～18日。平素带多色黄，纳食欠佳，便软或溏。舌苔薄黄微腻。法当健脾化湿，清热止带为先。仿傅青主氏易黄汤加味。

1981年1月5日诊：一月来又感有阵发潮热，心悸，牙龈肿痛，脉弦细，舌有红点。治拟滋阴清火为主。处方：生熟地各15克、黑玄参12克、朱麦冬9克、丹皮6克、知母9克、川柏4.5克、女贞子12克、旱莲草12克、夏枯花12克、黄芩6克、夜交藤20克、生牡蛎30克（先煎）、生甘草5克，7剂。

遵上法变化共服药10余剂而愈。

4月21日随访：最近几个月经水多延期。3月中旬来潮后迄今未转，自感情况尚好。

按：上述六例都是无排卵型功血。例一、例二同是青春期功血，皆为室女肾气未充，可能因下丘脑周期中枢成熟不足所致。而表现为"同病异证"，例一位肾阴虚而夹血热，例二则为肾阳虚衰、冲任不固，病机不同故调冲方法亦各异。例三、例四和例五均为育龄期功血，又分别因气阴两虚、脾不统血及肝郁血热所引起，或与某种因素造成下丘脑-垂体-卵巢轴或自主神经系统功能失调，尤其是下丘脑周期中枢功能障碍有关。育龄期功血临床虽以排卵型者为多见，本组病例表明无排卵型者亦屡见不鲜。例六为围绝经期无排卵型功血，由于妇女近更年期，肾虚（此例为肾阴不足，阳失潜藏，进一步导致肝火偏旺）而冲任亏损，即卵巢功能趋于衰退，失去了性激素对下丘脑和垂体的正常反馈作用之故。临床上无排卵型功血一般以肾虚（或虚中夹实）为多见，但也有表现为脾虚或肝郁化热（实证）的，例四、例五即分别通过运用健脾益气调冲及疏肝清热调冲法按周期治疗，而取得了排卵（且怀孕）的疗效，可为佐证。这也说明了临床上必须"有是证用是药"，要辨证施治。

二、排卵型功血

病案一　肝郁化热型经行先期

金某，女，32岁，工人，已婚。1980年11月17日初诊。主诉：经水先期、量多10余年，近2月来加重；3个月来伴经行鼻衄。

患者月经史：$17\dfrac{4\sim5}{20\pm}$。一向经水超前，量偏多。近2月以来，经量甚多，如水直流，色深红，质稠，伴血块。曾去医院行急诊处理。30年结婚，生育史：1-0-1-1。近3个月来，每值经期发生鼻衄，色鲜红，1～2天止。经五官科检查无殊。血红蛋白、血小板及出凝血时间亦均属正常范围。妇科检查正常。基温呈双向型，黄体期过短。西医诊断：排卵型功血（黄体萎缩过早）；代偿性月经。

就诊时诉，曾与人争执，愤郁不舒，故经汛于11月14日先期而至，经行淋沥不畅，量偏多，色黯红、有块，鼻衄，少腹胀痛，胸闷胁胀，口苦咽干，大便干燥。脉象弦细，舌红苔黄。证属肝郁化热，迫血妄行。治拟疏肝清热、凉血固冲，予以加减丹栀逍遥汤。处方：柴胡5克、当归炭6克、赤白芍各9克、丹皮炭9克、条芩炭9克、生地炭12克、八月札9克、侧柏炭9克、丹参炭9克、茜草炭9克、制香附6克、白茅根12克、益母草12克，4剂。

药后鼻衄止，经水净，即按证型进行调周。经后期用滋养清肝法；排卵前期酌加滋肾活血之品；排卵后期重用益肾养肝药物；经前期则用疏肝清热，凉血调经法，以防血崩。

1981年3月19日诊：守上法间断治疗约两个疗程。月经正常，鼻衄亦未作。末次月经2月28日至3月2日。予归芍地黄丸合二至丸，早晚各服10克，以巩固疗效。

5月21日诊：四、五两个月，月经按期来潮，色量正常，4～5天净，情况良好，嘱停药观察。

12月3日诊：停药半年余，情况均好。基温双相，黄体期为12天（图10-4、图10-5）。

病案二　心脾气虚型月经先期

唐某，36岁，家庭妇女，已婚。1980年8月16日初诊。主诉：经行先期，量多1年余。

患者近1年来，月经常早行，有时20天左右一潮，经量极多，甚则下注如流，色偏淡红，质稀，并有少许血块。常有纳食不香，心悸少寐，头晕目眩，四肢麻木。1980年7月曾因出血过多去医院住院治疗，输血200毫升，以后还间断服过中药，均无明显疗效。月经史：$16\dfrac{5}{30\pm}$。25岁结婚，生育史：1-0-2-1。

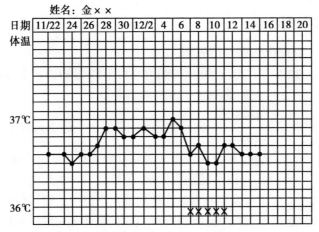

图 10-4　治疗初,基温双相,黄体期短,时间仅 9 天,月经超前

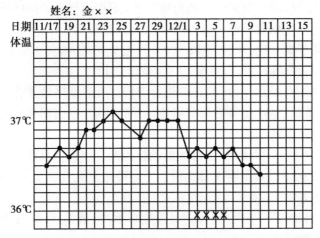

图 10-5　治疗后,黄体功能好转,黄体期延长为 12 天,月经周期转为正常

妇科检查子宫大小正常,两侧附件(-)。血液化验血红蛋白 60g/L,出血、凝血时间及血小板计数测定均正常。西医诊断:排卵型功血(黄体功能不良)。

　　就诊时诉:月经 8 月 11 日来潮,今仍量多如崩,寐差心慌。面色萎黄,脉沉细,舌淡胖。中医辨证属心脾气虚,冲任失固,不能摄血。治拟补气益血固冲,佐以宁心安神。用加减归脾汤。处方:炒党参 30 克、炙黄芪 15 克、当归炭 6 克、焦白术 12 克、炒怀山药 15 克、焦白芍 9 克、茜草炭 9 克、升麻炭 3 克、广木香 3 克(后下)、阿胶珠 12 克(烊冲)、枣仁炭 9 克、陈棕炭 15 克、炙甘草 9克,5 剂。

经血止后，曾服黑归脾丸及五子衍宗丸各 10 克，每日 2 次，以补养心脾、益肾调冲。

9 月 16 日诊：经水于昨夜按时来潮，量不多，色淡红，小腹胀坠，头昏乏力，脉苔如前，治依原方出入 5 剂。

9 月 23 日诊：服上药后经水 3 天即净，量色均可。惟近日尚感寐差、心悸、头晕，再拟补益心脾法调周，以巩固疗效。

1980 年 12 月份随访，月经一直正常。

病案三　气阴两虚血热型经前经后出血

钟某，27 岁，技士，未婚。1980 年 9 月 18 日初诊。主诉：经事延长，起病已一年余。

患者于去年七月份出差外地回来后，每次月经要拖延 10 余天；开始 3～4 天量少，呈滴沥状，随后增多，夹有少许血块。且经前数天阴道流液较多，伴有喜睡、便溏、心烦、寐少梦多。发病前数月，有月经中期少量出血及少腹隐隐胀痛现象。曾服过中西药物。月经史：$16\dfrac{6\sim7}{30}$。量中等。有贫血史，血红蛋白 80g/L。妇科肛检，子宫平位，大小正常，两侧附件（-）。血液检查白细胞分类、血小板计数、出血、凝血时间均正常。西医诊断：排卵型功血。

就诊时诉：9 月 10 日来经，至今八天未净，量少，色鲜红或淡红，血块已无。面色较苍白，脉细弦，舌淡黯、边尖有红刺，苔薄。证属气阴两虚，血不归经。治拟健脾养阴、凉血固经，佐以安神，用加减补中益气汤合二地汤出入。处方：炒党参 30 克、炙黄芪 12 克、炒白术 12 克、焦白芍 9 克、当归炭 6 克、熟地炭 12 克、阿胶 9 克（烊冲）、五味子 6 克、麦冬 6 克、川断炭 9 克、条芩炭 5 克、枣仁炭 9 克、煅龙牡各 20 克、海螵蛸 12 克，4 剂。

10 月 23 日诊：上月服药后，月经三天即净。本月 6 日经潮，先量甚少，以后转多，今又淋漓未尽，时有时无，时多时少，今晨下了一块较大的紫血块，经血色鲜红，疲乏，肢酸，寐差，舌黯红，治以前方加十灰丸 30 克（包煎），4 剂。

10 月 30 日诊：服药 2 剂血即停止，今带多如水样，基温上升已 5 天。适值黄体发育期，改拟健脾滋肾，固带调冲。处方：党参 15 克、炒白术 15 克、炒怀山药 30 克、炙黄芪 15 克、旱莲草 12 克、女贞子 12 克、焦白芍 9 克、制黄精 15 克、五味子 6 克、制首乌 15 克、山萸肉 9 克、焦谷芽 12 克、千金止带丸 15 克（包煎），5 剂。并予归芍地黄丸及参苓白术丸各 250 克，嘱服完汤剂后，每日早晚各吞 10 克。

此后以前法按周期又调理两次，服药十余剂。12 月份起月经完全转为正常，基温表明黄体功能良好，余症亦渐愈，血红蛋白增加到 10.6g/L。1981 年 2 月份随访，已结婚且早孕（图 10-6）。

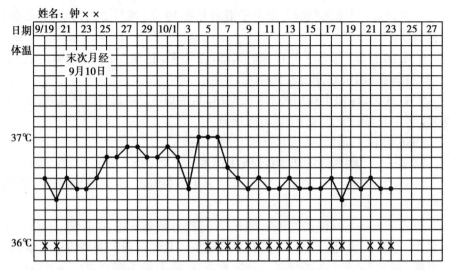

图 10-6　治疗初，经前淋漓，黄体期出血，伴经后卵泡期出血

病案四　血瘀气滞型经期延长

刘某，女，32岁，工人，已婚。1980年10月21日初诊。主诉：经期延长，经量偏多，已1年余。

近1年来，月经量增多，经期延长，淋漓不净，约8～15天。周期尚准，经色黯红，夹较多紫色血块，伴小腹胀痛。经前半月开始乳房胀痛，胸闷不适，嗳气频作，经后症状消失。曾在某医院作西药治疗无效。月经史：$18\dfrac{3\sim4}{30\pm}$，色量正常，无痛经。婚育史：20岁结婚，生育史：1-0-0-1，放节育环11年。妇科检查正常。血液化验：血红蛋白70g/L，出血、凝血时间及血小板计数均正常。西医诊断：排卵型功血（黄体萎缩不全）。

就诊时诉：10月12日经来，淋漓10天至昨天方净。脉象沉弦，舌质偏黯、尖有瘀点，苔薄，中医辨证属血瘀气滞型。现值经后期，治宜补气养血、调肝化瘀法。给予八珍益母丸10克及七制香附丸8克，日2次，共15天。

11月19日诊：月经11月17日来潮，量不多，色紫黯有块，小腹略胀，胸闷乳痛，舌脉同前；基温呈双相型，但后期下降缓慢。适值经期，治拟化瘀理气固冲，用加减红花桃仁煎增损。处方：当归12克、川芎9克、赤白芍各9克、丹参炭15克、益母草15克、失笑散12克（包煎）、红花9克、制香附9克、延胡索9克、川楝子炭9克，5剂。

药后月水七天即净，继续予八珍益母丸及七制香附丸调治。

12月13日诊：基温上升1周，略感乳胀、胸闷，其余无殊。时值黄体期，拟补益气血,佐以补肾调肝,以促进黄体功能。处方:黄芪 12 克、党参 12 克、熟地 12 克、川断 15 克、桑寄生 12 克、八月札 9 克、赤白芍各 9 克、鸡血藤 30 克、制香附 9 克,5 剂。

1981 年 1 月 1 日诊:月经 12 月 2 日来潮,经量中等,6 天净。基温高相 13 天,且后期下降良好(图 10-7、图 10-8)。

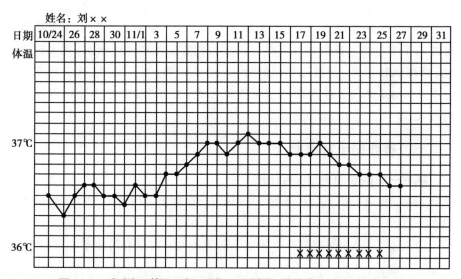

图 10-7　治疗初,基温双相,后期下降缓慢,黄体萎缩不全,经事延长

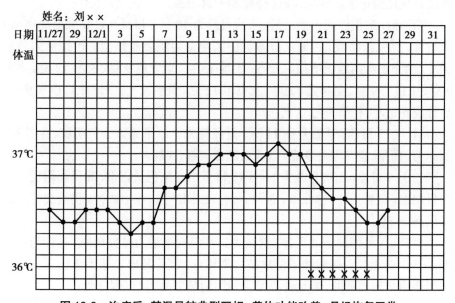

图 10-8　治疗后,基温呈较典型双相,黄体功能改善,月经恢复正常

按：排卵型功血多见于育龄期妇女，一般有比较正常的卵泡成熟和排卵，其主要病理变化为某种原因致使黄体功能障碍。黄体功能不良者，临床以肝郁化热型、气阴两虚血热型较常见，也有脾虚、心脾两虚或肾虚的。例一、例二分别为肝郁血热及心脾气虚型"月经先期"，基温提示主要为黄体萎缩过早或功能不足；例三为气阴两虚血热型"经前经后出血"，为黄体功能不足，而伴卵泡发育迟缓。黄体萎缩不全者，可见于气阴两虚、气虚，阳虚（往往夹瘀）或气血瘀滞型，例四即为血瘀气滞所致"经期延长"，由于黄体退化延缓而子宫内膜不规则剥脱引起。以上四例育龄期排卵型功血，因其证型表现、病理机转不同，分别运用疏肝清热、补益心脾、益气滋阴、化瘀理气调冲为基本方法，并按月经周期的不同阶段化裁，重在"经前疗法"，而取得治愈的效果。

三、排卵期子宫出血

病案一　阴虚血热型经间出血

刘某，女，17岁，学生，未婚。1980年10月29日初诊。主诉：经间出血已3个月。

患者于7月起，两次月经中间发生阴道流血。血量有时较多，有时仅为赤带样物，常需3～4天才干净。月经史：$14\dfrac{7\pm}{30\pm}$。经量中等。妇科肛查无殊，血液常规化验正常。西医诊断：排卵期子宫出血。

初诊时，适值经间出血之后（末次月经为10月8日至9日），颜面潮热，口干唇红，脉弦细略数，舌偏红苔薄。中医辨证为阴虚血热型。治拟滋阴清热调冲，给予加味两地汤增损。处方：生地15克、地骨皮9克、玄参12克、麦冬9克、生白芍9克、墨旱莲12克、女贞子12克、黄明胶9克（烊冲）、槐米9克、炒丹皮6克、生甘草5克，3剂。

11月13日诊：基温升高11天，月经将来。给予原方去黄明胶、生甘草，加赤芍、茜草、益母草各9克，以养血凉血调经，4剂。

12月9日诊：上次月经为11月17日至22日，色量正常，昨日起阴道又有少量出血，口唇干红，脉弦细，苔薄。治宜滋阴清热、凉血固冲，仍给加味两地汤出入，4剂。

服药后，经间漏下4天净，量极少。基温观察适为排卵期间，确诊为排卵期子宫出血无疑。接着续予前法按周期治疗，次月起出血即不再出现。而后间断服用知柏地黄丸、二至膏等滋肾养阴清热之品，以巩固疗效。

1981年6月13日随访，1981年5月起停药，情况均正常（图10-9、图10-10）。

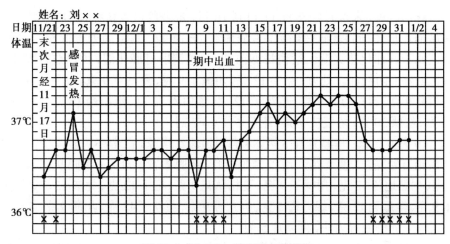

图 10-9　治疗初，排卵期子宫出血

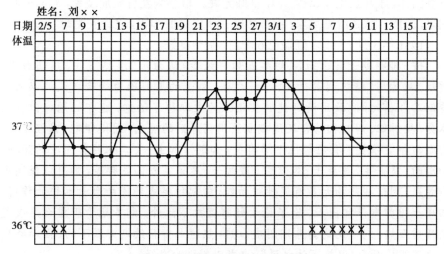

图 10-10　治疗后，排卵期子宫出血停止

病案二　肝郁化热夹湿型经间出血

张某，女，26岁，职工，已婚。1980年9月22日初诊。主诉：月经中期出血已5个月。

患者于今年五月份起，连续5个月呈规律性经间出血，流血时间约3天，量不多，色如咖啡样，伴有小腹隐隐胀痛。近月来，月经周期延长为40余天，经期、经色和经量如前，每于经前一周胸乳触痛。平素带多，色黄绿。月经史：$12\dfrac{5\sim6}{30\pm}$。结婚一年未孕。妇科检查宫颈轻度糜烂；子宫前位，大小正常；两侧附件（-）。曾测量基温呈双相型。西医诊断：排卵期子宫出血。

235

就诊时诉,末次月经 9 月 11 日到 16 日,带多色白或黄绿,腰酸肢软,小腹吊痛。形体稍胖。脉弦略数,舌质偏红,苔薄腻。基温尚处于低相。中医辨证属于肝郁化热夹湿。适值排卵前期,治拟清肝健脾化湿,佐以益肾固冲,扶正祛邪而防经漏。处方:党参 12 克、川楝子 9 克、夏枯草 9 克、制香附 6 克、炒川断 9 克、赤白芍各 9 克、菟丝子 12 克、炒白术 12 克、淮山药 15 克、炒米仁 15 克、红藤 30 克、椿根皮 9 克、茺蔚子 9 克,7 剂。

10 月 6 日诊:基温升高 5 天,未有阴道流红现象,白带亦明显减少,自感乳头稍有触痛,大便干结。治当养血清肝,益脾固肾。处方:当归 9 克、白芍 9 克、生熟地各 12 克、川楝子 9 克、夏枯草花 9 克、杞子 12 克、党参 12 克、生白术 9 克、全瓜蒌 12 克、绿萼梅 5 克、肉苁蓉 9 克、菟丝子 12 克、川断 9 克,5 剂。

继守养肝滋肾为法,再调理 5 剂。

10 月 25 日诊:基温高相维持 37℃左右,已持续 24 天,宫颈黏液结晶见大量椭圆体,尿妊娠免疫试验(+),早妊无疑。自感胸乳有胀痛现象,恶心欲呕,纳呆,腰酸。脉弦滑见数象,舌苔薄腻。予以调肝和胃,益肾安胎。

1981 年 3 月 7 日诊:妊娠已 6 个月,胎孕良好。

按:排卵期子宫出血,《刘奉五妇科经验》认为是"湿热下注,热伤血络"所致,故治用"清热利湿行气活血"之法,刘老的见解确为经验之谈。以上所举例二即属此例,故用清肝健脾化湿法为主取得了治愈,随即妊娠。但我们体会,按辨证、辨病相结合及周期立法用药原则的观点,因排卵期(月经中期)出血与卵巢雌激素有短暂性下降有关,如酌情加上一、二味益肾固冲的药物,如川断、桑寄生、菟丝子、肉苁蓉、覆盆子、鹿角霜或仙灵脾等,则可以提高止血效果,因这些药物大多有促性腺功能,能起维持或稳固雌激素水平的作用。临床上排卵期子宫出血,除了见于肝脾湿热下注外,更多见于阴虚血热或气阴两虚血热,例一就是青春期阴虚血热,热迫血行而致期中漏下的,因而临床上决不能拘泥于"湿热下注之说",自当以辨证为准绳。

四、下丘脑性闭经

病案一　肾虚肝郁型经闭

徐某,女,18 岁,运动员,未婚。1980 年 3 月 10 日初诊。主诉:年逾 18 岁尚未自然行经。

患者因一直未来月经,曾于去年 6 月份去某医院妇科诊治,检查为子宫发育欠佳,予以肌注黄体酮三个月。注药后行经三次,量不多。停药后经水迄今半年余未转,服过中药亦未见效。

就诊时一般情况尚好,诉近时有头晕腰酸,乳房胀痛,或有块物,带多色白。脉沉细涩,舌淡红,苔薄。妇科检查为外阴幼稚型,肛查宫体前位,活动,细小，两侧附件（-）。既往无重要病史。父母亲身体健康。拟诊：原发性下丘脑性闭经、肾虚肝郁型"经闭"、治拟补肾养肝益冲，理气活血调经；给以益肾解郁调冲汤加减。处方：熟地12克、菟丝子12克、当归9克、焦白芍9克、巴戟肉9克、鹿角片12克（先煎）、炒党参12克、焦白术9克、炒杜仲9克、茯苓9克、川芎5克、制香附9克、仙灵脾12克、丹参12克、紫河车9克（研吞），7剂。

3月18日诊：服上方后白带减少，然纳呆便溏，原方去熟地、当归、紫河车，加广木香5克（后下）、八月札12克、焦楂曲各12克，7剂。

随后纳便转佳，并感胸乳块物消减。脉沉细，证有转机，在肝肾之气渐复的基础上，加重鸡血藤、红花、泽兰、益母草等，连服20余剂。

4月24日诊：月经于昨日来潮，量少色黯，伴有小腹隐痛，大便不畅，基温单相，脉细滑，舌淡红稍黯，苔薄。治拟理气活血行经，佐以通肠，给以活血调经汤去熟地加味。处方：当归9克、川芎6克、赤芍9克、香附9克、丹参12克、泽兰9克、台乌药9克、红花6克、广木香4.5克（后下）、制大黄4.5克、益母草15克，4剂。

服上药后，经行2天即净，于是用补益肾气、调理冲任法，加用紫石英、川断、茺蔚子等暖宫益肾活血之品，以助长子宫发育。药后于5月、6月份按时来了两次月经，量较前增多，经期延长为三天。因基温尚属单相，仍为无排卵型月经，故虽已有经事，但表明肾、冲任的功能未完全转为正常。患者先天发育较差，"肾-冲任-胞宫"之间协调功能的建立需要一定的时间，故在肾中精气渐为充盛，阴道涂片雌激素水平达中度影响，又重用菟丝子、仙灵脾、当归、香附、丹参等，更加用了定坤丹（每日1粒、分2次用汤药送服）。希图从补肾调冲着手，阳施阴化，静中求动，以达到激发排卵的目的。

7月10日诊：6月25日基温开始升高。昨日经来，基温呈不典型双相，经量不多，色淡红，脘胀便溏，舌苔薄腻。治以健脾化湿、理气调经。用活血调经汤去当归，加苍白术、厚朴、法半夏、茯苓、焦楂曲，3剂。

而后间断依月经周期随症给予调整，经水均能按时来潮，且于9月份起基温开始明显双相，已可确认为排卵型月经。同时患者自感乳房较半年前较为饱满，体力明显增强，经妇科检查，外阴及宫体发育均转佳。

病案二　脾肾阳虚型经闭

张某，女，27岁，工人，未婚。1980年4月12日初诊。主诉：间断性闭经9年。

月经史：$18\dfrac{5\sim6}{45\sim120}$。患者月经初潮后，即赴黑龙江农场参加劳动。经水延期或停闭，经色淡红，量中等。曾经中西药物治疗，包括人工周期及肌内注射绒促性腺激素（HCG）等，均无明显效果，用人工周期疗法时虽能来经，但停药后即又闭止。无重要病史，父母身体健康，一般发育情况尚好，妇科检查外阴发育,肛查子宫后倾,宫体略小,两侧附件(－)。曾做阴道细胞涂片,激情素水平轻度影响;13.2＜尿 FSH 测定＜26.4 小白鼠子宫单位/24 小时尿。西医诊断:继发性下丘脑性闭经。

就诊时,末次月经 2 月 28 日,迄今已近一个半月未行,伴腰酸、疲乏、肢冷、脸色较为苍白,脉沉细,舌淡胖有齿痕,苔薄白。中医辨证为脾肾阳虚型"经闭"。治以温补脾肾,养血调经。给予加减右归汤合人参养荣汤出入。处方:大熟地 15 克、炒山药 15 克、枸杞子 12 克、菟丝子 15 克、鹿角片 12 克(先煎)、仙灵脾 15 克、仙茅 12 克、炙黄芪 15 克、炒当归 12 克、川芎 6 克、五味子9 克、淡附片 3 克(先煎)、制香附 9 克、鸡血藤 15 克、紫河车 6 克(研吞),7 剂。

4 月 25 日诊:药后月经即潮,五天净,量色尚可,经期自感无明显不适,脉苔同前。适值经血刚净,治以温补脾肾、调养冲任法。予以五子衍宗丸 200克,早晚各服 10 克;乌鸡白凤丸 14 粒,早晚各服 1 粒。

嗣后继守上法调周,丸药和汤剂随症交替进行,6 月份起至 1981 年 2 月份自然来潮 6 次(7、8、9 曾停药 3 个月),周期为 40～60 天之间,但按基温判断均为无排卵性月经,并出现过月经延长,经水淋漓现象,给予健脾摄血、益肾固冲治法而取效。

为了促使其排卵,我们进一步对患者进行了辨证分析,发现有寐差、烦躁、舌淡偏黯等肝郁欲化火之象,于是在温养脾肾调冲的法则下,去附片、仙茅、川芎等辛热或辛温之品,加夜交藤、麦冬、丹参、茺蔚子等,以滋养安神清肝。从辨证着手,更好地调节脏腑阴阳的平衡,希望达到调冲任而促排卵的目的。

1981 年 3 月 14 日诊:经水来潮,基温呈典型双相,腰腿酸软,面目微肿,小腹胀感,纳便正常,脉细滑,苔薄白。给予健脾理气、养血调经。处方:炒党参 12 克、炒白术 12 克、茯苓 15 克、当归炭 9 克、焦白芍 9 克、制香附 9 克、台乌药 6 克、炒川断 9 克、泽兰 9 克、益母草 12 克,4 剂。

6 月份复诊,已出现三次排卵型月经,周期仍为 45 天左右(图 10-11、图10-12)。

病案三　肝肾亏损型经闭

韩某,女,19 岁,学生,未婚。1981 年 3 月 19 日初诊。主诉:间断性闭经2 年,3 月余未行经。

患者月经初潮后,月经一直迟发。月经史:$17\dfrac{5\sim6}{90\sim150}$。经量少,色淡。除常感乏力外,无特殊不适,纳便正常。服过中西药物。1980 年 12 月 8 日,注射黄体酮后,月经来潮一次。妇科检查外阴发育良好,肛查子宫后位,宫体偏小,两侧附件(－)。阴道细胞涂片激情素中度影响;血液化验:血红蛋白90g/L,血小板 8.5 万。西医诊断:继发性下丘脑性闭经。

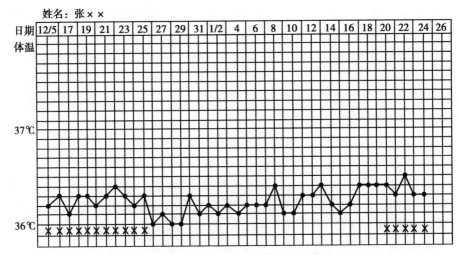

图 10-11 经治疗,先出现无排卵型月经,基温单相型

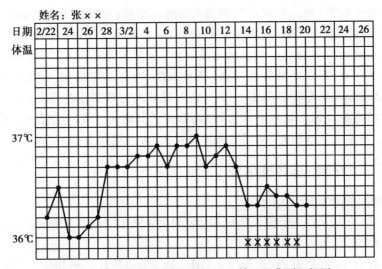

图 10-12 治疗后出现排卵性月经,基温呈典型双相型

就诊时诉月经 3 个多月未行。脉细,舌淡稍胖,苔薄,结合病史、检查,证属肝肾亏损、冲任失养。治拟补益肝肾、养血调冲,采用加减归肾汤增损。处方:大熟地 15 克、怀山药 15 克、枸杞子 15 克、菟丝子 15 克、制首乌 15 克、当归 9 克、白芍 9 克、太子参 12 克、女贞子 15 克、鸡血藤 15 克、肉苁蓉 9 克、紫河车 6 克(研吞)、茺蔚子 15 克,5 剂。

4 月 2 日诊:上方已服 10 剂,基温升高一周,未感不适,脉细滑,适值排卵后期。拟以滋补肝肾、助阳益冲。原方去鸡血藤、茺蔚子、加炙黄芪 15 克、川断 15 克、仙灵脾 15 克,5 剂。

4月9日诊：4月5日月经来潮，量中等，色红，现尚未净，基温双相，为排卵型月经，但黄体期较短。治拟益肾养血调经，采用活血调经汤去丹参、泽兰，加炒白芍9克、桑寄生12克、鸡血藤12克、女贞子9克、旱莲草12克，3剂。

经净后继用加减归肾汤填补肝肾调冲为主，促使卵泡生长发育；并在排卵前期加黄芪、鹿角片、仙灵脾、丹参、香附等补气助阳活血之品，促其卵泡成熟排卵。为巩固疗效，又共服药10余剂。

5月20日诊：月经于5月12日来潮，4天净，量色均可。基温呈明显双向型，阴道细胞涂片激情素水平有周期变化，说明月经已完全转为正常。

按：功能性闭经中以下丘脑性闭经最为多见，例一为原发性下丘脑性闭经，例二、例三为继发性下丘脑性闭经。例二由于检查表明具有一定的内生雌激素水平，且尿FSH测定在正常范围，诊断比较明确；例一、例三虽然没有经尿FSH测定，但从治疗观察及结果推理，诊断基本也可以肯定。功能性下丘脑性闭经的临床证型以肾虚肝郁型（例一）为最常见，其次为脾肾阳虚（例二），肝肾亏损型（例三），也有肾阳虚或合并痰阻的；治疗方面在辨证确切后，一般可以按证型进行调周，调节脏腑功能，尤其是益肾调冲任，使任通冲盛，以恢复卵巢的排卵功能。但在治疗过程中，证型不是一成不变的，如例二开始为脾肾阳虚，经温补脾肾调冲任，虽能来经，而仍不能排卵，故又重新进行了辨证分析，发现有肝郁化火之机（可能与过服或久服温补之剂及患者的精神情志活动有关），因而辅以解郁清肝，而取得了如期的疗效。这说明临证虽有法可执，却不能呆板拘泥，必须随机灵活变化，方能运用自如。

五、下丘脑 - 垂体性闭经

病案 肾虚痰阻型经闭

高某，女，25岁，丝织厂工人，未婚。1980年11月20日初诊。主诉：间断性闭经10年，6个月来未行经。

患者自15岁初潮后，月经2～3月一次，量少色红。近年来经闭愈发加重，经量亦渐减少，往往可不用垫纸。曾经西药人工周期治疗，虽能来经，但停药后即闭止。末次月经为5月8日。平素多痰，带下量多，质稠色白，时有小腹隐痛作胀，身体逐渐肥胖。体检：发育良好，形体肥胖（以躯干为主），血压正常，甲状腺未见肿大。妇科检查：阴毛略为稀疏，肛查子宫正常大小，两侧附件（-）。内分泌检查：基温呈单相；阴道细胞涂片激情素水平轻度低落或轻度影响；FSH<6.6小白鼠子宫单位/24小时尿；17-羟类固醇8.2mg/24小时尿，17-酮类固醇11.2mg/24小时尿；血放射免疫测定T4（PEG法）9.25μg/dl，T3（双抗体法）2.05ng/ml。B型超声波检查（膀胱充盈法）：子宫前倾，呈梨形，纵切面大约6.5mm×3mm，内无异常回声，子宫两侧未见增大之卵巢暗区。西

医诊断：继发性下丘脑 - 垂体性闭经。

就诊时，月经停闭已半年余，自感无明显不适，体胖肤白，面色泛红，舌淡红，苔薄腻，脉沉细。中医辨证为肾虚痰阻而致闭经。治拟益肾化痰、活血调经。用益肾导痰调冲汤去鹿角片、巴戟肉、党参、黄芪，加炙鳖甲 15 克（先煎）、怀牛膝 12 克、丹参 15 克、夏枯花 12 克、法半夏 6 克，7 剂。

1981 年 1 月 8 日诊：原方随证加减，前后共服药 30 余剂，并加用定坤丹 7 粒，咯痰及带下均愈，月经于昨日来潮，量少色紫红，夹有血块，腰微酸，小腹隐痛。舌苔薄白。脉沉细略滑，基温单相，表明为无排卵性月经。拟用活血调经，因势利导。处方：当归 9 克、赤芍 9 克、生地 12 克、香附 6 克、丹参 12 克、怀牛膝 12 克、茜草 9 克、绿萼梅 6 克、泽兰 9 克、月季花 6 克、益母草 12 克，3 剂。

服上药后月经一周即净，净后继予益肾导痰汤，以益肾健脾、化痰调冲，又连续服药 12 剂。并曾加服定坤丹 5 粒，每次用药汁送下半粒，日 2 次。

3 月 17 日诊：末次月经 2 月 19 日，三天净，量较少色红，有少许血块，经期无明显不适。因基温测量中断，难以肯定是否为双相曲线。脉苔如前。原方加紫河车 6 克（研吞）、鹿胎胶 9 克（烊冲），取血肉有情之品，以加强补益精血之功，服 5 剂。

7 月 16 日诊：按周期疗法调治共约三个月，诸证见轻，7 月 12 日经转，基温明显双相，出现了排卵型月经。予以活血养血调经之方 4 剂。

9 月 17 日随访：停药近 5 旬，已连续两次出现正常排卵性月经（图 10-13、图 10-14）。

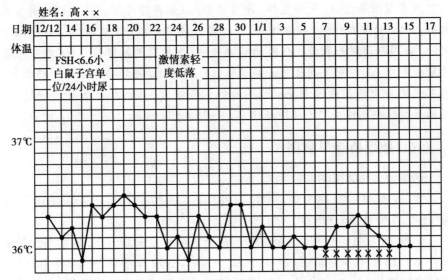

图 10-13　下丘脑 - 垂体性闭经，经闭已 6 个多月，经治疗一个月后出现无排卵性月经，基温单相

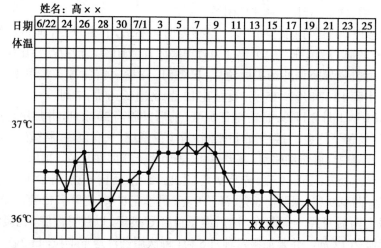

姓名：高××

图10-14　经间断治疗约半年后，出现排卵性月经，基温双相，黄体期12天

按：下丘脑-垂体性闭经临床较为少见。本例因内生雌激素水平低落（行人工周期方能来经而黄体酮肌注无效，阴道细胞涂片激情素水平轻度低落），尿FSH＜6.6小白鼠子宫单位/24小时尿，因而得以确诊。虽未能进行蝶鞍部X线摄片，尤其是断层造影，以排除肿瘤等器质性病变，但从患者的症状表现及治疗结果来看，基本上也可以认为是属于继发功能性的。至于造成后天垂体或下丘脑功能低落的致病原因，临床往往难以寻找。该案按中医辨证，则为肾虚痰湿阻滞经络，气血失畅，冲任不利，以致月经停闭。这类经闭因多属肥胖之体，中医又称为"躯脂闭经"。故治以健脾化湿、导痰通络及益肾调冲之法，按周期调理而取效。但在治疗过程中，先出现无排卵性月经，约半年后才有排卵功能，说明了此类患者病情往往比较顽固，并非短期服药所能收效，尤其是因为中药是通过调整机体固有的调节能力，作用就更加缓慢一些，因而治疗时既要抓住主要矛盾随证化裁，又要持之以恒。

六、卵巢功能早衰闭经

病案一　肾虚痰阻型经闭

史某，女，36岁，服务员，已婚。1981年7月27日初诊。主诉：间断性闭经15年，9个月来未行经。

患者15岁月经初潮，愆期40天，甚至2个多月来潮一次，经期与经量基本正常。22岁下乡劳动后，2～3个多月一次。1972年服避孕药半年后，经闭时间愈发延长，5～9个多月一次。曾经服中药及肌内注射黄体酮等，均无明显效果。1976年在某医院作人工周期数月而来月经，停药后仍旧闭止；1980年又用克罗米芬治疗三个月,亦无效。平素腰酸膝软,头昏耳鸣,脚跟疼痛,面肢浮肿,大便时溏,性欲减退;近两年来,形体渐为肥胖。婚育史:23 岁结婚,生育情况:1-0-0-1,顺产,小孩 11 岁。妇科检查:未见明显阳性体征。内分泌检查:基温测定呈单相曲线;宫颈黏液检查结晶(+);数次阴道细胞涂片激情素水平平均为轻度低落或轻度影响;诊刮为增殖期子宫内膜伴轻度增生过长;FSH 测定 >52.8 小白鼠子宫单位 /24 小时尿。西医诊断:①继发性闭经;②卵巢功能早衰。

就诊时,末次月经为 1980 年 10 月 14 日(行人工周期后来经),闭经已 9 个月;舌胖淡红,苔薄白,脉沉细。中医辨证属于肾虚痰阻型经闭。治拟温肾健脾、化痰通络,予以益肾导痰调冲汤加仙茅 15 克、当归 12 克,7 剂。

8 月 24 日诊:证情改善,然基温仍单相,阴道细胞涂片激情素水平轻度影响,宫颈黏液结晶(++)。上方重用仙灵脾 30 克、黄芪 20 克、巴戟肉 15 克,并加鸡血藤 30 克、丹参 15 克、八月札 12 克,5 剂。加强温肾活血调气之功,以期提高雌激素水平,促使排卵。

以后用原法加减,又连续服药 20 余剂,基温明显上升,表明已有排卵。

10 月 8 日诊:经水未潮,基温高相 24 日,宫颈黏液见大量椭圆体,脉象细滑略数,早孕可疑。

10 月 13 日诊:尿妊娠试验阳性,妇科检查宫颈着色,子宫增大如妊娠 40 多天大小,质软,确诊为早孕。

10 月 14 日行人工流产,术中见绒毛,病理报告为胎盘组织(图 10-15～图 10-18)。

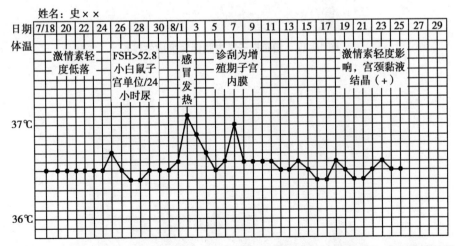

图 10-15　治疗初,闭经期,基温低相,并经阴道细胞涂片激情素水平测定、宫颈黏液结晶检查、诊刮子宫内膜病理切片及尿 FSH 测定,诊断为卵巢功能早衰

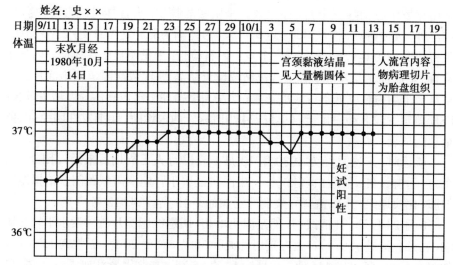

图 10-16　治疗后,基温上升而维持高相,经检查确诊为闭经期受孕,并于人流病理切片证实

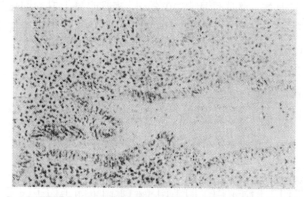

图 10-17　增殖期子宫内膜伴轻度增生过长

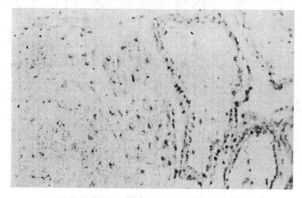

图 10-18　胎盘组织(妊娠 40 多天)

病案二 肾虚肝郁型经闭伴不孕症

陈某,女,34岁,工人,已婚,1980年10月23日初诊。主诉:继发闭经2年余,婚后2年半未孕。

患者于1975年月经愆期,渐发经闭,1978年7月起病情加剧,每需肌内注射黄体酮方能转经。平素常有胸乳胀痛,易烦躁,腰酸足软,性功能减退,便秘,带甚少。月经史:$17\dfrac{4}{26}$,既往月经尚属正常。1978年5月结婚,夫妇同居未孕。

就诊时诉,末次月经在8月7日(注射黄体酮后来经)。一般情况尚可,体型中等,甲状腺(-)。面色苍黄,眼眶发黯,脉弦细,舌偏黯,边有齿印,苔薄。妇科检查:阴毛稀少,大阴唇不丰满;宫体平位偏左,长条形不丰满。6、7、8三个月连续测量基温均呈单相型,宫颈黏液检查无结晶,阴道涂片激情素水平示轻度低落。辨证为肾虚肝郁。西医诊断:继发性闭经(原因待查)。治用补肾养肝、解郁调冲法,给予益肾解郁调冲汤加鸡血藤30克、紫石英30克(先煎)、茺蔚子12克,5剂。

服上药10余剂,病情有所好转。并连续数次阴道细胞涂片(7~10天一次),激情素水平皆为轻度低落或轻度影响;宫颈黏液检查结(-~+);尿FSH测定,两次均为>52.8小白鼠子宫单位/24小时尿。综合病情及检查情况,诊断为卵巢功能早衰。

而后,通过一段时间的按证型进行调冲治疗,于1980年12月20日阴道细胞涂片激情素水平上升,连续四次出现中度影响,并有间断性小腹胀痛感,但基温仍示单相。据此,依原方加重菟丝子、仙灵脾、川断、鹿角片或鹿胎胶(各用至15~25克)等补肾之品,以及活血调经之品(月季花有时用至30克、或加益母草30克炖雄鸡服)。

1981年4月30日激情素水平出现高度影响;第二天早晨基温上升,并维持14天后下降。随机小腹胀痛似欲来经,3~4天后腹痛自行缓解。经继续治疗,至1981年6月底止,患者已连续三次呈现双相基温,激情素水平、宫颈黏液结晶及拉丝试验亦示周期性波动,说明已有排卵功能,全身情况亦有明显改善,症状消失,体力增强,性功能较前转佳。然仅有周期性的小腹胀痛而未见月经来潮,可能为子宫内膜萎缩或反应性差等原因,有待于进一步查明及随访观察(图10-19~图10-26)。

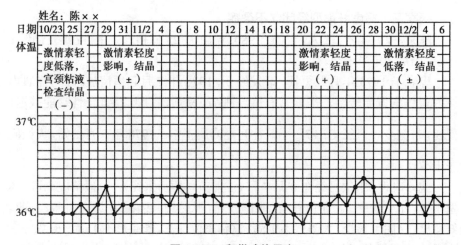

图 10-19　卵巢功能早衰

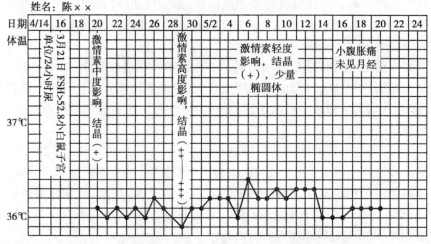

图 10-20　卵巢排卵功能恢复，出现周期性小腹胀痛，月经未潮

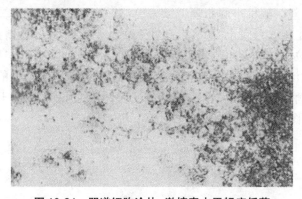

图 10-21　阴道细胞涂片，激情素水平轻度低落

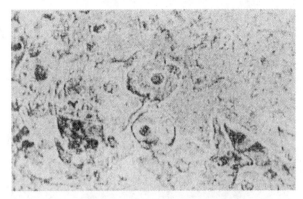

图 10-22　阴道细胞涂片，激情素水平轻度低落（高倍镜下）

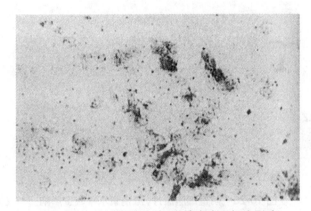

图 10-23　阴道细胞涂片，激情素水平轻度影响

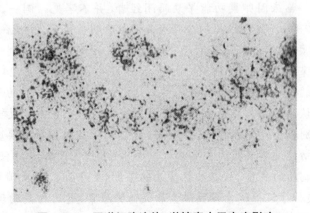

图 10-24　阴道细胞涂片，激情素水平中度影响

247

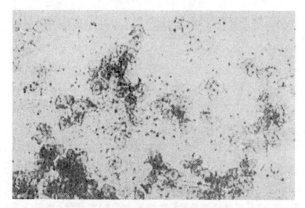

图 10-25　阴道细胞涂片，激情素水平高度影响

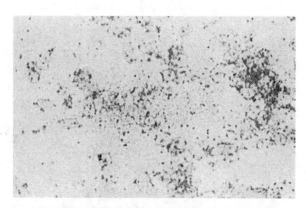

图 10-26　阴道细胞涂片，激情素水平轻度影响

　　按：正常妇女在 45～55 岁绝经，在 40 岁前绝经的称为过早绝经，多为卵巢功能早衰。临床因卵巢功能早衰而闭经者，并不罕见。例一、例二分别为 35 岁及 32 岁开始闭经，依据内分泌检查雌激素明显减少，阴道细胞涂片激情素水平出现低落；例二有明显的子宫内膜萎缩，诊刮未见内膜刮出，而脑垂体分泌的促性腺激素增加（尿 FSH 测定＞52.8 小白鼠子宫单位/24 小时尿），以及不同程度的更年期综合征症状而得以诊断。卵巢功能早衰的原因尚不明，近年来有人认为可能与染色体异常有关。我们共治疗 5 例卵巢功能早衰，按中医辨证分别属于肝肾亏损、肾虚肝郁、肾虚痰阻及肾阳肾阴俱虚，似表明以肾虚而冲任功能过早衰减为主要病机。由于肾（产生天癸）- 冲任之间同样也存在着相互制约的关系，故在冲任虚衰的早期（更年期），因反馈机制的作用，可有天癸（类似于促性腺素释放激素和促性腺激素）暂时增高的现象。5 例卵巢功能早衰患者，经一段时间的辨证论治，着重用补肾调冲法，重用鹿角、紫

河车等益肾之品以及活血调冲之品治疗后，分别取得了一定的疗效，特别是患者的全身情况，包括性征及性功能等，皆得到了明显的改善。其中例一尚恢复了排卵且妊娠；例二出现排卵而月经未潮；另一例则出现了无排卵性月经（病案未举出）。这是否说明某些补肾调冲方药，有延缓性腺功能减退的作用，确值得继续研究。

七、子宫性闭经

病案　脾肾阳虚伴瘀滞型经闭

张某，女，40岁，已婚，汽车维修工。1981年2月15日初诊。主诉：经闭伴周期性小腹疼痛9个月。

患者于1978年7月，曾在上海某医院行甲状腺癌切除手术，1980年复查情况良好。术后一直服用甲状腺素片。1980年6月起突然停经，迄今9个月月经未行，但每届"经期"小腹胀痛拒按；大便稀，日解1～2次。面部微肿，性情烦躁。曾在温州某医院接受中药及黄体酮治疗，均无效。月经史：$15\dfrac{3\sim4}{30\pm}$，经量与经色正常，1962年曾有过痛经。婚育史：结婚已17年，生育情况2-0-1-2，最小孩子13岁。一般情况尚好。妇科检查无殊。西医诊断：继发性闭经。

就诊时，脉细弦。舌淡黯，苔薄腻。中医辨证属脾肾阳虚，气滞夹瘀。治拟温阳理气，化瘀调经。处方：小茴香3克、炒当归12克、川芎6克、熟地12克、赤芍9克、艾叶4.5克、吴茱萸3克、丹参12克、乌药6克、炒党参12克、焦白术9克、延胡索9克、益母草12克，7剂。嘱于周期性小腹痛之前3～4天服药。并要求每晨测量静息体温。

患者遵嘱于3月3日开始服上述汤药，共服10剂。药后小腹疼痛有所缓解，但月经仍未转。基温曲线显示双相型。表明闭经原因在子宫，诊断为子宫性闭经。而后即续服温补脾肾、养血调冲之右归丸及乌鸡白凤丸，前者每次10克，后者每次1粒，日各2次。

3月23日诊：3月19日起基温复开始上升，维持在37～37.1℃。因基温已高相，改用补肾温阳、益气补血为主。给予右归丸合五子衍中丸各10克，日服2次，共7天。并嘱于基温高相的第12天左右，改服温阳理气、活血调经之剂，给以2月15日原方，加重剂量，并加玫瑰花6克，7剂。

服上药3剂后，月经来潮（基温亦下降），量中等，4天净。腹痛亦除，大便转稠，浮肿减退。以后仍按上述方法调周用药，4月30日第二次按时来经，色量均佳，基温典型双相，诸症消失。

1982年1月随访，停药后8个月来，月经一直正常（图10-27）。

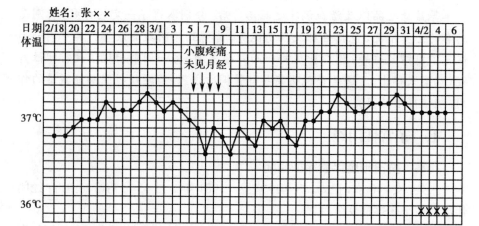

图 10-27　治疗初，子宫性闭经，基温双相，表明有排卵，但在温度下降后，仅觉小腹疼痛，而无月经来潮。治疗后，月经正常来潮，小腹疼痛消失

按：子宫性闭经的原因有：先天性无子宫或子宫切除术后；子宫发育不良或幼稚型子宫；先天性无子宫内膜或因刮宫过深、放射治疗等物理性创伤；结核等严重感染及哺乳过久等神经反射性刺激引起子宫内膜损坏；子宫内膜反应不良等。对于因某种功能失调所致的子宫发育欠佳、内膜反应不良以及内膜轻度损伤的子宫性闭经，可运用中药调冲法促使子宫发育或内膜再生，从而使月经重现。本案例周期性腹痛和双相型基温曲线均表明卵巢有排卵功能，其继发闭经的原因主要在于因某种因素致使子宫内膜对卵巢分泌的性激素缺乏反应之故。中医学则认为因脾肾阳虚，胞脉瘀阻，血海空虚而闭经不行。因其病机为虚中夹实，故予以温肾健脾及理气化瘀调冲法，按周期用药而取效。功能失调所致子宫性闭经的例子尚少，其病机是否以肝肾、气血亏损而夹瘀阻为主，尚有待进一步探索。

八、月经稀发

病案一　脾虚肝郁夹瘀型月经后期

解某，女，27岁，职员，已婚。1980 年 12 月 8 日初诊。主诉：月经稀发 12 年，婚后 1 年余未孕。

患者 15 岁初潮后，月经即稀发，45～60 天一次，经期为 2～4 天，偶有行经淋漓多日不净，量少色黯有块。来经时稍感下腹隐痛，大便转溏。胸胀寐差，烦躁不适，怕冷，易于疲劳。曾经治疗未效。婚后夫妇同居一年余未孕，丈夫身体健康。体检一般情况好。妇科检查：外阴（－），阴道光滑，宫颈中度炎症，宫体后位，子宫大小正常，能活动，两侧附件（－）。基温测定为单相型；

阴道脱落细胞涂片激情素水平轻度或中度影响；6.6＜尿 FSH＜13.2 小白鼠子宫单位/24 小时尿。诊断：月经稀发（无排卵）。

就诊时，末次月经为 10 月 16～18 日，迄今 50 多天未潮。脉弦细，舌淡红偏黯、边有齿痕，苔薄白。证为脾虚肝郁夹瘀"经迟"。治以健脾益气，养血疏肝，活血调经法。处方：西党参 12 克、炒白术 9 克、当归 12 克、大熟地 12 克、鸡血藤 30 克、川芎 6 克、赤芍 9 克、仙灵脾 12 克、丹参 15 克、制香附 9 克、怀牛膝 12 克、生山楂 15 克、泽兰 9 克、益母草 15 克，6 剂。

1981 年 2 月 10 日诊：服上药第三天月经来潮，现又两个月未至，症情如前，予原方 5 剂。

服药翌日月经又来，5 天净，量少色黯。继续给予逍遥丸、五子衍宗丸或加用定坤丹等调治；并嘱测量基础体温和定时来做阴道细胞涂片及宫颈黏液检查。

3 月 16 日诊：月经又延期不潮，少腹胀痛，脉弦细，舌淡红，苔薄。基温低相；宫颈黏液结晶（++），拉丝 5cm；阴道细胞涂片激情素水平中度影响。治拟温肾健脾，佐以疏肝活血。处方：熟地 12 克、怀山药 12 克、萸肉 9 克、覆盆子 9 克、仙灵脾 12 克、鹿角片 9 克（先煎）、杞子 12 克、菟丝子 15 克、当归 15 克、炒白芍 9 克、川芎 9 克、制香附 9 克、丹参 12 克、紫石英 15 克（先煎）、泽兰 9 克，7 剂。

3 月 23 日诊：昨日经汛至，基温单相，为无排卵月经。经量很少，色黯红，胸部微胀，小腹隐胀作痛，烦躁，寐劣，心悸。脉弦细，苔薄白。适当行经期间，治拟养血疏肝，活血调经，佐以宁心。采用活血调经汤去川芎，加绿萼梅 5 克、柴胡 6 克、辰茯神 9 克、酸枣仁 9 克、夜交藤 20 克，3 剂。

此后，经后期予以补脾养血，益肾调肝法，用加减逍遥散合益肾解郁汤化裁。月经中期加用温阳理气活血之品以促排卵。月经于 4 月 21 日又按时来潮，但仍为无排卵性月经。5 月份起出现排卵性月经，基温呈典型双相曲线，月经中期并有明显排卵痛现象，周期转为 30～35 天。9 月份怀孕，妊娠 9 个月时曾经随访，情况良好（图 10-28、图 10-29）。

病案二 肾阴虚心肝火旺型经行后期

洪某，女，28 岁，工人，已婚。1981 年 3 月 4 日初诊。主诉：月经稀发 4 年。

患者自 15 岁初潮后，周期紊乱，提前或错后，近 4 年来，月经常迟行，50～60 天一潮。经量中等，色鲜红，质稠，无血块，经期 7 天。腰酸膝软，手足心热，口干苦喜饮，入夜尤甚，头痛面赤，心烦不寐，舌尖糜烂，小溲热赤。1980 年 11 月结婚，婚后未孕。妇科检查无殊。测量基温呈双相型，阴道脱落细胞涂片激情素水平及宫颈黏液结晶有周期性变化。诊断：月经稀发（稀发排卵）。

就诊时诉，末次月经在 1 月 6～12 日，已近 2 个月未转。脉弦细，舌边尖

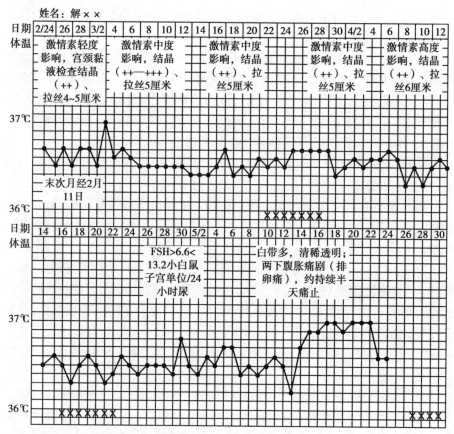

图 10-28　患者为无排卵性月经稀发。治疗初期月经周期渐准，但均为无排卵性月经；5 月份起才出现排卵性月经，基温呈典型双相，并出现排卵痛现象

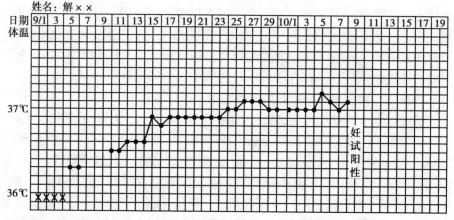

图 10-29　治疗后期，随着排卵性正常月经的出现，于 9 月份来经后即怀孕，并凭基温测定做出早期诊断

红，苔薄黄。中医辨证为肾阴虚心肝火旺月经错后。治拟补肾养阴、降火调冲，用加减左归汤化裁。处方：生熟地各 15 克、生白芍 9 克、萸肉 9 克、女贞子 15 克、炙龟板 15 克（先煎）、玄参 12 克、知母 4.5 克、黄柏 4.5 克、条芩 9 克、夏枯花 9 克、当归 9 克、牛膝 9 克、天王补心丸 9 克（吞），5 剂。

3 月 30 日诊：药后，月经于 3 月 10 日来潮，量较多，色红，6 天净。诸症均减，脉舌如前。基温尚未上升，宫颈黏液结晶（+）、拉丝 5cm，阴道涂片激情素水平中度影响。给予加减左归汤去菟丝子，加知母 4.5 克、黄柏 4.5 克、夏枯花 9 克、紫丹参 12 克、炙鳖甲 15 克（先煎）、怀牛膝 9 克、绿萼梅 6 克，滋肾清肝，活血调冲，以促排卵。

接着，基温于 4 月 2 日即明显上升，遂以知柏地黄丸合二至丸每药早晚各服 10 克，基温维持高相 14 天后下降，随即来经，色量正常，5 天净，周期缩短为 35 天。于是依原意调周，重在经后阶段，以促卵泡及时成熟排卵。

6 月 1 日诊：停经 46 天，基温升高已 26 天，脉弦滑带数，小便妊娠免疫试验阳性，确诊为早孕。

病案三　寒凝气滞经行后期

赵某，女，29 岁，工人，已婚。1980 年 5 月 26 日初诊。主诉：月经错后伴经行腹痛已 10 年。

患者月经 15 岁初潮，一般正常。1970 年因去寒湿地区劳动，出现闭经 5 个月，以后每 35～60 天来经一次，量不多，色黯有块，经期 5 天左右。经前一周起下腹胀痛，行经时加剧，痛喜热敷，伴恶心、呕吐、头晕，需卧床至经净才愈。曾经多方治疗，经行腹痛稍减，但月经仍延期而至。过去身体健康。今年春节结婚，夫妇同居未孕。妇科检查无明显异常。诊断：①月经稀发（稀发排卵）；②原发性痛经。

就诊时诉，月经 5 月 22 日来潮，今已尽。脉弦细，舌偏黯红，苔薄白。证属寒凝气滞，冲任不畅。治拟暖宫行气，养血调经。处方：仙灵脾 12 克、菟丝子 12 克、炒当归 9 克、川芎 3 克、艾叶 4.5 克、制香附 12 克、焦白芍 9 克、炒川断 9 克、大熟地 12 克、炒党参 12 克、紫丹参 9 克、紫石英 30 克（先煎）、茺蔚子 9 克，7 剂。

6 月 9 日诊：基温升高已数天，带多，如清水样。拟温肾固冲，健脾止带。原方去川芎、丹参、茺蔚子，加鹿角霜 12 克、炙黄芪 15 克、千金止带丸 15 克（包煎），7 剂。

6 月 19 日诊：月经提前 4 天于昨日来潮，基温双相型。小腹阵发性胀痛，经量较多，色紫红，夹少许血块，腰微酸，舌质黯偏红，苔薄。治拟理气化瘀调经，用活血调经汤去熟地，加台乌药 6 克、怀牛膝 12 克、茜草 9 克、失笑散 9 克（包煎），3 剂。

因药后子宫转暖，寒凝渐解，月经已按期而至。经净后复予以温肾益气、益血疏肝法，但随后出现手足心热、舌偏红、脉弦细略数等阴虚肝热之象，故又改拟滋肾养血、清肝调冲法，随证化裁。月经于 7 月份起即转为正常，痛经亦显著减轻，并于 12 月份妊娠。

按："经水出诸肾。"月经稀发的病机虽与闭经相似，病情一般较闭经为轻浅，临床也以肾虚或夹气滞、血瘀、寒凝、痰阻为多见，但亦可见于肝脾不调或单纯寒凝、痰阻及气滞等。例一即为脾虚肝郁夹瘀、冲任失调而致稀发月经的，卵巢内卵泡虽能发育到一定程度，雌激素水平达中度甚至高度影响，但可能由于情志等某种原因，通过大脑皮质影响下丘脑周期中枢的调节功能，从而使卵巢排卵功能障碍所引起。故运用健脾疏肝调冲法使功能恢复而取效，出现按期排卵，且随后妊娠。月经稀发无排卵者较为少见，多数则为稀发排卵造成，如例二、例三，其中例二为肾阴虚伴心肝火旺，因热灼阴血、冲任失养所致，可能与神经体液调节或激素代谢紊乱有关；例三又为寒凝气滞，冲任胞脉瘀阻所致，或与寒冷等刺激通过大脑皮质影响下丘脑功能有关。例二、例三均按证型运用不同的调周方法而治愈。例三先为寒凝气滞，后又转为阴虚肝热，这说明患者的证型由于某种因素的影响是可以转化的；脏腑矛盾转化了，解决的方法自然也不同，临床必需灵活辨治，才能取效。

九、原发性痛经

病案一　肾虚宫寒型痛经

吴某，女，27 岁，工人，已婚。1981 年 1 月 31 日初诊。主诉：经行腹痛已 7～8 年。

患者约在 7～8 年前开始，每于行经期间小腹疼痛，第一天最剧，喜得热按，形寒怕冷，腰膝酸楚，月经常错后 4～5 天，经量中等，色黯红夹有血块。月经史：$16\dfrac{5}{26\sim30}$，经量与经色均正常。结婚后 1 年未育。妇科检查子宫较小。诊断：①原发性痛经；②子宫发育不良。

就诊时诉，末次月经 1 月 23～27 日。脉沉细而迟，苔薄白。辨证属肾虚宫寒；因正值经后期，治以补肾助阳、暖宫益冲。用加味艾附暖宫汤出入。处方：大熟地 15 克、杞子 9 克、菟丝子 12 克、紫石英 30 克（先煎）、鹿角片 9 克（先煎）、川断 12 克、陈萸肉 9 克、仙茅 9 克、仙灵脾 12 克、巴戟肉 12 克、当归 9 克、杜仲 12 克、炒艾叶 4.5 克、茺蔚子 15 克、紫河车 6 克（研吞），7 剂。

此后，排卵前期用定坤丹，每日 1 粒，连服 5 粒；排卵后期服右归丸加五子衍宗丸，每药各服 10 克，日 2 次；行经期治以养肾温经、化瘀止痛，用活血调经汤加艾叶、制川乌、淡吴萸、小茴香、延胡索。

3月7日诊：基温高相19天后才下降来经，现月经适净2天，痛经消失。稍感腰酸，脉舌如前。续予右归丸及五子衍宗丸各250克，每次各服10克，日2次，温肾暖宫以巩固疗效。

6月份随访，近3～4月来经行腹痛均未作（图10-30）。

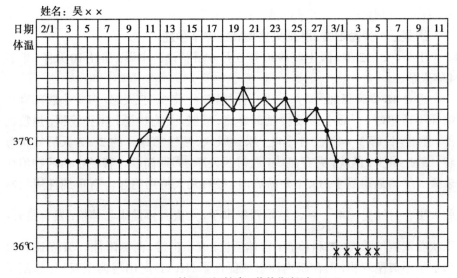

姓名：吴××

图10-30　基温双相较高，黄体期长达19天

病案二　肝郁气滞型痛经

常某，女，27岁，工人，已婚。1981年2月16日初诊。主诉：行经小腹剧痛已4个月。

患者平素月经周期正常，经量不多，色紫黯，无血块，经行小腹隐痛。四个月来痛经加剧，行经的第一天小腹剧痛难忍，严重时伴有恶心呕吐，经净后诸证缓解。经前2～3天开始，乳房胀痛、胸闷、情绪急躁。月经史：$16\frac{3～4}{30}$。曾服用避孕药，服药期间痛经亦有减轻。妇科检查无殊。诊断：原发性痛经。

就诊时诉，末次月经1月20日，现经期临近，小腹隐隐作痛，胸闷嗳气，乳房及两胁稍胀。脉弦，苔薄白。证属肝郁气滞，经脉不利。治拟疏肝理气调经法，用加减柴胡疏肝汤。处方：柴胡9克、炒白芍9克、制香附9克、广郁金9克、青陈皮各5克、丹参12克、佛手片6克、炒当归9克、川楝子9克、延胡索9克，5剂。

3月16日诊：上月服药后，于2月22～25日来月经，痛经已减，基温上升8天，无不适感。脉弦，苔薄。适为黄体期，治拟养血疏肝调冲。处方：当

255

归9克、杭白芍9克、柴胡6克、八月札9克、川楝子9克、广郁金6克、制香附9克、延胡索9克、熟地12克、桑寄生12克、广木香6克(后下)、玫瑰花3克、炙甘草5克，5剂。

5月25日诊：停经三个月，近一周来小腹时有阵痛，曾经医院检查诊断为早期妊娠，用黄体酮等治疗。口干淡无味，腰部酸楚，溲黄，便燥；脉细滑略数，苔薄。拟益肾滋阴，清热安胎为法治疗之。

病案三　脾肾阳虚、肝郁夹瘀型痛经伴不孕症

王某，女，32岁，医生。1980年5月6日初诊。主诉：痛经10余年，婚后4年未孕。

患者18岁起患痛经，并呈进行性加剧，经前3～5天起，自觉小腹部有宫缩样不适感，经行后小腹及腰骶部疼痛、酸胀，并有冷感，痛势较剧，热敷则舒；便溏，日解3～4次；伴呕吐、尿频尿急、情绪急躁。约2～3天后症状缓解。经血量少、色淡，夹有血块，通常四天净，周期尚准。曾经中西药物治疗未效。平素遇事易于激动，亦易流泪，经后几天特别明显。有单纯性甲状腺肿大史。月经史：$14\dfrac{3\sim4}{30\pm}$。结婚四年未孕，丈夫身体健康。体检：发育良好，甲状腺双侧稍肿大；妇科检查：宫体后位，大小正常，两侧附件(－)；基础体温测定呈不典型双相，但在肌内注射绒促性素(HCG)时出现典型双相；诊刮子宫内膜活检呈分泌晚期现象。西医诊断：①原发性痛经；②原发性不孕症。

就诊时诉，末次月经9月26～29日。脉沉细弦，舌有齿印、边尖黯紫，苔薄腻。中医辨证为脾肾阳虚，肝郁夹瘀。适值排卵前期，治拟温补脾肾，佐以理气活血。处方：淡附片3克(先煎)、肉桂3克(后下)、仙灵脾15克、鹿角片12克(先煎)、覆盆子12克、菟丝子15克、杞子12克、五味子9克、炙黄芪12克、炒党参12克、大熟地15克、怀山药15克、制香附6克、炒当归12克、紫河车6克(研吞)，7剂。

5月23日诊：服药后基温上升尚好，高相已12天，今已稍感小腹隐痛及宫缩样感，腰骶酸胀，月经将届，治拟温阳行滞、调经止痛(经前期)。用《妇人良方》小温经汤加减。处方：炒当归9克、焦白芍9克、川芎6克、炒党参9克、姜半夏6克、淡吴萸3克、肉桂3克(后下)、炒川楝子9克、炒延胡索9克、炙川乌3克、鹿角片9克(先煎)、广木香5克(后下)、益母草12克，5剂。

6月6日来信：痛经已明显减轻。故用原方增损，拟经后期、排卵前期、排卵后期及行经期药方各一张，嘱连服2个疗程。

9月29日来信：7、8月份经行腹痛已消，经量较前增多，色红块少。8月2日来经后，不再转经，检查为妊娠已50天，并有早妊反应。拟健脾固肾、和胃安胎之剂，以保胎元。

病案四　气滞血瘀型痛经

谭某,女,27岁,工人,已婚。1981年4月22日初诊。主诉:经前经行腹痛4年。

患者患痛经4年余,每于行经前7～10天开始,小腹疼痛,行经期痛剧,待内膜样物排出后才缓解,经量多,色紫,质稠。伴胸乳胀痛,有硬块。月经史:$17\dfrac{7}{30}$。今年1月份结婚。体检一般情况好,乳房两侧有肿块,约桂圆大小。妇科检查无明显异常。诊断:原发性(膜样)痛经。

就诊时诉,末次月经4月15～21日。脉弦细,舌黯,苔薄。证属气滞血瘀,阻于胞中;因月经刚净,治拟补气养血、调肝化瘀法。予以八珍丸140克,每次10克;乌鸡白凤丸10粒,每次1粒,两药每日各服2次。

4月30日诊:月经周期第15天,宫颈黏液结晶(++)～(+++),基温尚未上升,自觉无不适。拟温养肾气,调肝活血。处方:黄芪15克、川断12克、炒当归12克、熟地15克、杞子12克、补骨脂9克、菟丝子12克、炒川楝子9克、制香附9克、赤白芍各9克、女贞子12克、八月札9克、茺蔚子9克,5剂。

5月13日诊:月经将临,小腹略痛,乳房胀感,胸闷嗳气。脉舌如前,基温示黄体功能欠佳。拟加减桃仁红花煎,以活血化瘀、调经止痛。处方:桃仁9克、红花9克、当归12克、川芎9克、赤芍9克、熟地12克、丹参15克、制香附9克、延胡索12克、泽兰12克、失笑散12克(包煎)、益母草15克,5剂。

5月25日诊:月经5月14日来潮,行经6天,经行腹痛时间缩短,程度减轻,然仍有块膜样物排出。现为排卵前期,予4月30日原方去川楝子、补骨脂,加紫丹参2克、五子衍宗丸30克(包煎),5剂。以促进排卵功能。

随后,基温缓慢上升,并有胸乳作胀,服用养血疏肝、调气化瘀之剂。后因基温持续高相表明为妊娠早期,予以安胎治疗。6月23日妊娠免疫试验(+)。12月份随访胎孕情况良好(图10-31)。

病案五　脾虚血少型痛经

顾某,女,23岁,工人,未婚。1980年12月16日初诊。主诉:经行腹痛已4年。

近四年来,行经第一天小腹剧烈疼痛,喜温按,经量多,质稀色淡红,6天净,或伴汗出、怯寒。月经史:$16\dfrac{6}{22}$。一般情况尚佳。妇科肛查无特殊。诊断:原发性痛经。

就诊时诉,末次月经12月9日。脉细,舌淡红,边有齿痕,苔薄。证属脾虚血少,阳气不振,因适值经后2天,治拟健脾养血,益肾调冲法,用八珍汤加减。处方:党参12克、炙黄芪12克、炒白术9克、云茯苓9克、炒当归9克、

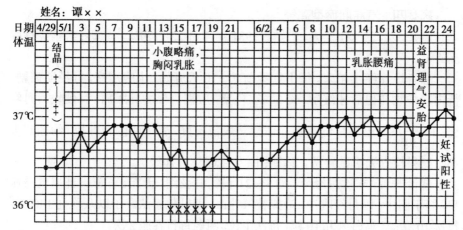

图 10-31 患者为气滞血瘀型膜样痛经,治疗初(5 月份)基温示黄体功能不良,治疗后(6 月份)即受孕,凭基温作出早期诊断,并因黄体功能欠佳而及时予以保胎,且取得成功

炒白芍 9 克、大熟地 12 克、怀山药 15 克、制黄精 15 克、制首乌 15 克、阿胶 9 克(烊冲)、五子衍宗丸 15 克(包煎),7 剂。

此后,因患者要求服丸剂,继用补中益气丸剂归芍地黄丸各 150 克,每日早晚各服 10 克。

1982 年 3 月 12 日诊:服药后于 1 月 11 日来月经,小腹不痛,经量中等,周期延长为 28 天。今日月经来潮。又有腹痛,但较前为轻。经量少,色紫,夹少许血块,腰微酸;脉细滑,舌淡苔薄。治拟健脾养血,调经止痛。处方:炒党参 12 克、焦白术 9 克、炒白芍 9 克、炒当归 9 克、大熟地 12 克、川芎 3 克、制香附 6 克、丹参 12 克、泽兰 9 克、茜草炭 9 克、益母草 12 克,3 剂。另予乌鸡白凤丸 14 粒,嘱经后每日早晚各服 1 粒。

月经中期又加服五子衍宗丸;排卵后期予以健脾固肾养血之剂,用 12 月 16 日原方去黄精、首乌、阿胶、五子衍宗丸,加补骨脂、菟丝子、川断、仙灵脾。次月起痛经消失,周期亦转正常。

按:引起痛经的因素比较复杂,而且往往相互交错或重复出现,因其病机归纳起来,则为"不通则痛",故治疗原则应为"寒者温而通之,热者清而通之,虚者补而通之,实者攻而通之",即以治本为主,兼顾标象。如例一为肾虚宫寒、虚实并见。《傅青主女科》:"妇人有少腹疼于行经之后者⋯⋯谁知是肾气之涸乎!"《素问·举痛论》:"寒气客行于脉外则脉寒,脉寒则蜷缩,蜷缩则脉绌急,绌急则外引小络,故卒然而痛。"肾虚和宫寒同是引起经行腹痛的重要原因。西医学认为与子宫发育不良、肌肉张力失调,行经时子宫肌肉局部痉挛以及寒冷等物理因素刺激致经血运行不畅有关。故治用温肾助阳、散寒暖宫的加味艾附暖宫汤化裁。例二为肝郁气滞、气机失利，不能帅血畅行，经血滞于胞中而经行作痛，类似西医学所称神经因素引起自主神经功能失调而致痛经，故治以加减柴胡疏肝汤疏肝理气调冲，药后肝气条达、气血调和，痛经消失，冲任相资，摄精成孕。例四为血瘀气滞型膜样痛经，因块膜阻塞引起子宫痉挛性收缩所致，故用加减桃仁红花煎活血化瘀调冲为主。例三为脾肾阳虚、肝郁夹瘀，证型交错，病因复杂，治当顾此及彼、综合化裁。例五为脾虚血少，阳气不振，经血运行无力而腹痛，近似西医学因体质虚弱因素引起之痛经。《济阴纲目》引朱丹溪语："经行后作痛者，气血俱虚也，以八珍汤加减服。"故治以加减八珍汤健脾补气、养血益冲为主，稍佐制香附、丹参等行气活血之品，此即所谓"若欲通之，必须充之"之意。如气血充沛，脉道满盈而运行无阻，通则不通矣。

　　痛经均发生在排卵性月经周期，多数见于月经期或经前期，故运用中医周期疗法时，以经前期及行经期治疗为主。亦可序贯用药。如例一合并有子宫发育不良者，则更须通过周期治疗以促进子宫发育，而达到治其本之目的。

　　此外，例一虽为肾虚宫寒，而静息体温（36.8～37.5℃）却较一般为高；且正常黄体期长达19天而未妊娠（一般正常者黄体期为14±2天，而如黄体期超过18天则被认为有妊娠可能）。例四治疗后基温高相仍呈阶梯型上升，并有胸乳作胀现象，表明黄体功能欠佳，但出现了早妊；该例排卵后期曾随证应用了"养血理气化瘀"之剂，因符合《内经》"有故无殒，亦无殒"（《素问•六元正纪大论》）的原则，故并未影响反而有助胎孕。这些病例也说明了临床表现的复杂多变，治疗亦必须灵活对待，故特举出。

十、月经前后诸证

病案一　肝郁脾虚型经前乳胀伴不孕症

　　詹某，女，28岁，教师，已婚。1980年5月9日初诊。主诉：经前乳胀、便溏已13年，婚后3年未孕。月经史：$15\dfrac{5～6}{25～29}$，经量与经色正常。初潮后，每于经前7～10天，即出现胸乳胀痛；经将来时大便转溏，一日数行，伴胃脘不适，时有泛恶，经净则诸症自平。1977年春节结婚，婚后一直未孕，曾在香港等地治疗而无效。丈夫身体健康，精液化验正常。妇科检查子宫大小正常，两侧附件（-）。输卵管碘油造影，示双侧输卵管均通畅。基温测定为双相型，但呈爬行上升。末次月经5月2至6日，量中等，色淡红，偶有血块。诊断：①月经前后诸证；②原发性不孕症（肝郁脾虚经前乳胀伴发不孕）。

　　就诊时，正值经净3天，无甚不适，脉弦细，舌淡红，苔薄白。治拟疏肝健脾，滋肾调冲。给以加减逍遥汤化裁。处方：柴胡6克、炒当归9克、焦白芍

9克、炒党参12克、炒白术9克、茯苓9克、制香附9克、怀山药15克、杞子9克、菟丝子12克、红枣7克、炙甘草5克、八月札9克，7剂。

5月16日诊，月经周期已第15天，小腹胀感，白带较多，舌尖微红，苔薄，基温未升。时值排卵前期，用原方法去茯苓、甘草、红枣，加紫河车6克（研吞）、丹参12克、绿萼梅5克、赤芍9克、茺蔚子12克，以益肾活血调冲，5剂。

5月23日诊：基温升高4天，稍感疲乏，脉弦细，舌质略红。为排卵后期，治拟益肾健脾、养血疏肝。处方：党参12克、炒白芍9克、杞子12克、菟丝子15克、柴胡6克、炒当归9克、焦白芍12克、炒川楝子9克、怀山药15克、鹿角片9克（先煎）、桑寄生12克、八月札12克、仙灵脾12克、白茯苓12克、红枣7枚，5剂。

5月30日诊：昨起便溏，日解一次，乏力腰酸，纳少，胸乳不胀，基温今日已显著下降，舌苔薄白。月经即潮，治拟健脾理气、活血调经。处方：炒党参9克、广木香3克（后下）、制香附9克、煨防风4克、茯苓12克、焦山楂12克、泽兰9克、益母草12克，4剂。

药后，月经于5月30日至6月4日来潮，基温典型双相，黄体期12天，接着按周期调理约一个疗程，主要在调整排卵后期及经前期的脏腑冲任功能。而后复以相应的丸药如逍遥丸、参苓白术丸、五子衍宗丸及定坤丹等，巩固疗效一个疗程。9月份转经后随即妊娠。1981年6月8日随访，已于7日顺利分娩一男婴，母子安康（图10-32、图10-33）。

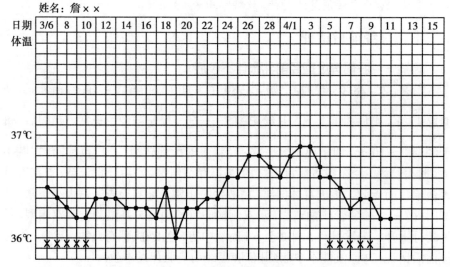

图10-32　治疗前，经前乳胀、便溏，基温双相而呈阶梯形上升，双相欠稳定，示黄体功能不良

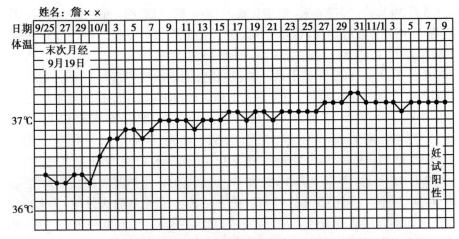

图 10-33　治疗后，基温上升良好，高相稳定，继而出现妊娠象

病案二　肾亏脾虚肝旺型经前痛泄伴不孕症

林某，女，30 岁，职员，已婚。1980 年 6 月 16 日初诊。主诉，经前痛泄已
10 年，婚后 4 年未孕。

患者 10 年前起病，经前 2～3 天即见小腹胀痛，痛则欲便，大便溏泄，日
解 2～3 次；痛甚时面色苍白，汗出，来经后痛泄即缓解。平素时有腰痛。曾
服过妇康片及中药等，效果不佳。月经史 $15\frac{7}{28}$，经量与经色正常。无重要既
往病史。结婚 4 年未孕，丈夫精液化验正常。体检一般情况良好。妇科检查：
宫体前倾，较扁薄；左侧附件有索条状增粗，轻压痛；右侧附件（-）。西医诊
断：①经前期综合征；②原发性不孕症；③左侧慢性附件炎。

就诊时，末次月经在 5 月 23 日，脉弦细，舌胖有瘀点，舌薄腻。中医辨证
为肾亏脾虚肝旺"经行痛泄""不孕症"。正值月经前期，治拟补土泻木调经为
主，用加减痛泻要方出入。处方：炒白术 12 克、焦白芍 9 克、煨防风 6 克、炒
党参 9 克、茯苓 9 克、淡吴萸 3 克、煨木香 5 克（后下）、炒延胡索 9 克、制香附
9 克、炒当归 9 克、八月札 12 克、红枣 7 枚、炙甘草 3 克，5 剂。

6 月 23 日诊：月经于 6 月 19 日来潮，少腹痛已减轻，而便溏腹胀改善不著，
经量中等，色紫黯，无血块，现月经将净。治拟补肾健脾，养肝调冲。处方：熟
地 12 克、怀山药 15 克、党参 12 克、炒白术 9 克、菟丝子 15 克、杞子 9 克、炒
当归 9 克、焦白芍 9 克、炙黄芪 15 克、五味子 9 克、仙灵脾 15 克、紫石英 15 克
（先煎）、二至丸 16 克（包煎）、紫河车 6 克（研吞）、焦谷芽 12 克，7 剂。嘱经净
后，测量基温；并嘱每隔 3 天一次，连续来做阴道涂片剂宫颈黏液结晶检查一
个周期。

6月30日诊：经净6天，稍感头昏，二便无殊，脉弦细，舌苔薄白。临近排卵期，治拟补肾益肝健脾，佐以行气活血。给原方去焦谷芽、五味子、紫石英，加鹿角片12克（先煎）、制香附9克、丹参15克，4剂。

7月3日诊：自觉无甚不适。基温测定、阴道涂片和宫颈黏液结晶检查，表明虽已排卵而黄体功能不良。脉苔如前。治拟滋养精血，补气益冲。处方：砂仁2克（拌）、熟地15克、炒怀山药15克、山萸肉12克、炒党参12克、炙黄芪15克、炒川断15克、仙灵脾15克、巴戟肉12克、鹿角片12克（先煎）、菟丝子15克、炒当归9克、焦白芍9克、茯苓12克、焦白术12克、八月札9克，7剂。

7月10日诊：基温上升10天左右，感觉良好。虽然基温曲线上升缓慢，怀孕可能性不大，但仍要考虑排卵期受孕可能，又值患者将去外地，因而虽值经前期却不宜用活血调经之剂，以免或有影响早孕之虞。嘱待来经净后，再服五子衍宗丸、妇科八珍丸，每日早晚各10克；并于服药的第五天开始加服定坤丹，每日1粒，分两次，连服3天；基温升高（排卵）后改服五子衍宗丸15克加逍遥丸8克，早晚各1次，连服12天。

9月8日诊：近3个月经行腹胀腹泻显著减轻，停药1个月。9月5日来经，今月经已净。脉细弦，舌稍胖，苔薄。续予补肾健脾、养血益冲，用6月23日原方出入。

此后依法调周，随证加减，寐差加炒枣仁、夜交藤；腰酸加炒杜仲叶、狗脊；纳呆加炒谷麦芽、炒陈皮等。9月份起黄体功能转良，12月份完全转为正常，并于1981年4月份怀孕。

1981年12月随访，妊娠9个月，情况良好（图10-34、图10-35）。

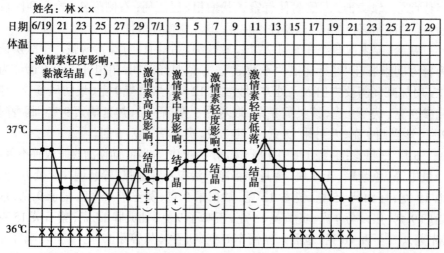

图10-34　治疗初，有经前痛泄，基温曲线、阴道脱落细胞涂片及宫颈黏液结晶周期变化情况，均表明黄体功能有一定程度的障碍现象

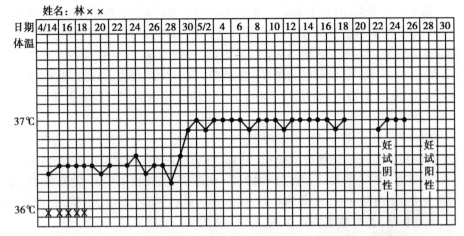

图 10-35　治疗后，因为黄体功能恢复正常，故于 4 月份转经后即怀孕

病案三　脾气虚寒型经行胃脘剧痛

陈某，女，30 岁，护士，未婚。1980 年 12 月 17 日来信初诊。主诉：经行胃脘剧痛 2 年多。

患者既往有溃疡病史多年，泛酸嗳气，胃部隐痛，曾三次钡餐造影诊断为十二指肠球部溃疡，纤维胃镜检查则诊为轻度慢性浅表性胃窦炎及十二指肠球部炎症，治疗未愈。近 2 年多来，每逢月经来潮第一天，胃脘部如刀割样剧烈疼痛，伴下腹胀微痛，四肢冷。服用大量阵痛镇静剂无效。进行过周期性激素治疗。服乙菧酚、黄体酮片及避孕药等 3～4 个月，无明显效果。近数月月经开始提早 3～7 天。脉细，舌胖，边尖较红，苔薄白。拟诊：月经前后诸证、脾虚寒凝瘀阻经行胃痛。证属素体中气虚寒，瘀阻胃络，经期阴血下注血海，胃虚益甚，故发行经胃脘剧痛。宜行经前 3～4 天服补中益气散寒、化瘀止痛调经之剂，用《金匮要略》大温经汤加减：炒当归 9 克、焦白芍 9 克、上肉桂 3 克、姜半夏 6 克、淡吴萸 3 克、炒党参 12 克、炙黄芪 12 克、炒艾叶 4.5 克、制香附 9 克、炒延胡索 9 克、炒小茴 3 克、炙川乌 3 克、炒丹皮 6 克、益母草 9 克，5 剂；平时服温中健胃、化瘀生肌之剂，用黄芪当归建中汤增损：炒党参 15 克、炙黄芪 15 克、焦白术 9 克、当归 9 克、赤芍 9 克、茯苓 9 克、生白及 6 克、乳香 6 克、吴萸 3 克、炒川连 1.2 克、海螵蛸 12 克、甘松 9 克、蒲公英 12 克、制香附 6 克、延胡索 9 克、炙甘草 9 克，7 剂。

1981 年 4 月 21 日来信：遵嘱服药两个疗程后，经来胃痛逐渐消失。5 月底去信随访，诉经行胃脘剧痛未有复发。

病案四　阳虚肝郁型经行发热

许某，女，53 岁，工人。1981 年 3 月 2 日初诊。主诉：经前发热 4 年多。

患者 4 年多来，月经来潮前一周开始，每晚畏寒，继之发热（37.2～38.2℃），常伴汗出，并觉两乳头疼痛。行经第 1～2 天，少腹胀痛、大便溏薄、面目浮肿、腰部酸楚，经净后症状消失，但感头晕、肢冷。近半年来月经提前 2～6 天，经期 4～5 天，量较前略为增多，色淡黯，夹有少许血块。19 岁初潮，曾有痛经史。20 岁结婚，生育史：6-0-0-3。一般情况尚可。妇科检查无殊。西医诊断：经前期综合征。

就诊时，经行第 5 天，未净，经量中等，色淡黯。脉弦细而迟，舌黯淡而胖，苔薄白。中医辨证属脾肾阳虚、肝郁气滞经行发热。治拟温阳健脾，理气调经。处方：炒党参 12 克、焦白术 12 克、茯苓 9 克、桂枝 4.5 克、吴萸 3 克、当归炭 9 克、焦白芍 9 克、制香附 6 克、广木香 3 克（后下）、炮姜 2.5 克、丹参炭 9 克、泽兰 9 克、益母草 4.5 克，3 剂。

3 月 7 日诊：经净 3 天，发热已退，面目微肿，腰骶酸痛，胸胁偶有胀痛。治拟温补脾肾，养血疏肝。给右归丸、逍遥丸各 140 克，每服各 10 克，每日 2 次。

3 月 21 日诊：近日胸乳稍痛，晚上微恶寒，背部尤冷，但未有发热，基础体温高相已 10 天，为逐步上升而维持在 37℃；脉弦细略迟，舌淡黯、边尖微红。时值经前期，治拟健脾温阳、疏肝调经。处方：炒党参 12 克、炒白术 12 克、柴胡 6 克、桂枝 4.5 克、炒当归 9 克、焦白芍 9 克、茯苓 9 克、制香附 9 克、炒条芩 6 克、泽兰 9 克、八月札 9 克、丹皮炭 6 克、益母草 9 克，5 剂。

5 月 9 日信访，停药已 4 月余，服前药后近两月月经按时来潮，色量正常，来经前发热未作，乳痛、浮肿、便溏亦消。7 月份再次随访情况均好。

病案五　肾虚肝旺、血热夹湿型经行荨麻疹

陈某，女，21 岁，工人，未婚。1981 年 10 月 31 日初诊。主诉：经行瘾疹 3 个月。

患者近 3 个月来，每值行经第二天全身发"风疹块"，下肢为甚，色红，奇痒，时隐时现，经净后消失。月经常迟行，经期多延长，经量中等，血色鲜红。腰酸，时有耳鸣，溲黄。末次月经 10 月 28 日。月经史：$17\dfrac{7～15}{40～60}$，有经行鼻衄史，一般夏季复发。既往无荨麻疹史。妇科肛查子宫大小正常，外阴及乳房等发育尚好。诊断：月经前后诸证；肾虚肝旺、血热夹湿经行荨麻疹。

就诊时，适行经第四天，经量中等，色鲜，疹块色红。脉弦细，舌红、边有瘀斑，苔薄。证属血分有热，湿热蕴阻肌肤引起。治拟滋阴凉血调经，佐以清热疏风。处方：生地 15 克、地骨皮 12 克、炒丹皮 9 克、赤白芍各 9 克、炒条芩 6 克、冬桑叶 15 克、黑山栀 9 克、荆芥 9 克、防风 9 克、浮萍 9 克、怀牛膝 9 克，4 剂。

11 月 5 日诊：月经于 11 月 2 日净，风疹块消退，经期缩短为 3 天。仍觉

头目昏晕、耳鸣、下肢酸楚。舌红,苔少。时值经后期,治拟滋肾养阴,平肝调冲。用加减左归汤增益:生熟地各 15 克、山萸肉 12 克、制女贞 12 克、杞子 15 克、白芍 9 克、制首乌 15 克、炙五味子 6 克、炙鳖甲 15 克(先煎)、菟丝子 12 克、怀山药 12 克、川断 12 克、丹参 12 克,5 剂。

11 月 14 日诊:诉头晕耳鸣略减,夜寐多梦,基温尚低相;脉弦细,舌偏红。拟滋养肾阴,佐以疏肝活血。处方:大熟地 15 克、连藤首乌 15 克、陈萸肉 9 克、黑玄参 15 克、制女贞 12 克、炙鳖甲 15 克(先煎)、杞子 12 克、菟丝子 15 克、仙灵脾 12 克、川断 15 克、酸枣仁 12 克、炙五味子 6 克、绿萼梅 6 克、丹参 12 克、茺蔚子 15 克,4 剂。

药后夜寐渐宁,头晕亦减轻。因基温未升,予上方出入又服 10 剂。

12 月 2 日诊:基温上升 4 天,脉舌如前。适为黄体期,用 11 月 5 日原方去丹参,加辰茯神 12 克、桑寄生 15 克,5 剂。

12 月 7 日诊:基温已升高 9 天,口干明显,余情尚安。舌红苔薄。宜予滋阴凉血为主,稍佐清热疏风,以防瘾疹再现。用两地汤加减:生地 15 克、麦冬 12 克、黑玄参 15 克、炒丹皮 9 克、地骨皮 9 克、赤芍 9 克、炒山栀 9 克、墨旱莲 12 克、酸枣仁 12 克、荆芥穗 9 克、防风 9 克、辰茯神 12 克、牛膝 9 克,5 剂。

12 月 26 日诊:月经于 12 月 13～18 日来潮,经量中等,色红,风疹块未发,情况均佳,基温高相 14 天。故续拟滋肾益阴、养肝调冲以巩固疗效。

病案六　肝胃不和型经行呕吐

张某,女,21 岁,工人,未婚。1981 年 4 月 23 日初诊。主诉:经行呕吐已 1 年。

患者月经 18 岁初潮,经行一直正常。一年来,来经第一天即呕吐,一日 3～4 次,与饮食无关;二便无殊,伴有胸闷、嗳气,少腹胀感,神疲乏力,需卧床休息。末次月经在 4 月 11 日。脉细弦,舌淡红,苔薄。诊断:月经前后诸证;肝胃不和经行呕吐。证因经前或经行阴血下聚,血虚肝郁乘犯脾土,胃气失和所致。拟疏肝和胃、养血调经之剂,以治未病。处方:柴胡 6 克、炒当归 9 克、赤白芍各 9 克、炒白术 12 克、茯神 12 克、制香附 9 克、广陈皮 6 克、八月札 12 克、姜半夏 9 克、淡吴萸 3 克、玫瑰花 6 克、生代赭石 15 克(先煎)、益母草 9 克,5 剂。嘱于经前三天起煎服。

6 月 1 日诊:服上药后,经来呕吐反而加剧,且感小腹痛胀,周期延迟 6 天,经量中等,色粉红转红艳。末次月经 5 月 16 日。色淡红,边尖有紫点。因值排卵后期(基础体温似已升高),拟养血健脾、疏肝调冲。给以乌鸡白凤丸 10 粒,日服 1 粒;七制香附丸 200 克。每次 10 克,每日 2 次。考虑证虽属肝郁胃弱血虚,但夹有气滞郁久化热之象,故又拟 4 月 23 日原方法去玫瑰花、代赭石,加川连 2 克、苏梗 6 克、月季花 6 克,5 剂。嘱经前服。

6月22日诊：经期第三天，药后经来胸闷、嗳气已除，呕吐、小腹胀痛有好转，经量中等，色紫红，夹少许血块。舌较嫩偏红，苔薄白。嘱经净后服逍遥丸加归芍地黄丸，早晚各服10克；基温上升后服七制香附丸及乌鸡白凤丸，服法同前；经前期用前方去制香附，加竹茹9克，5剂。续予调治巩固。

10月份随访，经行呕吐症状完全消失，胃纳大增，精神较好，一切正常。

按：月经前后诸证（现称"经前期综合征"）为月经失调中较常见的一种综合病征，症状多种多样，病机多虚实错杂。上述6例即反映了这个特点。例一为经前出现肝郁脾虚。肝郁气滞，经脉壅阻，乳络失和故乳头胀痛；脾气虚弱，失于健运，湿浊下走故大便溏泄。病案二为肾亏脾虚肝旺，患者虽有腰酸、宫体扁薄等肾亏征象，但经前主要为脾虚肝旺而肝木犯脾，故成痛泄之证。病案一、病案二皆因脏腑冲任失调，黄体功能不良致婚后多年不能摄精成孕。例三为素体中气虚寒而夹瘀，因经行阴血下注，胃络寒滞尤甚，故发于胃脘剧痛。例四为脾肾阳虚，经前气血聚于冲任，阳气益虚，浮阳外越故畏寒发热，且因肝郁气滞，影响全身阳气的舒展运行，故又使病情加剧。例五为阴虚肝旺血热，化火夹湿，风湿热蕴阻肌肤，因经行诱发而发生瘾疹，即荨麻疹，俗称"风疹块"，随着经净而消退。病案六为胃气本虚、肝血不足（往往呈隐匿状态），经行阴血下注血海，因肝气犯胃而致呕吐。病案三、四、五、六皆为临床上比较鲜见的病例，如"经行胃脘剧痛"，《妇人良方大全》（卷一）、《叶天士女科诊治秘方》虽有经行及经前腹痛的记载，但均指下腹部疼痛；"经行发热"，首见于《医宗金鉴•妇科心法要诀》，一般则认为经期感受外邪，营卫失调，血热经期外泛，或阴虚生热等所致，因脾肾阳虚而发热者则少有提及；《竹林女科证治》已有"经来呕吐""经来饮食后即吐"的描述，但多因伤于水饮、食伤停滞或痰在胸脘所致，病案六之由肝胃不和引起者不属此例。

通过基温测定等卵巢功能检查，表明经前期紧张症患者大多伴有不同程度的黄体功能障碍（见病案一、病案二图）。故治疗重在"经前疗法"，即抓住黄体期阶段，调其脏腑冲任功能，促使黄体发育健全；但因黄体发育是否健全与卵泡发育成熟及排卵功能是否良好亦有密切关系。若能采用"序贯疗法"，既重视排卵后期、经前期（或包括月经期）的治疗，又不放过经后期及排卵前期的调理，必将有助于疗效的进一步提高与巩固。以上案例，除着重于经前期治疗外，都注意了经后调理，均取得了更好的疗效，病案一、病案二因脏腑冲任失调恢复，黄体功能改善而摄精成孕。

十一、绝经前后诸证

病案一　脾肾阳虚、夹有肝郁型绝经前后诸证

郭某，女，50岁，工人。1980年6月17日初诊。主诉：月经紊乱，浮肿畏

寒，便溏胸闷已2年余。

患者两年多来，月经周期紊乱，经期延长，经量多，甚则如崩；伴有颜面、下肢浮肿，形寒肢冷，呕吐便溏，胸闷如窒，时欲叹息。既往有经前乳胀史。生育史：3-0-0-3。妇科检查外阴及宫颈轻度萎缩，子宫后位，正常大小。基温单相型，宫颈黏液结晶（+～++），阴道细胞涂片示激情素水平轻度影响，尿FSH试验＞52.8小白鼠子宫单位/24小时尿，血小板计数及出血凝血时间测定在正常范围。西医诊断：围绝经期综合征。

就诊时，适值月经先期而至，量多淋沥已半月余，色偏黯红，夹少许血块，曾肌内注射丙酸睾丸酮及黄体酮而血未止。面色灰黯，脉沉细略弦，舌淡胖略黯，苔薄腻。中医辨证属于脾肾阳虚夹肝郁。治拟温补脾肾，解郁化瘀，固冲止崩。治仿右归意，加疏肝化瘀固冲之品。处方：炒党参15克、炙黄芪15克、炒白术12克、炒怀山药15克、熟地炭12克、炒陈皮3克、补骨脂12克、炒赤石脂15克、柴胡3克、茯苓12克、升麻炭4.5克、震灵丹12克（包煎）、十灰丸15克（包煎），5剂。

6月24日诊：服药后崩漏已止，余证改善，再予温肾健脾，养血调肝，用加减右归汤增损，以调整脏腑阴阳平衡。处方：大熟地12克、炒怀山药15克、菟丝子15克、炒川断12克、炒党参12克、炙黄芪15克、炒白术12克、茯苓12克、炒当归9克、焦白芍9克、制附片3克、仙灵脾12克、补骨脂9克、制香附6克、夜交藤15克，7剂。

此后以右归丸及参苓白术丸（间服汤剂）继续治疗调理，8月起更年期诸症基本消失，月经亦按时或延期，于是给间断服药予以巩固，11月下旬起则停药观察。

1981年4月及6月2次随访，月经稀发，2月份来经后将近3个月未转，自觉情况一直良好。

病案二 肾阴肾阳两虚、肝郁化火型绝经前后诸证

王某，女，45岁，干部。1981年4月2日初诊。主诉：月经周期紊乱，忧郁寐劣，哭笑无常，已3年余。

患者1977年5月因惊恐及患痢疾起病，月经紊乱，周期15～60天，先后不定，经期1～3天，经量或多或少，色鲜红，无血块。伴有精神忧郁，寐劣，情绪急躁，甚至哭笑无常，心悸耳鸣，腰腿酸软，偶有阵发潮热，或感恶寒，面目浮肿。上述症状期初多发于经前，经后可缓解，近来平素亦多发生，且渐加重。曾经多方中西药物治疗，未见明显效果。1957年患过血吸虫病，并有胃窦炎史，均已治愈。月经史 $14\frac{1\sim3}{25\pm}$，经量中等，色红，有过痛经。生育史：3-0-2-3，子女最小者20岁。体检未见明显异常。妇科检查：外阴及阴道尚无明显萎

缩现象,宫体大小正常,两侧附件略增厚。基温单相曲线,宫颈黏液结晶检查(+～++),阴道细胞涂片激情素轻度或中度影响;尿 FSH 测定 >52.8 小白鼠子宫单位/24 小时尿。西医诊断:围绝经期综合征。

就诊时诉,末次月经 3 月 26 日,1 天即净。神志不安,烦躁多虑;脉细弦,舌胖嫩偏红,苔薄剥。辨证为肾阴肾阳两虚,肝郁化火,冲任失调。拟阴阳同补,解郁清肝调冲,治以加减二仙汤合逍遥散及甘麦大枣汤化裁。处方:仙茅 9 克、仙灵脾 9 克、当归 9 克、巴戟肉 6 克、知母 6 克、黄柏 4.5 克、女贞子 15克、墨旱莲 12 克、柴胡 6 克、白芍 12 克、川楝子 9 克、夜交藤 30 克、酸枣仁 15克、辰茯神 9 克、怀小麦 30 克、红枣 10 枚,7 剂。

4 月 9 日诊:药后寐安,仍忧郁躁烦,偶或悲伤欲哭,脉苔如前。以原方去仙茅、当归、辰茯神,加丹参 24 克、广郁金 6 克、炙甘草 9 克、生牡蛎 45 克(先煎),7 剂。

此后,依上法给予调理,胁痛加绿萼梅、八月札;潮热加地骨皮、青蒿;恶寒加重仙茅、仙灵脾;便秘去巴戟天,加肉苁蓉;纳呆加生麦芽等。续服药 20余剂,症状显著减轻。

8 月 31 日诊:停药已近 3 个月,情况尚好,月经渐为稀发,唯性情仍稍忧郁,有时腰酸,给予滋肾温阳、疏肝调冲以巩固疗效。

按:两例均年届围绝经期,除有明显的自觉症状与月经紊乱外,并经妇科检查及内分泌检查,尤其是尿 FSH 测定,皆 >52.8 小白鼠子宫单位/24 小时尿,而予以确诊。两例均为围绝经期绝经前期患者,临床上亦有见于绝经后期者。该病中医证型绝大多数属于肾虚,以肾阴虚或阴阳两虚为多见,且多夹有火旺、肝郁、脾虚或心肾不交等。无排卵型功血案中例六,即为合并围绝经期综合征之肾阴虚肝(火)旺型患者。

治疗本病的关键,要抓住肾气虚弱、冲任功能衰减以致脏腑阴阳失调的本质,进行益肾调冲,但必须顾及精血肾气生化之源,即后天之本的脾胃,采用健脾益肾以调冲,恢复机体的脏腑阴阳平衡失调,或促使冲任的功能延缓减退,使之能够适应从任通冲盛而天癸充(性成熟期)的内在环境,稳定地过渡到任虚冲衰而天癸竭(老年期)的内在环境。因此中药疗效的取得,是否与调节内分泌及自主神经功能有关,值得进一步探讨。

十二、代偿性月经

病案一　阴虚肝郁化热型经行鼻衄

阮某,女,25 岁,工人,未婚。1980 年 7 月 12 日初诊。主诉:顽固性经行鼻衄 10 年,3 个月来月经先期,经量多,经期延长。

患者 10 年前开始出现行经期前后衄血,量甚多,色红质稠。经量常减少,甚至停闭不行。曾用止血针及云南白药等治疗，无明显效果。平时无鼻衄史。

1980 年 4 月起伴经行先期，经量过多，经期延长。月经史：$17 \dfrac{4\sim5}{25\pm}$。为了排除子宫内膜异位症，曾请五官科会诊检查，并作鼻腔黏膜出血灶活检，均未见子宫内膜组织形态。血小板及出血、凝血时间测定，均在正常范围。基础体温为双相，但黄体期较短（8～10 天），且后期下降稍缓慢。诊断：①代偿性月经；②排卵型功血、黄体功能不良。

就诊时诉，月经曾于 6 月 12 日来潮，口苦咽干，心烦易怒，溲黄便结。脉弦细，舌偏红，苔薄。辨证属阴虚肝郁化热。适值经前期，治拟养阴疏肝，凉血调经。用加减丹栀逍遥汤去白术、柴胡、绿萼梅，加白茅根、茜草、牛膝、黄芩、麦冬、女贞子等。连续调治 10 余剂，衄血方止，而月经未潮。

接着即按滋肾养肝、解郁清热调冲法进行周期治疗（期间曾经间断停药），用加减左归汤、加减丹栀逍遥汤出入。自 10 月起经行鼻衄痊愈，从 12 月起月经转为正常。基温示双相且黄体功能恢复。

1981 年 5 月 20 日随访：停药已 3～4 个月，鼻衄 8 个月未再发生，月经亦正常（图 10-36、图 10-37）。

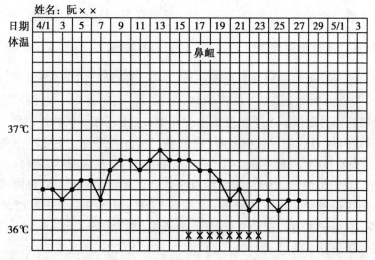

图 10-36　治疗初，基温双相，黄体期过短仅 8 天；经行鼻衄，月经先期、量多、经期延长

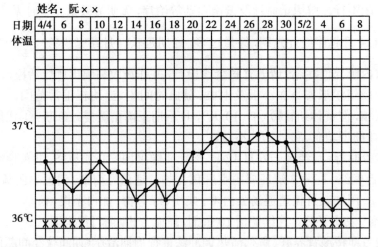

图 10-37　治疗后，基温双相，黄体期延长为 13 天，高相维持稳定，后期下降良好；经行鼻衄，月经正常

病案二　肺肾阴虚型经行咯血

王某，女，21 岁，工人，未婚。1981 年 4 月 6 日初诊。主诉：经行咯血 3 个月。

患者近三个月来，行经第一、二天起发生咯血，每天 2～10 次，连续 5～6 天，色鲜红。平时无咯血史。月经史：$14\dfrac{3}{30}$。经量偏多，色红夹块。曾经五官科会诊，咽、喉、鼻咽部均未见出血病灶；胸透为两肺野清晰；血常规，血小板及出血、凝血时间测定正常；肛查子宫大小正常，两附件（−）；基温双相型，阴道脱落细胞涂片激情素水平轻度或中度影响。西医诊断：代偿性月经。

就诊时诉，月经前日按期来潮，经量多，色红；伴咯血，每天 7～8 次，色鲜红；并有头晕耳鸣，两颧潮红，咽干鼻燥，手心、足心发热，腰酸盗汗；脉弦细，舌质偏红。中医辨证为肺肾阴虚经行咯血。治拟滋阴润肺，清热降火，引血归经。用加减顺经汤出入。处方：北沙参 12 克、麦冬 9 克、生地 15 克、墨旱莲 15 克、女贞子 12 克、白芍 9 克、黑山栀 6 克、炒丹皮 9 克、条芩炭 9 克、白茅根 12 克、黑荆芥 9 克，5 剂。

药后咯血渐止。因仍头晕耳鸣、咽疼口干，以丸剂图治，予麦味地黄丸合二至丸，早晚各服 10 克，以滋养肺肾调冲。

5 月 13 日诊：月经适潮，经量偏多，色鲜红；咯血二次，量极少；基温双相，余情亦安，舌质仍偏红。用原方再加茜草炭 10 克、生地榆 15 克、十灰丸 30 克（包煎），以滋阴降火、凉血固经。

8月16日诊：3个月来，月经按期来潮，经量正常，未见咯血。

按：以上两例代偿性月经案，为周期性的经行口鼻出血，中医学称"逆经"（见《医宗金鉴·妇科心法要诀》）或"倒经"（见《胎产证治录》）。在诊断上均排除了子宫内膜异位症的可能。例一为肝经郁热而肾阴不足，冲任失调，热迫血行，表现于上为经行衄血，下为月经超前量多，并伴有心烦易怒、脉弦细等证象，基温测定表明可能与黄体功能不良，雌激素／孕激素的比值升高，体内雌激素相对过多有关。例二为肺肾阴虚，虚火上炎，因经潮时冲气较盛，血为热迫，而随冲气上逆，损伤肺络，故经行咯血，伴有腰酸耳鸣、手足心热、咽干鼻燥等肾阴虚与肺虚之象。病机均为火升血逆而上，治当本着"热者清之、逆者平之"的原则，以清热凉血、降逆调冲为主，因而分别采用加减丹栀逍遥汤、加减左归汤以及加减顺经汤为基础的周期用药，注重经前和行经期的调治，不但倒经治愈，月经周期亦得恢复正常。

十三、闭经 - 溢乳综合征

病案一　脾肾阳虚痰阻型闭经、乳汁自出

薛某，女，36岁，工人，已婚。1981年4月13日初诊。主诉：间断性闭经、乳汁自溢已8年，10个月来经闭未行。

患者于1973年10月生第二个孩子（平产，无产后大出血史），自行哺乳喂养，1974年4月因阑尾包块手术断乳后，月经时常停闭，3个月～1年不转，并逐渐肥胖。性欲减退，腰酸，怕冷，乏力。曾在上海、杭州等地医院检查治疗，蝶鞍部摄片见垂体似有增大，怀疑为脑垂体肥大症。1980年5月因闭经一年余又去医院检查，发现妊娠已3个月，接受人工流产；流产后，月经近5旬不行，7月份肌内注射黄体酮，阴道曾有点滴状出血，至今已有10个月未来月经。过去曾患有隐匿性肾炎。月经史 $13\frac{5\sim6}{30\pm}$，经量中等，色正常。24岁结婚，生育史：2-0-1-2。形体肥胖，全身毛发疏少，甲状腺不肿，两乳有乳汁自溢。妇科检查：外阴阴毛稀疏，大小阴唇略萎缩，阴道（－），子宫颈中度炎症，子宫后位，宫体略小，两侧附件（－）。眼底及视野检查正常。阴道细胞涂片激情素轻度影响。尿FSH测定＜6.6小白鼠子宫单位／24小时尿。诊断：闭经 - 溢乳综合征。

就诊时，脉沉细。舌胖色黯，苔薄腻。证属脾肾阳虚夹痰湿内阻，冲任失调。治拟温养脾肾，化痰调冲。处方：菟丝子15克、怀山药15克、仙灵脾15克、党参15克、炙黄芪15克、巴戟肉12克、海藻12克、石菖蒲4.5克、苍白术各9克、鹿角片12克（先煎）、陈胆星4.5克、生山楂15克、紫丹参18克、炒当归9克、茺蔚子15克、生麦芽30克，7剂。

此后用原方加减出入，乳汁多而清稀加芡实、五味子，并重用麦芽为 45 克，胸脘胀痛加越鞠丸（包煎）。为了进一步提高雌激素水平，改善性欲功能，并曾将仙灵脾、菟丝子、黄芪加至 20～30 克，或加仙茅、覆盆子、肉苁蓉、紫河车（研吞）及定坤丹（吞）等，增强温补肾阳之功。共服药 30 余剂。乳汁减少，诸症均有好转。

6 月 16 日诊：月经已于 6 月 13 日来潮，经量中等，色红，现尚未净。体疲乏力，余情均佳。脉沉细，舌淡黯，苔薄。治拟养血活血调经为主。处方：炒当归 12 克、大熟地 12 克、川芎 9 克、赤白芍各 9 克、制香附 9 克、紫丹参 15 克、鸡血藤 15 克、红花 6 克、怀牛膝 9 克、益母草 12 克、生麦芽 30 克，3 剂。

月经净后，又用原法继服，乳溢逐渐停止，月经先后曾于 7 月 15 日、10 月 2 日及 28 日来潮，经量与色均正常，自觉情况亦明显转佳；但基温未见明显双相曲线，表明尚为无排卵性月经可能。

病案二　脾（胃）虚血少夹肝郁型乳汁自出

林某，女，34 岁，工人，已婚。1980 年 9 月 4 日初诊。主诉：乳汁自出已 4 年多。

患者于 5 年前生第二胎，在产后哺乳期 5 个月时，曾因宫外孕行手术治疗而停止哺乳，术后乳汁仍自行溢出，量不多，但时有乳阵，迄今未愈。在某医院做过蝶鞍摄片，未见异常情况；乳房红外线热像图也属正常，服过中药及大量的维生素 B_6 等药物均未见效。平素常有胃脘不适，纳少便溏，胸闷嗳气，月经量少，伴有经前乳胀、烦躁等。月经史：$16\dfrac{5\pm}{30\pm}$，经量中等。生育史：2-0-1-2。体检：一般发育情况良好，乳房等大，柔软，挤压有白色乳汁分泌，质不浓。妇科检查正常。诊断：溢乳症。

就诊时诉，末次月经在 8 月 3 日，临近经期。脉细涩，舌黯淡，苔腻。证属脾（胃）虚血少夹肝郁气滞，胃气不固而乳汁失约。治拟健脾益气养血，疏肝调经回乳。处方：炒党参 9 克、炒白术 9 克、茯苓 12 克、炒当归 12 克、川芎 9 克、柴胡 9 克、紫丹参 12 克、广郁金 9 克、瓜蒌皮 9 克、炒枳壳 5 克、炒川楝子 9 克、青橘叶 9 克、桂枝 9 克、生麦芽 30 克，5 剂。

9 月 9 日诊：服上药 3 剂，乳汁即止。昨日月经来潮，经量正常，色黯，小腹隐痛，腰胃酸，胸略闷。脉细弦，苔薄。拟健脾疏肝，养血行经。处方：炒白术 9 克、茯苓 12 克、柴胡 9 克、广郁金 9 克、炒当归 12 克、炒川楝子 9 克、延胡索 9 克、赤白芍各 9 克、制香附 9 克、鸡血藤 12 克、泽兰 9 克、生麦芽 30 克，5 剂。

1981 年 5 月 30 日随访：于 1980 年 9 月 4 日初诊服药 3 剂后，乳溢止，至今 9 个月未发。

病案三　肝郁化热型乳汁自出

彭某，女，28岁，工人，已婚。1981年4月15日初诊。主诉：月经过多、经期延长4年多，2年来乳汁常自出。

患者1979年1月断乳，5月起发现有乳汁溢出，时多时少，多时犹如奶阵，少时挤压乳房则有少许稀乳溢出，并伴有两侧乳房胀痛现象，常不治疗而自愈。近来又见溢乳，服中西药未见效果。4～5年来，每次来经量很多，经期为8～9天。月经史：$15\dfrac{5\sim6}{22\sim26}$，经量中等，色红。生育史：1-0-3-1。体检一般情况尚好，乳房未触及肿块。妇科检查无殊。拟诊：①溢乳症；②功血。

就诊时，适值月经来潮，量多质稠，色鲜红；乳汁自溢，白色质浓；胸乳作胀，性情急躁，小腹稍胀痛，溲黄。脉弦细，舌质黯红，苔薄腻。辨证为肝郁化热。治拟疏肝清热、凉血调经为先。处方：柴胡6克、当归炭9克、赤白芍各9克、丹皮炭6克、黑山栀9克、绿萼梅5克、川楝子炭9克、茯神9克、生牡蛎30克（先煎）、墨旱莲15克、槐花炭15克、茜草炭9克、益母草12克、十灰丸30克（包煎），5剂。

4月21日诊：经量已少，乳溢亦减，再予原方出入，3剂。

4月28日诊：经净已4天，头胀胸闷，舌苔薄黄。治拟养阴清肝、调冲敛乳，给予加减丹栀逍遥汤增损。处方：生熟地各12克、当归9克、白芍12克、柴胡6克、黑山栀6克、生白术6克、茯苓9克、二至丸15克（包煎）、绿萼梅6克、生牡蛎30克（先煎）、生麦芽30克、桑寄生12克、鸡苏散12克（包煎），6剂。

此后依证进行序贯调周，共服药30余剂，基温双相，后期迟缓下降；阴道细胞涂片激情素水平及宫颈黏液结晶有周期性变化；尿FSH试验>6.6<13.2小白鼠子宫单位/24小时尿；头颅侧位摄片无异常发现；视野检查正常。确诊为功能失调性溢乳症及排卵型功血。

6月16日随访：乳汁自出痊愈已2个余月，月经转为正常。基温连续出现典型双相，表明黄体功能良好。

按：闭经-溢乳综合征的临床报告较少，而仅见溢乳者较为多见。例一表现特征为闭经、溢乳伴有外生殖器萎缩现象，垂体微腺瘤引起的可能有待进一步排除，而闭经-溢乳综合征诊断无疑。因证属脾肾阳虚夹痰湿，脂膜壅塞，致冲任失调，故运用益肾导痰调冲汤加麦芽出入，重用益肾助阳，尤其是鹿角、紫河车等血肉有情之品，麦芽用至30～60克，温肾导痰、敛乳调冲，切中病机而取效。例二、例三溢乳而无闭经（例三尚伴有排卵型功血），通过检查排除了垂体、下丘脑或乳腺肿瘤可能，似均系停止哺乳后，因某种原因致内分泌紊乱而引起。中医辨证分别属于脾（胃）虚血少伴肝郁失疏，胃气不固而乳汁失约（冲脉隶于阳明）；以及肝郁化热，热迫乳溢（冲脉附于肝）。故分别以八珍汤合柴胡疏肝散加麦芽及加减丹栀逍遥汤加生牡蛎、麦芽等为主方，化裁调周，使脏腑冲任功能恢复而乳溢自止。

十四、卵巢功能失调性不孕症

病案一　肝肾亏损型不孕症

马某，女，33 岁，营业员，已婚。1981 年 3 月 12 日初诊。主诉：结婚 3 年未孕。

患者月经史：$16\dfrac{4}{25}$。经量不多，色偏淡黯，或有小血块。经前或经行时稍感小腹胀坠，或微有腰酸。平时白带稍多，色白无气味。结婚已 3 年，一直未孕。丈夫身体健康，精液化验正常。小时曾患过胃炎，现已治愈。体检无殊。妇科检查：外阴发育尚可，阴道正常，宫口光滑，宫体前位、较小，两侧附件(−)。输卵管通液检查正常。去年 11 月份起连续测量基温 5 个月，曲线双相，但均呈爬行上升，且黄体期时间较短，仅 9～10 天。诊断：原发性不孕症。

就诊时，经净 5 天，脉沉细，舌淡红偏黯、边有齿痕，苔薄白。证属肝肾亏损，冲任脉虚，不能摄精成孕。因适值排卵前期，治拟填补肝肾益冲，佐以调气活血，给以加减归肾汤增损。处方：熟地 15 克、怀山药 15 克、山萸肉 9 克、杞子 12 克、菟丝子 15 克、党参 15 克、炙黄芪 15 克、鸡血藤 15 克、阿胶 9 克（烊冲）、当归 12 克、川断 15 克、仙灵脾 18 克、紫石英 30 克（先煎）、制香附 6 克、茺蔚子 9 克，5 剂。并嘱继续测量基温，定期来作检查宫颈黏液结晶、拉丝试验及阴道细胞涂片激情素水平。

3 月 19 日诊：基温升高 4 天，脉苔如前。为排卵后期，用原方去香附、茺蔚子、杞子、菟丝子，加鹿角片 12 克（先煎）、五子衍宗丸 30 克（包煎），6 剂。

3 月 26 日诊：基温高相 11 天，脉细滑，舌淡苔薄。已临经前期，治拟因势利导，养血调经（其丈夫不在身边）。处方予活血调经汤加炒白芍 9 克、八月札 9 克、鸡血藤 15 克，5 剂。

4 月 2 日诊：月经于 3 月 28 日～4 月 1 日来潮，经量尚偏少，色较前转红，其余未感不适。黄体期延长为 12 天，功能已有改善。脉苔同前。因适经净，给以加减归肾汤加仙灵脾 18 克、川断 15 克、紫石英 30 克（先煎）、茺蔚子 9 克，补肾养肝调冲，7 剂。

随后，依上法又调周 2 个疗程。因为不孕，月经前期不宜随便服用活血调经之剂，而重在黄体期用药。4 月份起，卵巢功能检查表明黄体发育已属完全正常。6 月份妊娠，第二年 3 月，足月分娩一女婴。

病案二　肾虚肝郁型不孕症

孟某，女，34 岁，工人，已婚。1980 年 6 月 10 日初诊。主诉：不孕已 11 年。

患者月经 14 岁初潮，期量正常，伴有经前经行腹痛，曾经治愈。近两年来，每于经前 2 天小腹部又开始胀痛，痛喜热按，行经时或伴恶心，胸部略胀。去年 3 月起经量明显减少，一天即净，色淡红。平素常感腰背酸痛，头晕乏力，大便较干。22 岁结婚，次年曾生一胎，小孩于 5 岁时因病亡故。夫妇同居，未有避孕，至今 11 年未孕。丈夫身体健康。体检：发育营养尚好，体型中等，甲状腺（−）。妇科检查无明显阳性体征可见。西医诊断：继发性不孕症。

就诊时诉，末次月经 6 月 2 日。脉沉细略弦，色淡红偏黯，苔薄黄微腻。中医辨证为肾虚肝郁，冲任失调。治拟补肾养肝调冲任为主。处方：熟地 12克。怀山药 15 克、山黄肉 9 克、茯苓 9 克、丹皮 6 克、泽泻 6 克、杞子 12 克、菟丝子 15 克、肉苁蓉 9 克、当归 9 克、白芍 9 克、补骨脂 9 克、狗脊 9 克、丹参 12克、火麻仁 9 克，7 剂。

8 月 13 日诊：服上药后，行经时间延长为 4 天，量明显增多，腹痛也明显减轻，其余症状亦见改善。现已停经 40 多天，基温上升良好，高相维持已达26 天，尿妊娠免疫试验（+），确诊为早孕。予以益肾健脾，养血固胎。

1981 年 10 月间随访，已于 4 月份足月顺产一男婴（图 10-38）。

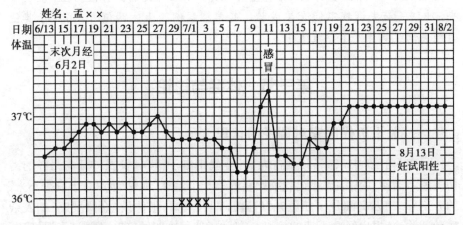

图 10-38　患者原为继发性不孕已 11 年，伴痛经及月经过少，黄体功能不良；治疗后情况改善而即妊娠

按：《素问·上古天真论》："天癸至，任脉通，太冲脉盛，月事以时下，故有子。"《医学衷中参西录》："是以女子不育，多责之冲脉。"冲任这里主要指卵巢的排卵和内分泌功能。女性不孕症的原因以卵巢性（下丘脑 - 垂体 - 卵巢轴功能紊乱）者占首位，有人根据 1047 例分析，占 38.6%；其次为输卵管性，占29.7%；再次为子宫体性、阴道性、宫颈性、性器官外因素等；也有未找到原因

者(可能包括免疫因素在内,某些不孕妇女的血清中含有抗精子抗体)。以上所举两案,均被诊断为卵巢内分泌功能失调性不孕症,故亦可归属于广义的功能型月经失调病症,并为中医周期疗法适用之范围。例一为肝肾亏损型原发性不孕症,因冲任脉虚,胞脉失养而不能摄精成孕,患者除婚久不孕外,无明显的月经失调症象,主要凭妇科检查子宫细小及基温测定黄体期过短做出诊断;例二为肾虚肝郁型继发性不孕症,因精气不足,气血失和,冲任不能相资以致不孕,患者除不孕外,尚有经前小腹胀痛、月经过少、腰酸头晕、脉沉细略弦以及黄体功能欠佳(基温呈阶梯形上升)等肾虚肝郁之象。故分别运用补养肝肾调冲法及益肾解郁调冲法周期治疗而获得妊娠。两例皆因黄体功能不全,治疗重点在于排卵之后,调整脏腑冲任功能;倘为无排卵原因引起不孕,治疗则应重在经后,以促排卵。例一因合并有子宫发育不良,治疗的时间则相对长一些。根据笔者体会,除月经期外,如加用川断(可用至15~30克)、鹿角片、紫河车、紫石英、茺蔚子等补肾温冲、活血益宫之品,确有助于胞宫的发育。

卵巢功能失调性不孕,依临床观察,常见于肾虚肝郁或肝脾失调,多伴经前期紧张症;肝肾精血不足或夹痰阻,多伴月经错后、过少及闭经;肾阴虚、气阴两虚或肝郁血热,多伴功血;肾虚宫寒,多伴经行腹痛。肾虚为主,虚实兼夹,冲任气血失调故不能受孕成胎。其典型案例除上述两例外,另见于其他月经失调疾病伴发不孕症案中。

第三节　体会与讨论

一、关于历代医家对调经的认识

早在《内经》中,《素问·上古天真论》就指出了肾、天癸及冲任与月经的密切关系,《素问·腹中论》还记载了妇科的第一个治疗"血枯"而"月事衰少不来"的方剂——"四乌鲗骨一茹蘆丸"(茹蘆,即茜草)。张仲景《金匮要略·妇人杂病脉证并治》提出经血不调的病机,不外"虚""积冷""结气",并制订了温经汤、胶艾汤等著名温补调经方。隋朝巢元方《诸病源候论》把月水不利、月水来腹痛、月水不断、月水不通等七类病证,分属于冲任伤损(风冷入侵)和冲任虚损(劳伤气血)的虚实两大纲。宋代陈自明《妇人良方》,在调经中突出了肝脾的论点,并强调了巢氏关于月经不调是由于冲任受伤的理论。许叔微《普济本事方》则认为"补脾不如补肾"。李东垣以温补脾胃著称,著有《脾胃论》、《内外伤辨惑论》等;在月经病方面也多从脾胃着眼,但也注意到心,他说"心脾和平"则月经正常,若"脾胃虚损""心火妄动"则月经不调;还创制了补中益气汤、升阳举经汤等健脾调经的代表方剂。总之大体上元代以前的医家，在调经方面多侧重脾、肝、心，强调后天之本。明代薛立斋在《女科撮要》等有关月经失调的论述中，虽大多强调了脾的问题，亦重视了肾。张景岳则脾胃与肾并重，《景岳全书•妇人规》云："调经之要，贵在补脾胃以资血之源，养肾气以安血之室。"在论及病机时，却认为"五脏之伤，穷必及肾"，并订有左归丸、右归丸等从补益肾阴和肾阳着手的名方。赵献可则是个完全的补肾派，他在《医贯》里指出"调经以养水为主""滋水必兼养火"。明代武之望《济阴纲目》推崇"心脾为经血所统""健脾为调经之要""调经当抑气"等论点，又偏重于脾（胃）肝。清代徐灵胎《医学源流•妇科论》则把冲任两脉提到首要地位，谓"凡治妇人必先明冲任之脉"。傅青主为清代妇科大家，其在《傅青主女科》一书中把肾在月经失调中的机制做了比较全面的发挥，认为"肾中水火太旺""肾中火旺而阴水亏""肾之或通或闭"等，是经水先期或先后无定期的主因，从而在治疗上突出了补肾，制定方剂如两地汤、定经汤等，现仍为妇科临床应用。明代以后，在调经方面又发扬了《内经》的宗旨，更加重视了肾的理论，然也有偏重于肝脾的。

近人妇科专家刘奉五氏认为"调治月经似是治血而非治血，而是治疗天癸和调整脏腑功能"，并把月经失调分为漏经类、闭经类及月经先后不定期等，指出其不同的治疗重点。罗元恺教授则强调"肾为冲任之本""补脾必须补肾"，出血期间可先以补气健脾为主，而收固气摄血之效；出血缓止后，则应着重补肾，兼理肝脾气血，以巩固疗效而调整周期，此实为临床实践经验之总结。罗氏还提出了"如能中西医结合，取长补短，是值得我们深入研究的"向前看的观点，更为中肯。

上述有关月经病的理论和治疗经验，为笔者提出中西医结合的"中医周期疗法"这一调经方法和理论奠定了基础。

二、关于辨证分型和辨证与辨病相结合的问题

既然功能性月经失调包括一组特定的月经失调及其不孕（育）方面的有关疾病，应具有内在的共性，即有着共同的发病机制。"冲任虚损""脏腑（肾、肝、脾、心等)-冲任-胞宫关系失调"为发病的主因，七情、六淫等为诱因，脏腑功能失常、气血失调导致冲任损伤（亦可径伤冲任）为其病机。辨证是中医认识疾病的一种基本法则，辨证所得的"证候"即反映了疾病处于一定阶段的病因、病机、病位、疾病性质及邪正双方力量对比等；"证同治亦同，证异治亦异"。故我们将功能性月经失调及其不孕（育）症根据"异病同治"的原则，辨证分为六大基本证型，通过临床观察证明，尽管病情变化是错综复杂的，但还是有一定规律可循的，一般不离上述六大基本证型，这说明了改变历来以月

经症状或病名为纲进行分型的分法,而采用以脏腑气血的各种病变为纲,即脏腑气血辨证定位与八纲病因辨证定性相结合,把病机和临床证治有机地结合起来的分型方法,确实可以起到执简驭繁、提纲挈领的作用,既符合中医的一整套辨证施治的规律,又能切合于临床实际,行之有效。当然,在强调"异病同治"即异中有同的同时,又必须注意"同病异治",即同中有异,决不能强调一面而忽视了另外一面。

中医学治病主要着眼于"证"的区别,而西医学则着眼于"病"的异同,两者各有所长,而中医学的辨证施治更符合科学的辩证法思想。"中医周期疗法"这一调经方法,就是以中医辨证调经为基础,吸取西医辨病的长处,并有机地将辨证和辨病结合起来。事实证明,坚持辨证为主,结合西医的辨病,尤其是用中西医结合宏观加微观辨证,则可以丰富辨证的内容,能使辨证更加深入、更加全面地认识疾病,有利于充分发挥辨证调经的长处,进而有利于提高疗效。譬如中医治疗崩漏有着丰富的经验,但"崩漏"实际上只是多种妇科疾病所表现的共有症状,可以由卵巢功能失调引起(即"功血"),也可以由生殖器炎症、肿瘤等器质性病变或全身出血性疾病所致,其症状差异有时往往不明显,但在辨病(指西医的病)上的出入,可以带来论治上的很大差别。如为子宫肌瘤和癌肿而致崩漏,应重在化瘀消瘤或抗癌以止血;如为功血则"塞流",即针对病因止血,血止后重在治肾调整周期,恢复排卵或黄体功能。在功血的治疗上,中医传统的辨证着眼于"血",认为"脾不统血""肝不藏血""血热妄行"等,临床正反两方面的经验都证明专以补脾摄血、调肝或清热止血法,不注意调整肾阴、肾阳,则往往血止而卵巢功能未能恢复,崩漏仍容易复发。

此外,西医学谓"多囊卵巢综合征",中医学则根据其症状表现,归属于"月经后期""闭经""不孕"或"崩漏"之中,剖析其病的本质则为无排卵及卵巢多囊性增大,按辨证可多有肾虚、痰阻等象,有时则也不一定有明显的全身征象可据,但在治疗时如能考虑到内在的"痰阻""瘀象",采取证病结合的方法,尤其是在排卵前期,加用祛痰化瘀调冲之品就往往能提高治愈(排卵)率。

再如,功能性月经失调及其不孕症按辨病一般可分为"无排卵型"和"排卵型"两大类。分清了这两大类,辨证调经的重点就有所侧重,就能更好地抓住调整脏腑气血阴阳平衡而恢复冲任功能的有利时机。因为无排卵型的治疗目标重在促使排卵,故治疗侧重于经后期、排卵前期服药,即经后疗法;有排卵型的治疗目标重在恢复黄体功能,故治疗侧重于排卵后期、经前期服药,即经前疗法。

临床上,有时还会遇到无"证"或无"病"可辨,或"证"与"病"相矛盾的个别情况,这时应正确地采用无"证"从"病"、无"病"从"证",或舍"病"从"证"、舍"证"从"病"的方法,灵活加以处理。

三、关于调理冲任及奇经药物的问题

因为月经病离不开冲任失调，故在治疗上历代医家多数重视调理冲任奇经，其中尤以叶天士为代表，叶氏治妇科病必主奇经，用药也独具匠心（见《临证指南医案》）。近人张锡纯、丁甘仁、朱南山等诸家，对妇科病按奇经辨证施治，选药疏方，各有妙谛。已故导师徐荣斋教授在《妇科知要》一书中，亦非常重视奇经理论。然也有不强调冲任奇经的，如傅青主在论及调经之十四条中，只有一条，用附带的口气提到了冲任（见《傅青主女科》），柳宝诒认为冲任没有专药（《柳选四家医案》），刘奉五提出"冲任不能独行经"。笔者认为，治疗妇科病尤其是功能性月经失调及其不孕（育）症疾病，必须重视调理冲任（督带），这也是月经病治疗的特点所在。从现代生理学的角度，"冲任"的含义，就生殖生理而言类似性腺，并包括性腺所产生的生殖细胞和性激素的作用，以及副性器官，这也说明了调整全身脏腑气血功能，也只有通过调整冲任才能达到调经助孕之目的，这一理论是完全正确的。基于上述认识，故笔者提出功能性月经失调调经助孕的"调冲十四法"，并把"调理冲任"作为中医周期疗法的重要治疗原则之一，突出了经病治疗的特点，并区别于其他疾病之调治脏腑气血阴阳平衡的方法。不同质的矛盾必须采用不同的解决矛盾的方法，这才是真正符合唯物辩证法矛盾观的科学原理的。

根据中医药物"归经"理论，各种中药对人体脏腑经络具有特殊的选择作用，如能考虑药物归经的特性，选用与发生病证的脏腑经络相吻合的药物，就往往可以取得较理想的疗效。因此，笔者完全赞同调治冲任奇经不仅有归经药，也还有专方的认识。临床常用的奇经药物有：如紫石英、当归、紫河车、鳖甲、苁蓉、杞子、杜仲、山药、丹参、巴戟肉、白术、莲子、川芎、附子、香附、甘草、木香、吴萸、黄芩、黄柏、鹿衔草、鹿茸、郁金、小茴、川乌、黄芪、三棱、莪术、龙骨、牡蛎等入冲脉；龟甲、紫河车、覆盆子、丹参、鹿茸、白果等入任脉；鹿茸、肉桂、黄芪、杞子、羊肾等入督脉等。虽然各家对奇经药物各有不同的认识，但前人的宝贵经验可以作为我们临床选药及进一步研究的凭借。现代药理实验也证明了奇经药物的理论是有它科学道理的，如上述所谓入冲任或督脉经之鹿茸、紫河车、苁蓉、巴戟肉、杜仲、黄芪、附子等，被认为有促进性腺功能，兴奋垂体 - 性腺系统的作用，其中某些药尚含有促性腺激素或性腺激素等成分；山药、石莲有促进黄体之功能。这也与益冲任药具有调节月经、恢复卵巢功能或助长胞宫发育的功效有关。当归对子宫有"双向性"作用，川芎（大量）、香附、白术、黄芩、木香等抑制子宫收缩，甘草促使子宫内膜充血等，都证明了这些奇经药对生殖系统之子宫有特殊的选择作用。

另外，据临床及实验研究认为，有些药物如仙灵脾、仙茅、锁阳、菟丝子、

蛇床子、人参、蛤蚧、蜂乳具有促性腺功能作用,川断含有维生素 E 能促进女性生殖器官发育,益母草能兴奋子宫收缩,麦芽能抑制乳汁分泌等,前人虽然未曾归为冲任奇经药,如今后通过进一步证实,而将其列为入冲任(督)经药也未尝不可。

　　关于奇经方,较具代表性的有:《千金要方》小牛角䚡,治带下五贡;《济阴纲目》茸附汤,补冲任、调气血;王孟英温养奇经方,吴鞠通通补奇经方,张锡纯治冲四汤,即理中汤、安冲汤、固冲汤、温冲汤等。所谓"奇经方",是在调治冲任督带奇经法则指导下的以奇经药为主组成的专方,对治疗冲任等疾病确能起到一些特殊的疗效。如何任教授在《何任医案选》一书妇科案中,每用通补奇经之方化裁,治疗妇科冲任失调疾病而获良效;妇科专家马龙伯教授在《老中医经验汇编·马龙伯医案选》中,选方用药亦颇为重视调治冲任。笔者治疗功能性月经失调及其不孕(育)症各证型的调冲方剂,就是按调冲理论在前人实践经验的基础上选药组方的,并尽可能地选用了一些被现代实验证实对性腺内分泌或生殖系统有选择作用的药物。

第十一章

常用调经促孕及安胎中成药

中成药有应用方便的特点，以下列出的为目前中医妇科及生殖医学医生较常用的调经促孕及安胎中成药，调经助孕中成药临床应用时应按"中医周期疗法"的调周原则加以使用，安胎中成药亦当辨证施治，方能取得较好的疗效。

1. 定坤丹

【药物及作用】 方中红参补元气，固脱生津安神；鹿茸填精血，固摄冲任；益母草活血调经，行血散瘀；鸡血藤通脉暖腰膝；五灵脂散瘀止痛，配以红花、三七、白芍、熟地黄、当归、白术、枸杞子、黄芩、香附、茺蔚子、川芎、鹿角霜、阿胶、延胡索、茯苓、柴胡、乌药、砂仁、杜仲、干姜、细辛、川牛膝、肉桂、炙甘草等药，共奏滋补气血、调经舒郁暖宫止痛之功效。药理实验表明，定坤丹有雌性激素样活性作用，可增加 LH 细胞数目，维持和延长 LH 细胞的正常功能，且有增强细胞免疫的功能。

【适应证】 适用于气血两虚、气滞血瘀所致的月经不调、经行腹痛、崩漏下血、赤白带下、贫血衰弱、不孕症等。

【用法和用量】 口服：每次 0.5～1 丸，1 天 2 次，温开水或黄酒送下。

【注意事项】 忌食生冷油腻等刺激性食物。伤风感冒时停服。孕妇忌服。

【剂型和规格】 蜜丸剂：每丸 9g。

【方药来源】 清·竹林寺僧《竹林女科证治》"补经汤"方加减而成，2010 年版《药典》收载。

2. 定坤丸

【药物及作用】 方中鹿茸入肝肾而填精血，补真阳、固摄冲任；阿胶养肝补肾，补血兼能止血；"四物汤"补血调经；黄芪、白术、茯苓益气扶脾，培补中气；洋参、麦冬、生地、龟甲养阴柔肝，益肾强骨；杜仲炭、川断补肝肾，壮筋骨通血脉。辅以柴胡、香附、延胡索、肉桂、艾叶、五味子、佛手、陈皮、厚朴、丹皮、琥珀等药物，补气养血，舒郁调经。

【适应证】 适用于气血两虚兼有郁滞的月经不调、经期紊乱、痛经、不孕症等。

【用法和用量】　口服：大蜜丸，每次 1 丸；小蜜丸，每次 40 粒，每天 2 次。

【注意事项】　孕妇忌服。忌食生冷油腻等刺激性食物。伤风感冒时停服。

【剂型和规格】　大蜜丸剂：每丸 12g。小蜜丸剂：每 100 丸 30g。

【方药来源】　经验方。

3. 麒麟丸

【药物及作用】　方中有制何首乌、墨旱莲、淫羊藿、菟丝子、锁阳、党参、郁金、枸杞子、覆盆子、山药、丹参、黄芪、白芍、青皮、桑椹以补肾填精，益气养血。

【适应证】　适用于肾虚精亏，血气不足，腰膝酸软，倦怠乏力，面色不华，月经不调或不孕症见有上述症候者。

【用法和用量】　口服：每次 6g，每天 2～3 次，或遵医嘱。

【注意事项】　感冒发热慎服。服药后知觉口干多梦，可用淡盐水或蜜糖水送服，空腹服后如觉胃脘不适，可改为饭后服。

【剂型和规格】　浓缩丸剂：每瓶 60g。

【方药来源】　明·张介宾《景岳全书》。

4. 艾附暖宫丸

【药物及作用】　以香附调经止痛，四物汤补血、养冲任；黄芪益气扶阳；艾叶炭、肉桂、吴茱萸暖宫、温经、散寒、止痛；续断补肝肾强腰膝。诸药合用，理气补血，暖宫调经。现代药理研究证明，方中大部分药物具有镇痛、抑制子宫平滑肌收缩、松弛其紧张度的功能。方中主药艾叶具有抑制纤溶、抗炎作用。香附具有提高痛阈、镇痛、松弛子宫平滑肌，抑制其收缩、弛缓其紧张度和抑菌作用，并具有雌激素样作用。

【适应证】　适用于子宫虚寒、不孕症、月经不调、经来腹痛、腰酸带下、月经紊乱、闭经、痛经、宫颈炎等。

【用法和用量】　口服：大蜜丸每次 1 丸，水丸每次 60 粒，每天 2～3 次，温开水送服。

【注意事项】　忌服生冷食物，避免受寒。

【剂型和规格】　大蜜丸剂：每丸 9g。水丸剂。

【方药来源】　明·龚廷贤《寿世保元》。

5. 调经种子丸

【药物及作用】　方中有熟地黄、当归、川芎、白芍、丹参、黄芪、白术、砂仁、香附（醋制）、延胡索（醋制）、郁金、木香、续断、龟甲（炒）、黄芩（酒炒）、萱草根（姜酒制），全方具有滋阴养血、温肾健脾、活血调经的功效。现代药理研究表明，本药可改善子宫内膜局部微环境，在促进着床及妊娠方面有积极作用。

【适应证】　适用于月经不调，经期腹痛，月经过多，久不受孕。

【用法和用量】 口服:每次1粒,每天2次。

【剂型和规格】 大蜜丸剂:每丸4.5g。

6. 女宝

【药物及作用】 由人参、川芎、鹿胎粉、银柴胡、牡丹皮、沉香、吴茱萸、肉桂、延胡索、木香、香附、当归、海螵蛸、青皮、荆芥穗(炭)、炮姜、丹参、阿胶、泽泻、附子、甘草(炭)、桃仁、杜仲(炭)、牛膝、红花、豆蔻、鹿茸、茯苓、乳鹿粉、砂仁、白术等组成。以温肾壮阳为主,兼以理气通经、活血化瘀、温中止血,辅以补气血之品,使理气化瘀而不耗血,温肾壮阳而不伤阴;佐以清热利水药可缓和辛温药的发散。又能清血中伏热而益肾水。诸药配伍,可疏通经脉之瘀阻,温化脏腑之沉寒痼冷而回阳壮肾,缓解腰腹冷痛而促进生育。补气温中之品可健脾益气,配补血之品达到补气血、健脾益肾、温经散寒、活血化瘀之功。

【适应证】 适用于脾肾阳虚,气滞血瘀、寒湿凝滞型的月经不调、不孕症、少腹痛、盆腔炎、继发性闭经及月经前后、绝经前后诸症。

【用法和用量】 口服:每次4粒,每天3次,

【剂型和规格】 胶囊剂:每粒0.3g。

【方药来源】 研制方。

7. 参茸鹿胎膏

【药物及作用】 主要由杜仲、人参、化橘红、熟地黄、丹参、小茴香、益母草、桃仁、川芎、白芍、香附、莱菔子、白术、肉桂、当归、鹿茸、甘草、鹿胎一具等45味中药组成,功擅调经活血、温宫止带、逐瘀生新。

【适应证】 适用于月经不调,行经腹痛,四肢无力,子宫寒冷,赤白带下,久不受孕,骨蒸劳热,产后腹痛。

【用法和用量】 口服:每次10g,每天2次。

【注意事项】 孕妇忌服。

【剂型和规格】 膏剂:每块2.5g。

8. 八宝坤顺丸

【药物及作用】 方以"四物汤"补气养血,调理月经;以四君子汤扶脾益气,增强生化之源;木香、橘红、砂仁、沉香疏肝解郁,理气止痛;益母草、牛膝、琥珀活血通经;黄芩清热。药理研究表明,本方主要能促进红细胞再生,加速网织红细胞的转变成熟过程。改善血循环障碍和调节子宫功能,缓解平滑肌痉挛,解痉止痛。

【适应证】 适用于因血虚气滞引起的经、带、胎、产诸疾。主要用于治疗月经不调、不孕、痛经、闭经、白带、先兆流产、产后腹痛等。

【用法和用量】 口服:每天2次,每次1丸。

【注意事项】　月经过多及孕妇忌服。

【剂型和规格】　大蜜丸剂：每丸9g。

【方药来源】　清·年希尧《集验良方》，原名坤顺丹。

9. 嫦娥加丽丸

【药物及作用】　方中以淫羊藿为君药，补肾壮阳；臣以韭菜子补肝肾，暖腰膝，壮阳固精；蛇床子、蟾酥温肾助阳；佐以当归、川芎、赤芍、丹参养血活血；人参益气补虚；薏苡仁健脾利湿。诸药配合，共奏补肾益气，养血活血调经赞育之功。药理研究表明本方具有促进性腺激素及男女性腺功能，兴奋子宫及抑制子宫的作用，使造血功能旺盛，并能增加肝脏的解毒功能，增加血液红细胞数和血红蛋白量，升高白细胞，并具有维生素E和维生素C等作用。

【适应证】　适用于肾阴虚损、月经紊乱、性欲减退、功能性不孕症。

【用法和用量】　口服：每次3～5粒，每天3次。

【注意事项】　感冒患者忌服。

【剂型和规格】　蜜丸剂：每粒0.6g。胶囊剂：每粒0.6g。

【方药来源】　经验方。

10. 龙凤宝胶囊

【药物及作用】　本药由白附片、淫羊藿、黄芪、牡丹皮、冰片等药物组成，共奏补肾壮阳、养血强心、健脾益气、宁神益智之效。药理实验表明，能提高小鼠的游泳耐力和耐缺氧能力，延长其在高温下的生存时间，能增加小鼠子宫及睾丸的重量，对性器官的发育有促进作用。还有镇静作用，能增加动物的心脑血流量，并能促进小鼠巨噬细胞的吞噬功能。可增强免疫能力，对血小板聚集具有抑制和解聚作用。

【适应证】　适用于脾肾阳虚所致的神经衰弱、性欲减退、不孕症、围绝经期综合征。

【用法和用量】　口服：每天3次，每次2粒，或遵医嘱。

【不良反应】　少数患者服后有口干、口苦、大便干燥等现象。

【剂型和规格】　硬胶囊剂：每瓶20粒。

【方药来源】　研制方。

11. 佳蓉片

【药物及作用】　熟地黄、倒卵叶五加、菟丝子（制）、肉苁蓉（制）、枸杞子、女贞子（制）、附子（制）、山药、茯苓、泽泻、牡丹皮、肉桂。共奏滋阴扶阳，补肾益精之功。药理实验表明，可提高受孕率。

【适应证】　适用于肾阴阳两虚所致的月经不调、闭经、不孕症等。

【用法和用量】　口服：每次4～5片，每天3次。

【剂型和规格】　基片重0.23g，一盒4×12片。

12. 桂枝茯苓丸

【药物及作用】 方中桂枝温通血脉;芍药养血缓急以止腹痛;桃仁、牡丹破血祛瘀,消癥散结;茯苓健脾祛痰利水,以使水走痰行,共奏缓消症块的作用。

【适应证】 适用于血脉不通或血瘀有癥结积块之证,治疗妇女经期综合征、子宫外孕、子宫肌瘤、卵巢囊肿、盆腔炎、不孕症以及乳腺肿块等妇科疾患。

【用法和用量】 口服:每次1丸,每天2次。

【注意事项】 用于妊娠后漏下不止、胎动不安者,需经医师诊断后服用,以免误用伤胎。

【剂型和规格】 大蜜丸剂:每丸6g。

【方药来源】 东汉·张仲景《金匮要略》。

13. 月月舒冲剂

【药物及作用】 方中肉桂温阳化瘀;丹参、红花、三棱、莪术活血化瘀;木香、元胡理气止痛;当归有加强子宫收缩,促使瘀血排出或弛缓子宫痉挛而镇痛的双向作用,配以五灵脂全方共奏温经化瘀,理气止痛之功。药理实验证明,本药具有调节人体内分泌,改善自主神经功能的作用;能抑制子宫内膜过量合成和释放前列腺素 Fa 并调节至正常水平;改善患者血液微循环障碍,使病理性痉挛得以缓解和消除。本药对机体排卵等正常生理功能无任何影响,临床用药安全。

【适应证】 适用于寒凝气滞血瘀痛经、月经不调、倦怠乏力、腰腹疼痛、不孕症,亦可用于慢性盆腔炎。

【用法和用量】 口服:每天2次,每次1包,开水冲服,于经前1周开始服用至经来3天后停服。病重者加倍。

【注意事项】 经期注意保暖,少吃生冷食品,避免情绪紧张。

【剂型和规格】 颗粒剂:每包10g。

【方药来源】 研制方。

14. 逍遥丸

【药物及作用】 方中以柴胡疏肝解郁为君药。当归、白芍养血和血,柔肝疏肝,以养肝体,助肝阴,又防柴胡劫肝阴,为臣药。白术、茯苓、炙甘草健脾祛湿、益气和中,扶土抑木,以滋化源,为佐药。薄荷辛凉轻薄,助柴胡疏肝散热,为佐使药。本方有顺肝条达之性,故名"逍遥",诸药合用,肝脾并治,补疏共施,气血兼顾,共奏疏肝健脾,养血调经之功。

【适应证】 适用于肝郁脾虚所致郁闷不舒、胸胁胀痛、头晕目眩、食欲减退、月经不调、经前期综合征及不孕等症。

【用法和用量】 口服:每次6~9g,每天2次。

【注意事项】 忌生冷及油腻难消化的食物。

【剂型和规格】　水丸：每瓶60g。

【方药来源】　宋·《太平惠民和剂局方》。

15. 丹栀逍遥丸

【药物及作用】　在逍遥丸的基础上加用丹皮、栀子，取丹皮清血中之伏火，栀子擅清肝热，并导热下行。全方疏肝解郁，养血健脾，疏肝清热调经。

【适应证】　适用于肝郁血虚有热所致的月经不调、经量过多、经期吐衄、经前期综合征及不孕等症。

【用法和用量】　口服：每次6～9g，每天2次。

【剂型和规格】　水丸：每袋6g。

【注意事项】　忌生冷及油腻难消化的食物，孕妇、哺乳期妇女及月经量多者应在医师指导下服用。

【方药来源】　明·薛己《内科摘要》。

16. 八珍丸

【药物及作用】　本品以"四君子汤"及"四物汤"合成气血双补的基础方剂。党参健胃益气，地黄补血滋阴，白术、茯苓健脾燥湿，当归、白芍养血和营，川芎行气活血，甘草和中益气，调和诸药。诸药合用补益气血。

【适应证】　用于气血两虚，面色萎黄，四肢乏力，月经过多等症。

【用法和用量】　口服：每次6g，每天2次。

【注意事项】　本品为气血双补之药，性质较黏腻，有碍消化，故咳嗽痰多，脘腹胀痛，纳食不香，腹胀便溏者忌服。孕妇慎用。本品宜饭前服用或进食同时服。

【剂型和规格】　水丸剂：每100粒重10g。

【方药来源】　明·薛己《正体类要》。

17. 八珍益母丸

【药物及作用】　方中以"八珍汤"补益气血，配益母草活血化瘀，诸药相伍，养血益气调经。本方具有兴奋全身功能促进造血功能，并能增强机体免疫力、升高肝糖原，提供机体较多的能量，改善垂体、肾上腺皮质等内分泌功能，平衡人体内环境。

【适应证】　适用于妇女因血虚瘀阻而致的闭经、痛经、月经不调、白带过多、腰酸倦怠、不思饮食、体弱无力。

【用法和用量】　口服：大蜜丸，每次1丸；小蜜丸，每次9g；水丸，1次6g。均每天2次，温开水送服。

【注意事项】　孕妇慎用。月经频至且经量多者忌服。个别人服后出现红色皮疹，停药后即可迅速消失。

【剂型和规格】　大蜜丸剂：每丸9g；小蜜丸剂；水丸剂；口服液。

【方药来源】　明·张介宾《景岳全书》。

18. 妇科十味片

【药物及作用】　方中以香附疏肝理气、调经止痛为主药；辅以气血双补的"八珍汤"补中益气、健脾护本、补血化瘀通经；大枣补脾和胃、养血安神，共奏理气解郁补血调经之功效。现代研究证实，归、芎、芍、地四药具有促进细胞免疫反应，抑制变态反应性炎症等作用。香附、元胡、赤芍能抑制子宫收缩，松弛平滑肌而具有解痉镇痛的功能。

【适应证】　适用于气血两亏、肝郁气滞所致月经不调、经期腹痛等症。

【用法和用量】　口服：每次4片，每天3次。温开水送服。

【注意事项】　无气滞者不宜使用。

【剂型和规格】　片剂：每片0.27g。

【方药来源】　经验方。

19. 左归丸

【药物及作用】　本药是由六味地黄丸去"三泻"（茯苓、泽泻、丹皮），加枸杞子、龟板胶、鹿角胶、菟丝子、川牛膝而成，纯甘壮水，补而不泻。功用滋阴补肾，填精益髓。方中重用熟地滋肾水，填真阴；枸杞子、山茱萸补益肝肾；山药健脾养胃阴；配以川牛膝、菟丝子、鹿角胶、龟板胶诸药合用滋肾水并养肝阴，补先天不忘后天，共奏补益肾水，滋养真阴之功。

【适应证】　用于真阴不足，腰酸膝软，盗汗、神疲口燥，肝肾阴虚月经不调及不孕症。

【用法和用量】　口服：每次9g，每天2次。

【注意事项】　孕妇忌服。感冒病人不宜服用。

【剂型和规格】　水蜜丸剂：每10粒重1g。

【方药来源】　明·张介宾《景岳全书》。

20. 右归丸

【药物及作用】　本药系由《金匮要略》肾气丸减去"三泻"（泽泻、丹皮、茯苓），加用鹿角胶、菟丝子、杜仲、枸杞子、当归而成。方中重用熟地补肾填精，配合山药、萸肉、菟丝子、枸杞子、杜仲补肝肾，益精气，肉桂、附子温肾壮阳，鹿角胶补阳填精，当归温润养血，共奏温补肾阳，填精养血之效。诸药合用，阴中求阳，温肾填精，能补命门之火，使元阳得归其源。

【适应证】　用于肾阳不足，命门火衰，腰膝酸冷，精神不振，怯寒畏冷，阳痿遗精，大便溏薄，尿频而清，肾阳虚月经失调及不孕症。

【用法和用量】　口服：每次9g，每天2次。

【注意事项】　服药后偶可发生轻度便秘。

【剂型和规格】　水蜜丸剂：每10粒重1g。

【方药来源】　明·张介宾《景岳全书》。

21. 归肾丸

【药物及作用】　菟丝子、杜仲、熟地黄、枸杞、山茱萸补肾益精以壮经源；当归、熟地黄养血活血，以益经本；山药、茯苓健脾益气，渗湿祛痰，以益经通髓；枸杞、山茱萸养血益肝阴，以利肝之疏泄。全方阴阳气血俱补，补而不燥，泻而不伤，补肾兼顾肝脾，益精不忘养血，共奏益血滋源之功。有实验研究表明：归肾丸降低卵巢早衰大鼠 LH 含量，升高雌二醇，具有延缓衰老和抗 POF 作用。临床试验证实：本方可提高多囊患者妊娠率。

【适应证】　适用于肾水不足、腰酸脚软、血虚、头晕耳鸣及不孕症。

【用法和用量】　口服：每次 9g，每天 2～3 次。

【注意事项】　忌辛辣食物。感冒病人不宜服用。

【剂型和规格】　水蜜丸：每丸 9g。

【方药来源】　明·张介宾《景岳全书》

22. 调经促孕丸

【药物及作用】　方中鹿茸补肾阳、益精血、调冲任；淫羊藿、仙茅、枸杞子、覆盆子温补肝肾，养阴助阳；续断、桑寄生、菟丝子（寿胎丸）为治疗肝肾不足、胎元不固要方；黄芪、茯苓、山药、鸡血藤补肾健脾，益气养血，配以莲子（去心）、白芍、酸枣仁（炒）、钩藤、丹参、赤芍等药，全方共奏益肾健脾、养血调经、调节冲任之功。现代药理研究表明：淫羊藿可增高靶细胞中雌激素受体含量，改善宫颈黏液及子宫内膜厚度，同时还有兴奋卵巢，调节内分泌，促排卵及诱导排卵作用；鸡血藤、丹参、覆盆子、茯苓等可改善微循环，降低子宫血流阻力，提高子宫内膜容受性。

【适应证】　用于脾肾阳虚、瘀血阻滞所致的月经不调、闭经、痛经、不孕，症见月经后错、经水量少、有血块、行经小腹冷痛、经水日久不行、久不受孕、腰膝冷痛。

【用法和用量】　口服：每次 50 丸，每天 2 次。

【注意事项】　阴虚火旺、月经量过多者不宜服用。

【剂型和规格】　水蜜丸剂：每 100 丸重 10g，自月经周期第五天起连服 20 天；无周期者每月连服 20 天，连服三个月或遵医嘱。

23. 调经活血片

【药物及作用】　本方当归辛散温通，补血活血，调理月经，香附芳香辛行，疏肝解郁，调经止痛，二药并用，活血行气，调经止痛。川芎、赤芍、泽兰、红花、丹参活血化瘀，通经止痛；乌药、木香、吴茱萸、延胡索疏肝行气，温通气血。鸡血藤、熟地黄滋养阴血，菟丝子滋养肝肾，平补阴阳，白术补气健脾，资生化源。主要合用，共奏养血活血，行气止痛之功。

【适应证】 用于月经不调,行经腹痛。

【用法和用量】 口服:每次 5 片,每天 3 次。

【注意事项】 孕妇忌服。

【剂型和规格】 片剂:每片重 0.34g。

【方药来源】 研制方。

24. 归脾丸

【药物及作用】 方中黄芪、人参、白术补脾益气,当归、龙眼肉补脾养血。茯神、酸枣仁、远志宁心安神;木香理气醒脾。炙甘草补气健脾,调和诸药。全方配伍心脾同治,重点在脾,使脾旺则气血生化有源;气血并补,重在补气但意在生血;补气养血药中佐木香以行气,补中寓散。

【适应证】 用于气血不足、心脾两虚月经不调及不孕,症见心悸、失眠、食少乏力、面色萎黄、月经量少、舌淡者。

【用法和用量】 口服:每次 1 丸,每天 2 次。

【注意事项】 身体壮实不虚者忌服。

【剂型和规格】 大蜜丸:每丸重 9g。

【方药来源】 宋•严用和《济生方》。

25. 六味地黄丸

【药物及作用】 方中重用熟地甘微温,滋阴补血,填精益髓,大补真阴,为壮水之要药;山茱萸酸涩微温,补肝肾,秘精气,肾气受益则封藏得度,肝阴得养则疏泄无虞;山药健脾补肺,固肾益精,以上三药以补肾为主,或兼补肝阴,或兼补脾阴,是为三补。泽泻利水渗湿泄热,祛肾中邪水;丹皮清热凉血,和血消瘀,泻阴中伏火;茯苓补益心脾,淡渗利湿助山药以益脾,配泽泻以利水,以上三药为三泻。全方功用滋阴补肾。

【适应证】 适用于腰膝酸软,头晕目眩,耳鸣耳聋,盗汗,遗精等症。

【用法和用量】 口服:每次 8 丸,每天 3 次。

【注意事项】 不宜在感冒期间服用。

【剂型和规格】 浓缩丸:每瓶 200 丸,每 8 丸相当于原药材 3g。

【方药来源】 宋•钱乙《小儿药证直诀》。

26. 知柏地黄丸

【药物及作用】 即六味地黄丸加知母(盐炒)、黄柏(盐炒)。功用滋阴降火。

【适应证】 适用于骨蒸潮热、虚烦盗汗、腰膝酸软、遗精等症,有用于免疫功能亢进性不孕患者。

【用法和用量】 口服:每次 6g,每天 2 次。

【注意事项】 感冒发热病人不宜服用。

【剂型和规格】 水蜜丸:每盒 6g×6 袋。

【方药来源】 明•张景岳《景岳全书》滋阴八味丸。

27. 桂附地黄丸

【药物及作用】 即六味地黄丸加附子、肉桂。功用温补肾阳。

【适应证】 适用肾阳不足,腰膝酸冷、肢体水肿、小便不利或反多,可用于治疗下丘脑、垂体功能低下性闭经、月经稀发及不孕症。

【用法和用量】 口服:每次 8 丸,每日 3 次。

【注意事项】 阴虚有火,阳亢者禁用。

【剂型和规格】 浓缩丸:每瓶 200 丸。

【方药来源】 东汉•张仲景《金匮要略》肾气丸方。

28. 归芍地黄丸

【药物及作用】 即六味地黄丸加当归、白芍(酒炒),功用滋肝肾,补阴血,清血热。

【适应证】 适用于肝肾两亏、阴虚血少之功能性月经不调及不孕症,症见头晕目眩、耳鸣咽干、午后潮热、腰腿酸痛、足跟疼痛。

【用法和用量】 口服:每次 1 丸,每天 2～3 次。

【剂型和规格】 大蜜丸剂:每丸重 9g。

【方药来源】 清•《证因方论集要集》。

29. 金匮肾气丸

【药物及作用】 方中重用干地黄滋阴补肾,山药固肾益精,山茱萸补肝肾、涩精气,桂枝、附子温肾扶阳,丹皮凉肝,泽泻、茯苓利水泄浊。本方在大队滋阴药中配入少量桂、附,意在微微生火,以鼓舞肾气,取"少火生气"之义。

【适应证】 适用于肾气虚寒经水不调或不孕,症见腰痛脚软,身半以下常有冷感,少腹拘急,小便不利,小便反多,入夜尤甚,阳痿早泄,舌淡而胖,脉虚弱,尺部沉细。

【用法和用量】 口服:每次 4～5g(20～25 粒),每天 2 次。

【注意事项】 忌厉欲,气恼。忌食生冷食物。

【剂型和规格】 水蜜丸剂:每瓶装 60g。

【方药来源】 东汉•张仲景《金匮要略》。

30. 补中益气丸

【药物及作用】 方中重用黄芪补中益气,升阳固表;人参、炙甘草、白术补气健脾与黄芪合用增强补中益气之功;当归养血和营,协人参、黄芪以补气养血;陈皮理气和胃;少量升麻、柴胡升阳举陷,助君药升提下陷之气。

【适应证】 适用于脾气虚弱或下陷引起的月经先期、崩漏或不孕、胎漏,症见饮食减少、体倦肢软、少气懒言、面色萎黄、大便溏薄、舌淡脉虚以及脱肛、子宫脱垂、久泄久痢等。

【用法和用量】　口服:每次 8~10 丸,每天 3 次。

【注意事项】　忌不易消化食物。感冒发热病人不宜使用。

【剂型和规格】　浓缩丸:每瓶 200 丸。

【方药来源】　金·李东垣《脾胃论》。

31. 金凤丸

【药物及作用】　淫羊藿、仙茅、益母草、阿胶、何首乌、肉桂、女贞子、鹿茸、人参。辅料为蜂蜜。功用温肾益阳,活血和血。

【适应证】　适用于肾阳虚引起的畏寒怯冷,月经量少,后错,带下量多,虚寒痛经或不孕。

【用法和用量】　口服:每次 10 丸,每天 2 次。饭前服用。月经失调症应在经前服用。

【注意事项】　阴虚阳亢者禁用。孕妇禁用。

【剂型和规格】　浓缩水蜜丸:每 10 丸重 1.8g,每瓶 60 丸。

32. 坤灵丸

【药物及作用】　黄芪、人参、甘草、茯苓益气健脾、固冲摄血;赤石脂、荆芥、阿胶收敛固涩以止血;益母草活血去瘀、地黄清热止血,使血止而不留瘀;香附、甘草、白薇、鸡冠花、麦冬、五味子、红花、木通、赤石脂、厚朴、肉苁蓉、白芍、荆芥、牡丹皮、当归、藁本、鹿角胶、川贝母、没药、砂仁、延胡索、小茴香、龟甲胶、川芎等,共奏补气固肾、养血调经;调经养血,逐瘀生新。

【适应证】　适用于月经不调,行经腹痛,子宫寒冷,久不受孕,习惯性流产,赤白带下,崩漏不止,病久气虚,肾亏腰痛。

【用法和用量】　口服:每次 15 丸,每天 2 次。

【剂型和规格】　浓缩丸:每丸重 1.25g,相当于原药材 2.6g。

33. 河车大造丸

【药物及作用】　紫河车、熟地黄、天冬、麦冬、杜仲、牛膝、黄柏、龟甲。功用滋阴清热,补肾益肺。

【适应证】　适用于肺肾两亏,虚劳咳嗽,骨蒸潮热,盗汗遗精,腰膝酸软,可用于卵巢早衰高促性腺激素闭经患者。

【用法和用量】　口服:每次 6g,每天 2 次。

【注意事项】　忌不易消化食物。感冒发热病人不宜服用。

【剂型和规格】　水蜜丸剂:每 100 粒重 10g,每瓶装 30g。

【方药来源】　明·张介宾《景岳全书》。

34. 养血饮口服液

【药物及作用】　方中黄芪补气健脾升阳,益气生血摄血,当归补血活血,补而不滞，共为君药。鹿角胶补肝肾，益精血，固冲任，止崩漏，阿胶补血滋阴止血，共为臣药。大枣补气养血，调和诸药，为佐使药。诸药相合，共奏益气养血之功。

【适应证】　适用于气血两亏，崩漏下血，体虚羸弱，血小板减少及贫血，对放疗和化疗后引起的白细胞减少症有一定的治疗作用。

【用法和用量】　口服：每次 1 支，每天 2 次。

【剂型和规格】　饮剂：每支 10ml，每盒 12 支。

【方药来源】　金·李东垣《内外伤辨惑论》当归补血汤加味。

35. 七制香附丸

【药物及作用】　香附疏肝解郁、养血调经止痛；阿胶、当归、熟地黄补血养血；白芍养血柔肝、缓急止痛；益母草、延胡索、川芎活血祛瘀、行气止痛；莪术、鳖甲软坚散结、破瘀通经；茯苓、白术益气健脾；砂仁、小茴香温中行气；生地凉血养阴，甘草调和诸药。全方共奏疏肝理气解郁、养血调经、化瘀消癥之效。

【适应证】　用于治疗调经、郁证、妊娠恶阻等病。

【用法和用量】　口服：水丸每次 6g，蜜丸每次 1 丸，均每天 2 次。

【注意事项】　外感实热或阴虚发热者慎用。

【剂型和规格】　水丸剂：每袋 18g。蜜丸剂：每丸 9g。

【方药来源】　东汉·张仲景《妇科玉尺》。

36. 妇科得生丸

【药物及作用】　益母草、白芍、当归、羌活、柴胡、木香。解郁调经。

【适应证】　适用于肝气不舒，胸胁满痛，经期提前或错后，行经腹痛。

【用法和用量】　口服：每次 1 丸，每天 2 次。

【注意事项】　孕妇慎用。

【剂型和规格】　丸剂：每丸重 9g。

37. 妇女痛经丸

【药物及作用】　方中元胡活血行气止痛为主药，配以活血化瘀止痛的"失笑散"及祛瘀生新的丹参，以加强活血、调经止痛之功效。方中元胡的主成分延胡索乙素有较强镇痛作用；丹参、五灵脂、蒲黄等活血化瘀药具有抗缺氧、抗炎、镇痛、解痉、抑制组织增生和肿瘤生长等作用。

【适应证】　适用于血凝滞引起的小腹胀痛、经期腹痛及治疗慢性盆腔炎、子宫内膜异位、子宫肌瘤等病症及不孕患者。

【用法和用量】　口服：每次 50 粒，每天 2 次。

【注意事项】　孕妇忌服。血虚无瘀者不宜使用。

【剂型和规格】　糖衣浓缩丸剂：每 10 粒 1.8g，每袋 100 粒。

【方药来源】 经验方。

38. 血府逐瘀口服液

【药物及作用】 合活血调经之桃红四物汤与疏肝理气之四逆散,更加牛膝去瘀通脉、桔梗舒畅气机,可活血祛瘀,行气止痛。药理研究表明,血府逐瘀对血液系统、免疫系统、心脑血管系统及物质代谢均有改善作用。此外,还有抗炎和显著的对抗慢性肉芽生成的作用。

【适应证】 适用于瘀血内阻、头痛或胸痛、内热瞀闷、失眠多梦、心悸怔忡、急躁急怒、月经不调、行经腹痛等症。

【用法和用量】 口服:蜜丸,每次1～2丸;胶囊,每次6粒;口服液,每次10ml。每天2次,空腹用红糖水送服。

【注意事项】 忌食辛冷。孕妇忌服。

【剂型和规格】 蜜丸剂:每丸9g。胶囊剂:每粒0.4g。口服液:每瓶10ml。

【方药来源】 清·王清任《医林改错》血府逐瘀汤。

39. 女金丹

【药物及作用】 白术、人参、甘草、当归、藁本、川芎、白芍、茯苓、赤石脂、肉桂、白芷、白薇、没药、延胡索、牡丹皮、香附。具有调经养血、温暖子宫、开郁止痛作用。

【适应证】 适用于气血两亏,或寒湿客于胞中而致月经不调,经行腹痛,带下稀薄及不孕诸病症。

【用法和用量】 口服:每次1丸,每天2次,姜汤,温黄酒或温开水送服。

【注意事项】 因本方宜用于气血两虚或寒湿症型者,故凡偏于实热或实热者忌服。

【剂型和规格】 蜜丸剂:每丸9g。

【方药来源】 明·韩懋《韩氏医通》胜金丹方。

40. 乌鸡白凤丸

【药物及作用】 方中乌鸡甘平,主阴虚发热,虚劳羸弱;鹿角胶甘咸,助阴中补阳;人参、黄芪、山药甘温而平;四物汤补气血调经;天冬、生地、鳖甲、银柴胡、丹参可滋阴退热凉血除烦;鹿角霜、桑螵蛸、煅牡蛎、芡实等有收敛固涩止带之效,再辅以香附既能疏肝理气,又能防止过补。本药主要有激素样作用,功能益气养血,调经止带,能增强子宫收缩力,具镇痛、止血、提高免疫力、防止肝损伤等作用。

【适应证】 适用于妇女体弱贫血、月经不调、临经腹痛,子宫肌瘤、月经过多、闭经、产后低热、恶露不尽等及围绝经期综合征。

【用法和用量】 口服:每次1丸,每天2次。温开水或温黄酒送服。未成年女子可酌服1/2丸。

【注意事项】　感冒发热时需停服。湿热内盛者慎服。孕妇忌服。

【剂型和规格】　大蜜丸剂,每丸 9g。

【方药来源】　明·龚廷贤《寿世保元》乌鸡丸。

41. 坤宝丸

【药物及作用】　女贞子(酒炙)、覆盆子、菟丝子、枸杞子、何首乌(黑豆酒炙)、龟甲、地骨皮、南沙参、麦冬、酸枣仁(炒)、地黄、白芍、赤芍、当归、鸡血藤、珍珠母、石斛、菊花、墨旱莲、桑叶、白薇、知母、黄芩。辅料为赋形剂蜂蜜。微循环检查表明,更年期综合征患者服用本药后,微循环、血流速度及血细胞聚集、静脉弛张情况均有明显好转。本药具有调节内分泌、改善微循环、提高免疫力、调整自主神经的功能。

【适应证】　适用于肝肾阴虚、肝阳上亢的妇女闭经、月经失调、不孕症及围绝经期综合征等。

【用法和用量】　口服:每次 1 瓶,每天 2 次,连服用 2 个月或遵医嘱。

【剂型和规格】　小粒丸剂:每瓶 50 粒。

42. 五子衍宗丸

【其他名称】　五子补肾丸,益肾丸。

【药物及作用】　枸杞子滋肝肾之阴,益精气;菟丝子补肾气、壮阳道;车前子行肝疏肾,畅郁和阳,同补肾药合用,强阴有子;覆盆子有雌激素样作用,补肝肾,助阳固精;五味子收敛气阴,可兴奋子宫平滑肌。诸药相伍,可共奏补摄精气之功。

【适应证】　妇科适用于肾亏精气不摄所致的体弱神倦、腰膝酸软、崩漏带下以及不孕症。

【用法和用量】　口服:大蜜丸每次 1 丸,每天 2 次;水蜜丸每次 6g,每天 2 次;小蜜丸每次 9g,每天 2 次;水丸、糖浆、口服液按说明书服用。

【剂型和规格】　大蜜丸剂:每丸 9g。水蜜丸剂。小蜜丸剂:每 100 粒重 10g。水丸剂。糖浆剂。口服液。

【方药来源】　元·朱震亨《丹溪心法》。

43. 香附丸

【药物及作用】　重用香附解郁和肝,调理气机,合"四物汤"具有调经养血,行气止痛的作用;白术培补脾胃;砂仁、陈皮理气健脾,和胃止呕;佐以黄芩清泻郁热。诸药配伍,理气养血。

【适应证】　适用于气滞血虚引起的胁痛、痛经、月经不调、围绝经期综合征。

【用法和用量】　口服:水丸,每次 6~9g;蜜丸,每次 1 丸。每天两次,黄酒或温开水送服。

【注意事项】　阴虚气弱者慎用。服药期间忌饮茶。

【剂型和规格】　水丸剂：每袋 18g。蜜丸剂：每丸 9g。

【方药来源】　明·张介宾《景岳全书》四制香附丸加减。

44. 宫泰冲剂

【其他名称】　参茜固精冲剂。

【药物及作用】　本方由升麻、党参、白术、生地、白芍、女贞子、旱莲草、生蒲黄、生槐米、大小蓟、生山楂、茜草组成，具有健脾益气，滋肝养阴、生血化瘀止血等功能。本药可双向调节前列腺素水平，能明显引起子宫平滑肌收缩。

【适应证】　适用于功能性子宫出血、子宫肌瘤、放置宫内节育器后引起的月经过多症、子宫内膜异位症、排卵功能性出血、产后及流产后出血。

【用法和用量】　口服：每次 1 袋，每天 2 次，开水冲服，经前 7～10 天开始服药，服到经净，3 个月经周期为 1 个疗程。

【剂型和规格】　冲剂：每袋 12g（无糖型）。

【方药来源】　研制方。

45. 千金保孕丸

【药物及作用】　由杜仲、白术、菟丝子、熟地、当归、续断、黄芩、厚朴、黄芪、川芎、陈皮、阿胶、白芍、砂仁、艾炭、枳壳、砂仁、川贝母、甘草组成，方中杜仲、菟丝子、熟地、续断、砂仁、阿胶、白芍健脾补肝，强肾安胎，厚朴、陈皮、枳壳使补而不滞，诸药合用养血安胎。

【适应证】　适用于胎动漏血，妊娠腰痛，先兆流产。

【用法和用量】　口服：每次 1 丸，每天 2 次。

【剂型和规格】　水蜜丸：每丸重 10g。

【方药来源】　东汉·张仲景《金匮要略》。

46. 妇科调补丸

【其他名称】　玉液金丹。

【药物及作用】　党参、杜仲、黄芪、血余炭、丹参、阿胶、川芎、肉苁蓉、当归、生地黄、白芍、厚朴、续断、琥珀、山楂、艾叶、羌活、黄芩、川贝母、白术、茯苓、菟丝子、沉香、沙苑子、炒枳壳、麦门冬、紫苏、香附、木香、莲子肉、山药、朱砂、益母草、甘草、大腹皮、陈皮、砂仁。具有补气养血、疏郁调经作用。

【适应证】　适用于气血不足，肝肾两虚，并有气机疏泄不利者，用之均宜。西医诊断之经前期紧张症，围绝经期综合征，青春期功能性子宫出血，神经衰弱，不孕症。

【用法和用量】　口服：每次 2 丸，每天 2 次，温开水送服。

【注意事项】　凡阴虚血热者，或肝郁热盛者忌服。

【剂型和规格】 蜜丸剂：每丸 4.5g。

47. 安坤赞育丸

【药物及作用】 方以气血双补的"八珍汤"为基础，加鹿茸、阿胶、黄芪等增强培元固本、补气养血的功效；辅以牛膝、杜仲、川断、补骨脂等补肝肾、强腰膝；鳖甲、白薇等滋阴退热；香附、红花等活血化瘀，调经止痛；血余炭等止血止带；木香、砂仁等理气醒脾。全方以峻补气血为主，固涩止血为辅，佐以行气活血之品，以防过补留瘀。

【适应证】 适用于气血亏损、肝肾不足诸症，如月经不调、崩漏带下、不孕症等。

【用法和用量】 口服：每次 1 丸，每天 2 次，空腹温开水送服。

【注意事项】 本药宜用于虚损疾患，药性偏温热，对血热引起的月经不调不宜。孕妇遵医嘱服用。

【剂型和规格】 蜜丸剂：每丸 9g。

【方药来源】 清•《清内廷法制丸散膏丹各药配本》北麋茸安坤赞育丸方加味。

48. 当归调经丸

【药物及作用】 以当归为主药，由"八珍汤"加阿胶、杜仲、续断、桑寄生、菟丝子、香附、元胡、砂仁、陈皮、艾叶、肉桂、丹皮、黄芩、白薇、荆芥炭组成，养血益气，补肾暖宫，调经止带促孕。现代药理证实："八珍汤"能提高机体免疫力，改善功能状况；当归富含挥发油，具有镇痛、扩血管、降脂、抗贫血、抑制子宫收缩、弛缓子宫肌紧张、抗炎抗菌等作用；阿胶具有增加红细胞、血红蛋白的作用。

【适应证】 适用于气血两虚、冲任虚寒引起的月经不调、痛经、红崩白带、宫寒不孕等症。

【用法和用量】 口服：每次 1 丸，每天 3 次。

【注意事项】 血瘀气滞证禁用。

【剂型和规格】 大蜜丸剂：每丸 10g。

【方药来源】 研制方。

49. 当归养血丸

【药物及作用】 方中以"四物汤"去川芎之辛辣走窜以养血调经。其中当归之辛以补肝养血；白芍之酸以养阴柔肝；地黄之甘以滋肾养肝；黄芪甘温养气；杜仲辛甘温强肾而润肝燥；阿胶甘平补肝血滋阴润燥；白术甘苦微温补脾燥湿；茯苓甘淡健脾渗湿；香附理气解郁而调经；牡丹皮活血行瘀。

【适应证】 适用于气血两虚，如月经不调、带下、不孕诸病。

【用法和用量】 口服：水蜜丸，每次 9g；大蜜丸，每次 1 丸，每天三次。

【注意事项】 月经过多者不宜服用本药,感冒时不宜服用本药。

【剂型和规格】 水蜜丸剂:每 10 粒 1.5g。大蜜丸剂:每丸 9g。

【方药来源】 经验方。

50. 妇科养坤丸

【药物及作用】 方中生地、熟地、当归滋阴养血、调经为君药,白芍平肝止痛,川芎、元胡活血行气、祛风止痛,香附、郁金理气解郁止痛为臣;木香、砂仁温中行气,杜仲补肝肾,黄芩、蔓荆子清热燥湿、疏散风热为佐;甘草调和诸药为使,共奏养血疏肝、调经止痛之功效。

【适应证】 适用于血虚肝郁所致月经不调、闭经、痛经、经期头痛及不孕等。

【用法和用量】 口服:每次 1 丸,每天 2 次。

【剂型和规格】 蜜丸剂:每丸 11.3g。

51. 四物丸

【药物及作用】 方中当归补血养肝,和血调经;熟地滋阴补血,调补肝肾,与当归相伍;白芍养血敛阴,柔肝和营;川芎活血行气,开郁止痛。四药相配,共为调经养血之剂。本方组成药味均有显著的免疫药理活性,具有改善血循环、止血、镇静镇痛、调节子宫功能、抗组胺,抗炎等作用。

【适应证】 适用于血瘀血滞的各种病症,特别是月经不调,如痛经、闭经、崩漏及产后腹痛、血晕等。

【用法和用量】 口服:水丸,每次 30 粒,每天 2～3 次,空腹或饭后温开水送服;合剂,每次 10～15ml,每天 3 次,摇匀后服用。

【注意事项】 孕妇慎用。

【剂型和规格】 水丸剂:每 9 粒 1g。合剂:每瓶 100ml。

【方药来源】 宋·《太平惠民和剂局方》。

52. 固经丸

【药物及作用】 方用龟板、白芍滋阴降火益肾而柔肝;黄芩、黄柏清热泻火以止血;椿皮固经止带;香附调气解郁。诸药合用,使阴虚得养,火热得清,肝郁得舒,则经多崩漏自止。现代研究发现,本方具有提高子宫张力,促进子宫内膜剥脱作用以减少局部充血,缩短血液凝固时间,使血量减少,以达止血目的,还具较强的消炎镇痛、清热利尿、抑制皮肤真菌的作用。

【适应证】 适用于月经先期、月经过多、赤白带下、崩漏、功能性子宫出血、女性生殖器炎症,围绝经期综合征,子宫肌瘤、产后恶露不尽等。

【用法和用量】 口服:每次服 6g,每天 2 次。

【注意事项】 虚寒者不宜用。

【剂型和规格】 水丸剂。

【方药来源】　明·李梴《医学入门》。

53. 肾宝

【药物及作用】　蛇床子、川芎、枸杞子、菟丝子、补骨脂、山药、茯苓、边条红参、淫羊藿、小茴香、五味子、胡芦巴、金樱子、白术、黄芪、当归、覆盆子、肉苁蓉、何首乌（制）、车前子、甘草（炙）、熟地黄，主要合用共奏调和阴阳、温阳补肾、安神固精、扶正固本之效。

【适应证】　适用于妇女肾阳虚损所致的不孕症，表现为月经过多、白带清稀、精神不振、夜尿频多、腰酸腿痛等症。

【用法和用量】　口服：每次 10ml，每天 3 次。

【注意事项】　感冒发热期停服。

【剂型和规格】　口服液：每支 10ml，相当于原药材 10.38g。

【方药来源】　研制方。

54. 田七痛经散（胶囊）

【药物及作用】　以失笑散（蒲黄、五灵脂）为基础，加用田七、延胡索、川芎、小茴香、木香、冰片，功能为活血祛瘀止痛。现代药理研究表明：田七具有缩短凝血酶原时间、溶血、扩张冠脉血管增强血流量、降压、降低毛细血管通透性、增加毛细血管抗力等作用；蒲黄具有兴奋子宫，使子宫收缩力加强，促凝血、降低毛细血管通透性等功能；延胡索具有明显的止痛镇静作用；小茴香有性激素样作用。

【适应证】　适用于痛经、闭经、月经过多、子宫肌瘤、产后腹痛等。

【用法和用量】　口服：按痛经程度不同服用。①轻、中度：经前 3～5 天始服或痛经时服至月经来潮 1～2 天，散剂 1 次 1/2～1 瓶、胶囊 1 次 3～6 粒，一天 2～3 次；②重度：平时也服用，痛经时可加重药量。

【注意事项】　孕妇忌服。

【剂型和规格】　散剂：每瓶 2g。胶囊剂：每粒 0.3g。

【方药来源】　研制方。

55. 金匮温经丸

【其他名称】　十二温经丸。

【药物及作用】　方中吴茱萸、肉桂温经散寒，通利血脉；当归、川芎活血化瘀，养血调经；阿胶、白芍、麦冬合当归以养血调肝，逐瘀生新、养阴清虚热；丹皮凉血散瘀退虚热，并助肉桂、川芎温经散寒，活血祛瘀；党参、生姜、半夏、甘草益气和胃，培补后天之本。诸药合用，温经散寒，养血祛瘀，调经通脉。

【适应证】　适用于冲任虚寒、寒凝血瘀而引起的月饼不调、经行腹痛，宫寒不孕等。

【用法和用量】　口服：每次 6～9g，每天 2 次。

【注意事项】　防止受凉，忌生冷油腻。

【剂型和规格】　水蜜丸剂：每袋 9g。

【方药来源】　东汉·张仲景《金匮要略》。

56. 少腹逐瘀丸

【药物及作用】　血瘀于少腹，系下焦虚寒或外感寒邪所致，治当祛瘀温经散寒。方中蒲黄、五灵脂、没药活血化瘀为君药；肉桂、炮姜、小茴香温经散寒为臣药；当归、川芎、赤芍、元胡养血止痛为佐使药。共奏活血化瘀、祛寒止痛之效。本丸具有抗炎、镇痛、抑制组织增生、抗肿瘤等多种功能。

【适应证】　适用于血瘀有寒引起的月经不调、小腹胀痛、闭经、痛经、功能性子宫出血、不孕症、习惯性流产、子宫肌瘤、盆腔炎等。

【用法和用量】　口服：每次 1 丸，每天 2 次。温黄酒或温开水送下。

【注意事项】　孕妇忌服。

【剂型和规格】　蜜丸剂：每丸 9g。

【方药来源】　清·王清任《医林改错》。

57. 痛经灵冲剂

【药物及作用】　中医认为，痛经主要是由于气血运行不畅而致，其主要原因是气滞血瘀或寒凝血瘀造成，故组方用活血化瘀、理气及温经止痛类药物。本冲剂能抑制 $PGF_{2\alpha}$ 的活性而抑制子宫收缩，并有明显的抑制血小板黏附作用，显著的抑制血小板聚集作用和直接扩张血管平滑肌、增加血液流量、使血流畅通等作用而起到镇痛与治疗作用。

【适应证】　适用于因寒凝血滞、气滞血瘀而引起的功能失调性痛经。

【用法和用量】　口服：于经前 5 天隔天服用，每次 1～2 袋，每天 2 次，经期开始后连服 2 天，服用 2～3 个经期为 1 个疗程。

【剂型和规格】　颗粒剂（速溶型）：每袋 25g（相当于原生药 40g）。

【方药来源】　研制方。

58. 痛经丸

【药物及作用】　经水为血所化，血随气行，倘寒凝气滞，必经水涩滞不畅，不通则痛。方中诸药配伍，使气顺血和，寒散血畅，则经行调和无阻，共奏活血理气，温经止痛之功。方中"四物汤"可扩张外周血管，抑制血小板聚集，促进子宫充血；肉桂、红花、丹参、五灵脂、益母草、香附可抑制子宫收缩，解痉，抑制组织增生，抗缺血，抗肿瘤生长，抑菌。

【适应证】　适用于寒凝血滞，经来腹痛，可治疗慢性盆腔炎，子宫内膜异位、子宫肌瘤、慢性肝炎等病症。

【用法和用量】　口服：每天 1～2 次，每次 6～9g，温开水送服。

【注意事项】　孕妇禁用。气虚无瘀滞者勿服。

【剂型和规格】　水丸剂：每袋 6g。

【方药来源】　经验方。

59. 养血当归膏(糖浆)

【药物及作用】　以中药当归为主要原料，配以党参、白芍、甘草(蜜炙)、茯苓、黄芪、熟地黄、川芎、阿胶，经过浓缩回收等工艺制成的一款膏状中药。具有活血化瘀、提高机体防病能力之功效，可促进造血功能，增进血循环，加速新陈代谢，促进白蛋白的合成和细胞免疫、体液免疫；亦可抑制子宫收缩、弛缓子宫肌紧张，同时也具有抗炎、镇痛、抑菌、解毒等作用。

【适应证】　适用于育龄期女性补血养血之用，闭经、月经不调、崩带以及一切气衰血虚之证。

【用法和用量】　口服：每次 10ml，每天 2 次，温开水冲服。

【剂型和规格】　糖浆型(或膏滋)：每瓶 200ml、100ml。

60. 妇科千金片

【药物及作用】　以清热解毒为重点，佐以活血、补血、补气的药物，贯通了清、通、利、补的治法。方中穿心莲、两面针、十大功劳叶、金樱子清热解毒，固精补虚；千斤拔祛风利湿、清瘀解毒为主，辅以当归、鸡血藤养血活血、舒筋活络；党参补中益气。诸药配用，攻补兼施，使邪去正安，气血调和，诸症自愈。本药具较好的抗炎消肿作用。

【适应证】　适用于急慢性盆腔炎、子宫颈炎、子宫内膜炎与其他妇女生殖器炎症，及其导致的不孕症。

【用法和用量】　口服：每天 2 次，每次 4 片。

【注意事项】　忌辛辣油腻。

【剂型和规格】　片剂：每片 0.32g。

【方药来源】　研制方。

61. 安坤赞育丸

【药物及作用】　方以气血双补的"八珍汤"为基础，加鹿茸、阿胶、黄芪等增强培元固本补气养血的功效；辅以牛膝、杜仲、川断、补骨脂等补肝肾、强腰膝；鳖甲、白薇等滋阴退热；香附、红花等活血化瘀，调经止痛；血余炭等止血止带；木香、砂仁等理气醒脾。全方以峻补气血为主，固涩止血为辅，佐以行气活血之品，以防过补留瘀。西医学研究发现其治疗子宫发育不良阳虚患者效果较佳。

【适应证】　适用于气血两虚，肝肾不足所致的月经不调、崩漏、带下病、症见月经量少、或淋漓不净、月经错后、神疲乏力、腰酸腿软，白带量多。

【用法和用量】　口服：每次 1 丸，每天 2 次。

【注意事项】　本药宜用于虚损疾患，药性偏温热，对血热引起的月经不调不宜。孕妇遵医嘱服用。

　　【剂型和规格】　大蜜丸：每丸重 9g。

　　【方药来源】　明·张介宾《景岳全书》。

　　62. 龟龄集

　　【药物及作用】　由红参、鹿茸、海马、枸杞子、丁香、穿山甲、雀脑、牛膝、锁阳、熟地黄、补骨脂、菟丝子、杜仲、石燕、肉苁蓉、甘草、天冬、淫羊藿、大青盐、砂仁等。功用强身补脑，固肾补气，填精补血。现代药理研究证明，本药还具有增强记忆、抗疲劳、抗缺氧、强心、增强蛋白质、核酸代谢的作用。

　　【适应证】　适用于阳气虚弱，筋骨无力，头昏眼花，气血血寒，赤白带下的患者。

　　【用法和用量】　口服：每次 2 粒，每天 1 次。早饭前淡盐水送服。

　　【注意事项】　忌生冷、刺激性食物；孕妇禁用；伤风感冒时停服。

　　【剂型和规格】　胶囊剂：每粒 0.3g，每盒 12 粒。

　　【方药来源】　经验方。

　　63. 荷叶丸

　　【药物及作用】　方中荷叶味苦、涩，性平，功能凉血止血。藕节、大蓟炭、小蓟炭、白茅根凉血止血，棕榈炭收敛止血；栀子、知母、黄芩清热泻火，折其上逆之势，使火降而血自止，辅助荷叶加强凉血止血子宫。地黄、玄参清热养阴，凉血止血，当归、白芍补血，香墨可加强清热凉血止血之功。

　　【适应证】　适用于血热所致咯血、衄血、尿血、便血、崩漏。

　　【用法和用量】　口服：每次 1 丸，每天 2～3 次。

　　【剂型和规格】　大蜜丸剂：每丸重 9g。

　　【方药来源】　经验方。

　　64. 复方阿胶浆

　　【药物及作用】　方中阿胶补血滋阴，熟地补血填精益髓，以补脏腑先天之本，共为君药。人参、党参，甘温大补元气，鼓舞后天生化之源，共为臣药。山楂健胃消食，活血行滞，使其补中寓散，滋而不腻。诸药合用，共奏补气养血，滋阴养荣，填精益髓之效。

　　【适应证】　适用于气血两虚，头晕目眩，心悸失眠，食欲缺乏及贫血、月经不调。

　　【用法和用量】　口服：每次 20ml（1 支），每天 3 次。

　　【注意事项】　服用本品时不宜喝茶、进食萝卜，以免影响药效。感冒病人不宜服用。

　　【剂型和规格】　饮剂：每瓶装 250ml。

　　【方药来源】　明·张介宾《景岳全书》两仪膏加味。

65. 健脾生血颗粒

【药物及作用】　方中党参、黄芪补中益气,健脾和胃,资生化源,益气生血,为君药。茯苓、白术、山药助君药健脾益气,南五味子、麦冬、龟甲、大枣滋养阴血,合为臣药。鸡内金消食健胃,使诸药补而不滞,龙骨、牡蛎镇静安神,而为佐药。甘草补中益气,调和诸药。另加硫酸亚铁促进行血生成。诸药合用,共奏健脾和胃,养血安神之功。

【适应证】　适用于气血两虚型缺铁性贫血、月经不调、不孕症。症见面色萎黄或无华,食少纳呆,腹胀脘闷,大便不调,烦躁多汗,倦怠乏力。

【用法和用量】　口服:每次15g(3袋),每天3次或遵医嘱。

【注意事项】　非缺铁性贫血(如地中海贫血)患者禁用。

【剂型和规格】　颗粒剂:每袋5g,每盒24袋。

【方药来源】　研制方。

66. 苍附导痰丸

【药物及作用】　方中二陈汤(半夏、陈皮、茯苓、甘草)化痰燥湿,和胃健脾;苍术燥湿健脾;香附、枳壳理气行滞;南星燥湿化痰;神曲、生姜健脾和胃,温中化痰。全方有燥湿健脾化痰调经之功。

【适应证】　适用于肥盛女人无子者,多囊、形盛多痰,脾气虚,至数月而经始行;形肥痰盛经闭;肥人气虚生痰多下白带。

【用法和用量】　口服:每次16g,每天2次。

【注意事项】　服药期间忌食生冷油腻、辛辣刺激。

【剂型和规格】　丸剂:每丸8g。

【方药来源】　汉·叶天士《叶天士女科诊治秘方》

67. 保胎灵

【药物及作用】　续断、山药、杜仲、枸杞子、菟丝子补肝肾,固冲任安胎;阿胶、白芍、熟地黄补血养阴,白芍还具缓急止痛的作用;龙骨、牡蛎、五味子收敛固涩安胎。

【适应证】　适用于先兆流产、习惯性流产及因流产引起的不孕症。

【用法和用量】　口服:每次5片,每天3次

【注意事项】　有"胎漏,胎动不安"之先兆流产症状者,用至症状消失后,再继续服用一个月。

【剂型和规格】　片剂:每片重0.42g,每盒30片。

68. 安胎益母丸

【药物及作用】　方以"四物汤"加阿胶补血滋阴、润燥止血,艾叶散寒止痛、温经止血为君药;"四君子汤"益气健脾为臣;杜仲、川断补益肝肾安胎;白术、黄芩安胎;陈皮、香附益母草行气活血为佐使。气血双补,调经活血安胎。

【适应证】 适用于气血两虚、肝肾不足引起的妊娠胎动不安或月经不调症,及先兆流产、习惯性流产等。

【用法和用量】 口服:每次1丸,早晚各1次。

【注意事项】 有外感邪实者慎用。

【剂型和规格】 大蜜丸剂:每丸4.5g。

【方药来源】 明·张介宾《景岳全书》泰山磐石散加减。

69. 保产无忧丸

【药物及作用】 用当归、川芎、白芍、黄芪、甘草补益气血;菟丝子、艾叶补肝肾,温经安胎;羌活、芥穗祛风止痛;枳壳、厚朴行气和胃止痛,川贝清热化痰。单味药理表明,本药中的当归、黄芪、枳壳对子宫有双向性调节作用。

【适应证】 适用于气血两亏,屡经小产引起的胎动不安、腰酸腿痛;又治恶心呕吐、不思饮食。

【用法和用量】 口服:每次9g,每天2次。温服,临产热服或遵医嘱。

【注意事项】 先兆流产、习惯性流产者应在医生指导下服用。

【剂型和规格】 小蜜丸剂:每瓶120g。

【方药来源】 清·傅山《傅青主女科》。

70. 孕妇金花片

【药物及作用】 方中栀子、黄芩、黄连、黄柏清泄上焦之火,其中黄芩又有安胎作用;金银花轻清宣散,清热解毒,使热毒从气分、卫分而解;当归、川芎、地黄、赤芍补血和血,以养胎元,使全方成为孕妇清火安胎之剂。

【适应证】 适用于清热安胎。

【用法和用量】 口服:水丸每次6g;蜜丸每次1丸。每天2次。

【注意事项】 忌食辛辣食物。脾虚便溏者忌服。

【剂型和规格】 水丸剂:每100粒6g,每袋18g。蜜丸剂:每丸9g。

【方药来源】 唐·孙思邈《备急千金要方》黄连解毒汤加减。

71. 滋肾育胎丸

【药物及作用】 熟地黄、人参、杜仲、首乌、枸杞子、阿胶(炒)、鹿角霜、巴戟天、菟丝子、桑寄生、续断、党参、白术、艾叶、砂仁。功用补肾健脾,益气培元,养血安胎,强壮身体。

【适应证】 适用于脾肾两虚,冲任不固所致的滑胎(防治习惯性流产和先兆性流产)。

【用法和用量】 口服:每次5g(约23瓶盖),每天3次。

【注意事项】 感冒发热勿服。服药时忌食萝卜、薏苡仁、绿豆芽。

【剂型和规格】 浓缩水蜜丸:每瓶60g。

【方药来源】 经验方。

72. 孕康口服液

【药物及作用】　由山药、断续、黄芪、当归、狗脊（去毛）、菟丝子、桑寄生、杜仲（炒）、补骨脂、党参、茯苓、白术（焦）、阿胶、地黄、山茱萸、枸杞子、乌梅、白芍、砂仁、益智、苎麻根、黄芩、艾叶组成，功用健脾固本，养血安胎。具有良好的安胎、营养胎儿等作用。本药经针刺受孕大鼠流产实验，显示其有保胎作用，其效果类似于黄体酮。另外本药对肌注催产素后所引起的孕鼠流产有拮抗作用。

【适应证】　适用于妊娠期所出现的胎动流血、滑胎、堕胎、习惯性流产及妊娠恶阻、水肿、子嗽、子喑等症。

【用法和用量】　口服：每次 20ml（1 支），每天 3 次，空腹口服。

【注意事项】　服药期间，忌食辛辣刺激性食物，避免剧烈运动及重体力劳动。凡因难免流产、异位妊娠、葡萄胎等，不属于本药适应范围。

【剂型和规格】　口服液：每支装 20ml。

【方药来源】　经验方。

73. 二至丸

【药物及作用】　方中女贞子具有养肝益肾、填精健脑之功，其补肾养肝而不腻，填精益血而不滞。墨旱莲既能滋补肝肾之阴、养脑益精，又可凉血止血，二药配合共奏补益肝肾，滋阴止血之功。

【适应证】　适用于肝肾阴虚，眩晕耳鸣，咽干鼻燥，腰膝酸软，月经量多。

【用法和用量】　口服：每次 9g，每天 2 次。

【注意事项】　感冒发热病人不宜服用。

【剂型和规格】　水蜜丸剂：每瓶 50g。

【方药来源】　明·王三才《医便》。

74. 失笑散

【药物及作用】　方中蒲黄与五灵脂相须为用，共奏活血化瘀，通利血脉之效，以止疼痛。用黄酒或米醋冲服，活血脉，助药势行散。本药可镇静、镇痛解痉。

【适应证】　适用于一切瘀血积滞所致的痛经、产后恶露不尽等症，如血瘀性痛经、闭经症、月经失调、更年期综合征、宫外孕等。

【用法和用量】　布包煎服：每次 6～9g，每天 1～2 次。

【注意事项】　无瘀血者不宜用。血虚者及孕妇禁用。不可同参服用。

【剂型和规格】　散剂。

【方药来源】　宋·《太平惠民和剂局方》。

75. 杜仲颗粒

【药物及作用】　由杜仲、杜仲叶组成。方中杜仲味甘性温，入肝、肾经，甘温能补，《神农本草经》载："主腰脊痛，补中，益精气，坚筋骨"，故杜仲有滋补肝肾，益精养血、强筋健骨之功。杜仲叶也有类似功效。两药伍用，共奏补肝肾，强筋骨之功。

【适应证】 适用于肾虚腰痛，腰膝无力，胎动不安，先兆流产，高血压症。

【用法和用量】 冲服：每次1袋，每天2次。

【剂型和规格】 颗粒剂：每盒15袋。

76. 当归浸膏片

【药物及作用】 当归味辛甘，微苦，性温，能调理任、冲、带三脉，能补血和血。当归浸膏有奎尼丁样作用，能抑制子宫收缩。

【适应证】 适用于血虚、月经失调、痛经及产后贫血。

【用法和用量】 口服：每次4～6片，每天3次。

【剂型和规格】 片剂：每片0.3g。

77. 益母草膏

【药物及作用】 现代药理研究证明，益母草具有兴奋子宫作用；可直接扩张外周血管，降低血液黏度与血管阻力，改善微循环；抑制血小板功能，抑制内外凝血系统功能，促进纤溶活性，抑制血栓形成；可兴奋呼吸中枢，抗心肌缺血，改善冠脉循环，减少心梗范围及心肌细胞坏死量；改善和增加肾脏血流量，使肾小球和肾小管得到恢复再生，使纤维化逆转，消除炎症病变和尿蛋白，恢复肾功能。

【适应证】 适用于妇女月经不调、痛经、闭经、难产、产后腹痛、产后恶露不尽、产后血晕、胞衣不下、腰酸等妇产科病及冠心病、肾炎、高血压等病症。

【用法和用量】 口服：每天2～3次，每次15～30g，水煎化或兑黄酒少许送下。

【注意事项】 孕妇禁用。

【剂型和规格】 煎膏剂：每瓶100g，125g。

78. 风轮止血片

【其他名称】 断血流。

【药物及作用】 主要有止血、收缩血管、改善血管壁功能、促进血小板黏附与聚集、增加血栓形成、增强子宫肌的收缩力、抗炎抗菌等作用。

【适应证】 适用于月经过多、功能性子宫出血、产后流血、尿血、鼻出血等。

【用法和用量】 口服：每次3～4片，每天3次。

【剂型和规格】 片剂：每片含生药10g。

79. 宫血宁胶囊

【药物及作用】 系滇重楼提取物，能缩短出血和凝血时间，并能收缩血管，促进血液凝固，从而达到止血目的。

【适应证】　适用于功能性子宫出血，月经过多症，大、小产后宫缩不良，避孕针药、放取宫内节育器、盆腔炎及宫内膜炎等症所致出血。

【用法和用量】　口服：流血期间，每次 1～2 粒，每天 3 次，饭后服用。出血严重时，可每次 3～4 粒，1 天 4 次。

【注意事项】　胃肠道疾病患者慎用或减少服量。孕妇忌服。

【剂型和规格】　胶囊剂：每粒相当于原药 2g。

【方药来源】　研制方。

80. 麦芽

【性味归经】　甘，平；归脾、胃、肝经。

【功用主治】　行气消食，健脾开胃，回乳消胀。用于经前乳房发胀属于肝郁气滞者，以及闭经—溢乳综合征属于肝郁者。亦用于产后乳汁壅滞、乳房肿痛、回乳。《医学衷中参西录》曰其："虽为脾胃之药，而实善疏肝气。"《滇南本草》："治妇人奶乳不收，乳汁不止。"现代研究表明，本品因含消化酶及维生素 B，有助消化作用；并有抑制催乳素分泌的作用。

【用法和用量】　10～15g，回乳用至 200g。

81. 紫河车

【性味归经】　甘，咸，温；归心、肺肾经。

【功用主治】　补气，养血，益精。用于经少、乳汁不足属于精血亏虚者，可单用内服；也用于精血不足的不孕、滑胎、胎漏、难产、带下、面部色素沉着等。此外，本品单味服用，又可治气虚的经期过长、崩漏等。《本草拾遗》曰其："主气血羸瘦，妇人劳损，面黩皮黑，腹内诸病渐瘦悴者。"本品为精血结孕之物，故入肺以补肺气，入肝以养肝血，入肾以益肾精。善医一切虚损劳伤，气血不足，津液亏乏之证。现代研究证实，胎盘中含有如促性腺激素、催乳素、促甲状腺激素、多种甾体激素（雌酮、雌二醇、雌三醇等）、催产素样物质。胎盘在生理上能产生绒毛膜促性腺激素，雌、孕激素，对家兔胸腺、脾脏、子宫、阴道、乳腺等有显著的促进发育作用。

【用法和用量】　2～5g，研末吞服；或入丸散。

82. 大黄

【性味归经】　苦，寒；归脾、胃、大肠、肝、心经。

【功用主治】　泻热破积，逐瘀通经。炒炭清热止血。用于闭经、月经过少属于下焦瘀滞者，以及产后腹痛、胞衣不下属于瘀滞者。亦用于癥瘕积聚属于瘀结者。又用于经行吐衄倒经属于血热上逆者。用于湿热带下兼见腑气不通；以及妊娠恶阻属于胃气上逆，佐以大黄能提高疗效。还用于治疗月经过多、妊娠合并肝炎、产后血栓性静脉炎；亦预防或治疗妇产科手术后肠胀气，经前面部痤疮。《本经》曰其："下瘀血、血闭、寒热，破癥瘕积聚，留饮宿食，荡涤肠胃，推陈致新……"《药性本草》："通女子经候，利水肿，利大小肠，贴热肿毒……"本品苦寒，性猛善走，具有清泻、凉血、逐瘀之功，而善治火毒血热、血瘀诸证。现代药理研究表明，大黄对多种细菌具有不同程度的抑制作用，对一些常见的致病性真菌亦有抑制作用。对阴道滴虫有良好的致死作用。大黄亦有清脂减肥功效，临床尤适用于肥胖型多囊卵巢综合征瘀热痰阻患者。

【用法和用量】　5～15g；泻便者后下，无积滞及胎前产后、哺乳期应慎用。

下篇

中西排卵诱导法治疗内分泌失调性不孕不育症

第十二章

西医排卵诱导法及辅助生殖技术

第一节　排卵诱导法及黄体技术

　　卵巢功能的调控是治疗不孕症及辅助生殖技术（assisted reproductive technologies，ART）的重要环节，其主要内容是采用一定的方法调节卵巢的排卵功能。依据目的的差异，排卵诱导法存在多种方案。诱导排卵（Ovulation Induction，OI）多指对排卵存在障碍的患者诱发卵巢的排卵功能，一般以诱导单卵泡或少数卵泡的发育为目的。超排卵（superovulation）又称控制性卵巢刺激（controlled ovarian stimulation，COS）或控制性超排卵（controlled ovarian hyperstimulation，COH），指以药物的手段在可控制的范围内诱发多卵泡的发育和成熟，其应用的对象本身多有正常的排卵功能，它为 ART 的后续步骤奠定重要基础。近年，随着 ART 的进步，彻底扭转了既往追求卵母细胞数目的倾向，又提出了"微刺激"或"温和刺激"的概念。实际上这仍然是 COH 的范畴，但强调了适度 COH 的概念及其采用的 COH 技术上的差异。

　　诱导排卵后如何保障妊娠过程具备正常的黄体功能至关重要。接受 COH 过程中促性腺激素释放激素（gonadotropin releasing hormone，GnRH）激动剂（GnRH-a）或拮抗剂（GnRH-ant）抑制黄体生成素（luteinizing hormone，LH）峰的提早出现；取卵手术时卵泡液的抽吸使卵巢颗粒细胞丢失等，均可能引起黄体功能不足，给妊娠的建立及维持带来负面的影响，因此需要在特定的阶段给予必要的药物以改善黄体功能，即黄体支持。

一、诱导排卵的常用药物

　　诱导排卵主要应用于有排卵功能障碍及需行 ART 的不孕患者，常见的排卵异常疾病：①多囊卵巢综合征（PCOS）；②下丘脑闭经，即促性腺激素（Gn）分泌不足性性腺功能减退；③高催乳素血症；④高促性腺激素性闭经（包括卵巢早衰及卵巢不敏感综合征），即高促性腺激素、低雌激素性无排卵；⑤无排卵型功血；⑥其他内分泌腺如甲状腺、肾上腺及其他病症原因导致的排卵功

311

能障碍性疾病。临床常用以下药物诱导排卵。

（一）氯米芬

氯米芬（clomifene），亦称枸橼酸氯米芬（clomiphene citrate，CC）、氯酚胺、舒经芬、克罗米芬，国外商品名为 clomid，也又称生育丸、释卵芬等，其化学结构似乙蔗酚，为类雌激素药物，于 1956 年首次人工合成，作用促排卵治疗始于 1962 年，是诱导排卵的一线药物。

1. 作用机制　CC 是一种三苯乙烯衍生物，兼有抗雌激素和弱雌激素的作用，可拮抗雌激素对 Gn 分泌的负反馈作用，从而促进垂体 Gn 分泌增多，达到促排卵的目的。另一方面，CC 的弱雌激素活性，可直接作用于垂体和卵巢，提高其敏感性和反应性，增加性激素的合成和分泌，促进 E_2 的正反馈效应，诱发垂体 LH 峰而促发排卵。

CC 无孕激素、糖皮质激素、雄激素及抗雄激素作用，对肾上腺及甲状腺功能无影响，至今为止仍为临床上首选的诱发排卵药物。

2. 适应证　CC 发挥作用有赖于下丘脑 - 垂体 - 卵巢轴（H-P-O-A）正负反馈机制的完整性，因而用于雌激素水平正常的排卵异常，即无排卵或稀发排卵妇女的促排卵治疗，也用于病因不明的不孕症患者，此外也可治疗男性少精子症。

3. 用法用量　一般用法为，于自然（或孕激素撤退性）月经周期的第 3～5 天开始，也有主张月经周期≤28 天的患者宜从第二天开始口服，口服 50mg/次×1 次 / 日，连用 5 日；如无排卵，在随后的治疗周期增加剂量至 100mg/ 次，1 次 / 日×5 日；如仍无排卵，增加剂量至 150mg/ 次，1 次 / 日×5 日；最大剂量不宜超过 150mg/d（750mg/ 周期）。一旦确定有正常排卵，即不再增加剂量；如有排卵而未妊娠，也不需增加剂量。氯米芬的有效剂量为 50～250mg/d，但促排卵剂量不宜超过 150mg/d。出现排卵后增加剂量或治疗超过 6 个月是无益的。因此，如剂量达 150mg/d 仍无排卵，或使用氯米芬出现排卵 3～6 个周期后仍未受孕，应考虑改用其他方法治疗。排卵有效剂量与体重有关，但由于无法准确预测每个妇女的有效剂量，通常根据经验从最低有效剂量开始。

4. 疗程　氯米芬作为一线治疗一般不超过 6 个排卵周期，最多使用 12 个月。如使用超过 6 个月，应充分考虑并权衡其他不育因素的潜在影响。

5. 监测方法　对氯米芬治疗者，应监测其排卵和卵巢增大情况，以及是否妊娠。监测排卵的方法包括检测血孕酮水平（约在最后一次给药后 14 天）、记录 BBT 及测尿 LH。血雌二醇检测无必要。虽然不必常规采用超声监测排卵，但至少应在其治疗的第一周期予以超声监测，保证氯米芬最小剂量并使多胎妊娠的风险最小。氯米芬在超促排卵中使用，通常加用 hCG。

6. 治疗效果　排卵率为 60%～90%，平均 70%，妊娠率为 11%～65%，平均 40%。每个诱发排卵周期妊娠率为 35%～65%，与正常妇女自然周期妊娠率相似。

CC 治疗的排卵率高而妊娠率低，与氯米芬拮抗雌激素对子宫内膜和宫颈的作用有关，并与患者存在其他不孕原因及缺乏持续性治疗有关。在使用 CC 过程中，出现卵泡期 LH 作用过强和 LH 峰的提前出现，以及卵泡局部雄激素水平过高，影响了卵泡发育和卵细胞成熟及质量，从而降低受精能力和干扰着床，并可引起黄体功能不全（LPD）和未破裂卵泡黄素化综合征（LUFS）等。

7. 并发症及副作用

（1）多胎妊娠率：CC 治疗后多胎妊娠率为 5%～10%，其中双胎占 95%，3 胎妊娠和 4 胎妊娠分别为 3.5% 和 1.5%。尽管发生高序多胎妊娠的概率较低，但是临床应用中也应加以警惕。

（2）流产率：为 10%～15%。

（3）副作用：约 10% 出现头痛、头晕、燥热及潮红；卵巢增大 14%，腹部不适 7.4%，其他有恶心、乳房不适、脱发及视物模糊等。不适反应一般于停药后数天及数周可消失，并不产生永久性损害。上述副作用与剂量大小有关，故宜从低剂量开始。

（4）卵巢过度刺激综合征（OHSS）：单独应用很少发生。

（5）对宫颈黏液及子宫内膜的影响：由于 CC 的抗雌激素作用，可以影响宫颈黏液性能，有 15%～25% 患者排卵前宫颈黏液的羊齿植物叶状结晶消失，黏液量少而黏稠，干扰精子穿行宫颈，还可影响输卵管蠕动及子宫内膜发育，不利于胚胎着床。

（6）其他：先天性畸形发病率及围产儿存活率与自然妊娠者相近。

8. 联合用药

（1）CC＋雌激素：对雌激素水平低下、宫颈黏液性能不良者，可在应用 CC 的同时，加用补佳乐 1～2mg/d，连用 7～9 天。也有主张对卵泡发育与子宫内膜厚度不一致，如卵泡直径 >14mm 时子宫内膜厚度 <6mm，可加用补佳乐 6～10mg/d，以刺激子宫内膜生长（卵泡成熟时正常子宫内膜厚度 9～14mm 妊娠率高）；在 COH 周期，黄体后期不仅孕酮水平下降，E_2 水平也下降，排卵后继续口服补佳乐 4～6mg/d，有助于提高妊娠率。

（2）CC＋糖皮质激素：多毛症及高雄激素血症患者对单纯 CC 治疗一般无效，可于服 CC 同时或月经第 1 天开始直到排卵后第 6 天，每天睡前服 DXM 0.375～0.5mg，以抑制促肾上腺皮质激素（ACTH）的夜间脉冲式分泌，降低肾上腺的雄激素水平，使卵泡微环境的雄激素水平下降，促进卵泡对 Gn 的反应性。一旦妊娠则即停药。

（3）CC＋hCG：适用于单用 CC 后卵泡发育良好，但不能自发排卵者。一般于停用 CC 后，阴道 B 超监测卵泡发育并观察宫颈黏液，待卵泡直径 > 18mm，肌内注射 hCG 5000～10 000IU，注射后约 36 小时排卵。排卵后第 3 天开始每 2～3 天肌内注射 hCG 2000IU，共 3～5 次，可以预防黄体功能不全，减少妊娠早期流产。但由于 hCG 的半衰期长而影响妊娠试验结果，故须于末次注射 8～12 天以后才能做尿妊娠试验。

（4）CC + 溴隐亭：主要用于高 PRL 血症或垂体微腺瘤引起的无排卵。这类患者血 PRL 均高于正常，通常在溴隐亭治疗后可以有排卵。若无排卵，同时加用 CC 诱发排卵。

使用方法：服溴隐亭同时在月经第 3～5 天开始加用 CC 50mg/d，必要时可增加 CC 用量，若无效时才改用 hMG。卵泡成熟时注射 hCG。虽然无证据表明溴隐亭对胎儿有害，但确认妊娠后仍应即停药。

（5）CC+hMG/FSH+hCG：单用 hMG 或 FSH 用量大、费用高，易发生 OHSS 及多胎妊娠，联合应用 CC，可明显减低 hMG/FSH 用量及并发症的发生。一般于月经第 3～5 天开始口服 CC 50～100mg，共 5 天，停药第 2 天开始每天肌内注射 hMG/FSH 75～150IU，并严密监测治疗效果以调整 hMG/FSH 剂量。当宫颈黏液评分 > 8～10 分，单个卵泡直径≥18mm，停用 hMG，肌内注射 hCG 5000～10 000IU。排卵多发生于注射 hCG 后 36～48 小时，嘱患者注射 hCG 后第 2、3 天同房。此方案可减少 50% 的 hMG/FSH 用量，而妊娠率无明显差异，但不能完全避免 OHSS 及多胎妊娠。

（6）CC + 二甲双胍：胰岛素抵抗和高胰岛素血症是 PCOS 的常见特征，是导致高雄激素血症和慢性无排卵的主要原因。PCOS 无排卵不孕合并高胰岛素血症更易发生 CC 抵抗。使用胰岛素增敏剂可以降低 PCOS 患者高胰岛素血症对于排卵的影响，增加了对 CC 的敏感性。胰岛素增敏剂主要是双胍类降糖药二甲双胍和噻唑烷二酮类降糖药罗格列酮和匹格列酮，前者是美国药物与食品管理局（FDA）批准的 B 类药，但孕期应慎用，而后两者属 C 类药，动物实验有致畸性。

二甲双胍有助于减轻体重并降低空腹血清胰岛素水平，它通过增加外周组织对胰岛素的敏感性，并抑制肝糖原合成，增加肌肉对葡萄糖的摄取和利用的双重作用，降低血清胰岛素水平，改善胰岛素抵抗，进而治疗 PCOS 患者的高雄激素血症。CC + 二甲双胍与单用 CC 相比，排卵率及妊娠率均显著增高，二甲双胍还会减少早期流产率及孕期糖尿病的发生。二甲双胍服法为口服，通常起始剂量为 0.5g/d，2 次 / 天，随餐服用，可每周增加 0.5g，逐渐加至 2g/d，分次服用。

（7）CC + 口服避孕药：用于氯米芬单独使用不能诱发排卵者，可明显提高排卵率及妊娠率。在一个随机对照试验中：48 例氯米芬治疗未能诱发排卵峰的不育妇女被随机分为两组；这些妇女在联合用药前的氯米芬治疗剂量≥150mg/d，均经超声检查证实无排卵，并且男女双方无其他不育因素；治疗组24名妇女连续口服低剂量避孕药Desogen（炔雌醇0.03mg＋去氧孕烯0.15mg）42～50日，撤药出血的第5～9天口服氯米芬100mg/d；对照组24名妇女均有自然周期，并在1～2个自然周期内（38～56日）未予任何处理，随后于月经第5～9天口服氯米芬100mg/d；两组均于月经第12天开始超声卵泡监测，当主卵泡平均直径≥20mm时肌注hCG 10 000IU，继续超声监测或血孕酮检测排卵情况；如有排卵而未妊娠，重复上述氯米芬治疗，但重复次数≤6周期；结果，与对照组相比，治疗组的排卵率（70.8% vs. 8.3%，$P<0.001$）、排卵周期率（64.5% vs. 11.1%，$P<0.001$）及累积妊娠率（54.2% vs. 4.2%，$P<0.001$）均显著增加，85.7%的妊娠发生在治疗的前3个周期。

（二）来曲唑

来曲唑（letrozole，LE）为芳香化酶抑制剂，最初研发用于乳腺癌的治疗，1997年有学者将LE用于动物促排卵研究，2000年Mitwally等首次将其应用于人的促排卵治疗，并取得较好的效果。

1. 作用机制　LE是一种非类固醇类高效选择性的第3代芳香化酶抑制剂，一种新型的诱发排卵药物。其诱发排卵的机制目前尚未十分明确，可能是在中枢和外周部位发挥作用。

（1）中枢性作用：芳香化酶抑制剂可通过抑制芳香化酶的作用，阻断雄激素如雄烯二酮（A）和睾酮（T）向雌酮（E1）和雌二醇（E_2）转换，使体内雌激素降低，阻断其对下丘脑和垂体的负反馈作用，使垂体Gn分泌增加，从而促进卵泡的发育和排卵。

（2）外周性作用：通过抑制芳香化酶活性，在卵巢水平阻断雄激素向雌激素的转化，导致卵巢内雄激素短暂蓄积，蓄积的雄激素又可刺激胰岛素样生长因子-Ⅰ（IGF-Ⅰ）及其他自分泌和旁分泌因子的表达，提高卵巢对激素的反应性。在哺乳动物体内睾酮还可加强卵泡内卵泡刺激素（FSH）受体的表达，扩大FSH效应，促进卵泡早期发育，从而起到促排卵的作用。

2. 适应证　与CC相同。但因LE其半衰期短（48小时），不占据雌激素受体，因此多诱导单个卵泡发育，且没有外周抗雌激素作用，不具有CC的抗雌激素效应，2.5～5mg/d对子宫内膜无影响，剂量增加可能会引起芳香化酶的持续抑制，引起雌激素水平过低而不能在排卵时维持足够的内膜厚度。对CC抵抗或CC促排卵周期中子宫内膜薄的PCOS患者可选择LE促排卵。

3. 用药方法　月经周期2～5天开始口服，2.5～5mg/d，连续5天；也有报道每天应用7.5mg，连续应用5天或单次应用20mg，取得较好的促排卵效果。有研究显示，对CC抵抗的PCOS患者，每天2.5mg，连续10天，成熟卵泡数和周期妊娠率均显著高于 5 天服药组，延长使用 LE 的时间可以提高妊娠率。

LE 与 Gn 联合应用时，二者应序贯使用。停用 LE 次日开始肌注 Gn。

用药过程中需用 B 超监测卵泡的发育，当优势卵泡直径≥18mm 后，注射 hCG 5000～10 000IU，注射后 32～36 小时排卵。

4. 不良反应和并发症　LE 的诱发排卵剂量小，不良反应少见，耐受性好。长期大剂量服用后可能出现中度的潮红、恶心、疲劳、体重减轻、失眠等，这主要与服药后体内雌激素水平降低有关。其致畸作用有待观察。2006 年对 911 例新生儿的一项研究表明，与 CC 比较，LE 并不增加先天性畸形的发生率。由于芳香化酶抑制剂的半衰期较短，且通常在卵泡早期给药（月经周期的第 3～7 天），使得药物在受精和着床前就已经从体内清除干净，因此从生物学角度出发，这些药物在早卵泡期应用没有致畸作用。但是，CC 和芳香化酶抑制剂都不应该用于已妊娠的妇女，因此，在应用 LE 促排卵前，应首先除外妊娠。

5. 治疗效果

（1）LE 组促排卵（84.3%）和周期妊娠率（20%）与 CC 组（86%、14.7%）相似。

（2）LE 组单个优势卵泡发生率为 80.9%，CC 组为 61%。

（3）LE 组注射 hCG 日 EM 的厚度为 0.99cm，显著高于 CC 组的 0.82cm。LE 组 EM 的厚度与自然周期没有差异，表明 LH 不抑制 EM 的发育。

LE 用于促排卵治疗的主要优点是促使单个卵泡发育，其机制是芳香化酶抑制剂并不拮抗下丘脑的雌激素受体，因此中枢的反馈机制并未受到影响。卵泡开始生长后，随着雌激素水平的升高，正常的负反馈链可以限制 FSH 的反应，导致小卵泡闭锁，最终导致单个卵泡生长。

LE 是有效的促排卵药物，但由于原适应证是用于乳腺癌的治疗，美 FDA 尚未批准用于促排卵，在促排卵方面尚缺乏规范的用药方案，因此需要大量临床研究和数据来确定芳香化酶抑制剂用于促排卵的方法、结果和有无不良的后果。能否作为一线促排卵药物，仍有待于进一步的大样本证实。

（三）他莫昔芬

他莫昔芬（tamoxifen，TMX），又称三苯氧胺。该药为人工合成的非甾体类抗雌激素药物。

1. 作用机制　TMX 与 CC 一样是选择性雌激素受体抑制剂，药理作用与 CC 类似。利用其占据下丘脑和垂体雌激素受体，诱发 Gn 释放，小剂量短程应用可诱发卵泡生长而促进排卵，大剂量长期应用阻断雌激素效应，应用于乳腺癌组织雌激素受体阳性的患者。TMX 诱导排卵时，子宫内膜的变化和宫颈黏液的不良变化较少。使用 CC 诱发排卵出现不良反应时，尤其是子宫内膜影响显著的患者，可尝试使用他莫昔芬。

2. 用法及效果　月经第 3～5 天开始，每天口服 TMX 20～40mg，每天 1 次或每天 2 次，共 5 天。用药过程中需用 B 超监测卵泡的发育，当优势卵泡直径≥18mm，注射 hCG 5000～10 000IU，注射后 32～36 小时排卵。其诱发排卵的排卵率和妊娠率与 CC 无明显差别。

3. 副作用　经量减少、粉刺、体重增加、潮热、头晕、头痛等，OHSS 少见。

（四）促性腺激素

促性腺激素（Gn），促排卵效果及妊娠率均高于氯米芬，但其费用较高，并且卵巢过度刺激征及多胎妊娠的风险较高。

1. 制剂种类及理化特性

（1）人绝经期促性腺激素（hMG）：由绝经后妇女尿中提取，故又称尿促性素。1959 年以色列人率先应用于临床诱发排卵并获妊娠足月分娩。20 世纪 80 年代国内开始生产和应用。每支 hMG 含 FSH 及 LH 各 75IU。

（2）卵泡刺激素（FSH）：hMG 中所含 LH 对诱发超排卵不利，进行纯化后每支含 FSH 75IU，LH＜1IU，临床上应用的有以下几种。

1）尿卵泡刺激素（u-FSH）：又称尿促卵泡素，商品名丽申宝，为尿提取高纯度 FSH，LH＜1IU，肌内注射。

2）基因重组人类卵泡刺激素 -α（rFSH-α）：近年来，通过基因重组工程已获得超纯化 FSH，为超纯促卵泡素，商品名为果纳芬（Gonal-F），是第一个通过欧洲药品管理局批准上市的药品。果纳芬更进一步降低了 LH 的含量，每支含 FSH 75IU，LH＜0.001IU，且不含其他蛋白质，可皮下注射。国产重组人促卵泡激素（国药准字 S20150007），商品名金赛恒，为采用中国仓鼠卵巢细胞生产的促卵泡激素，规格 5.5μg（75IU）/ 瓶，用于皮下注射。

3）基因重组人类卵泡刺激素 -β（rFSH-β）：商品名为普丽康（Puregon），是第二个通过欧洲药品管理局批准上市的药品，生产过程基本与果纳芬类似，但尚未采用质量标称方法标称药物的生物活性。

（3）黄体生成素（LH）：LH 主要刺激卵泡膜细胞产生雄激素，后者是芳香化酶的底物；协同 FSH 在激素生成中发挥作用，并促进卵泡和卵母细胞的最后成熟、触发排卵、促进黄体的形成和维持黄体的功能。

基因重组技术生产的 LH（r-LH）欧洲在 2000 年已批准投入临床应用，r-LH 理化性质、免疫性和生物活性均与人垂体 LH 相似，适用于补充 LH 不足。文献报道对高龄或反应不良女性的 COH 添加 LH 可改善卵巢的反应性，但也有报道显示添加 LH 与否对临床结局并无明显影响，故是否应在 COH 时常规添加 LH 及何时添加仍有待进一步的研究分析。

（4）人绒毛膜促性腺激素（hCG）：又称绒促性素，其化学结构及生物学活性与 LH 类似，因此，直到今天，当外源性 Gn 刺激周期中卵泡一旦发育成熟即用 hCG 激发 LH 峰。尽管 hCG 也是由妊娠期尿液和胎盘中提取，但仍被广泛应用。hCG 在体内第一半衰期为 5～6 小时，第二半衰期为 23.9 小时，故一次注射 hCG 10 000IU 可产生相当于自然周期排卵前 LH 峰值的 20 倍效能，且作用持久，有助于支持黄体功能。

2001 年基因重组的 hCG（rhCG）首先在美国面世，其生产技术与重组 FSH 类似，以后迅速被广泛应用。250μg 的 rhCG 相当于 5000～10 000IU 尿源 hCG。

2. 作用机制　Gn 能启动卵泡的募集、选择、优势化及成熟，并可促进性激素合成。在卵泡的生长发育、成熟过程中，FSH 和 LH 各自发挥自己的功能，但又呈协同作用。FSH 主要在卵泡的募集、选择和优势化过程中发挥重要作用；诱发排卵的实质是血清 FSH 达到卵泡发育的 FSH 阈值，促使卵泡生长发育、成熟和排卵。而 LH 主要在卵泡的优势化、成熟和排卵过程中发挥重要作用。hCG 具有 LH 的生物活性，一次大剂量用药可促发卵泡成熟及排卵，并可支持黄体功能。在使用 hMG/FSH 诱发卵泡发育成熟后，hCG 可促进排卵。

（1）FSH 阈值理论：当 FSH 达到一定水平时，才能启动卵泡的生长发育，若达不到该水平，则卵泡不会生长发育，该 FSH 水平称为 FSH 阈值。随着卵泡的生长发育，FSH 阈值水平不断变化，这就是卵泡发育的 FSH 阈值理论。

（2）FSH 窗口理论：在卵泡的生长发育过程中，当超出阈值水平的 FSH 持续一定时间后，才能形成单个优势卵泡的生长发育。如果超出时间过长，将会形成多个优势卵泡生长发育，该段时间称为 FSH 窗口，这就是 FSH 窗口理论。

（3）LH 阈值理论：在卵泡生长发育过程中，卵泡所需的雌激素合成及优势卵泡的保持要求必须有一定量的 LH，该 LH 水平称为 LH 阈值。若低于该阈值，则雌激素合成不足，卵子质量受损，此即 LH 阈值理论。

（4）LH 顶蓬理论：在卵泡生长发育过程中，LH 超过一定水平即顶蓬水平，将会抑制卵泡的颗粒细胞增生，导致卵泡闭锁或卵泡过早黄素化。不同发育阶段及不同个体的卵泡具有不同的 LH 顶蓬水平。与未成熟卵泡比较，成熟卵泡更能耐受 LH 的作用。

3. 适应证　Gn 适用于下丘脑 - 垂体 - 卵巢轴（H-P-O-A）功能低下或 CC 治疗无效者，分为 4 类。

（1）第 1 类：下丘脑 - 垂体功能衰竭，低 Gn 和 E。下丘脑 - 垂体功能衰竭临床表现为原发性或继发性闭经，伴低内源性 Gn（FSH、LH）和 E，其 PRL 浓度正常，下丘脑和垂体无占位性病变。包括希恩综合征、垂体切除或放射治疗后功能低下和 Kallman 征（无嗅觉 - 性幼稚综合征）等。

（2）第 2 类：下丘脑 - 垂体功能不良，Gn 和 E 正常，PRL 亦正常。这类妇女因性腺轴功能紊乱而无排卵。临床上表现为多种类型的月经失调，包括月经稀发、闭经、无排卵或黄体功能障碍。常见的 PCOS、闭经 - 溢乳综合征（A-G 征）等都属于此类。

（3）第 3 类：高 Gn、低 E，多见于卵巢早衰（POF）、卵巢不敏感综合征（ROS）等。

（4）第 4 类：为体外受精 - 胚胎移植（IVF/ICSI-ET）做准备。血 Gn 正常，性腺轴调节和反馈功能正常，使用 Gn 目的是在卵泡的募集阶段提高外周血中的 Gn 水平，使之超过更多的募集前阶段的卵泡进入募集的所需阈值，从而达到多个卵泡募集的目的。同时在卵泡发育过程中使更多的卵泡能克服卵泡的选择机制而继续发育成为成熟卵泡，从而达到促超排卵的目的，以利于回收更多的卵子，提高辅助生殖技术的成功率。

第 1 类病是 FSH/ 好 hMG 治疗最佳的适应证；第 2 类患者先试用 CC 等治疗，无反应时再试用 FSH/hMG；第 3 类病不是 FSH/hMG 治疗适应证，但在年轻妇女中这种情况可能是暂时的，特别是 ROS，国内外均有试用 FSH/hMG 治疗成功的个别病例。

4. 禁忌证

（1）高泌乳素血症（HPRL）：应首先用溴隐亭治疗，PRL 降为正常仍无排卵，且用 CC 治疗无效时才用 Gn。

（2）高促性腺激素性无排卵，如 FSH≥40IU/L 时则示卵巢功能衰退。通常有两种情况：①卵巢对 Gn 不敏感综合征（ROS）：卵巢中有残存卵细胞，对此类患者主张先用 GnRH 激动剂抑制高 Gn 后再用 Gn-hCG 治疗，有获得妊娠者。②卵巢早衰（POF）：卵巢中缺乏卵细胞，不宜应用 Gn-hCG 治疗。但临床上对两者的区分较困难，也有认为是内源性 HGn（高促性腺激素）存在质量低劣，故可用外源性 Gn 试验性治疗。

（3）伴有其他不孕因素：如输卵管阻塞，男方无精子或少精子症，只有治愈才能用 FSH/hMG 促排卵。

（4）伴有肿瘤：如子宫肌瘤，尤其是子宫黏膜下肌瘤；卵巢肿瘤较大疑有恶变者。

（5）妊娠或哺乳期妇女。

（6）不明原因的子宫出血者。

（7）性器官畸形不宜妊娠者。

（8）未能控制的甲状腺或肾上腺功能障碍。

5. 治疗前准备　诱发排卵前必须了解子宫、卵巢情况。月经第 3～5 天常规进行基础 B 超检查，了解卵巢基础状况。排除罹患卵巢肿瘤、子宫内膜异位囊肿、出血性囊肿和黄体囊肿，以免误认为这些疾病是由促排卵药物诱发。卵巢囊肿直径 >4cm，可考虑进行手术探查并予以切除。体积较小的囊肿,若未发现恶变特点,可以追踪随访至其消退,或口服避孕药抑制其生长。若子宫内膜发育不良,应先用雌 - 孕激素周期疗法,促使子宫发育正常后再用药。做输卵管造影准确了解输卵管通畅度、形态、功能。丈夫检查精液正常方能使用 Gn 诱发排卵。

6. 治疗方法

(1)一般促排卵:月经第 3～5 天开始使用 FSH/hMG,每天 75IU 肌内注射,当宫颈黏液评分 >8 分,单个卵泡直径≥18mm,停用 hMG,肌内注射 hCG 5000～10 000IU。排卵多发生于注射 hCG 后 36～48 小时,嘱患者注射 hCG 后第 2、3 天同房。

如果注射 FSH/hMG 5～7 天后 B 超显示卵泡大小无反应,则改为 150IU/d。5～7 天后仍无变化,则增加到 225IU/d,直到卵泡成熟。

注射 FSH/hMG 前阴道 B 超探测储备卵泡,如果储备卵泡较多,第 5 天开始用药;如果储备卵泡较少,第 3 天甚至第 2 天开始用药。

促排卵过程中,卵泡直径≤10mm 时,生长速度每天 1mm;直径 > 10mm 时,每天生长速度为 1.5～2mm,在注射 hCG 日,最合适的子宫内膜厚度为 9～14mm,子宫内膜形体为 A 型,即"三线征"阳性。

(2)Gn 递增方案(Step-Up):此种用药方案设计目的是逐渐达到卵泡生长发育的 FSH 阈值水平,减少过度刺激,避免多个成熟卵泡生长发育和排卵。适用于 FSH 阈值不高者,以小剂量开始,根据卵泡发育和雌激素水平,逐渐增加剂量直到主卵泡发育形成,然后再维持有效剂量直到卵泡发育成熟。

通常起始剂量为 FSH/hMG 37.5～75IU/d,月经第 2～7 天开始,但只要卵巢处于静止状态,排除子宫内膜病变,经期的任何时间都可以开始使用。卵泡有反应者以原量维持,无反应者每隔 5～7 天加用 FSH/hMG 37.5～75IU,直到卵泡有反应后维持原量至卵泡成熟。一般最大剂量为 225IU/d(剂量大小还与人的体重及反应性有关,个别重度肥胖及反应性差者,临床有用至 450IU/d)。当主导卵泡直径≥18mm 时停用 FSH/hMG,肌内注射 hCG 5000～10 000IU。排卵多发生于注射 hCG 后 32～36 小时,嘱患者注射 hCG 后第 2、3 天性交。

低剂量递增法使更为敏感的主导卵泡进一步发育,而敏感性较低的一组小卵泡萎缩,可避免卵巢过度刺激、多胎妊娠和取消周期,大部分的刺激时间为 7～12 天,PCOS 胰岛素抵抗的患者可能对 Gn 刺激的敏感性较差,可能需要更长时间。

下一个促排卵治疗周期,可根据前一周期卵巢反应的阈值和刺激情况调整 Gn 的起始剂量。

(3)Gn 递减方案(Step-Down):此种用药方案的设计目的是快速达到卵泡发育的 FSH 阈值水平,以尽快启动卵泡生长发育,缩短用药时间。当优势卵泡形成后再逐渐降低 FSH 的水平,减灭部分有活性的卵泡,达到单个优势卵泡发育成熟的目的。其 E_2 理论根据是卵泡发育的 FSH 窗口理论,即短暂的 FSH 水平超过其阈值并不增加优势卵泡的数量。此方案使用于 FSH 阈值较高者,起始剂量为预计的反应剂量,可以从较高剂量开始,一般为 FSH/hMG 150～225IU/d,连续 5 天,然后进行 B 超监测卵泡发育和水平。当卵泡直径≥10mm 时开始减量,FSH/hMG 每 3 天减量 37.5IU/d,减至 75IU/d 维持,直到优势卵泡直径≥18mm 时注射 hCG 5000～10 000IU。

如果经过 5 天的起始剂量治疗后,卵泡直径＜10mm,每隔 2～3 天增加 FSH/hMG 的剂量 37.5IU,大约持续 10 天,直至直径≥10mm 的卵泡出现;此时开始减低剂量,每 3 天减低 37.5IU,直到成熟卵泡形成,然后如同上述方法处理。如果经过 10 天的大剂量 FSH/hMG 治疗后,卵泡直径＜10mm,则取消本周期治疗。建议下一个治疗周期采用小剂量递增方案。

(4) Gn 递增、递减序贯法:结合递增、递减法两种方案的特点,首先应用递增方案,当主导卵泡直径达 14mm 时,FSH/hMG 减半直至 hCG 日。开始的递增方案是为了找到卵巢反应的 FSH 阈值,而在卵泡晚期减少 FSH/hMG,可使多余的卵泡闭锁,主导卵泡则继续生长,有利于单卵泡发育。

小剂量递增方案具有安全、不易发生过度卵巢反应的特点,缺点是费时、费用高。递减方案具有省时、费用低的特点,但是容易发生卵巢过度反应。

对 FSH/hMG 反应敏感的患者选用递增方案;对 FSH/hMG 反应不敏感的如肥胖、高雄激素血症的患者选用递减方案。

(5) CC＋hMG/FSH:在月经周期第 2～5 天开始口服 CC 50～150mg/d,连用 5 天,CC 应用的最后 1 天或次日开始应用小剂量的 hMG/FSH,75IU/d,待主导卵泡直径≥18mm 时停用 hMG/FSH,肌内注射 hCG 10 000IU。排卵多发生于注射 hCG 后 32～36 小时。该治疗方案周期妊娠率接近或达到单用 Gn 的水平,可以减少 hMG/FSH 用量及促排卵时间,减低促排卵费用。

(6) hMG＋DXM(地塞米松):PCOS 患者雄激素水平较高,影响正常卵泡发育。当其对 CC＋hMG 治疗无反应时,可以在 CC＋hMG 治疗时加用 DXM 0.375～0.5mg,或口服泼尼松龙 5mg/d,晚上服用为宜,于月经第 1 天或(和) CC 同时开始,连续 12～14 天而直至排卵后。

7. Gn 的阈值剂量及注意事项

(1) Gn 阈值与剂量:Gn 用量大小并无严格标准。刺激卵泡发育的 Gn 最低有效剂量称为阈值,每个患者的阈值均不相同。若低于阈值剂量则卵泡不能启动生长,此阈值与疗程无关。如果给予其阈值的 110%～130%,即可使卵泡正常发育;而超过此剂量,则有增加 OHSS 的发生和多胎妊娠的可能。成功诱发排卵的 Gn 剂量和用药时间因人而异,即使同一患者不同时期中卵泡对 Gn 的反应也不尽相同。一些患者对 Gn 极其敏感，而另一些患者则需要较高剂量的 Gn 刺激。尽管体重和用药剂量有直接相关，但即使是肥胖患者，个体的反应阈值也很难预测，临床使用时应从第一疗程失败中了解到 Gn 引起卵泡反应的阈值剂量是多少。

（2）促排卵与卵泡囊肿：在连续使用外源性 Gn 促排卵时，在下一周期的第 3～5 天应该常规进行基础阴道 B 超检查，了解卵巢基础状况。如果没有明显的卵巢残存卵泡囊肿或卵巢增大，可以继续进行下一个治疗周期，不需要间隔。连续治疗周期较间隔卵巢刺激周期和自然周期有更高的的周期妊娠率和累计妊娠率。当基础超声发现 1 个或几个直径≥10mm 卵巢囊肿，最好推迟本周期促排卵治疗。卵巢囊肿会影响卵泡对 Gn 的敏感性，卵巢刺激周期成功率较低，也可能因为新出现的卵泡很难与退化的卵泡囊肿相区分。对这类病例，可口服避孕药 1～2 个周期，囊肿大多在 1～2 个月内消失。

（3）PCOS 促排卵注意事项：PCOS 是典型的性腺轴功能紊乱病例，到目前为止仍是促排卵治疗中非常棘手的问题。由于此类患者有内源性 Gn 及 E，故一般多先试用 CC 或 LE 治疗，若治疗无反应，可以试用 hMG/FSH 治疗。CC 抵抗的 PCOS 无排卵患者常对相对低剂量的 Gn 刺激产生反应，患者特别敏感，其反应阈值与过度反应阈值非常接近，治疗范围特狭窄，略高于无效剂量极可能引起卵巢过度刺激。因此，FSH/hMG 的起始剂量应根据体重指数（BMI）和以往促排卵情况灵活调整，除常用的 Gn 递增方案外，更适用低剂量递增方案和递减方案。

用药之前通过评估患者的高雄激素水平、LH 水平、窦卵泡数、年龄、雄烯二酮及 IGF-I 水平等初步估计患者的反应剂量。准确的剂量主要依赖于医生的临床经验和治疗效果来判断。应根据患者对 Gn 的反应性，在治疗中摸索并调整其剂量。若剂量过大，不仅费用昂贵，也对卵子质量、受精和着床不利，降低妊娠率，并可增加 OHSS 的发生。

8. GnRH-a 替代 hCG 促进成熟卵母细胞排卵

（1）用药方法和剂量：以上促排卵过程中，如果直径＞18mm 卵泡超过 2 个、中小卵泡较多、血 E_2≥7340pmol/L 时，为避免发生 OHSS，禁用 hCG 诱发排卵，改用 GnRH-a 类药物诱发排卵，如达菲林 0.1～0.2mg 皮下注射，或丙氨瑞林 0.15～0.45mg 肌内注射，排卵后补充黄体 12～14 天。

（2）作用机制：GnRH-a 替代 hCG 来促进卵母细胞的成熟，其基本原理就是利用短效 GnRH-a 注射后的“骤然作用”（flare-up）刺激内源性 LH 峰的产生。这种短效 GnRH-a 注射所产生的 LH 峰有两个特点：

1）注射 GnRH-a 所产生的 LH 峰是内源性的，因此部分因对外源性 LH 不敏感而导致卵母细胞成熟障碍的患者可以利用其内源性的 LH 峰来诱导卵母细胞的成熟。

2）注射 GnRH-a 所产生的 LH 活性持续的时间较短，高度激发的 LH 峰在体内持续 24～26 小时，短于自然排卵周期的 48 小时，峰值水平与自然周期相同。而 hCG 在体内的半衰期可达 7 天，它对卵巢的持续性刺激，极易发生 OHSS；此外，hCG 可促进卵巢分泌血管活性物质，因而可引起 OHSS 的发生。因此采用短效 GnRH-a 替代 hCG 促进卵母细胞的成熟可以避免或减少卵巢囊肿的形成，降低 OHSS 的发生。

（五）促性腺激素释放激素

人工合成的促性腺激素释放激素（GnRH），又称促黄体生成素释放激素（LHRH），其制剂又名戈那瑞林，与天然 GnRH 有相同的氨基酸组成。GnRH 由下丘脑以一系列小脉冲的形式每 60～120 分钟释放一次，通过门脑系统进入垂体后与垂体的促性腺激素细胞受体结合，促进细胞分泌 LH 和 FSH，从而使卵泡生长发育，直到成熟排卵。临床连续使用时，GnRH 对垂体具有双相作用，开始时能促进垂体前叶，使血浆中 LH、FSH 和性激素升高，久之则可导致垂体中 LHRH 受体减少，相当于阻止垂体的 LH 和 FSH 分泌，从而阻断雌激素的合成与分泌而达到相当卵巢切除的效果。本品静脉注射经 3 分钟血浓度达峰值，$t_{1/2}$ 约为 6 分钟，经肾迅速代谢排泄。其对血浆中 LH 升高作用较快、较强，而对 FSH 的升高作用较慢、较弱。

1. 适应证　用于促排卵，以治疗下丘脑性闭经所致不孕、原发性卵巢功能不足，特别是对氯米芬无效的患者。

2. 用法和用量　可应用皮下或静脉泵模拟生理性 GnRH 脉冲释放节律注射，以静脉脉冲式注入效果较好。于月经周期的第 2～4 天开始，应用剂量为 50～100μg/90min（60～120 分钟），20～30 天为一疗程。当优势卵泡≥18mm，E_2≥1100pmol/L 或 CM 结晶（+++）时，翌日 1 次肌注 hCG 5000～10 000U 促排卵并指导受孕。

3. 不良反应　可有多胎妊娠，注射处炎症。

4. 禁忌证　对苯甲醇过敏者禁用。

5. 注意　避免和其他促性腺激素释放激素制剂、脑垂体激素或性激素制剂同时使用。

6. 制剂　注射用粉针，每支 25μg；100μg。

（六）促性腺激素释放激素类似物

通过将 GnRH 不同位置的氨基酸进行置换或去除，可得到一些化学结构与 GnRH 相似的化合物，称促性腺激素释放激素类似物（gonadotropin releasing hormone analog），依据它们对垂体促性腺激素释放激素受体的作用性质而分为 GnRH 激动剂（gonadotropin releasing hormone agonist，GnRH-a）及 GnRH

拮抗剂（gonadotropin releasing hormone antagonist，GnRH-ant）。

1. GnRH 激动剂（GnRH-a）　人工合成的高生物活性的 GnRH，为 9 肽。常用制剂有：①长效：曲普瑞林，又称色氨瑞林，商品名达必佳，每瓶 3.75mg，肌内注射 1 次药物可在 28 天持续释放。②短效：达必佳，每支 0.1mg；国产丙氨瑞林，又称阿拉瑞林，每支 0.15mg；国产曲普瑞林，每支 0.1mg，需每天 1 支皮下或肌内注射。GnRH-a 治疗方法包括，脉冲法和非脉冲法（持续法）。

GnRH-a 脉冲法治疗，是模拟生理性 GnRH 脉冲性节律给药（使用静脉泵或皮下泵），通过自我激发作用增加垂体促性腺激素细胞内 GnRH 受体数量和受体再循环应用（recycling process）促进垂体 FSH 和 LH 生成和释放，呈现升调作用（up-regulation effect），用于治疗下丘脑功能减退性疾病，包括无排卵、闭经和不孕等，方法参见促性腺激素释放激素（GnRH）。

GnRH-a 非脉冲法治疗，是采用长效 GnRH-a 或短效 GnRH-a 持续性注射方式，通过超短反馈抑制下丘脑 GnRH 分泌，耗竭垂体促性腺激素细胞 GnRH 受体和受体循环应用而减少 FSH 和 LH 生成和释放，快速引起低雌激素血症，呈现降调（down regulation）或垂体脱敏作用（desensilization of pituitary），用于辅助生殖控制性促超排卵（COH）前期治疗。在辅助生殖治疗应用中，包括长方案（采用 GnRH-a 进行垂体脱敏治疗后促排卵）；短方案（利用 GnRH-a 激发作用和后期的脱敏作用治疗）；超短方案（仅利用 GnRH-a 激发作用进行治疗）。

2. GnRH 拮抗剂（GnRH-ant）　不影响下丘脑正常的 GnRH 生成，仅在靶组织 GnRH 受体水平通过竞争性结合 GnRH 受体，快速阻断 GnRH-LH 作用。GnRH 拮抗剂无 GnRH-a 的急性期效应，对垂体的激发作用，降调和垂体脱敏作用快捷，治疗周期短，停药后功能恢复快，可显著减少促性腺激素用量，降低多卵泡发育、OHSS 和多胎发生率，建议对 OHSS 高风险者可考虑采用拮抗剂方案。

GnRH 拮抗剂于促排卵的第 5～6 天，每天皮下注射 GnRH 拮抗剂如西曲瑞克（商品名思则凯）0.25mg，直至诱发排卵为止。注射时间可选择早上或晚上，如选择早上，则最后一支 GnRH 拮抗剂应在诱发排卵当天早上注射；如果选择在晚上，则最后一支 GnRH 拮抗剂应在诱发排卵前 1 天晚上注射。

（七）溴隐亭

溴隐亭（Bromocriptin），适用于治疗无排卵合并高泌乳素血症者。溴隐亭可以促使排卵；若无排卵，同时加用 hMG 或 CC 诱发排卵。

1. 使用方法　从小剂量开始，1.25mg/d，晚餐时服用。根据其治疗效果及耐受性，每周增加 1 次剂量，如 1.25mg、每天 2 次，2.5mg、每天 2 次，依次类推。一般每天用量为 5～7.5mg。治疗有效指征为溢乳停止，PRL 恢复正常，月经规律,排卵及妊娠。对副作用严重不能耐受者,阴道给药效果同口服。

2. 溴隐亭+CC 服溴隐亭同时在月经第 5 天开始加用 CC 50mg,每天 1 次,必要时可增加 CC 用量,若无效时才改用 hMG。卵泡成熟时注射 hCG。

3. 溴隐亭副作用 主要出现于治疗初期及剂量较大时。总的副作用发生率为 40.8%,因副作用而终止治疗者占 5%~10%。常见副作用为消化道反应,恶心、呕吐、食欲不振及便秘,头晕、头痛、视力改变,剂量过大时偶可出现幻觉及晕厥等。这些副作用具有剂量依赖性,减量或停药后可自行消失。

4. 注意事项 服药期间每 1~2 个月复查 PRL,根据 PRL 高低调整用药剂量,直至停药观察。为防止停药后 PRL 的反跳现象,药量应逐步递减。虽然无证据表明溴隐亭对胎儿有害,但确诊妊娠后仍应立即停药。

(八)生长激素

人生长激素(Growth Hormone,GH)是由 191 个氨基酸组成的单链多肽激素,其由垂体 GH 分泌细胞合成、储存和分泌。近年来认为卵泡生长不仅受垂体促性腺激素及卵巢类固醇影响,促生长肽类(growth-promoting peptides)如胰岛素、生长激素及类胰岛素生长因子(insulin-like growth factor,IGF)对调节正常卵泡发育均有很重要的作用。研究报道对于 COS 反应不良行 GnRH-a 与 Gn 方案的 IVF 患者,添加 GH 可以改善临床妊娠率或活产率。但 GH 在 COH 中的应用价值仍有待进一步的证实。注射用重组人生长激素(rhGH)用于诱发排卵时的有效剂量及使用时间也仍在探讨之中,文献报道采用 4~24IU/d,隔天肌注 1 次,共 6 次,亦有采用每日 1 次,共 12 次,其疗效均无显著差异。

二、常用的促排卵方案

随着生殖医学的研究进步以及临床经验的逐渐积累,在临床实践中逐渐形成了不同的诱导排卵及控制性超排卵方案。

(一)CC、来曲唑、他莫昔芬及促性腺激素(Gn)方案

多用于多囊卵巢综合征等排卵障碍患者的诱导排卵治疗,于月经的第 3~5 天开始用药,其方案参见本节一、诱导排卵的常用药物(一)、(二)、(三)、(四)。

(二)GnRH-a/Gn/hCG 方案(激动剂方案)

1. 长方案 通常于前一个月经周期的黄体中期开始使用 GnRH-a。

长效制剂一支是 3.75mg。以往 GnRH-a 使用剂量大,容易出现抑制程度过深的情况,经过近 10 余年 GnRH-a 减量研究,目前多数中心采用半量甚至更小剂量的 GnRH-a 进行降调节。例如 Dal Prato 等人发现,使用半量(1.87mg)的曲普瑞林(达必佳)与全量(3.75mg)相比,两组均无早发 LH 峰,半量组的 Gn 用量较少,获卵数及胚胎数较多,种植率、妊娠率及流产率无明显差异。进一步研究半量 GnRH-a 和 1/3 量(1.25mg)的方案也均未出现早发 LH 峰,其

种植率、妊娠率、活产率等均无明显差异，这就提示，1.25mg 的 GnRH-a 已可以满足大部分患者的垂体降调节需求。

短效制剂多使用达必佳 0.05～0.10mg/d 或丙氨瑞林 0.15mg/d，至 hCG 注射前停止。一般认为，短效制剂在临床应用起来更为灵活，可根据患者的具体情况调整用药。长效长方案及短效长方案在我国均得到了普遍应用，系统综述提示长效长方案与短效长方案在临床妊娠率方面没有显著性差异，但长效组的 Gn 用量及 Gn 使用天数较短效组略增加。基于目前的研究现状，长效长方案与短效长方案在临床妊娠结局方面并无显著差异。长效长方案对于患者而言更易接受，患者依从性好。长方案适用范围广，常用于常规超促排卵患者。

在达到降调节标准后，通常于月经第 3～5 天启动 Gn/hCG 方案，之后定期行 B 超及激素监测。

2. 短方案　通常于月经第 2 天开始使用短效 GnRH-a，第 3 天 Gn 启动。一般认为短方案适用于高龄或估计卵巢反应不良的患者。对卵巢反应不良患者分别进行长方案及短方案 COS 的结果显示，两组结局无明显差异，而长方案组的获卵数、胚胎数及妊娠率都较短方案组高。因此，短方案对卵巢反应不良的优势仍有待确认。

3. 改良超长方案　即予首剂长效 GnRH-a 后，于月经周期的黄体中期再予同等剂量的 GnRH-a 1 次，末次 GnRH-a 后的 13～20 天复查达到降调节标准时 Gn 启动。此方案特点加强了降调节，更适用于 PCOS、反应过度者。

4. 超短方案　与短方案一样于月经第 2 天起开始使用短效 GnRH-a，用数天后停止；一般于月经第 3 天启动 Gn/hCG。一般认为该方案特点强化卵泡募集，减少 Gn 用量，适用于反应不良、卵泡数少的患者。

Maheshari 对比较 GnRH-a 方案的随机对照试验进行了 Meta 分析，包括上述的长方案、短方案、超短方案等，结果发现长方案的临床妊娠率较短方案及超短方案的高。因此，在多种 GnRH-a 方案中推荐长方案作为第一选择，当出现卵巢反应不良等情况时，则再行 COS 时可依据个体的情况考虑改变方案，实施个体化的治疗。

（三）Gn/GnRH-ant/hCG 方案（拮抗剂方案）

拮抗剂方案分固定方案及灵活方案。

1. 固定方案　即固定日期给药，月经第 2～3 天时 Gn 启动，从 Gn 启动后 6 天开始每天予 GnRH-ant 0.25mg 至 hCG 日；或 Gn 启动后 6 天先予 GnRH-ant 3.0mg 1 次，4 天后若未到达 hCG 注射时机则继续予 GnRH-ant 0.25mg 至 hCG 日。

2. 灵活方案　即根据卵泡生长发育情况给药，通常当最大卵泡的直径达 14mm 时开始使用 GnRH-ant。

与 GnRH-a 的标准长方案相比较，GnRH-ant 固定方案预防早发 LH 峰的作用无明显差异，但临床妊娠率降低，而 OHSS 的发生率则显著下降。

由于 GnRH-ant 通过竞争 GnRH 受体直接、快速地抑制内源性 Gn 的合成与分泌，故可在卵泡期的任何时刻添加，使用相对简便，缩短了治疗周期，且有较低的 OHSS 高风险。

（四）微刺激方案

即应用小剂量的外源性 Gn，或口服促排卵药添加或不添加 Gn 的促排卵方案，使用 GnRH-ant 来预防早发 LH 峰。其目的是在获得令人满意的临床结局的同时尽可能降低 COS 治疗的风险。近年来陆续有研究对不同人群应用微刺激方案与标准长方案进行比较。在卵巢储备正常的人群中，研究发现尽管微刺激获卵数少，但两种方案移植的优质胚胎无明显差异，妊娠率也无显著性差异，而微刺激的 Gn 用量则明显减少。对于卵巢反应不良的人群，已有究证实他们不能通过增加 Gn 的剂量而获得更好的临床结局，尽管增加 Gn 剂量可以降低周期取消的风险，但临床妊娠率、活产率会受到不良影响且自然流产率升高。对常规长方案中反应低下的患者进行微刺激方案促排卵的研究结果提示，卵巢反应与前一周期相近，但囊胚形成率及继续妊娠率较长方案明显升高。可见，微刺激方案是卵巢储备下降患者的一个较佳选择；该方案安全性高、费用低的特点备受肯定。

三、黄体支持

运用药物诱导排卵，尤其是 COS 中使用降调节方案，停药后垂体分泌 Gn 功能未能迅速从降调节中恢复及 IVF 周期中吸取卵泡液时可能使颗粒黄体细胞减少，需要进行黄体期的支持，以提高胚胎着床率、临床妊娠率及活产率。临床常选择采用孕激素、hCG、雌激素或各种激素的联合使用来进行黄体支持。

1. 黄体酮　根据黄体酮的剂型，给药途径有肌内注射、口服、经阴道给药。排卵或取卵后开始用药，持续时间 14 天。

（1）肌内注射：肌注油剂黄体酮生物利用度高、疗效确切，是最常用而有效的给药途径，常用剂量为 40～60mg/d。但由于肌注也有一定的不良反应及不便，如需要每天注射，注射局部易出现过敏，以及油剂难以吸收而形成硬结，严重者可发生感染，患者的依从性较低。

（2）口服给药：目前国内常用的口服黄体酮有以下几种，可选择其中的 1 种，或地屈孕酮和黄体酮胶丸连用。口服给药由于有效成分大部分经肝脏代谢分解，生物利用度低，血液浓度不稳定，加上个别可出现头晕、嗜睡等中枢神经系统症状，甚至导致肝功能损害等不良反应，故有学者不推荐应用于常规黄体支持。

1）地屈孕酮（商品名达芙通）：每片 10mg，每天 20～40mg，分 2～3 次口服。

2）黄体酮胶囊（商品名益玛欣）：每粒 50mg，每天 200～400mg，分 2 次口服。

3）黄体酮胶丸（商品名琪宁）：每粒 100mg，每天 200～300mg，分 2 次口服。

4）黄体酮软胶囊（商品名安琪坦）：每粒 100mg，每天 200～300mg，分 2～3 次空腹口服或阴道给药；妊娠后选择阴道给药。

（3）阴道用药：黄体支持的靶器官是子宫，阴道使用黄体酮阴道上皮细胞吸收并扩散至宫颈、宫体，并完成从子宫内膜向肌层的扩散，在子宫局部发挥作用，吸收入血的比例低。

阴道黄体酮有缓释凝胶、胶囊和片剂，其使用方便、不良反应少，在许多国家已成为黄体支持的首选治疗方式。阴道黄体酮给药，还可利用其局部作用，镇静子宫，增加宫颈黏液栓，以及通过平衡细胞因子来改善局部微环境，对早期妊娠有利。常用制剂有雪诺酮（阴道用黄体酮凝胶，含微粒化黄体酮 90mg），1 次 / 天。

有很多学者对三种给药方式进行了比较研究，但结果并不完全一致。多数研究认为，肌注黄体酮可获得较阴道和口服黄体酮更好的黄体支持效果。

2. hCG　使用于 OHSS 低危患者，排卵或取卵后每 2～3 天肌注 hCG 2000IU，共 3～5 次，用药后血浆孕酮明显升高，但禁用于 OHSS 高风险患者。对于超促排卵反应不良，雌二醇峰值低于 2500pg/ml，取卵数较少的患者，有主张 hCG 与黄体酮联合应用，由于 hCG 治疗可干扰妊娠检测结果，需要至少停药 5～7 天后检测方可基本排除 hCG 的干扰。

3. 雌激素　在 COH 周期，黄体后期不仅孕酮水平下降，E_2 水平也下降。补充 E_2 有助于维持黄体功能和提高妊娠率。排卵后每天口服戊酸雌二醇 2～6mg，持续整个黄体期。虽然近年来雌激素在黄体期中的作用受到重视，但黄体支持是否需要补充 E_2 以及添加的时机和人群尚存在较大争议。

第二节　辅助生殖技术

辅助生殖技术（assisted reproductive technology，ART）是通过对精子、卵子或胚胎等的体外操作，帮助不孕不育患者获得妊娠的技术。常用的辅助生殖技术包括人工授精（artificial insemination，AI）和体外授精 - 胚胎移植（in vitro fertilization and embryos transfer，IVF-ET）及卵母细胞质内单精子显微注射（ICSI）、囊胚培养与囊胚移植、未成熟卵体外成熟技术（IVM）、胚胎植入前遗传学诊断（PGD）、胚胎辅助孵化（AH）、胚胎卵子或卵巢睾丸组织冷冻、赠卵技术等衍生技术。自从 1978 年采用 IVF-ET 技术诞生了世界第一例试管婴儿后，随着人类 ART 的不断深入开展与普及，ART 所带来的技术本身及社会、伦理、道德、法律等诸多问题也日益突出，故有专家认为其应用的安全性值得进一步探讨。

一、人工授精

（一）分类

人工授精（artificial insemination，AI）是将处理后的精子悬液注入女性生殖道内的助孕技术。根据精液来源分为两类。

1. 夫精人工授精（artificial insemination with husband's sperm，AIH）是采用患者丈夫精液进行人工授精的助孕方法。

（1）适应证：①男性少精症、弱精症、液化异常、性功能障碍、生殖器畸形等；②女性宫颈性不孕；③男性和女性生殖道畸形；④免疫性不育；⑤原因不明性不孕。

（2）禁忌证：①男女一方患有泌尿生殖系统急性感染或性传播疾病；②一方患有严重的遗传、躯体疾病或精神心理疾病；③一方接触致畸量的射线、毒物、药物并处于作用效应期；④一方或双方为吸毒者。

2. 供精人工授精（artificial insemination with husband's sperm，AID）是采用健康志愿者精液进行人工授精的助孕方法。

（1）适应证：①不可逆无精子症、严重少精症、弱精症和畸精症；②输精管复通失败者；③射精障碍者；④男方和（或）家族性严重遗传性疾病；⑤母儿血型不合不能得到存活新生儿。必须指出，除不可逆性无精子症外，少精症、弱精症、畸精症、输精管梗阻和射精障碍者仍可通过精子优选和附睾穿刺等技术获得健康精子，通过夫精卵胞质内单精子显微注射（ICSI）技术获得具有血亲关系的后代。如果夫妇双方放弃 ICSI 技术助孕权益时，则必须签署知情同意书后方可采用 AID 助孕。

（2）禁忌证：①女方患有泌尿生殖系统急性感染或性传播疾病；②女方患有严重的遗传、躯体疾病或精神心理疾病；③女方接触致畸量的射线、毒物、药物并处于作用效应期；④女方为吸毒者。

实施 AID 的医疗机构必须从持有卫生部批准证书的人类精子库获得冷冻供精标本，并按规定定期向精子库反馈供精冷冻精子使用情况。必须严格遵守"双盲"原则，即捐精者和接受精子的夫妇无权、也无机会相互了解对方的身份信息。为了减少近亲婚配概率，我国规定精子库和实施 AID 机构严格控制每位供精者的冷冻精液最多只能提供给 5 名妇女受孕。

（二）治疗方法

1. 治疗前检查

（1）妇科检查及子宫和附件超声检查、阴道清洁度、生殖道病原体和宫颈细胞学检查。

（2）输卵管通畅性检查：超声下输卵管通液或子宫输卵管造影（HSG）至少一侧输卵管通畅。必要时宫腔镜检查排除宫腔病变（宫腔粘连、内膜息肉和黏膜下肌瘤）。

（3）感染相关指标检查：包括 TORCH（IgM）、乙肝病毒抗体、HIV 和梅毒筛查、结核菌素试验（PPD）。

（4）夫妇血型、染色体核型和自身免疫抗体检查等。

（5）丈夫精液检查（至少 2 次），必要时进行男性生殖查体及生殖内分泌和生殖器官超声检查。

（6）其他相关指标检查：血常规、心电图、胸透 / 胸片、肝功能、肾功能等。

2．知情同意和签订协议书　向患者夫妇介绍人工授精相关知识，尤其是妊娠率、并发症、随访必要性。对于 AID 夫妇还应介绍供精伦理学、相关法律法规和供精冷冻精液选择，夫妇双方并签署知情同意书。

3．建立辅助生殖档案　包括建立辅助生殖病历、验证患者夫妇身份证、结婚证、准孕证明原件并保留复印件。

4．制定治疗方案　包括促排卵方案、AI 方式和途径等。

（1）促排卵治疗：有规律排卵妇女，在自然周期排卵监测下进行人工授精。无排卵或多个自然周期仍未成功受孕者可在促排卵治疗下进行人工授精。促排卵治疗时，一般控制优势卵泡不超过 3 枚，以减少多胎妊娠和卵巢过度刺激综合征风险。

（2）人工授精方法：包括以下 6 种方法。

1）阴道内人工授精（intravaginal insemination，IVI）：适用于男方精液检查基本正常，因各种原因不能完成性交者。方法是用导管将液化后精液或洗涤后精子悬液直接注入女方阴道穹窿和宫颈外口周围。

2）宫颈内人工授精（intravaginal insemination，ICI）：适用于性交困难、性交后不射精、精液不液化和供精授精者。方法是用导管将液化后精液或洗涤后精子悬液直接注入女方宫颈管内，也可同时在宫颈外口和宫颈周围涂抹精液，或将部分精液注入女方阴道穹窿。

3）宫腔内人工授精（intrauterine insemination，IUI）：应用最广泛的人工授精方法。适用于各种人工授精妇女。方法是经阴道、宫颈将导管置入子宫腔内，将洗涤后精子悬液注入子宫腔内。

4）输卵管内人工授精（intratubal insemination，ITI）

①经阴道输卵管内授精（transvaginal intratubal insemination，TVITI）。方法是用特制导管经阴道 - 子宫输卵管开口插管，向有优势卵泡发育侧的输卵管内注入洗涤后精子悬液。

②输卵管精子灌注（fallopian tubesperm perfusion，FSP）。方法是先将 Foley 导管插入宫腔内，充盈气囊封闭子宫颈内口，向宫腔注入较大量洗涤后精子悬液引起宫腔内压升高，促使精子悬液进入输卵管。

5）卵泡内人工授精（intrafollicular insemination，IFI）：也称为直接卵泡内人工授精（direct intrafollicle insemination，DIFI），是在阴道 B 超引导下，经阴道穹窿穿刺至卵泡内，将处理后的精子悬液注入一个或多个卵泡内。此法尤其适合于卵泡发育成熟但不排卵者。

6）腹腔内人工授精（intraperitoneal insemination，IPI）：又称为直接腹腔内人工授精（direct intraperitoneal insemination，DIPI）。方法是在阴道 B 超引导下，通过阴道后穹窿穿刺，将处理后精子悬液直接注入腹腔内（子宫直肠陷凹处）。注入腹腔内精子上游的距离较短并在腹腔液中获能，可增加受精机会，适用于宫颈管狭窄难以施行宫腔人工授精者。另外，IPI 可避免困难的宫颈操作，减少宫颈、子宫内膜出血和激惹子宫收缩等不良反应。

（3）黄体支持：人工授精后根据患者情况酌情给予黄体酮或绒毛膜促性腺激素（hCG）辅助黄体功能。

（4）妊娠确立和随访：人工授精后 15 天查尿妊娠试验或血 hCG 确定生化妊娠。30 天进行子宫超声检查确定临床妊娠。特别注意确定宫内妊娠抑或异位妊娠、宫内妊娠数目和位置。发现≥3 胎妊娠，应适时进行选择性减胎术。

二、体外受精 - 胚胎移植

体外受精 - 胚胎移植（in vitro fertilization and embryo transfer，IVF-ET）是将卵子取出体外，在体外完成受精和早期胚胎发育，在胚胎发育至 4～8 细胞或囊胚期时移植回子宫腔内使其着床发育成胎儿。

1. 适应证　①各种因素引起女方配子运输障碍；②排卵障碍；③子宫内膜异位症经药物和手术治疗无效者；④男性不育，包括弱精症、畸精症、少精症或复合因素的男性不育；⑤免疫性不孕症；⑥不明原因不孕等。

2. 禁忌证　①提供配子任何一方患有泌尿生殖系统急性感染或性传播疾病；或具有酗酒吸毒等不良嗜好；②提供配子的任何一方接触致畸量的射线、毒物、药物并处于作用效应期；③接受卵子赠送的女方患有生殖、泌尿系统急性感染或性传播疾病；或具有酗酒吸毒等不良嗜好；④女方子宫不具备妊娠功能或严重躯体疾病不能承受妊娠。

3. 治疗前准备同人工授精。

4. 治疗程序

（1）控制性超促排卵（controlled ovarian hyperstimulation，COH）：目的是应用促排卵药物诱发多卵泡发育以期获得较多的卵母细胞供体外受精和胚胎培养。经典的 COH 方案有长方案、超长方案、短方案、超短方案，近年来微刺激方法（soft protocol, mini-stimulation protocol）逐步应用，系采用低剂量促性腺激素、氯米芬或芳香化酶抑制药（来曲唑），或三者不同组合进行促排卵治疗，适合高龄或卵巢功能不良者，也可用于卵巢高反应尤其是严重多囊卵巢患者，减少 OHSS 的风险。此外，GnRH 拮抗药、生长激素、基因重组 LH 的应用也可改善部分患者促排卵效果，而理想的促排卵方案是遵照个体化原则采用合理的促排卵药物和方法，以获得适当数量的优质卵子并促进子宫内膜最佳同步化发育，提倡个体化治疗。

促排卵方案的选择：①对于卵巢反应正常或高反应妇女，一般采用长方案。对于卵巢高反应倾向妇女应严格控制促性腺激素剂量，或选择微刺激方案或拮抗剂方案，以 GnRHa 代替 hCG 促进卵子成熟，减少中、重度 OHSS 风险。②对于卵巢储备力较差或反应不良妇女，可采用短方案较大剂量促性腺激素治疗。然而，有时大剂量促性腺激素仍不能明显增加获卵数和（或）胚胎数量，尤其是优质胚胎数量，因此，对于反应不良也可采用微刺激方案或自然周期、改良自然周期方案。③子宫内膜异位症患者多采用超长方案，以改善子宫和卵巢环境。

（2）取卵：在 COH 中，一定数量的优势卵泡接近成熟时给予 hCG 或短效 GnRHa 注射，36～40 小时即卵泡发育成熟但尚未破裂时，在超声指引下行阴道穹窿穿刺取卵，即抽取成熟卵泡的卵泡液，并在实验室找出卵母细胞。

（3）体外受精：将取出的卵母细胞放入培养液中，培养 4～6 小时促进卵子进一步成熟，再与经过处理的优化精子按照一定比例混合培养。16～20 小时后观察，如发现卵细胞内出现 2 个原核，表示卵子已受精，应继续培养至 4～8 细胞期或囊胚期，以备进行胚胎移植。

（4）胚胎移植：在超声引导下，应用移植导管将体外培养至一定时期的早期胚胎注入宫腔或输卵管内。胚胎移植时间多选用 4～8 细胞期，移植胚胎数目控制在 3 枚以下。随着辅助生殖技术的进步，临床妊娠率和多胎妊娠率也显著增加，减少胚胎移植数目势在必行。目前多数生殖中心以一次移植 2 枚胚胎为主，而单胚胎移植是辅助生殖未来发展方向。

（5）胚胎移植后处理：胚胎移植后 20～30 分钟患者即可自由活动、正常生活，但应避免剧烈运动，而不建议长期卧床休息。研究表明，胚胎移植后正常生活可提高妊娠率，而长时间卧床则不利于盆腔血液循环，并增加血栓形成风险。

（6）黄体支持：包括注射、口服或阴道置入黄体酮制剂，或肌内注射 hCG（OHSS 高风险者禁用）。胚胎移植后地 14 天查尿妊娠试验或血 hCG 确定是否生化妊娠。移植后 30～35 天超声检查确定是否临床妊娠、宫内妊娠还是异位妊娠和宫内妊娠数目。若发生≥三胎妊娠，应适时选择性减胎术。发生异位妊娠和宫内外复合妊娠者也应及时处理。

三、卵母细胞质内单精子显微注射

卵母细胞质内单精子显微注射（intracytoplasmic sperm injection，ICSI）是在显微操作系统指引下，在体外将精子直接注入卵母细胞质内促进卵子受精的方法。其他操作程序与常规 IVF-ET 相同。ICSI 技术较好地解决了严重男性不育患者的受精问题。然而，由于 ICSI 技术未通过人类生殖的自然选择过程而具有增加后代出生缺陷风险，因此应严格掌握适应证和加强遗传性咨询和产前检查。ICSI 适应证包括：①严重的少、弱、畸精子症；②不可逆的梗阻性无精子症；③ IVF 受精失败；④原因不明不孕；⑤胚胎植入前诊断（PGD）；⑥卵子冻存后受精等。

四、囊胚培养与囊胚移植

生理状态下，早期胚胎在输卵管中发育，在囊胚期进入子宫腔，胚胎发育与子宫内膜发育呈同步化。体外助孕过程中，胚胎移植时间是在取卵后 2～3 天，将发育至 4～8 细胞胚胎移植入宫腔。随着实验胚胎技术的进步，将早期胚胎继续培养至 5～6 天囊胚期甚至更长期培养成为可能，而该技术在先进的实验室已逐步成熟。将胚胎培养至囊胚期可筛选出更具有发育潜能的胚胎，也缩短了胚胎移植入子宫腔后进一步发育和着床之间的时间间隔，此时子宫收缩活性逐渐减弱而有利于胚胎着床，也减少了因胚胎游走进入输卵管着床而引起异位妊娠的风险，因此囊胚移植更符合自然生理过程，可提高胚胎种植率和临床妊娠率，降低异位妊娠率。另外，通过减少囊胚移植数目，如选择性单囊胚移植（elective/selective single embryo transfer，eSET，SSET）可降低多胎妊娠发生率。

五、配子移植技术

配子移植技术是将男女生殖细胞取出，通过适当的体外处理后，将精子和卵子移植入女性体内的助孕技术，包括配子腹腔内移植（peritoneal oocyte sperm transfer，POST）、配子输卵管内移植（gamete intra-fallopian transfer，GIFT）、配子宫腔内移植（gamete intra-uterine transfer，GIUT）。其中 POST 和 GIFT 适用于至少一侧输卵管通畅的不孕症患者。GIUT 用于双侧输卵管梗阻、缺失和功能丧失者。该技术方法简便，费用较低，但成功率低于 IVF-ET，因此目前已较少应用，但仍可作为经济能力不足和（或）原因不明反复体外受精失败和（或）得不到优质胚胎，以及反复 IVF/ICSI-ET 未妊娠患者的选择。

六、未成熟卵体外成熟技术

未成熟卵体外成熟技术（in vitro maturation, IVM）是将未成熟卵子体外培养成熟后再进行体外受精-胚胎移植的方法。IVM 最初主要用于治疗多囊卵巢患者，可以避免超促排卵相关的 OHSS 风险，并节省医疗经费和就医时间。IVM 技术与自然周期 IVF 技术联合应用，适用于卵巢高反应者和 OHSS 高危患者。IVM 穿刺可多周期重复实施，穿刺可减少多囊卵巢妇女卵巢窦卵泡数量、改善内分泌环境（降低睾酮、LH/FSH），降低促排卵导致的 OHSS 发生率。临床观察发现，连续促排卵穿刺治疗 1～3 个月后，累计妊娠率可达 51%。此外，IVM 技术也应用于保存女性生育力，解决卵巢组织或卵细胞冷冻后的成熟问题，以及未成熟卵子冷冻保存后的应用问题。

七、胚胎植入前遗传学诊断

胚胎植入前遗传学诊断（preimplantation genetic diagnosis, PGD）是利用现代分子生物学技术与显微操作技术，取出胚胎中 1～2 个细胞（即胚胎活检），进行特定的遗传学性状检测，然后据此选择合适的胚胎进行移植的技术。胚胎活检可在 3 个阶段进行：极体、分裂期（D_3）或囊胚期（D_5～D_6）。遗传学检测方法以荧光原位杂交（FISH）和各种聚合酶链反应（PCR）技术为主。适用症包括某些单基因疾病、染色体数目或结构异常、性连锁性遗传病携带者和高龄妇女非整倍体检测等有可能分娩遗传性疾病后代的高危夫妇的胚胎选择。

八、胚胎辅助孵化

胚胎辅助孵化（assisted hatching, AH）技术是用化学方法促使胚胎透明带变薄，或用化学物质、激光、机械方法在胚胎透明带上打孔，帮助种植潜能较差的胚胎孵出和着床的显微操作技术。适应证包括：①透明带过厚（≥15μm）；②透明带颜色异常 / 早期胚胎形态异常；③以前多次（≥3 次）IVF-ET 治疗，形态发育正常胚胎着床失败；④年龄≥39 岁或基础 FSH 水平升高（> 10U/L）；⑤冻融胚胎过程中一个或几个卵裂球死亡或卵裂球中有碎片 > 20% 时；⑥延长的体外培养（如囊胚培养及不成熟卵子体外成熟培养所形成的胚胎等）。AH 技术有增加单卵双胎或多胎的风险。

九、生育力的保存

随着辅助生殖生育技术和低温医学的发展，保存两性生育力的技术，包括胚胎冷冻、卵子冷冻、精子冷冻、卵巢和睾丸组织的冷冻技术取得巨大进展。这些技术不仅避免了促排卵周期胚胎、配子的浪费，也使人类生育能力的保存成为可能。

1. 胚胎冷冻 包括冷冻 $D_2 \sim D_3$ 胚胎或冷冻 $D_5 \sim D_6$ 囊胚期胚胎（blastocyst frozen）。胚胎冷冻技术不仅可保存剩余的优质胚胎和提高胚胎利用率，而且可在新鲜周期暂时不能进行胚胎移植的情况（OHSS 高危倾向或已发生 OHSS、输卵管积水和子宫内膜条件差等）下暂时将胚胎冷冻，待不利因素消除后再复苏移植冻胚，从而减少严重 OHSS 的发生，并提高妊娠率。目前胚胎冷冻复苏后存活率 95% 左右，移植后妊娠率与新鲜周期相似或高于新鲜周期。

2. 卵子冷冻 目前卵子冷冻技术不如胚胎冷冻技术成熟，冻卵复苏后体外受精得到的胚胎移植后妊娠率仍较冻胚低，但对于部分需保存生育力的特定人群、取卵后因丈夫因素未获得可以应用的精子及开展赠卵助孕人群具有特殊价值。目前我国不允许胚胎捐赠和代孕，但允许限制性卵子捐赠，即接受辅助生育的女性可将其剩余卵子自愿捐赠他人。

卵子冷冻的重要性还在于保存卵巢肿瘤患者生育力，尤其是未婚女性。对需要保存生育力的卵巢癌患者，在实施手术、放疗或化疗前，先将卵子取出冷冻保存，在相关治疗结束后再行冻卵复苏体外受精胚胎移植，可以达到生育目的。因此，卵子冷冻具有广阔的应用前景。

3. 精子冷冻 人类精子冷冻技术是最早应用并且很成熟的保存生育力方法，在此基础上建立的人类精子库使精子捐赠更为安全，避免了新鲜精子捐赠带来的感染等风险（尤其是 HIV 潜在风险）。人类精子库主要募集、保存自愿者捐赠的精子，向有资质使用供精的医疗机构提供，并对供精的使用进行追踪管理。此外，男性自我精子冷冻是保存男性生育力最简单的方式，即生殖保险，在特殊情况下，如疾病或工作原因等，男性可在精子库申请保存自己的精子。

4. 卵巢或睾丸组织冷冻 卵巢或睾丸组织冷冻是保存年轻男性和女性生育力的重要方法，特别是对于患恶性肿瘤的年轻患者，在手术、放疗和化疗之前，先冷冻卵巢或睾丸组织，在疾病治愈后再复苏辅助生育。目前冷冻卵巢或睾丸组织的动物实验技术比较成熟，也有人类冷冻卵巢组织复苏后移植成功妊娠的报道。有关人类卵巢和睾丸组织冷冻研究仍面临生殖生物学、医学伦理学和社会科学的巨大的挑战。

十、赠卵技术

1984 年 Lutjen 等实施了世界首例应用捐赠卵子进行体外受精 - 胚胎移植技术，使一位卵巢早衰患者成功妊娠并分娩正常新生儿。

（一）接受卵子赠送的指征

我国规定，接受供卵治疗必须合乎以下条件：丧失产生卵子的能力，女方是严重的遗传性疾病或患者；具有明显的影响卵子数量和质量的因素。

1. 卵巢功能衰竭　包括卵巢早衰、卵巢抵抗综合征、卵巢去势、严重感染和自身免疫性疾病导致的卵巢功能衰竭等。

2. 女方患有严重遗传性疾病或基因携带者。

3. 反复 IVF 获卵率低或卵子异常导致体外受精失败。

4. 卵巢解剖位置异常，无法取卵。

5. 绝经期妇女。

（二）供卵者的来源和要求

1. 卵子来源　2006 年《卫生部关于印发人类辅助生殖技术与人类精子库校验实施细则的通知》（卫科教发〔2006〕44 号文件）中规定：不允许亲属间或未实施辅助生殖技术的女性捐赠，考虑运用促排卵药或取卵会对女性造成伤害，存在卵巢过度刺激综合征（OHSS）、出血、感染等一系列并发症，并且促排卵对于女性生殖系统的远期危害目前并没有大样本资料的统计结果，所以卵子赠送仅限于接受体外受精治疗周期妇女捐赠多余的卵子。要求每周期获取成熟卵子 20 个以上者，在保留 15 个卵子、不影响不孕患者自身治疗的基础上方可进行捐卵。且捐卵者必须行健康检查，配子或赠卵形成的胚胎冻存 6 个月，供者再次检查 HIV 合格后方可使用，每位捐卵者最多只能使 5 名妇女妊娠。我国法规还指出，供卵只能是以捐赠助人为目的，禁止买卖，但可以给予捐赠者必要的误工、交通和医疗补偿。

2. 供卵者的要求　年龄 <35 岁、家谱正常、排除精神疾病及传染病、生理特征尽可能与受者相似，包括人种、血型、皮肤、眼睛和头发的颜色。

（三）受者条件

1. 年龄上限　一般为 50 岁。

2. 健康状况良好。

3. 子宫具备接受胚胎种植的条件。

（四）受者胚胎移植方案

1. 自然周期　适用于卵巢功能正常者。

月经 6 天开始，阴道 B 超监测卵泡发育情况及子宫内膜的厚度与形态。当优势卵泡直径达 14mm 时，开始检测尿中 LH，每 6～8 小时 1 次，并每天 B 超监测 1 次。如优势卵泡直径 <16mm 及子宫内膜厚度≤6mm 时，即出现尿 LH 阳性，则取消本周期胚胎移植。如优势卵泡直径 16～18mm，内膜≥8mm，未出现 LH 峰，则注射 hCG 10 000IU，诱发排卵。排卵后第 3 天解冻移植卵裂期第 3 天的胚胎；排卵后第 5 天解冻移植第 5～6 天的囊胚。胚胎移植后酌情用 hCG 2000IU，隔天 1 次，共 4 次，或黄体酮 20～40mg/d，肌内注射，行黄体支持。

2. 激素代替周期　适用于多囊卵巢综合征等月经紊乱及卵巢功能低下者。

口服戊酸雌二醇（E_2V）：多采用逐渐增量方案。月经第 3～6 天，2mg/d；月经第 7～9 天，4mg/d。以后根据内膜情况每 3 天增加 2mg/d，一般最大量 10mg/d。用药 7 天开始 B 超监测子宫内膜的厚度及形态。当子宫内膜厚度 ≥8mm 时，开始加用黄体酮（P）40～60mg/d。使用 P 第 4 天解冻移植卵裂期第 3 天的胚胎，用 P 第 6 天解冻移植第 5～6 天的囊胚。胚胎移植后开始增加 P 至 60～80mg/d，继续用戊酸雌二醇 6～8mg/d，共 14 天。妊娠后继续使用 E_2、P 维持妊娠，孕 9～10 周后可开始逐渐减量，孕 12 周左右停药。

3. 促排卵周期　适用于下丘脑垂体功能低下的排卵异常及小卵泡排卵者。

从月经周期 3～5 天开始肌内注射 hMG 75IU/d，注射 4～5 天后开始阴道 B 超监测卵泡发育情况及子宫内膜厚度及形态。根据卵泡发育情况调整 hMG 用量。当优势卵泡≥14mm 时开始检测尿 LH，每 6～8 小时 1 次，并每天 B 超监测 1 次。当优势卵泡≥18mm 时肌内注射 hCG 10 000IU 诱发排卵，其余同自然周期。

4. 降调节后激素代替方案　适合于有子宫肌瘤、子宫腺肌症的受者。

在激素代替前 1 个月经周期的黄体中期用促性腺激素释放激素激动剂降调节，待月经第 3～5 天测血清 FSH、LH 和 E_2 水平，并做阴道 B 超检测卵泡及子宫内膜，达到垂体降调节的标准时，开始应用雌激素、孕激素序贯治疗准备子宫内膜。

（五）接受赠卵周期成功率的影响因素

国外研究发现，接受 30～34 岁赠卵的妇女抱婴率最高，接受≥40 岁赠卵的妇女抱婴率最低。多变量分析显示在获得年轻卵子的情况下，不同年龄的受者妊娠率无明显差异。

接受赠卵的子宫内膜异位症的患者及健康患者作比较，种植率在该两组间无明显差异，但子宫内膜异位症组的患者流产率显著增加。

接受经玻璃化冷冻的卵子与接受新鲜周期的卵子进行对比分析，发现两组的受精率、卵裂率、胚胎质量和临床妊娠没有差异。

第十三章

中西排卵诱导法及适应证

第一节　中西医对生殖调控的认识

人体是一个统一的有机整体，内外环境各种因素的变化均可影响人类的生殖功能。由于中西医是两种不同的医学理论体系，她们对生殖的调控有各自的表述。西医认为男女的生殖功能受神经-内分泌-免疫网络的调节，特别是下丘脑和垂体、性腺激素的调节。下丘脑-垂体-性腺轴（H-P-G-A）系间的互为因果、相互制约是生殖内分泌的核心，但它又接受大脑皮质的支配，此外还受到性腺局部调节机制即旁分泌、自分泌的调控（"微调解器"作用），以及其他内分泌腺（如松果体、肾上腺皮质、甲状腺、甲状旁腺等）和前列腺素等的影响。男女生殖功能 H-P-G-A 的调节不同在于，女性下丘脑-垂体-卵巢轴（H-P-O-A）功能除了通过长、短和超短三个水平的负反馈调控外，还要通过正反馈进行周期调节，女性排卵过程则是正反馈的结果，而男性下丘脑-垂体-睾丸轴（H-P-G-A）只有负反馈没有正反馈。健康女性青春期后，下丘脑、垂体及卵巢生殖激素分泌即出现周期性波动，与之相应卵巢的卵泡发育和子宫内膜等也呈现周期性变化，明显的周期性变化是女性与男性生殖生理的最大差异，而月经的来潮及卵巢出现有规律周期性排卵是女性生殖功能成熟的标志。

中医则认为月经产生机制主要在于"肾（心）-天癸-冲任-胞宫"之间机转的建立与平衡，肾气是处于主导地位的，故有"经水出诸肾"、"天癸月经之源"之说。但由于人体是一个统一的有机体，同时亦受到肝、脾、心等全身脏（腑）、经络及气血活动的影响，故只有脏腑、气血、经络（主要指冲、任、督、带脉）协同作用于奇恒之腑-胞宫，俾能出现定期的藏泻功能而产生月经。"月事以时下，故有子"，有规律的正常排卵性月经是妊娠的必需条件，故中医有"调经种子"之说。

中西医对人体生殖的调控虽有各自的认识及论述，但两者可以互相印证，中西互参月经产生机制见图 6-1。

第二节 中西排卵诱导法及其适应证与优势

一、中西排卵诱导法的提出及内涵

中西排卵诱导法是笔者在 1981 年硕士学位毕业论文中提出的"中医周期疗法"(见浙江科学技术出版社 1984 年出版,程泾著《月经失调与中医周期疗法》专著)的基础上,于 1989 年应邀赴荷兰尤其是法国做访问学者时,探讨如何将"中国传统医学调经促排卵方法和西方医学的调节内分泌(西药促排卵药物)诱导排卵法相结合"时提出(见中国中医药出版社 2000 年 1 月出版、程泾主编《实用中西医结合不孕不育诊疗学》,国际炎黄文化出版社 2000 年 5 月出版、程泾主编《中西医结合生殖医学理论与实践新进展》及人民卫生出版社 2003 年 10 月出版、程泾主编《妇科疑难病现代中医诊断与治疗》),这是对中西医生殖医学如何结合并提高疗效的探索,经临床实践行之有效。

何谓中西排卵诱导法,即在运用现代化检测手段监测卵巢卵泡发育、成熟及排卵的同时,针对病因,因人因时地既辨病又辨证(包括宏观加微观辨证),运用"中医周期疗法"(见第九章"功能性月经失调及不孕不育症的中医周期疗法")调经种子治疗不孕(育)症的同时,又合理配合西医促排卵药物(见第十一章第一节"排卵诱导法及黄体支持")协同诱导排卵促孕的方法。它是将中西医证与病、整体与局部治疗各自的优势互补有机结合,既对人体神经内分泌性腺卵巢功能进行全身整合调节(阴阳平衡,脏腑冲任协调),重视机体的完整统一性,又重视局部的调控(激素代替),整体局部兼顾,标本兼治,突出了整体性的个体化中西结合治疗内分泌失调性不孕(育)症的治疗新法。

二、中西排卵诱导法的适应证及优势

中西排卵诱导法用于治疗排卵障碍性不孕(育)症患者,尤其适用于单纯运用西药或中药促排卵无效或疗效欠佳及怀孕后自然流产的疑难不孕(育)症患者,诸如顽固性闭经、多囊卵巢综合征、卵巢早衰、未破裂卵泡黄素化综合征、闭经 - 溢乳综合征、神经厌食性闭经、希恩综合征、黄体功能缺陷、卵巢低反应或原因不明性不孕及习惯性流产等患者。

中西医是中国及西方在数千年形成的两种不同的医学体系,她们对人类的健康及繁衍都作出了自己的巨大贡献,但她们对生殖医学的认识及论述有各自的表述的特点,中西排卵诱导法治疗不孕(育)症是整体与局部、宏观加微观、辨证加辨病互补结合,强调整体性及个体化的治疗方法,绝不是简单的中医中药加西医西药,而是二者各自的优势互补,事实证明 1 + 1 > 2,临床显

著提高了不孕不育症患者的妊娠率及生育率，取得了单纯传统中医中药或西医西药无法取得的良好疗效，近年来广泛开展的中西医结合生殖医学的临床实践及实验研究的报道，更充分证实了这一论点。

第十四章

促排卵及辅助生殖技术并发症的中西医防治

第一节　卵巢低反应
（Poor ovarian response，POR）

卵巢低反应或卵巢反应不良（POR）是指在诱发排卵或控制性超促排卵（COH）时卵巢对 Gn 刺激反应不良，不能获得理想的排卵效果。与卵巢过度反应相反，POR 主要表现为发育成熟的卵泡少，血 E_2 峰值低，Gn 用量多，周期取消率高，获卵数少，或卵子的质量欠佳，临床妊娠率很低。通过 COH 获得多个成熟卵子是 ART 成功的重要条件，故 POR 又称为 ART 不良应答者。

任何一种助孕技术的成功首先都要依赖于患者的仔细选择和可以获取足够数目的卵子，大部分患者对于一般的 COH 方案都会表现出良好的反应，但是，也有一些患者对 COH 方案反应不良，有报道在体外受精与胚胎移植（IVF-ET）超排卵周期中，卵巢低反应的发生率为 9%～24%。治疗棘手。

POR 中医归属于月经不调及不孕症疑难患者范畴，临床采用辨病加辨证论治，并运用中西排卵诱导法往往可明显提高疗效。

一、病因病理

（一）西医病因病理

POR 确切的病因学尚不完全明了，目前较一致的认识如下：

1. 卵巢储备功能下降（DOR）或卵巢早衰（POF）　内源性 FSH 水平增高或 FSH/LH 比值升高、雌激素（E_2）水平降低，提示卵巢功能开始衰退，尽管可能还有正常月经周期，但影响卵泡的发育及质量。

2. 促性腺激素抗体（GnAb）或抗卵巢抗体（AoAb）　少数卵巢低反应者体内可检测到 GnAb 存在，垂体促性腺细胞的 Gn 受体缺乏或 Gn 受体多态性，因而对 Gn 的刺激不敏感；或存在 AoAb，而发生卵巢低反应。

3. 卵巢功能病变或卵巢手术史　卵巢发育不良，其卵巢本身功能缺陷；因卵巢手术如卵巢囊肿剔除术、一侧卵巢切除，或子宫内膜异位症、卵巢结核史等外界因素破坏了卵巢组织或影响了卵巢血供,使卵巢功能受损。

4. 高龄 卵巢储备功能随着年龄的增加而降低,年龄高于35岁表现为自然受孕和IVF-ET妊娠率的下降。随着年龄的增长、卵子数目降低的同时,卵子质量也在不断下降,其卵细胞发生程序化死亡,卵泡逐渐闭锁、衰竭,可以募集的卵泡很少,致使生育力下降。

5. 原因不明的卵巢低反应 其内源性Gn水平正常,未发现可导致卵巢反应不良的原因,但对外源性Gn刺激反应仍然很差。

(二)中医病因病机

中医认为肾为先天之本,藏精、主生殖;女体属阴,以血为用;肝藏血、主疏泄,"肝为女子先天";脾为后天之本,主运化,生血而统血。

POR其病因病机主要为肾气(精)亏虚,肾阳虚或肾阴虚;其次为肝,肝血不足、肝气郁结或气血瘀阻;或涉及心脾,脾虚不运,生化无源、痰湿内阻,或心肾不交;证候多为虚证或虚中夹实(痰、瘀、郁、火、寒等),病位主要在肾(天癸)-冲任(类似于大脑皮质控制下的HPOA),肾虚冲任(类似于卵巢)失养,卵泡发育不良、获卵数少而无法受孕。

二、诊断要点

(一)西医诊断要点

卵巢低反应的诊断标准(2011,ESHRE在博洛尼亚讨论并制定的共识),以下3条中至少符合2条:

1. 高龄(≥40岁)或具备POR的任何危险因素。

2. 前次POR(常规刺激获得数≤3个卵子)。

3. 一个异常卵巢储备试验结果(如窦卵泡<5～7个,或抗米勒管激素(AMH)<0.5～1.1ng/ml)。

即便患者不是高龄或者卵巢储备试验异常,在最大刺激下2次偶发的POR也可诊断患者属于卵巢低反应。

(二)中医辨证要点

因POR患者多为久不受孕或不育者,中医辨证以肾虚为主或虚中夹实,常见为肝肾亏损、肾阴虚、脾肾阳虚或合并心脾两虚,或夹瘀、夹痰、夹郁、夹火或夹寒等证。

三、治疗

(一)西医治疗

1. 增加外源性Gn起始剂量 达到适宜的阈值而增加卵泡募集,Gn 300～450IU/d,可增加获卵数、提高E_2峰值,降低周期取消率。适用于基础Gn低下或正常的低反应者。

2．提前使用外源性 Gn　可于月经第 2～3 天卵泡募集阶段使用 Gn，甚至提前到前一周期的晚卵泡期开始使用。

3．调整 GnRH-a 降调节方案　对基础 Gn 高的患者可使用长或超长常规降调方案，而对基础 Gn 水平正常而反应低的患者，使用长效或短效 GnRH-a 常规方案的 50% 或更低的剂量。

4．口服避孕药预处理　在 Gn 刺激前使用避孕药 1～3 个周期，可通过负反馈机制抑制卵巢反应不良患者升高的 FSH 水平，增加卵泡的 FSH 受体，提高卵巢的敏感性，有助于卵泡的募集。另外，口服避孕药可抑制排卵，使卵巢得以休息，也有助于改善卵巢反应性。

5．雌孕激素序贯或雌激素预处理　在月经周期的第 5 天开始，服补佳乐（1mg/ 片）或倍美力（0.625mg/ 片）2～3 片 / 次，2 次 / 天，连用 21 天，后 10 天加用黄体酮胶囊 0.1g/ 次或地屈孕酮片 10mg/ 次，2 次 / 天，以期降低 POR 患者升高的基础 FSH 水平；或在 Gn 刺激前一周期的黄体中期使用 E_2，用补佳乐或倍美力，2 片 / 次，2 次 / 天，连用 10 天，抑制垂体过早分泌 FSH，防止部分卵泡的提前募集，有利于刺激周期产生大小均一、数目更多的成熟卵泡，提高卵母细胞质量。于月经来潮的第 2～3 天测血清基础内分泌及行基础 B 超，根据 FSH、LH 及 E_2 的水平及窦卵泡数、大小决定促排卵方案。

6．使用 GnRH-a 超短方案　月经第 2 天开始皮下注射短效 GnRH-a，连续 3～5 天，周期第 3 天开始使用 Gn，利用 GnRH-a 使用早期的"骤然作用"（flare-up），使体内 FSH、LH 水平升高，从而增加卵泡的募集。适用于低 Gn 的 POR 不孕患者。

7．促性腺激素释放激素拮抗剂（GnRH-ant）方案　应用 GnRH-ant 后 6 小时内直接有效抑制 LH 水平，防止 LH 峰的提前出现。可在晚卵泡期使用，无 GnRH-a 长方案对卵泡早期内源性 Gn 的抑制，故可增加低反应者的卵泡募集及获卵数。

8．添加生长激素（GH）　在 COH 中添加 GH 有可能增加卵巢对 FSH 的反应性，促进卵泡生长及类固醇激素的合成，改善卵子质量和黄体功能，改善子宫内膜的容受性，从而提高临床妊娠率。文献报道 GH 使用时间及剂量不同，包括 Gn 启动前一周黄体晚期、Gn 启动同时和卵泡中、晚期；使用剂量从 2～24IU/d 明显不等。一般使用至注射 hCG 日停药。

9．添加地塞米松　在促排卵的同时，口服地塞米松 0.375～0.5mg/d，以晨服为宜，有助于提高卵巢的反应性。

10．青春素　青春素为野山药提取物，每片含 DHEA 25mg，口服 1 片 / 次，1～3 次 / 天，尤其适用于血清睾酮偏低的患者，连续服用 1 至数月，有利于改善卵巢功能以提高卵巢对 Gn 的敏感性。

11．来曲唑＋Gn＋hCG　月经周期第 2～5 天口服来曲唑 2.5～5mg/d，联合 Gn 75IU/d，月经第 3～10 天开始注射，卵泡成熟时加用 hCG 10 000IU 肌注。联合用药有效地改善卵巢低反应，还可减少 Gn 用量。

12．未成熟卵体外培养（IVM）　对于卵巢内有一定量的小卵泡，而对超促排卵反应低下或无反应的患者，应用 IVM 技术可以避开超促排卵的困难，是比较有潜力的一种治疗手段。

13．自然周期　对卵巢储备减少、通过改变方案或药物也不能增加成熟卵泡数的卵巢反应不良患者，也可采用自然周期，有可能会得到更好的卵母细胞。

（二）中医治疗

1．辨证分型治疗

（1）肝肾亏损

主证：不孕，月经延后、量少或闭经，腰膝酸软或足跟痛，头晕耳鸣，形瘦纤弱，目眶黑晕，或面部有色素沉着。舌淡苔薄白，脉沉细或尺弱。或生殖器发育欠佳，或有卵巢手术史或一侧卵巢切除。年龄≥40 岁，诱发或超促排卵治疗获卵数少、卵泡质量欠佳，E_2、Gn 正常或低下。

治法：补肾（精）养肝（血），调养冲任。

方药：加减归肾汤（临床验方）。

熟地 15g，怀山药 15g，山萸肉 12g，枸杞子 15g，菟丝子 20g，制首乌 15g，紫河车 9g（研吞），党参 12g，当归 12g，鸡血藤 15g，阿胶 9g（烊冲），肉苁蓉 12g，茺蔚子 15g，鹿角胶 9g（烊冲），龟甲胶 9g（烊冲）。

加减：若子宫发育欠佳者，加川断 30g，紫石英 30g（先煎），仙灵脾 12g；若腰膝、足跟痛者，加杜仲 12g、寄生 12g、巴戟肉 12g；合并肝郁气滞而精神抑郁、胸胁胀痛者，加柴胡 10g、郁金 10g、制香附 10g。

运用：服法一般为每日 1 剂，水煎 2 次分服，从行经第 5 天或经净后开始服用，在上方的基础上用"中医周期疗法"（详第九章"功能性月经失调及不孕不育症的中医周期疗法"）按月经的周期变化进行加减调理运用，使卵泡成熟排卵（或 B 超下穿刺取卵行 IVF-ET 或 ICSI 辅助技术），黄体健全甚至妊娠。下同。

（2）肾阴虚

主证：月经后期、量可、色红，或经闭不行，或有烘热汗出，潮热面红，五心烦热，头晕耳鸣，腰膝酸软，或足后跟疼，溲赤便干，形体消瘦，阴部干涩，B超未发现卵泡，或连续监测仅见极少数的未能发育的小卵泡，血清 E_2 水平低下，Gn 尤其是 FSH 升高，舌红或有裂纹，苔少，脉细数或带弦。

治法：益肾益阴，调养冲任。

方药：左归益冲汤（临床经验方）。

生地 12g、熟地 12g、怀山药 12g、山萸肉 12g、枸杞子 12g、炙龟甲 12g（先煎）、女贞子 12g、旱莲草 12g、制首乌 15g、川断 15g、丹参 15g、淫羊藿 10g、肉苁蓉 10g、菟丝子 10g、茺蔚子 10g、知母 6g、黄柏 6g、当归 10g、巴戟肉 10g。

加减：若烘热汗出明显，可加生龙牡各 30g（先煎），五味子 10g，淮小麦 30g，以增强滋阴潜阳、收敛止汗之功；若腰膝酸软、骨节酸痛明显，加桑寄生 15g，狗脊 12g，以增补肝肾之功；若阴虚肝（火）旺而眩晕头痛、急躁易怒者，去仙灵脾，加丹皮 10g，栀子 10g，夏枯草 12g，生白芍 15g，怀牛膝 12g，以清肝平肝降火；若伴胃阴亏而口咽干燥、舌红而干者，加麦冬 10g，石斛 12g，以养胃润燥；若气阴两虚而疲乏纳呆、舌偏红边有齿痕、脉细弦而缓者，去知母、黄柏，加太子参 15g，白术 12g，茯苓 10g，炙甘草 6g，制黄精 15g，鹿角胶 6g（烊冲），以健脾益气、益肾调冲。

（3）脾肾阳虚

主证：婚久或继发不孕，月经不调，后期量少色淡，或经闭，或月经周期不规则出血，性欲淡漠，面色晦黯，腰膝腿软，神疲乏力，四肢不温，带下清稀，大便溏薄，小便清长，或面肢浮肿。舌淡胖或有齿痕，苔薄白，脉沉细或沉弱。B 超检查卵巢或子宫发育欠佳，或有卵巢手术损伤史。血清 FSH、LH 及 E_2 低下。

治法：健脾温肾，养血益冲。

方药：毓麟珠（《景岳全书》）去川椒，加仙灵脾、怀山药、紫河车、茺蔚子。

党参 15g、炒白术 12g、茯苓 9g、当归 9g、焦白芍 9g、川芎 5g、熟地 12g、菟丝子 18g、炒杜仲 12g、鹿角片 12g（先煎）、仙灵脾 15g、怀山药 15g、紫河车 6g（研吞）、炙甘草 6g、茺蔚子 10g。

加减：若合并心脾两虚者，合归脾汤加减；性欲淡漠者加锁阳、仙茅、覆盆子；大便溏薄者，去当归、熟地，加炮姜 5g，补骨脂 12g，广木香 6g（后下），砂仁 5g（后下）；若带多者，加芡实 15g，白果 12g，浮肿者加胡芦巴 9g，泽泻 12g。

（4）肾虚血瘀

主证：婚居不孕，月经周期正常或后期、量少、闭经，经行涩滞不畅或淋漓不净，经色淡黯，或有血块，或经期下腹坠痛或少腹胀痛，腰骶酸痛，手足不温。舌淡黯，或有瘀点、瘀斑，脉沉细或带涩，或细弦。或有卵巢囊肿，尤其是巧克力囊肿或盆腔内异症手术史。

治法：补肾活血，调理冲任。

方药：益肾活血调冲汤（临床验方）加减。

熟地 15g、山药 15g、山萸肉 10g、当归 12g、枸杞子 15g、菟丝子 18g、怀牛膝 12g，仙灵脾 12g，血藤 15g，川断 15g，巴戟肉 12g，制香附 10g，红花 6g，茺蔚子 12g，紫石英 15g（先煎），紫河车 6g（研吞），覆盆子 12g，丹参 30g，三七 3g（研末吞）。

加减：若有肿瘤或内膜异位症手术史，加龙血竭胶囊（每粒合 0.3g），每次 4～6 粒，日服 2 次。

（5）肾虚肝郁

主证：不孕或平时月经不调，经来先后不定期、量少色淡黯、有血块，或有经前胸胁乳房、少腹胀痛，或抑郁寡言，胸闷不舒，喜叹息，性欲欠佳，腰骶酸痛，头晕耳鸣。舌淡黯，苔薄白，脉弦细或有尺弱。卵巢、子宫发育常正常，血 Gn 及 E_2 也无明显异常。

治法：益肾疏肝，调冲种子。

方药：益肾解郁调冲汤（临床验方）。

熟地 12g，怀山药 15g，柴胡 6g，当归 9g，白芍 9g，鹿角片 12g（先煎），仙灵脾 12g，菟丝子 15g 川断 12g，制香附 9g，八月札 12g，玫瑰花 5g，枸杞 12g，制首乌 g，茺蔚子 10g。

加减：适用于肾虚肝郁型尤其是有经前期综合征的 POR 患者。若肝郁化火，加丹皮、郁金；乳房胀痛明显加郁金 10g、橘叶 10g；若性欲淡漠加蛇床子 10g、阳起石 30g（先煎）；若寐差心烦者加枣仁 18g、柏子仁 12g、丹参 25g。

（6）肾虚痰阻

主证：婚久不孕，月经后期，量少色淡，或经闭不行，带下量多色白质稠黏，形体肥胖，毛发较浓，面色㿠白，胸闷呕恶，嗜卧懒言，头晕腰酸，怕冷便溏。舌淡胖，苔白，脉细滑。或血清 LH/FSH＞2.5～3，T 值或伴胰岛素升高，或阴道 B 超提示一侧或双侧多囊卵巢。

治法：益肾健脾，化痰调冲。

方药：益肾导痰调冲汤。

菟丝子 15g，怀山药 15g，仙灵脾 15g，巴戟肉 9g，鹿角片 12g（先煎），苍白术各 9g，党参 12g，香附 9g，当归 9g，石菖蒲 5g，黄芪 15g，胆南星 5g，海藻 12g，益母草 15g。

加减：适用于肥胖或高雄激素血症等 POR 患者。多囊卵巢或有胰岛素升高者，宜酌加化瘀滋肾清肝之品，如水蛭、山慈菇、全瓜蒌、石斛、玄参、知母、夏枯花等。

（7）肾虚宫寒

主证：多年不曾孕育，或经行错后，量少、色紫黯、多血块，经行小腹冷痛而喜热熨，面色少华，腰背酸痛，下腹感寒肢冷，带下清稀，小便清长，大便稀溏，舌淡苔薄白，脉沉细或迟无力。或有子宫发育不良，Gn、E_2 水平低下。

治法：温肾暖宫，调冲助孕。

方药：加味艾附暖宫汤。

艾叶 5g，制香附 9g，炒当归 9g，焦白芍 9g，川芎 3g，淡吴萸 3g，肉桂 3g（后下），熟地 12g，川断 12g，炙黄芪 15g，紫石英 30g（先煎），淡附片 6g（先煎），锁阳 12g，蛇床子 15g。

加减：若小腹冷痛者，加小茴香 6g、台乌药 12g；子宫发育欠佳者，加紫河车粉 6g（吞服）、鹿茸 2g（研吞）；E_2 低下者加仙灵脾 15g、仙茅 12g。

2. 中成药　详见第十一章"常用调经促孕及安胎中成药"，按证选用。

3. 针灸治疗

（1）毫针疗法：治以补肾调经为主。

取穴：①中极、归来、三阴交；②中极、血海、大赫。加减：脾肾阳虚者加肾俞、关元俞；肝郁者加肝俞、太冲穴；痰湿壅滞者加足三里、丰隆穴。瘀血者加血海穴。

操作：于排卵前 2～3 日开始每日针刺，连用 5 日，每日交换 1 组，至有小便感即为的得气，每次 15 分钟左右，每隔 5 分钟捻转 1 次。虚证者加灸关元、胞宫穴。

（2）耳针疗法：可选取内分泌、肾、子宫、皮质下、卵巢等耳穴，选用：①毫针刺法：中等刺激，每日 1 次，每次 2～3 穴；②埋针：上穴选 2～3 穴，每周 1次，双耳交替使用；③耳穴贴压：每周 2 次，双耳交替使用，亦可达到治疗不孕症的目的。

（三）中西医结合治疗

辨病加辨证，在辨证（宏观加微观）的基础上采用中医周期疗法，结合个体化的超促排卵方案，或配合辅助生殖技术（ART），临床上可明显提高 POR 患者的取卵率及妊娠率。

第二节　卵巢过度刺激综合征
（ovarian hyperstimulation syndrome，OHSS）

卵巢过度刺激综合征（OHSS），又称卵巢高刺激综合征。它是指卵巢对促性腺激素（Gn）刺激表现过度反应引起的综合征，是一种诱导排卵治疗所引起的最严重的医源性并发症。OHSS 的临床特征是特发性卵巢囊性肿大，重者有腹水、胸水形成，血液浓缩，电解质紊乱，肝肾功能受损，血栓形成，组织栓塞，严重者可危及生命。据报道 OHSS 的发生率约为接受促排卵药物治疗患者的 0.6%～14%，随着促排卵药物的广泛应用及辅助生殖技术（ART）的普及，其发病人数渐渐增加，已引起广大妇科医生的急切关注。

由于 OHSS 是 20 世纪后半期开展使用 Gn 和人工合成类激素药物诱发排卵的新方法后才出现的新的医源性疾病，故中医尚无相应的病名及有关报道。但从本综合征不同临床表现看，似可归属于妇科腹痛（胀）证、水肿（腹水）、癥瘕（卵巢肿大），OHSS 合并妊娠者又可归于恶阻、妊娠腹痛或肿胀等范畴。

一、病因病理

（一）西医病因病理

OHSS 是一种明确的医源性疾病，继发于促排卵药物的应用后，常见于辅助生殖技术中控制性超促排卵（COH）的应用。OHSS 起病快，发病时病情可以很严重，但却是一种自限性疾病。如果未发生妊娠，通常 10～14 天可自行缓解。如果辅助生殖周期发生妊娠，则 OHSS 发生率明显增加，大约增加 4 倍以上，且病程延长至 20～40 天，症状明显加重。其发病机制至今尚未完全阐明，但必然在 COH 过程中注射 hCG 后发生，同时其病情加重和缓解也与体内的 hCG 水平密切相关，因此 hCG 可能通过某些物质引发 OHSS 的发病，目前认为与以下因素有关：

1. 血管内皮生长因子（vascular endothelial growth factor，VEGF）　VEGF 是一种糖蛋白，可刺激血管内皮细胞增殖，新生血管形成，使血管通透性增加。该生长因子已经被证实为引发 OHSS 的最可能的中介物质之一。在 COH 过程中，促性腺激素（Gn）和绒毛膜促性腺激素（hCG）的相继作用，使体内血管内皮细胞和中性粒细胞活化，释放包括 VEGF 在内的多种血管活性介质，血管通透性增加，血管内液体渗漏至第三间隙，导致水电解质紊乱、血容量不足、脏器灌注不足、器官功能障碍、浆膜腔积液，从而出现 OHSS 典型的病理生理改变。

2. 卵巢肾素 - 血管紧张素系统　COH 妇女卵泡液中含有完整的肾素 - 血管紧张素系统，即不仅含有肾素原和活性肾素，还含有血管紧张素转移酶，血管紧张素Ⅰ，血管紧张素Ⅱ以及血管紧张素原等物质；而且血浆总肾素水平与 OHSS 严重程度有关。黄体生成素（LH）和 hCG 已被证实可启动肾素基因表达，使全身微动脉收缩，促进血管新生、血管通透性升高。

3. 其他 OHSS 中介物　高浓度的雌激素与 OHSS 的发生密切相关已成为公认的事实，但具体的分子机制未明。与毛细血管通透性增加有关的一组物质还包括内皮素 -1、炎性细胞因子等，均已证实在 OHSS 患者的血浆、卵泡液及腹腔液中含量增高，提示这类物质可能参与 OHSS 的发生过程。此外，有认为前列腺素（PG）、组胺、5- 羟色胺、泌乳素、肿瘤坏死因子（TNF）、血小板活化因子（PAF）、囊性纤维化跨膜传导调节因子（CFTR）、细胞间黏附因子（ICAM）、瘦素（Lep）以及一氧化氮（NO）在 OHSS 的发病中也发挥重要作用。

此外,最近有研究发现,抗米勒管激素(AMH)及抑制素 B(INHB)对 OHSS 的发生有一定预测意义。

(二)中医病因病机

从其病史及临床表现分析,本病的主要病因病机应为外来因素(促排卵药物刺激类似于中医阳邪)刺激,作用于不同的体质,伤及机体肾阴,阴液耗损,虚火上炎,阳热充斥,气血瘀滞;或并发脾虚肝郁,因脾主运化,肝主疏泄,故运化、疏泄失常;脾肾阳虚,阳虚气不化水,脾虚及肺,痰浊阻胸,宣降失常。痰湿或湿热内蕴既为病理产物,又为病理因素。以上原因导致三焦水液敷布失调,脏腑气机升降失常,冲任经络运行失和,故出现卵巢过度刺激综合征系列综合征。病情甚者则瘀热伤络,出现血栓栓塞;气阴两竭、阳衰厥脱出现休克。本综合征的发生尚与体质禀赋因素有关,素体瘦弱阴虚、脾虚肝郁或肥胖多痰湿者容易得病(图 14-1)。

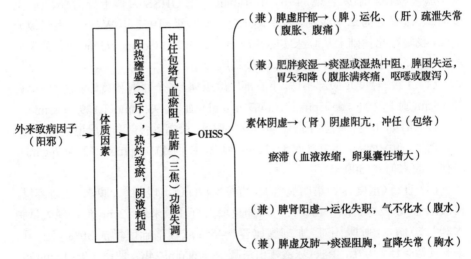

图 14-1　OHSS 的中医病因病机示意图

(注)病情危重者,则郁热伤络,出现血栓、DIC 或气阴两竭,阳衰厥脱出现休克等危象

二、诊断要点

(一)西医诊断要点

1. 病史　在发病前有应用 Gn 尤其是 GnRH-a/FSH(hMG)/hCG 等促排卵药物,有月经紊乱、闭经或不孕史,患者多在生育年龄。

2. 症状　腹痛,腹胀,恶心,呕吐,腹泻,消化不良,衰弱无力,视力模糊,或头晕头痛,面红,烦躁,心悸不安,重者还出现少尿、胸闷、呼吸困难甚至昏厥。

3．体征　下腹压痛，卵巢增大，腹水，胸腔积液，全身水肿，体重增加，或急腹症（卵巢破裂内出血，卵巢囊肿扭转），血栓性静脉炎。

4．辅助检查

（1）B 超检查：卵巢增大，多个卵泡或卵泡黄体囊肿，亚临床腹水或胸腔积液。了解有否妊娠，是否多胎并排除葡萄胎、绒毛膜上皮癌可能。

（2）激素测定：E_2 显著升高，PG、PRL 增高。

（3）血液化学测定：可有血清总蛋白减少，血细胞比容（HCT）增高，或出现纤维蛋白原、血凝试验及肝肾功能测定异常，严重者血钠、血钾增高。

（4）妊娠试验：基础体温（BBT）上升第 12～14 天即查 β-HCG，月经延期 3～5 天或 BBT 上升 18～20 天查尿妊娠试验，以及早确定妊娠与否。

5．诊断标准　对 OHSS 的诊断主要根据典型病史、症状和体征及 B 超检查，并结合雌、孕激素测定。OHSS 的诊断分度法，各家报道不完全一致。根据实验室检查和临床表现，1967 年 Rabau 等把 OHSS 大体上分为轻、中、重度，每一度又分为二个级别，因此共分为三度六级，1973 年 WTO 改为三级分度法，我院在此基础上从临床实际情况出发，并参照 Golan、Navot 等有关学者的分度法，拟定了四级分度标准，以供临床应用。

（1）Ⅰ级（轻度）：腹部不适，下腹部轻度压痛，多个卵泡和黄体囊肿，卵巢直径<5cm，血 E_2 水平≥5505pmol/L（1497.4pg/ml），血 P>93.6nmol/L（29.39ng/ml）。

（2）Ⅱ级（中度）：明显下腹胀痛、恶心、呕吐、腹泻等腹部和胃肠道症状，体重明显增加，腹围增大，卵巢直径 5～12cm，血 E_2 水平≥11 010pmol/L（2994.7pg/ml），可伴有腹水但<1500ml。

（3）Ⅲ级（重度）：卵巢明显增大，直径>12cm，出现胸水、腹水、低血容量，血液浓缩，水及电解质平衡紊乱。若卵巢增大直径虽未达 12cm，但出现大量腹水和（或）胸水，呼吸困难，血细胞比容>45% 或较基础值增加 30% 以上，白细胞计数>$15×10^9$/L，少尿（尿液排出量减少，<600ml/24h），肌酐 1.0～1.5mg/dl，肝肾功能异常者，也属于重度。

（4）Ⅳ级（极重度）：在重度的基础上出现张力性腹水和（或）胸水，血液重度浓缩（血细胞比容>55%），白细胞大量增加（计数>$25×10^9$/L），以及严重的肾脏损伤（少尿症 / 无尿症，肌酐≥1.6mg/dl，血钠过低 Na^+<135mmol/L 以及肾衰竭），或出现成人呼吸窘迫综合征（ARDS）和血栓栓塞症状。

6．鉴别诊断　要注意区别应用 Gn 诱发排卵医源性原因或由葡萄胎、绒癌引起的卵巢过度刺激反应。此外，亦根据典型病史、症状及体征与卵巢非赘生性囊肿、多囊卵巢、卵巢肿瘤及盆腔炎所致腹痛（胀）、盆腔积液等疾病相鉴别。

（二）中医辨证要点

本病的主证是卵巢肿大、腹痛、腹胀等，辨证应当根据其腹痛、腹胀程度及伴随症状,参合舌脉和发病的久暂,辨其属实、属虚、属热、属瘀或痰湿,临床该证每虚实瘀湿(痰)相兼为病。

三、预防

由于 OHSS 发病机制未明,且为确切的最严重的医源性并发症,治疗较棘手,故如何预防尤其防止重度 OHSS 的发生显得非常重要。

1. 选择适应证,做好促排卵前期准备　促排卵前必须对不孕夫妇进行全面检查和综合评估,警惕 OHSS 的高危因素。其高危因素有:

(1) 年龄与体重指数(BMI):年龄 <35 岁的年轻女性基础 FSH 值较低,卵巢储备功能好,可募集的卵泡数目多,加之卵巢 Gn 受体数目较多而对 Gn 更敏感,或卵巢内有较多的卵泡能对 Gn 的作用有反应,因而年轻患者易于发生 OHSS。BMI 减少与 OHSS 的发生往往呈正相关,但 BMI 对预测 OHSS 风险作用并不大。

(2) 基础卵巢体积、基础卵泡数目与获卵数:基础卵巢体积大、基础卵泡数目多、获卵数多均与 OHSS 发生呈正相关。一般认为 hCG 注射前卵泡数 >20 个或获得 15 个以上卵子则 OHSS 的发生率增加,尤其是以直径 <15mm 的中小卵泡为主者容易发生 OHSS。

(3) 多囊卵巢与高胰岛素血症:PCOS 患者小卵泡多,卵巢内存在高雄激素环境,能放大胰岛素样生长因子信号,使卵巢对内、外源性 Gn 敏感性增加,直接协同 FSH 刺激卵泡产生,增加卵泡募集,更易导致 OHSS。有报道在 PCO 患者使用 Gn 刺激中,OHSS 的发生率为 10%～12%,而卵巢正常者,发生率仅为 2.7%。

(4) LH/FSH 值:LH/FSH 值 >2 被认为是一个 OHSS 发生的高危因素。PCOS 患者其内源性 LH/FSH 值偏高的内分泌特点及卵巢多发性原始卵泡的结构特点,使其对外源性 Gn 刺激更为敏感。据报道 63% 重度患者为 PCOS。

(5) E_2 水平:E_2 水平的升高是卵巢受 FSH 作用的结果,是 OHSS 发生的风险因素。治疗周期血 E_2 水平过高,有认为如注射 hCG 前血 $E_2 \geqslant 14\,680$pmol/L,近 100% 发生 OHSS,并可迅速发展为重度;$E_2 \geqslant 9175$pmol/L,为发生 OHSS 高危因素;$E_2 < 3670$pmol/L 时,一般不会发生 OHSS。

(6) 中医体质类型:中医体质属于阴虚阳盛、痰瘀内结或脾虚肝郁者,在 ARH 超促排卵中易发生 OHSS,这是因为中医认为外来的超促排卵 Gn 药物类似于阳邪,侵袭人体后容易发生阳热壅盛,热灼伤阴且致瘀,导致脏腑经络尤其是脾肾三焦冲任功能失调,气血瘀滞、痰湿内阻而发生 OHSS。

(7) 促排卵药物的种类和剂量:应用氯米芬、三苯氧胺、来曲唑周期很少发生重度 OHSS;注射 hMG 或 FSH 时 OHSS 发生率较高,且与使用 Gn 用量呈正相关，从促发 OHSS 可能性大小的角度而言，hMG＞FSH＞CC。

（8）抗米勒管激素（AMH）水平：血清 AMH 水平与 OHSS 风险呈正相关。血清 AMH 浓度稳定，检测不受月经周期的影响，因而是预测 OHSS 的较好指标。有认为 AMH 以 3.36μg/L 作为截断值，其敏感度和特异性分别达到 90.5% 和 81.3%。

（9）抑制素 B（INHB）水平：FSH 刺激后早期血 INHB 水平可较为准确地预测卵巢的反应性。注射 FSH 后早期血清 INHB 高水平，可预测卵巢的高反应性及发生 OHSS。INHB 在取卵前 3 天和取卵当日平均浓度比对照组高 2 倍，提示 INHB 浓度在使用 hCG 前也能作为 OHSS 的预测指标。

2. 个体化促排卵方案　如 PCOS 患者，可采用低剂量递增方案，顽固性高 LH 患者或者子宫内膜异位症患者，可考虑应用 GnRH-a 超长降调节方案。PCOS 患者在促排卵前先用避孕药和二甲双胍 1～3 个月经周期以改善激素环境，可明显提高疗效。卵巢反应不良、卵泡数少患者采用短方案或超短方案。抑制早发 LH 峰，可采用多剂量或单剂量的拮抗剂方案。卵巢储备功能不足者可联合生长激素应用，提高卵巢的反应性。临床选用微刺激方案，OHSS 发生甚少。

3. 加强 E_2 及超声监测　主要依靠 E_2 水平测定及 B 超来监测，并根据监测结果综合判断，调整 hMG 用量，尤其是控制 hCG 用量，严重者应放弃该周期，不用 hCG。

4. 使用短效 GnRH-a 替代 hCG 预防 OHSS　在没有降调节或用 GnRH-a 抑制内源性 LH 的周期，可利用 GnRH-a 的"骤然作用（flare-up）效应"产生内源性 LH 达到促排卵目的。由于 LH 活性持续时间较 hCG 短，在体内持续 24～36 小时，可降低 OHSS 的发生。方法为主卵泡直径≥18mm，未出现 LH 峰时，一次肌注丙氨瑞林 150～300μg，或短效曲普瑞林（达必佳）0.1～0.2mg 皮下注射。排卵后禁用 hCG 黄体支持，使用黄体酮支持黄体功能。

5. 穿刺卵泡，取消周期　若可能出现严重 OHSS 时，放弃注射 hCG 并穿刺抽吸所有卵泡，取消该周期的治疗，可以把发生 OHSS 的危险性降低到最低程度。

6. 滑行方法（Coasting）　基于高水平 E_2 是 OHSS 发生的危险因素，当 E_2 超过 11 010pmol/L，卵泡直径达 16mm 时停用 Gn，继续使用 GnRH-a，待 E_2 下降到 11 010pmol/L 以下时才注射 hCG，该方法称为"滑行方法"。滑行方法不能＞4 天，否则会影响卵子的质量及子宫内膜的容受性，影响妊娠率和植入率，取消周期率增加。

7. 使用孕酮补充黄体　诱发排卵过程中出现 OHSS 高危征象时，不用 hCG 支持黄体功能，肌内注射黄体酮补充黄体，每天 40～80mg，可起到预防 OHSS

的作用。其机制可能为抗雌激素效应。

8．全胚胎冷冻　在 IVF-ET 周期出现严重 OHSS 时，可将胚胎冷冻保存暂不移植，待以后自然周期再移植。

9．应用糖皮质激素　可能与其消炎、改善微循环和降低血管通透性有关。有报道对高危妇女于促排卵用药第 6 天开始口服甲基泼尼松龙 16mg/d，至胚胎移植后 13 天逐渐减量，结果用药组 10% 发生 OHSS，未用药组 OHSS 的发生率为 43.9%，由于糖皮质激素对胎儿的影响尚不明确，妊娠期妇女应慎用。

10．白蛋白的应用　对 OHSS 高危患者，于采卵日或取卵后静脉注射白蛋白 10～20g。白蛋白可增加血浆胶体渗透压，改善低蛋白血症，阻止血管内液体外漏，保证血容量，白蛋白还可降低某些血管内活性因子的作用，可以预防或减少 OHSS 的发生，而且降低了 OHSS 的严重程度。该预防方法尚未得到公认。

11．未成熟卵体外成熟技术（IVM）　为预防 IVF 治疗中 OHSS 的发生，在卵泡直径＜14mm 时注射 hCG，36 小时后穿刺卵泡，检出未成熟的卵母细胞，体外培养成熟，行 IVF 或单精子卵胞浆内注射技术（ICSI）。

12．中医预处理，以治未病　按体质类型在促排卵前先用中药进行中医调周疗法，如阴虚阳盛者，予以滋肾养血清热调冲，痰瘀内结者予以健脾祛湿、化瘀调冲等，改善体质及内分泌环境，降控体质敏感性。

四、治疗

（一）西医治疗

OHSS 发病机制未明，西医治疗上以对症支持疗法为主，防止严重并发症发生。

1．一般处理

（1）轻度 OHSS，一般不需要特殊处理，可予门诊观察。主要给予休息和监测病情的发展，避免性生活及粗暴的腹部及盆腔检查，以免卵巢损伤。倘未妊娠，一经休息或经水来潮可自然缓解；若合并妊娠者，往往于诱发排卵的第 10 天左右症状加重，且将会持续 2～3 个月。

（2）中、重度患者则需住院治疗。住院后嘱其卧床休息，做好心理护理及对症护理工作，尤其是重度患者要严密监测生命体征，每日记录 24 小时出入水量，测量体重和腹围；每 2～3 天测定血常规、血细胞比容（HCT），每 5～7 天测定电解质、凝血功能、肝肾功能；超声监测卵巢大小及胸腹腔积液情况；测定血激素尤其是 E_2、P 值水平；排卵后 8 天行尿 HCG 和血 β-HCG 检验，尽早了解妊娠与否。重度患者描记心电图、测定中心静脉压监测血容量，有呼吸困难或肺功能损伤者，行胸片（已妊娠者做好防护，或改为胸部 B 超）及血氧检查。

2. 药物治疗

（1）扩容：根据病情采用低分子右旋糖酐、白蛋白或血浆等扩容，一般每日输入低分子右旋糖酐 500～1000ml，按腹水量及低蛋白血症补充白蛋白或输入血浆。重度 OHSS 的治疗关键就是纠正血管内体液外渗造成的低血容量，因此必须及时补充胶体溶液（其中以白蛋白的作用效果最佳）加以纠正，以防止各种循环障碍并发症的出现，并促使病情缓解。近年来临床实验发现6% 贺斯（羟乙基淀粉、HES）500ml/d 静脉滴注的扩容效果优于白蛋白，明显增加尿量，减少穿刺放液治疗次数，缩短住院时间。HES 是非生物源性液体，可防止一些病毒的传播，过敏反应低对肾功能影响小，对凝血机制无特殊抑制，且用量无特殊限制，日剂量一般不超过 33ml/kg，是目前安全可靠的血浆代用品。

（2）补充水及电解质：补液先补充缺失量的 1/3～1/2，适当给予晶体液，使尿量达到 20～30ml/h 输液量，应参照血细胞比容及中心静脉压。有人主张限制盐摄入，每日 250mg，补液每日 800ml。

（3）前列腺素抑制药及抗组胺药的应用：吲哚美辛口服，每次 25mg，每日3 次。吲哚美辛为前列腺素合成抑制剂，能改善毛细血管通透性，防止水分渗出，减少腹水、胸腔积液，据报道有良好临床疗效，由于其对早孕阶段致畸问题尚不肯定，合并妊娠者应慎用或不用。近年提出抗组胺药氯苯那敏（扑尔敏），口服每次 4mg，每日 3 次，其为一种 H_1 受体阻断剂，对维持膜通透性的稳定有一定作用，有助于保持血管内容量。

（4）注射黄体酮：黄体酮有对抗雌激素的作用，可于排卵后 BBT 上升第 2天开始，每日或隔日肌内注射黄体酮 40～80mg，连用 10～12 天，合并妊娠者可持续用药至 OHSS 症状、体征缓解后逐渐减量停药，一般不超过妊娠后 3个月。

（5）有认为糖皮质激素有增强机体耐受性，阻止液体向腹、胸渗漏而改善症状的作用。可口服泼尼松，每次 5～10mg，每日 3 次，妊娠后慎用或停用。

（6）利尿剂的应用：一般禁用利尿剂，避免加重血液浓缩及离子紊乱，但在纠正血液浓缩后仍然持续少尿时，仍可适量应用速尿或甘露醇或多巴胺利尿，伴胸水呼吸困难者可试用氨茶碱静注以利尿平喘，妊娠者慎用。

（7）抗凝治疗：有血栓形成时应用肝素抗凝治疗，但不必作预防性用药。

3. 其他疗法

（1）腹腔或胸腔穿刺放液：严重腹水及胸水引起明显腹胀及呼吸困难者，可在纠正低蛋白血症的同时，通过腹腔或胸腔穿刺放液改善症状。穿刺在超声引导下进行，防止损伤卵巢，避免内出血，放液时应缓慢、少量（一般为1000～2000ml）。

（2）卵泡穿刺或减胎术：对于"超排卵"治疗而卵泡发育多且过大，或合并2胎以上多胎妊娠而致重度 OHSS 者，可在 B 超监护下试行阴道后穹窿穿刺抽吸卵泡液或行减胎术，以缓解症状及减少多胎妊娠的危险性。

（3）血液透析：对严重少尿、无尿、高氮质血症、严重胸水腹水、电解质紊乱者，可行血液透析。

（4）对于 OHSS 并发肺间质水肿，发生危及生命的呼吸困难综合征时，还应配合高压高流量给氧及抗生素预防或控制肺炎等综合抢救措施。危重患者要接受重症监护，治疗采取多学科学。

（5）个别严重病例必要时要终止妊娠。

（二）中医疗法

按中西医辨病和辨证、宏观和微观辨证相结合，本病为卵巢对 Gn 过度刺激反应而表现为腹痛（胀）、卵巢增大、体内 E_2 等激素水平升高、烦躁、脉细弦带数等症，见证以阴虚阳盛、气血痰湿瘀阻为主，临证还可根据患者个体的不同表现，辨其兼夹之证。

1. 辨证论治

主症：腹痛，腹胀，面红目糊，头晕头痛，烦热咽干，溲短赤，卵巢增大，脉弦细而数，舌质红，苔少或薄黄。

治法：滋阴清热抑阳，行气化瘀利湿调冲。

方药：滋阴抑亢调冲汤（临床验方）。生地，地骨皮，山药，山萸肉，知母，黄柏，女贞子，旱莲草，当归，黄芩，陈皮，苎麻根，龟甲胶（烊冲），茯苓，丹皮，泽泻，八月札，丹参等。

加减：滋阴抑亢调冲汤为笔者创制的治疗 OHSS 的基本方药，由于患者个体反应差异较大，可出现不同并发症，临证当灵活随证化裁。

（1）兼脾虚肝郁证：症见疲乏肢软，胁腹胀痛，精神郁闷，头重呕逆，纳呆便溏，脉弦细或弦缓，舌质黯红、边有齿印，苔薄白。治宜去黄芩、龟甲胶、旱莲草，酌加柴胡、炒白术、制香附、焦白芍、法半夏、紫苏梗、薄荷（后下）、甘草等，以疏肝理气、健脾和胃。

（2）兼痰湿内蕴证：症见形体肥胖，腹部痞满，纳食呆顿，恶心呕吐，倦怠身重，脉弦缓或濡，舌胖边有齿痕，苔白腻。治宜去龟甲胶、女贞子、旱莲草，酌加苍术、制香附、胆南星、法半夏、枳壳、天竹黄，以健脾化痰降逆。

（3）兼湿热中阻证：症见脘腹胀痛，呕恶厌食，口苦口黏，口渴不欲饮，溲黄短少，便溏不畅或身热起伏，脉濡数，舌红，苔黄腻。治宜去龟甲胶，酌加茵陈、栀子、黄连（后下）、枳壳、竹茹、薏仁，以清化湿热。

（4）兼脾肾阳虚证：症见腰酸腹痛，便溏肢冷，肢体浮肿，少气懒言，脉沉细弦，舌淡黯，苔薄白。治宜去黄芩、丹皮、旱莲草、女贞子，改生地为砂仁伴熟地,酌加党参、生黄芪、焦白术、巴戟肉、鹿角片(先煎)、乌药、胡芦巴,以温肾健脾行水。

(5)兼脾虚及肺、痰浊阻胸证:症见腹水胀满,胸闷气促,或喘咳有痰,端坐呼吸,脉弦滑或数,舌质黯红,苔腻色黄。治宜酌加桑白皮、全瓜蒌、葶苈子、白芥子、广地龙、黄连(后下)、甘遂、猴枣散(分吞)等,以泻肺逐饮、清热平喘。孕妇慎用。

(6)合并妊娠者:宜去龟甲胶,酌加杞子、菟丝子、阿胶(烊冲)、川断、炒杜仲、当归、白术、鹿角胶(烊冲),以益肾养血安胎。

2.中成药

(1)知柏地黄丸:功能滋肾降火,用于肾阴不足,火邪偏盛之证。水蜜丸,每次6g,每日3次,嚼碎温开水送服。

(2)桂枝茯苓丸:功能活血、化瘀、消癥,用于妇女血瘀癥块患者,每次1丸。每日2次。孕妇慎用。

3.中西医结合治疗　我院曾采用以上中西医结合方法治疗278例中、重度OHSS住院患者(其中1例重度患者卵巢肿大达18cm,出现严重的胸、腹水,278例中合并妊娠189例占67.98%),除其中一例住院期间因私自外出活动导致卵巢扭转行手术治疗(手术后保住胎儿,后顺利出生),其余患者均症状痊愈或控制好转出院,没有出现死亡病例,出院后追踪随访情况良好,实践证明中西医结合治疗OHSS明显提高了临床疗效。

第十五章
中西排卵诱导法治疗不孕不育症妊娠病案选录

第一节　闭经不孕案

病案一　戴某,女,31岁,温州市瓯海区,家庭主妇,1993年9月1日收住入院。

主诉:结婚8年余未孕,继发间断经闭15年。

病史摘要:患者经水于15岁初潮,经色、量均正常。翌年因外出伤后,出现月经3月~1年一转。用西药人工周期则月经规则,停药后月经仍间断闭止如旧。23岁结婚,婚后一直同居未避孕而不孕。1992年6月在浙江省杭州某妇产科医院住院,予子宫输卵管造影及垂体兴奋试验检查均示正常,曾用LHRH+hMG治疗3个周期,均因卵泡不能成熟而未发生排卵,故不孕。入院时患者精神尚可,自述时有腰酸及胸乳略胀不适。现停经80余天,尿妊娠试验(-)。脉细弦,舌偏红,苔薄腻。妇科检查,除宫体前位略小外,余无殊。经内分泌、免疫学及染色体等方面的检查,未见异常。丈夫体健,精液检查正常。

诊断:(1)中医:肾虚肝郁性经闭不孕。

(2)西医:①原发性不孕症;②继发性下丘脑性闭经。

治疗经过:先用黄体酮催经,每日20mg,肌内注射,连用3天。在行经的第5天起,运用"中医周期疗法",分期辨证治疗。中药拟滋肾养血,疏肝理气调冲。方用逍遥散合左归丸加减:柴胡、当归、赤白芍、杞子、熟地、鹿角胶(烊冲)、山萸肉、丹参、香附、茺蔚子。西药用hMG(人类绝经期促性腺激素)每天150U肌内注射,以促使卵泡发育。运用B超观察及宫颈黏液评分的方法,待卵泡发育成熟时,中药改拟活血理气而调冲。方用桃红四物汤加减:桃仁、红花、赤芍、当归、川芎、香附、丹参、泽兰、益母草、车前子(包煎)、女贞子、炮山甲(先煎)、牛膝、丝瓜络。停用西药hMG,而用hCG(绒毛膜促性腺激素)10 000U一次肌注以诱发排卵。用药一个周期后即怀孕,但因不慎而流产。第二个周期继续用药,而获双胎妊娠。孕期因腹胀隐痛,口干,微有恶心,B超示卵巢明显增大,出现少量腹水,脉弦细略数,舌红,苔薄黄腻等,诊为卵巢过度刺激综合征，证属阴亏火旺，脾虚湿阻，拟用滋阴降火、健脾化湿、理气和血之剂，药用知柏地黄汤加生白术、杞子、女贞子、旱莲草、龟板（先煎）、苏梗、香附、当归、苎麻根、白芍、枣仁、竹茹、陈皮、生草。每日一剂。又酌情使用白蛋白、低分子右旋糖酐注射液等药物，并配合黄体酮针每日肌注40～20mg，持续至妊娠3个月后停药。于1994年6月产下一男一女。而后随访，小孩发育良好。

按：患者系由下丘脑性激素分泌不足引起闭经及不孕。中医则认为天癸不足，血海空虚，肝气郁滞，以致冲任失调，月水失信，不能摄精成孕。治疗时既要滋养培补肝肾，又要疏肝活血以调冲任，宏观加微观辨证，注重月经周期分期用药，以达标本兼顾之目的。更加用了hMG、hCG等促卵泡发育成熟及排卵的促性腺激素药物，中西药联合治疗，不仅能互相增强疗效，尚可以减少西药的副作用。故患者经治疗两个周期后即摄精成孕且产下双胎。[程泾，等. 顽固性不孕症验案三则. 浙江中医学院学报，1994，18（6）：47]

病案二　季某，女，37岁。温州市龙湾籍，北京经商。2015年2月5日初诊。

主诉：婚居未避孕12年未孕，现闭经5年。

病史摘要：患者13岁月经初潮，15岁无明显诱因出现间断性闭经，曾于2003年因闭经及结婚同居未避孕3年未孕而来我院就诊，被诊断为：①继发闭经；②子宫、卵巢偏小；③原发不孕。予中西医结合调经、促孕后成功受孕，后平产1子，体健。产子后月经停闭，期间仅5年前服达芙通后行经1次。偶有腰酸，无其余不适，现月经5年未来潮，便秘，4～5天／次，便质干，纳可寐安。否认高血压、糖尿病、传染病及遗传病史。曾行染色体检查正常，男方在北京未查。

查体：基本正常，脉细滑，舌红有裂纹，苔薄。

妇科检查：外阴发育、阴毛分布正常，阴道畅，宫颈光，无举痛，宫体后位，质中，活动可，无压痛，双附件区压痛（-）。

辅助检查

（1）阴道B超检查：子宫后位，三径偏小（33mm×21mm×30mm），内膜厚约2mm，右侧卵巢大小24mm×14mm×18mm，卵泡约8mm，左侧卵巢大小为29mm×17mm×15mm，卵泡7mm，紧贴其旁可见一液性暗区回声，大小15mm×10mm，壁薄，其内透声好。

（2）血液常规及内分泌学检查（表15-1）

1）血常规、凝血功能、肝肾功能、甲状腺功能及皮质醇功能基本正常，血糖、胰岛素均正常，乙肝三系、丙肝、HPV、RPR及TORCH均（-），白带各项检查（-），抗结核抗体（-），甘油三酯1.9mmol/L，稍偏高。

2）垂体兴奋试验（GnRH 刺激试验）：微量法：上午 8 时用 GnRH-a 10μg（溶于 0.9% 氯化钠溶液 5ml 中），于注射前和注射后 15 分钟、30 分钟、60 分钟和 120 分钟分别取静脉血 2ml，测定 FSH、LH 值。

表 15-1　血液常规及内分泌学检查

	FSH（U/L）	LH（U/L）
注射前	4.7	2.0
注射后 15 分钟	5.5	4.0
注射后 30 分钟	5.8	6.4
注射后 60 分钟	6.7	7.1
注射后 120 分钟	6.9	6.9

胸部平片：心肺膈未见明显 X 线异常。

宫腔镜检查：宫腔无殊，双侧输卵管通畅（阻力及回流无）。

诊断：（1）中医诊断：①继发不孕；②继发闭经（肝肾亏损，冲任失养）。

（2）西医诊断：①继发性不孕症；②继发下丘脑性闭经；③子宫偏小。

治疗经过：患者就诊时月经已停闭近 5 年，即行垂体兴奋试验提示下丘脑性闭经，依辨证予以补肾益肝（血），调养冲任，拟加减归肾汤（经验方，见第九章第三节"补益肝肾调冲法"）加味。处方：熟地、菟丝子、枸杞子、山萸肉、淮山药、制首乌、紫河车、党参、当归、鸡血藤、阿胶、龟板胶、肉苁蓉、紫石英、川断、川芎、白芍、女贞子、炙甘草、西洋参，每日一剂，水煎两次，早晚分服；同时予补佳乐每次 4mg，每日 2 次，口服；黄体酮胶囊每次 100mg，每日 2 次，口服，服 5 天；天然维生素 E 每次 100mg，每日 2 次，口服。停药 6 天经水来潮，经行第三天查基础内分泌 6 项提示：FSH 3.5U/L，LH 1.6U/L，E_2 63.0Pmol/L，P、T、PRL 无殊，中药加减归肾汤加味按周期疗法加减连续服用，同时予倍美力（周期第 5 天起）每次 1.25mg，每日 2 次，口服，服 28 天，黄体酮胶囊（周期第 19 天）每次 100mg，每日 2 次，口服。周期第 10 天行宫颈黏液评分提示结晶（+++）；B 超检查提示子宫三径正常（45mm×37mm×42mm），内膜厚约 11mm，左侧卵巢内可见一大小约 16mm×7mm 液性暗区，透声好，张力可。

2015 年 3 月 21 日，服倍美力第 27 天月经来潮，刻下经行第 3 天，自诉经量较前明显增多，乳胀，腹痛，便秘。查基础内分泌提示：FSH 2.4U/L；LH 1.2U/L，余均（-）；GH 0.441μg/L；复查血脂正常。考虑为下丘脑低促性腺激素性闭经。本周期中药予加减归肾汤加味按周期调理，每天一剂。另予补佳乐（周期第 5 天起）每次 2mg，每日 1 次，口服，服用 21 天，达芙通（周期第 16 天起）每次 10mg，每日 2 次，口服，服用 10 天；地塞米松片每次 0.375mg，每日 1 次，口服，改善卵巢功能。嘱经净 3 天勿同房复诊，妇检及白带检查正常，行宫腔镜检查提示：宫腔无殊，双侧输卵管通畅。宫腔镜后禁性生活及盆浴 1 个月。术后予左氧氟沙星片加奥硝唑胶囊口服 3 天预防感染。

2015 年 4 月 16 日，停补佳乐及达芙通后 3 天月经来潮，刻下经行第 3 天，量多色红未见血块，腹痛及乳胀症状较前减轻。复查内分泌激素提示：FSH 4.2U/L；LH 2.2U/L，余（−）；B 超检查提示：子宫三径正常，宫腔分离 2mm，双侧卵巢大小形态正常，卵泡最大均为 8mm，未见异常回声。中药依中医周期疗法益冲抗衰汤加味以调周，当天即予 HMG 150iu，肌内注射，每日 1 次，用 5 天，补佳乐（周期第五天起）1mg，每日 1 次，口服。4 月 21 日复诊，宫颈黏液评分提示：未见结晶；B 超检查提示：三径正常，内膜厚约 5.5mm，左侧卵巢内见一 11mm 卵泡，右侧卵巢内可见一 8mm 卵泡，未见异常回声。改 HMG 225iu，肌内注射，每日 1 次，用 4 天，同时加用补佳乐 2mg，每日 1 次纳阴，复方丹参离子透入及神灯治疗，余方案不变。4 月 25 日，宫颈黏液评分提示：结晶（+++）；B 超检查提示：右侧卵巢大小 30mm×17mm×17mm，卵泡分别为 16mm、12mm，左侧卵巢大小 36mm×23mm×29mm，卵泡分别为 18mm×20mm、16mm、13mm，内膜厚约 9.8mm。同时配合 BBT 测量，尿 LH 试纸半定量测量，予中药促排卵汤加味，当晚 22：00 HCG 10 000 im st，嘱回北京隔日同房（已交代患者爱人提前 3 天排精）。体温升高第二天，起服达芙通 20mg，每日 2 次，口服。5 月 11 日（周期第 28 天），测 β-HCG 提示 66.08mIu/ml，P 14.19ng/ml。嘱停用地塞米松片，继服达芙通，hCG 2000iu im qod，并予中药安胎方加味（组方：党参、白术、白芍、砂仁拌熟地、川断、桑寄生、杜仲、枸杞子、菟丝子、苎麻根等）。

随访：5 月 25 日查 β-hCG 8840.87mIu/ml，P 16.76ng/ml，6 月 3 日 B 超检查提示：宫内早孕，如孕 6w+，可探及缓慢胎心搏动。

按：患者因先天卵巢、子宫发育不良（肝肾虚亏）加后天生活因素，下丘脑促性腺激素释放激素、垂体促性腺激素低落而性腺激素分泌不足导致继发性闭经，卵巢、子宫偏小，以中药加减归肾汤为主方，按中医周期疗法加减运用，并予雌激素倍美力＋黄体酮西药人工周期，同时予地塞米松片改善卵巢功能及其反应性，调理用药后月经及子宫三径即恢复正常，并配合 HMG＋HCG 方案促排卵助孕，中西医合璧而快速成功受孕。

（沈一伟　程　泾）

第二节　多囊卵巢综合征不孕案

**病案一　**王某，女，32 岁，1986 年 6 月 25 日初诊。

主诉：婚后 4 年未孕，月经错后 17 年。

病史摘要：经水 15 岁来潮，常衍期 2～3 月一次。结婚 4 年未孕。肥胖、多毛、经闭，血 RIA 测定、B 超及气腹造影确诊为多囊卵巢综合征。曾用"氯米酚加绒促性素"间断治疗 2 年未效。末次月经 6 月 17 日（服安宫黄体酮后来经），量中色红或紫，夹有血块。平素时有腰酸，四肢乏力，胸腹隐隐胀痛。脉沉细弦，舌质黯红、苔薄。

诊断：（1）中医：①不孕；②月经后期（肾虚痰瘀内阻证）。

（2）西医：①原发性不孕症；②多囊卵巢综合征；③月经稀发。

治疗经过：中西结合宏观加微观辨证，其证属肾虚气滞、痰瘀内阻胞腔胞络，治拟益肾健脾导痰，理气化瘀调冲。方用益肾导痰调冲汤（验方）化裁：菟丝子、怀山药、仙灵脾、黄芪、益母草各 10g，海藻、三棱、莪术、鹿胎膏（烊冲）、苍术、香附、巴戟肉、当归、胆南星、石菖蒲，5 剂。后按月经周期，守方加减 2 个月，症状虽有改善，但仍未按期行经。9 月份经后第 5 天起，在中医周期治疗的同时，加服氯米酚胶囊，每晚 1 粒（50mg），连服 5 天，再用绒促性素针，每日肌注 1000U，连用 5 天。一疗程后月经按时来潮，BBT 出现双相，第二疗程起，在 BBT 升高后加强中药温补肾阳之品，以期健全黄体功能。上法连续治疗 3 个疗程，次年 1 月 2 日复诊，停经 56 天，BBT 持续高相 41 天，尿妊娠试验（+），后随诊胎孕良好，并顺产一女婴。

按：本例为肾虚痰（瘀）阻、冲任不调，卵巢囊性增大，不能排卵而经闭不孕。在中医周期疗法的同时，加用促排卵西药，病症改善，排卵功能恢复而得妊娠，表明中西医辨病与辨证相结合，治疗用药互相配合，取长补短，确有利于提高治疗的临床疗效。[郑瑾瑾整理，程泾指导. 女性不孕症治验举隅. 温州医学，1994，10（34）：31-32]

病案二　黄某，女 28 岁。温州市永嘉籍，广州经商。2013 年 12 月 21 号初诊。

主诉：婚居未避孕 1 年余未孕，月经延后近 2 年。

病史摘要：结婚 2 年，近 1 年余同居性生活正常未避孕而未孕。月经延后近 2 年，每 2 个月左右 1 次，量中色红夹少许血块，经期 7 天，经前一周左右乳房有胀痛，经行中缓解，既往经水尚规则，月经史 $12\frac{7}{32\pm}$。近半年多来一直在广东省广州市某大医院诊治，被诊为多囊卵巢综合征，曾服用避孕药、二甲双胍及促排卵氯米芬等药物数个周期未孕。否认高血压、糖尿病、传染病及遗传病史。男方精液常规等检查正常。双方均无孕育史。初诊时已停经 50 来天。

查体：形体明显肥胖，体重指数（BMI）96.2（kg）/1.71（m^2）＝32.9。血压：118/80mmHg，甲状腺未及异常。未见痤疮及黑棘皮征，毛发尚正常。脉沉细带弦，舌质淡红、边存有齿痕，苔薄白微腻。

妇科检查: 外阴发育、阴毛分布正常,阴道畅,宫颈无殊,宫体后位、无压痛,因腹部肥胖附件未及明显异常。

辅助检查

(1)阴道 B 超检查:子宫后位,三径尚正常,内膜厚 5.0mm,显示欠清晰,右侧卵巢大小 32mm×17mm×18mm,内可见 12 个 <9mm 细小卵泡回声,左侧卵巢大小约 30mm×15mm×17mm,内可见 10 个左右的细小卵泡回声。

(2)血液常规及内分泌学检查:血常规、凝血及肝肾功能正常,乙肝、丙肝、HPV、RPR、及 TORCH 均(-)。空腹血糖(GLU)5.09mmol/L,胰岛素(Ins)31.9uIu/ml,胰岛素抵抗指数(HOMA-IR)7.216,糖化血红蛋白、胆固醇正常,甘油三酯 1.96mmol/L,稍偏高。女性基础性激素 6 项:FSH 7.7IU/L,LH 2.2IU/L,FSH/LH ≈ 3.5,E_2、PRL、P 正常,T 1.20nmol/L,性激素结合球蛋白(SHBG)7.7nmol/L,游离雄激素指标(FTI=T/SHBG)15.58% 偏高,生物活性睾酮 71.20% 偏高。T3、T4、FT3、FT4、TSH、F、ACTH 正常范围。

(3)HSG:两管未见明显炎症征象,但通而稍欠畅。

(4)宫腔镜检查:宫腔无殊,双侧输卵管通畅。

诊断: (1)中医诊断:①肥胖型不孕;②月经后期(脾肾两虚,痰瘀阻滞冲任胞脉)。

(2)西医诊断:①原发性不孕症;② PCOS 伴胰岛素抵抗;③月经稀发;④肥胖病。

治疗经过: 肥人经水延期且不孕,嘱低热量、低糖、低脂饮食和运动减肥。因月经愆期 50$^+$ 天未至,依辨证予以益肾健脾、化湿祛痰、理气行瘀调冲,拟益肾导痰调冲汤(经验方,见第九章"祛痰化瘀调冲法")加山楂、决明子、山慈菇、龟甲、水蛭,每日一剂,水煎两次早晚分服;同时予以达英 -35,1 粒 / 次,2 次 / 日,连服 7 日。二甲双胍片,500mg/ 次,2 次 / 日;多烯康 900mg/ 次,3 次 / 日,连续服用。

停达英 -35 一周后经水来潮,量中色红,未见乳胀,然因不慎伤风感头部不适、鼻塞、流清涕,舌淡红苔薄黄,脉细滑带弦,予以加减苍附导痰调经汤(方见同上"祛痰化瘀调冲法")加泽兰、连翘、荆芥、苏叶、牛蒡子、鸡苏散(包煎),祛痰化瘀调经,佐以疏散风热之邪,连服 7 天,感冒即瘥,经水已净。在行经的第 5 日始予达英 -35,1 粒 / 天,用 21 天。经净 3 日妇检、白带检查正常,行 HSG:两管未见明显炎症征象,但通而稍欠畅。造影后禁性生活及盆浴两周。中药予以益肾导痰调冲汤加地龙、水蛭、忍冬藤、路路通、三七、茜草、马齿苋;HSG 后第三日即无阴道出血,中药原方去三七、茜草、马齿苋后继服。该人工月经周期第 16 天,造影后血止第 5 天,经妇检、白带及宫颈黏液检查无殊,阴超示宫内膜厚 5.3mm,两侧卵巢均见 12 个及 10 个左右小于 7mm

的小卵泡，未见其他异常，故予以宫腔镜检查加通液治疗，发现宫腔无殊，两侧输卵管均通畅。术后予以阿莫西林克拉维酸钾加奥硝唑口服 3 天预防感染，并给予益肾导痰调冲汤加减服用。如是运用中药加达英 -35、二甲双胍、多烯康、天然维 E、叶酸再调理两个周期。

2014 年 5 月 17 日，停达英 -35 第 4 天月经来潮，刻下为行经第 2 天，量多色红无血块，复查基础内分泌激素，除 E_2 86.0Pmol/L 稍偏低外，FSH、LH、T、PRL、P 及空腹 GLU、Ins、FTI 尚属正常范围。中药依中医周期疗法予以调周，经期服加减苍附导痰调经汤，祛痰化瘀、理气调经，经后期服益肾导痰调冲汤，益肾健脾、祛瘀化痰、行气调冲，并按卵泡期加龟甲（先煎）、女贞子、山慈菇、水蛭，排卵期加炮山甲、桃仁、红花、忍冬藤、石菖蒲等。并在行经第二天给予来曲唑片 2.5mg/d，服用 5 天，二甲双胍改为 250mg/ 次，2 次 / 天；地塞米松片 0.375mg，每晚 1 次；叶酸、天然维 E 继服。周期第 7 天，经水适净，B 超示右卵巢 29mm×15mm×22mm，见有卵泡 7～11mm 的 4 个，左卵巢 31mm×15mm×17mm，见有卵泡 7～9mm 的 4 个，宫内膜厚约 4mm，予以丽申宝 150U，肌内注射，每日 1 次，用 3 天，补佳乐口服 1mg，每日 1 次。周期第 10 天，右卵巢 35mm×17mm×23mm，卵泡大者为 13mm，左卵巢大小及卵泡同前，宫内膜厚约 5.6mm。改丽申宝 225U，肌内注射，每日 1 次，用 3 天，加用补佳乐 2mg，每日 1 次，纳入阴道后穹窿。周期第 13 天，右卵巢及卵泡未见增大，左卵巢大小同前，卵泡大者增至 11mm，宫内膜厚约 6.7mm，予以 HMG 300U，肌内注射，每日 1 次，用 3 天，同时加用复方丹参离子透入及穴位针刺（穴位：子宫、三阴交、关元、中极、气海、大赫等），补佳乐用法同前。周期第 16 天始，卵泡增大缓慢，HMG 375U，肌内注射，每日 1 次，用 3 天，HMG 450U，肌内注射，每日 1 次，用 2 天。周期第 21 天，右卵巢 40mm×28mm×29mm，卵泡 19mm、16mm 的 2 个，12mm。左卵巢 38mm×22mm×27mm，卵泡 17mm×18mm、15mm×14mm、11mm、10mm，宫内膜厚 7.9mm，男方排精 3 天。同时配合 BBT 测量，宫颈黏液评分，尿 LH 试纸半定量测量及 B 超监测。当日 22：00 予以 HCG 10 000u im st，嘱次日晨 6 时左右同房，同房四小时后行房事后试验。因房事后试验欠佳，予次日行夫精 IUI。肌注 HCG 第 3 天 B 超示主卵泡消失，血 P 值证实已排卵，B 超、E_2 及血细胞比容提示轻度 OHSS 征象，给予人血白蛋白针 10g＋10% GS 250ml ivgtt st，黄体酮胶囊 100mg，每日 2 次，口服，用 14 天，达芙通 10mg，每日 2 次，口服，用 14 天，中药益肾导痰调冲汤去昆布、皂角刺、夏枯草、益母草加杜仲、寄生、川断、泽泻、知母、黄芩等健脾利湿、滋阴抑亢、益肾固冲立法，每日 1 剂。为防 OHSS 加重，嘱 7 天后复查。排卵后 7 天，患者自诉小腹轻微胀感，大便较干结，小便通利，中药续予上方加枳壳、火麻仁继服。

夫精 IUI 后 12 天复诊，近 2 日来腰酸，乳房胀感，寐欠佳，小便较频数，口淡乏味，纳便尚可。舌淡苔薄白，脉沉细弦滑，血 β-HCG 示已妊娠，中药予安胎方加柴胡、狗脊、益智仁、乌药、桑螵蛸、山药、酸枣仁化裁治疗或服以保胎灵，二甲双胍于妊娠 6＋周见孕囊、原始心管搏动后停药，继服黄体酮胶囊及达芙通，黄体酮渐减量予孕 12 周前停药，达芙通逐渐减量予 18 周停药。患者于怀孕期间曾因轻度代谢性酸中毒，尿酮体（+++），下肢轻度浮肿来院就诊，经中西药调理后而愈。

随访：患者于 2015 年 3 月 3 日因停经 9＋月，预产期超 6 天，发现羊水偏少，珍贵儿，来院待产，后在腰硬联合麻醉下行子宫下段剖宫产术，受托抬头剖取一男婴，重 3900g，术程顺利。母婴 4 个月时随访，情况良好。

按：PCOS 患者是生育期妇女最常见的内分泌紊乱疾病，本例 PCOS 不孕患者原本月经尚规律，否认家族多囊卵巢综合征病史，为后天生活环境、饮食结构及肥胖等改变而导致。该例 PCOS 患者按 2013 年 ESHRE/ASRM 鹿特丹诊断标准及 2011 年我国卫生部发布的中国 PCOS 最新诊断标准，因月经稀发、超声提示双侧卵巢 PCO 及高雄激素血症并排除了其他原因引起的高雄激素血症而得以确诊，患者且同时合并胰岛素抵抗、肥胖病。曾在广州经避孕药、二甲双胍及促排卵等药物治疗近半年未孕，而前来就诊。依中西医病证结合辨证（宏观加微观辨证），该患者为过度肥胖，脾肾两虚、痰湿气血瘀阻冲任胞宫，经水不调而不孕，故嘱其饮食运动减肥的同时，予以健脾益肾、祛瘀理气化痰调冲，并辅以复方丹参离子透入及穴位针刺，从整体上调整改善体质及卵巢功能，并配合西药二甲双胍增加胰岛素敏感性，多烯康（ω-3 脂肪酸）调整高脂血症，炔雌醇环丙孕酮（达英 -35）降低雄激素及调节月经周期 2 个月。

在患者肥胖体质、PCO、高雄激素、胰岛素抵抗环境改善的基础上，予以益肾导痰调冲汤随症并按月经周期增损化裁，结合来曲唑 / 丽申宝（FSH）-hMG/hCG 促排卵方案，在治疗过程中，采用 BBT、宫颈黏液评分、B 超及尿 LH 半定量试纸等方法监测。其中本方案中 Gn 先用 FSH 继用 hMG，并采用递增法，由于患者重度肥胖，体重达 96.2kg，BMI 32.9，hMG 最高用至 450U/d，为了有助于改善高雄激素、促排卵及妊娠，于临睡前还服用地塞米松 0.375mg/d。

患者在注射 hCG 翌日夫妻同房，因行房后 PCT 不佳，故予注射 hCG 后的第 3 天上午即注射 hCG 后约 36 小时行夫精 IUI 一次。注射 hCG 后第 3 天 B 超发现并经血 P 值检测证实成熟卵泡破裂排卵良好，即予以中药上方（黄体期处方）基础上强化健脾利湿、滋阴抑亢、益肾固冲，同时口服黄体酮加地屈孕酮以巩固健全黄体功能，并予静滴白蛋白针防治 OHSS 的加重。发现生化妊娠后即予以健脾益肾、固冲益胎，黄体酮及达芙通渐为减量，并等妊娠 3 个月停药。在中西整体与局部，证与病的个体化调与养结合呵护下，患者足月平安剖腹产一男婴，随访情况良好。

（程　蕾　程　泾）

病案三　周某，女，30 岁，海南海口人，从事旅游业，2013 年 7 月 10 日初诊，门诊号 80243855。

主诉：月经紊乱 15 年，未避孕 5 年未孕，月经淋漓不尽 15 天。

病史摘要：患者 15 岁初潮，自初潮起月经周期紊乱，大约 15 天～6 个月 1 次，经期 7～15 天，多次甚至需服药才能止血，经量时多时少，经色黯红，夹有较多血块，曾在外院间断治疗，考虑"多囊卵巢综合征"，予"达英 -35"治疗后月经尚规律，但停药后复发。5 年前结婚，性生活正常，丈夫精液分析正常，未避孕至今未孕，并伴有体重不断增加，曾在外院采用西药"达因 -35、二甲双胍片，克罗米芬等促排治疗"未孕，2 年前至外院生殖中心行 3 次人工授精和 2 次试管婴儿失败，经同事介绍，来我院就诊，末次月经时间 2013 年 6 月 26 日，量少，色黯红，夹有血块。平素时有腰酸，易疲劳，纳呆，畏寒，冬季四肢冰凉，喉中有痰，大便稀，一日 2～3 次，夜尿 1～2 次。

查体：面色苍白，体型肥胖，体重指数 32kg/m^2，舌淡胖、边有齿痕，苔白腻，脉细弱。

既往否认有肝病、血液病等病史，母亲患有 2 型糖尿病。月经孕育史见现病史。

辅助检查

（1）阴道 B 超检查：子宫前位大小 39mm×29mm×31mm，内膜厚 11.0mm，显示欠清晰，右侧卵巢大小 30mm×22mm×32mm，左侧卵巢大小约 43mm×29mm×32mm，两侧卵巢内可见 12 个小于 9mm 的细小卵泡回声。

（2）血液常规及内分泌学检查：血常规、凝血及肝肾功能正常，甲状腺功能正常，糖化血红蛋白正常，抗甲状腺自身抗体正常，性激素检查示：FSH 6.41IU/L，LH 9.77IU/L，PRL 8.53μg/L，T 0.79μg/L，E$_2$ 47ng/L，DHEA-S 9.78μmol/L，SHBG 11.24nmol/L，空腹血糖 4.80mmol/L，空腹血清胰岛素测定 22.74uU/ml，1 小时血清胰岛素测定，胰岛素 349.10uU/ml，2 小时血清胰岛素测定 178.80uU/ml。

（3）外院 HSG：双侧输卵管通畅。

诊断：（1）中医诊断：①崩漏；②不孕（脾肾阳虚，冲任痰瘀阻滞）。

（2）西医诊断：①多囊卵巢综合征伴胰岛素抵抗；②无排卵型出血；③原发性不孕。

治疗经过：嘱低糖、低脂饮食和中强度的运动，避孕 3 个月。因月经淋漓不尽，"急者治其标"，以益气固冲、化瘀止血，予固冲汤加减（黄芪、党参、白术、茜草、乌贼骨、生龙牡、白芍、山茱萸、五灵脂、三七粉、鹿角霜、阿胶、茯苓，仙鹤草）每日一剂，连续 5 天，5 天血止予健脾温肾涤痰方（泽泻、泽兰、丹参、石菖蒲、香附、陈皮、胆星、法半夏、白术、苍术、黄芪、巴戟、淫羊藿、鹿角霜）；同时服用妇康片，3.75mg/ 次，12 小时 1 次，连服 20 日，停药来经后，月经周期第 5 天开始服用妈富隆片，1 片 / 次，1 次 / 天，连续 21 天。同时服用罗格列酮 4mg/ 次，1 次 / 天，二甲双胍片 500mg/ 次，2 次 / 天；螺内酯 20mg/ 次，3 次 / 天，连续服用 3 个月。3 个月后月经第 3 天复查：体重指数 28kg/m^2，睾酮 0.57μg/L，空腹血清胰岛素 7.76uU/ml，硫酸脱氢表雄甾酮 8.37μmol/L，1 小时血清胰岛素测定 77.76uU/ml，2 小时血清胰岛素 91.02uU/ml，本周期在健脾温肾涤痰方基础上结合中医周期疗法即经后期加紫河车、阿胶；经间期加皂角刺、红花；经前期酌加紫石英、肉苁蓉，同时月经第 5 天予以克罗米芬 50mg/ 次，1 次 / 天，连续服用 5 天，二甲双胍片 500mg/ 次，3 次 / 天，结合 B 超监测卵泡成熟后肌内注射 8000U 的绒毛膜促性腺激素，并指导在排卵前和排卵后分别同房一次，排卵后予达芙通片 20mg 次，1 次 / 天，连续 12 天，连续 2 个周期，患者于 2013 年 12 月 18 号自测尿 HCG（+），血人绒毛膜促性腺激素 126.5mIU/ml，雌二醇 374ng/L，孕酮 19.86μg/L，予黄体酮胶囊口服及中药四君子汤加寿胎丸保胎，2014 年 2 月 10 日 B 超示宫内妊娠，孕 7 周左右，可见胎心搏动。

随访：患者于 2014 年 9 月 20 日顺产一女婴，外观正常，无明显畸形。

按：本案该病例特点，月经紊乱，肥胖，不孕，病程久，母亲有 2 型糖尿病（与遗传可能相关），采取多种西医治疗手段均未成功，但一直未用中医疗法，来诊时比较焦虑，急切求孕，多囊卵巢综合征病情复杂，单纯的西医或中医治疗都有其局限性，针对病人症状特点，中医、西医治疗的特点，本案治疗方案分两步进行，第一步中医辨证施治，考虑患者月经初潮出现月经紊乱，先天肾气不足，命火虚衰，不能温煦脾阳，致脾阳亦虚，肾虚封藏无权，冲任失养，脾虚不能统血摄血，以致冲任失固，因此患者初潮起就表现月经崩暴不止或淋漓不断，患者从事旅游业，比较劳累，更加耗伤气机，加上反复促排，行人授及试管婴儿加重了肾精的亏损，多种因素影响导致肾阳更加虚弱，火不暖土，脾土更虚，不能运化水湿，水湿内停，聚液成痰，阻塞胞脉而致不孕，肥胖。结合上述情况考虑该患者病因病机以脾肾阳虚为本，痰瘀互结为标，采用健脾益肾，涤痰化瘀法，方中选用白术、苍术、黄芪、巴戟、淫羊藿、鹿角霜健脾益肾，菖蒲、陈皮、胆星、法半夏涤痰除湿，香附、泽泻、泽兰、丹参行气活血化瘀，并选择性地配合二甲双胍、罗格列酮、地塞米松、螺内酯、妈富隆、妇康片等西药周期性治疗和饮食及运动疗法，以降低雄激素、胰岛素，调整月经周期，调治 3 个月，为下一步卵泡发育和子宫内膜环境调整蓄积基础，调治 3 个月，患者得到一定程度调整，进入第二步，在健脾温肾涤痰方基础上结合中医周期疗法即经后期加紫河车，阿胶补益肾精、经间期益肾助阳及调气活血之品加皂角刺、红花以阳施阴化，静中求动，帮助卵泡排出，经前期酌加紫石英、肉苁蓉扶助阳气，同时结合克罗米芬促排和二甲双胍继续降胰岛素，中西医结合周期治疗，治疗2个月乃成孕。

（赖毛华　程　泾）

第三节　高催乳素血症不孕案

病案　王某，女，31岁，浙江金华人，职员。2011年11月7日初诊。

主诉：婚后未避孕2年未孕，伴闭经溢乳。

病史摘要：患者月经15岁初潮，$\dfrac{4\sim5}{30\sim60}$，量中等，色黯，有血块。曾用人工周期治疗，治疗后有月经仍来潮，停药后月经后期。结婚3年，未避孕同居2年未孕。现闭经6个月，末次月经：2011年5月2日，尿HCG（-）。双侧乳房少量溢乳，色乳白，并有胀痛，两胁窜痛。自感烦躁易怒，胃纳可，夜寐佳，二便调。基础体温（BBT）单相。曾服用溴隐亭治疗半年疗效不明显。于2011年11月7日来我院门诊治疗。

查体：舌质黯红、苔薄白，脉弦细。

妇科检查：外阴发育、阴毛分布正常，阴道畅，宫颈光，无举痛，子宫前位，大小正常，质中，活动可，无压痛，双附件区压痛（-）。

辅助检查

（1）阴道B超检查：子宫前位，大小40mm×28mm×32mm，内膜厚4mm，左侧卵巢大小28mm×16mm×21mm，可见8～9个小卵泡，右侧卵巢大小为27mm×15mm×22mm，可见7～8个小卵泡。

（2）血常规、凝血功能、肝肾功能、甲状腺功能及生殖内分泌学检查基本FSH 3.45IU/L，LH 2.56IU/L，E_2 108.76pmol/L，PRL 60.96nmol/L。血糖、胰岛素均正常，乙肝三系、丙肝、HPV、RPR及TORCH均（-），白带各项检查（-），抗结核抗体、抗心磷脂抗体、抗子宫内膜抗体均（-）。

（3）头颅核共振检查：未见异常。

（4）宫腔镜检查：宫腔无殊，双侧输卵管通畅（阻力及回流无）。

诊断：（1）中医：①不孕症；②闭经乳泣（肝郁肾虚、瘀阻冲任证）。

　　　　（2）西医：①原性不孕症；②高催乳素血症。

治疗经过：首诊：证属闭经乳泣（肝郁肾虚、瘀阻冲任证）。口服溴隐停每天2.5mg，治拟疏肝益肾，散瘀助孕。中药：柴胡、郁金、茯苓、炒白术、当归、赤芍、益母草、鸡血藤、女贞子、旱莲草、菟丝子、覆盆子、补骨脂、巴戟天、丹参、路路通、生麦芽、甘草。水煎服14剂。

二诊(11月21日)：患者溢乳症状减轻，挤压双侧乳房仍可见少量淡黄色分泌物溢出，双侧乳房胀痛，两胁窜痛缓解。BBT单相，胃纳可、二便调。舌质红、苔黄腻、脉弦细。前方加枸杞子、菊花、黄芩。水煎服7剂。

三诊(11月28日)：末次月经2011年11月27日，现正值经期，经量中等，有血块，少腹冷痛。乳房已无分泌物溢出。舌质黯，苔薄白，脉弦滑。复查催乳素正常。予以活血化瘀、祛瘀生新法。处方：生黄芪、当归、熟地黄、赤芍、川芎、丹参、桃仁、红花、益母草、泽兰、延胡索、小茴香、制香附、炙甘草。水煎服5剂。

因患者有生育要求，其后结合中医周期疗法，并监测卵泡发育。

（1）经后期：用健脾益肾养冲法。党参、白术、茯苓、黄芪、山药、山萸肉、熟地、当归、生白芍、川芎、川断、杜仲、菟丝子、女贞子、旱莲草、炙甘草。

（2）排卵前期：在经后期健脾益肾养冲的基础上，加桃仁、红花、制香附，以理气活血调冲。

（3）排卵后期：健脾益肾养冲的基础上，桑寄生、仙茅、仙灵脾、巴戟天、鹿角片，以益肾固冲。

（4）月经期：用益气活血调经法。生黄芪、当归、熟地黄、赤芍、川芎、丹参、桃仁、红花、益母草、泽兰、延胡索、小茴香、制香附、炙甘草。

上法连续治疗3个疗程，2012年3月12日复诊，BBT持续高相20天，采血检查确诊妊娠，停用溴隐停，予健脾益肾固冲安胎中药治疗。2012年3月12日B超检查提示：宫内早孕，孕42天，可探及原始心管搏动。中药保胎至孕12周停药。其后随诊胎孕良好，足月顺产一女婴。

按：高催乳素血症(HPRL)是下丘脑-垂体-卵巢轴失调所致的内分泌疾患，是引起女性不孕症的常见病因之一。其造成不孕的机制主要是引起卵巢排卵障碍。西医学治疗首选溴隐亭，但有较大的不良反应等缺点。本案患者闭经、双侧乳房有溢乳，多次激素检查：PRL显著高于正常水平，MRI检查可暂时排除垂体腺瘤，又与配偶同居有正常性生活未避孕2年未孕，配偶身体健康，证属不孕症范畴，即高催乳素血症合并原发性不孕。本病核心病机为冲任失调、肝气郁结，故治疗重在调和冲任、疏通气机，以理气为主。气机升降出入有序，则诸症顺势而解。如清朝余听鸿《外证医案汇编》所言"治乳证，不出一气字"，强调治乳证旨在疏通乳络、通畅气血，恢复气机升降之序，则可通散郁结。且治病当求本，肝肾为子母之脏，又乙癸同源、精血互生，故治肝同时育阴养血，即所谓疏肝益肾。故妇女肝气条达、肾精充足、冲任通调，经血按时而下，阴阳和，故有子。

本案主方具疏肝解郁滋肾、养血调冲助孕之功。方中柴胡、郁金疏肝气、解郁结，柴胡具有疏肝理气之功，既是气分药，又能入血分而行血中之气以其条达之性,发郁遏之气又可疏肝和脾解郁。路路通可疏肝活络,《纲目拾遗》称"其性大能通行十二经穴"。重用生麦芽,取张锡纯"麦芽虽为脾胃之药,而实善疏肝气,夹肝之疏泄为肾行气,因助肝木疏泄以行肾气,至妇人乳汁为血所化,因其善于消化,微兼破血之性,故又善回乳"之意。根据月经周期的阴阳相长,采取健脾益肾养冲、理气活血调冲、益肾固冲、益气活血调经序贯立法,使胞宫能够按时满溢,经水如期而至,调经种子,胞宫摄精乃能成孕。

(孙永忠　程　泾)

第四节　卵泡不破裂黄素化综合征不孕案

病案一　王某,女,25岁,门诊号:4147。初诊日期2002年1月14日。

主诉:婚居3年未避孕未孕。

病史摘要:因婚居3年未避孕未孕来院就诊。平素月经规律,量、色、质均正常。经前3天有胸腹胀痛及腰酸。性生活和谐。舌质淡红、苔薄白,脉细弦。

检查:男方精液常规及血、精液ASAb均属正常。女方血FSH、E_2、P、T、PRL均属正常范畴,血、宫颈黏液ASAb、EMAb均为阴性。阴道B超连续观察卵泡发育、结合宫颈黏液、基础体温检查示:卵泡成熟未排卵及卵泡黄素化。

诊断:(1)中医诊断:不孕(肾虚肝郁血瘀、冲任失调)。

　　　　(2)西医诊断:①原发性不孕症;②卵泡不破裂黄素化综合征。

治疗经过:确诊后中医治以益肾疏肝解郁,活血调经助孕。药用:定坤丹。结合中医周期疗法调周治疗,并于月经周期第2天予以LHRH-a 150μg,每日1次肌注,月经周期第4天加用hMG 150U,每日1次肌注,待卵泡成熟之时停用LHRH-a、hMG,加用hCG 10 000U肌注以促排卵。指导其排卵前及排卵后分别同房一次。

疗程及疗效:1个月为1疗程,此患者治疗1个月后未孕;继续1月之后于8月1日停经,36天尿HCG(+),改用中药健脾益肾、养血安胎治疗。追访4个月,胎孕情况良好。

按:中医认为本病患者主要与肾、肝、冲任失调密切相关。肾藏精,主生殖发育;肝主疏泄,主藏血,主调节。若肝肾疏泄、闭藏有度,血海蓄溢正常,开合有节,则月经、妊娠正常。故治疗以益肾疏肝、活血调冲为大法。西医认为主要与LH峰异常等有关,在本案通过中药治以疏肝益肾、调理冲任,结合西医激素治疗,使如期出现LH峰,西医辨病与中医辨证结合治疗取得较好疗效。

(赖毛华　程　泾)

病案二　杨某,女,25岁,广东兴宁人,无业,2015年3月20初诊。病案号80760224。

主诉:婚居未避孕3年余未孕。

病史摘要:患者婚后夫妇同居,未避孕3年余未怀孕,丈夫精液常规值均在正常范围内。平素月经尚规律,经量中,色红,质黏稠,有血块,经前乳房胀痛,烦躁易怒,腰酸,2年前就诊外院,行子宫输卵管碘油造影,示双侧输卵管通畅,监测BBT有双相体温,多次B超监测有成熟卵泡,但未能顺利排出,考虑"未破裂卵泡黄素化综合征",予"克罗米芬+hCG或hMG+hCG"促排治疗半年,卵泡仍不能够排出,建议进行B超引导下卵泡穿刺+IUI,或者直接行IVF-ET术,患者不愿意接受,要求中药治疗,今来我院门诊就诊,症见情绪抑郁、头晕耳鸣、腰膝酸软,小便清长,大便正常。既往否认有肝病、糖尿病、血液病、结核病、甲亢、甲低等病史。

查体:面色黯,舌色黯,可见瘀斑,苔薄,脉细弦。

辅助检查

(1)阴道B超检查:月经第14天子宫前位大小39mm×35mm×39mm,内膜厚10mm,右侧卵巢大小43mm×30mm×26mm,左侧卵巢大小约32mm×28mm×22mm,左卵巢可见23mm×20mm大小的液性暗区,3天后复查B超:左卵巢可见43mm×40mm大小的液性暗区,内见细小光点光带。

(2)内分泌检查示:bFSH 5.71IU/L,bLH 8.94IU/L,bT 0.29μg/L,bE$_2$ 44.00ng/L;FT$_3$ 4.49pmol/L,FT$_4$ 11.76pmol/L,TSH 2.88uIU/ml。ACA阴性,EMAb阴性,ASAb阴性。

(3)外院HSG:双侧输卵管通畅。

诊断:(1)中医诊断:不孕(肝郁肾虚,冲任不调)。

　　　　(2)西医诊断:①原发性不孕;②卵泡不破裂黄素化综合征。

治疗经过:予疏肝益肾,活血调冲,方选百灵调肝汤(出自《百灵妇科》)加减(当归、白芍、丹参、香附、枳壳、柴胡、王不留行、川芎、皂角刺、紫河车、山药、续断、仙灵脾、菟丝子)每日一剂,水煎两次,早晚分服,在上述治疗基础上结合中医周期疗法,即卵泡期加熟地、山茱萸,排卵期加红花、三棱、莪术、路路通,黄体期加仙茅、鹿角霜治疗,结合月经第5天起针灸关元、中极、子宫(双)、三阴交(双)穴,每周3次,月经期停止针灸,治疗过程中B超监测卵泡发育,待卵泡成熟指导患者在排卵前和排卵后分别同房一次。经治疗3个月后,B超监测卵泡仍未破裂。第4个月开始配合西药促排卵治疗,即于B超监测发现卵泡成熟后(长至18~20mm),予肌注hCG 10 000U,连续治疗2个月,成熟卵泡均能排出,患者于2015年9月25号自测尿HCG(+),β-HCG 1918.00mIU/ml,E$_2$ 439.00ng/L,P 20.18μg/L,2015年10月8日B超示宫内妊娠，孕 6⁺周，可见胎心搏动。

按：未破裂卵泡黄素化综合征（LUFS）是指卵泡成熟但不破裂，卵细胞未排出而原位黄素化，形成黄体并分泌孕激素，体效应器官发生一系列类似排卵周期的改变。临床以月经周期正常，有类似排卵表现，但持续不孕为主要特征。本案病例特点：患者月经周期正常，经量中，色红，质黏稠，有血块，经前乳房胀痛，烦躁易怒，经行腰酸，情绪抑郁，头晕耳鸣、腰膝酸软，小便清长，面色黯，舌色黯、可见瘀斑，苔薄，脉细弦。中医认为肾藏精，主生殖，为先天之本；肝藏血，主疏泄，若肝肾疏泄闭藏有度，血海蓄溢正常，开合有节，冲任调和则妊娠正常。该患者肾气不足，气虚则鼓动无力，则无力鼓动卵子排出；肾气虚可见经行腰酸，头晕耳鸣，腰膝酸软，小便清长。患者素性抑郁，导致肝气郁滞，肝失疏泄，气滞血瘀，冲任胞脉失和则停滞成瘀，瘀血阻滞胞络，加重卵子排出困难，故即使经水按时而至，亦不摄精成孕；肝气郁滞，气滞血瘀，表现为经血质黏稠，有血块，经前乳房胀痛，烦躁易怒，面色黯，舌色黯，可见瘀斑，苔薄，脉细弦。本案根据患者的病因病机，予予疏肝益肾，活血调冲，方中选用"百灵调肝汤"加减。当归、白芍、川芎活血养血柔肝；柴胡、枳壳、香附疏肝行气；炒王不留行活血通经、走而不守，皂角刺能通经络；紫河车、续断、仙灵脾、山药、菟丝子补肾益气，在该方基础上结合中医周期疗法即经后期加熟地、山茱萸滋肾、经间期加调气活血之品红花、三棱、莪术、路路通破血行气通络以静中求动，帮助卵泡排出，经前期酌加仙茅、鹿角霜等扶助阳气，并配合针灸局部结合远端取穴，调理肝肾，治疗 6 个月，配合西药 hCG 促进卵泡排出，于是自然受孕。

（赖毛华　程　泾）

第五节　卵巢早衰不孕案

病案一　胡某，女，31 岁。温州市区人，事业单位工作人员，已婚，1997 年 5 月 16 日初诊。主诉：未避孕 3 年未孕，月经 6 个月未潮。

主诉：未避孕 3 年未孕，月经 6 个月未潮。

病史摘要：患者婚居 3 年未避孕未孕，月经 16 岁初潮周期 30 天，5 天经净，色、量无殊，于 1995 年 12 月因患"肾小球肾炎"用环磷酰胺治疗半年后月经渐 2～3 个月一行，经量减少。外院 1 月 16 日测 FSH 33.4IU/L，LH 27.3IU/L，E_2 37pmol/L，PRL 7.8ng/ml，P 0.8nmo/L，T 0.4noml/L。就诊时闭经 6 个月，末次月经具体不详。先后在市区某附属医院及中医院服中药 3 个月，肌注黄体酮 2 次共 12 天，经未行。否认高血压、糖尿病、传染病及遗传病史。男方精液常规等检查正常。平素头晕耳鸣，易烦躁，腰酸足软，畏寒肢冷，便溏，时烘热汗出。

查体：形体如常，体重指数（BMI）56.2（kg）/1.71（m²）＝19.2。血压：106/68mmHg，甲状腺未及异常。未见痤疮及黑棘皮征，毛发正常。面色苍白，略浮肿，眼眶发黯，脉弦细，舌淡红、苔薄白。

妇科检查：外阴发育、阴毛分布正常；阴道通畅，见少量白色分泌物；宫颈光滑，无举摆痛；宫体前位、质地中，正常大小，无压痛；双侧卵巢略小。

辅助检查

（1）阴道B超检查：子宫前位，三径46mm×35mm×27mm，内膜厚5.0mm，显示欠清晰，右侧卵巢大小31mm×18mm×6mm，左侧卵巢大小28mm×22mm×17mm，均未见卵泡回声。

（2）血液常规及内分泌学检查：血常规、凝血及肝肾功能正常，乙肝、丙肝、HPV、RPR、及TORCH均为阴性。空腹血糖、胰岛素、甘油三酯、胆固醇正常。女性基础性激素6项：FSH 37.7IU/L、LH 28.2IU/L，E₂ 23pmol/L、PRL 7.3ng/ml、P 0.3nmo/L、T 0.4noml/L。肾上腺、甲状腺各项激素正常。

（3）其他相关检查：PPD皮试阴性，AOAB阴性。染色体正常46，XX。

（4）HSG：子宫输卵管正常通畅。

（5）宫腔镜检查：宫腔无殊，双侧输卵管通畅。内膜病理正常。

诊断：（1）中医：①不孕症；②闭经（阴阳俱虚证）。

（2）西医：①原发不孕症；②高促性腺激素闭经。

治疗经过：辨证治以滋肾温阳、调养冲任，方用抑冲抗衰汤（程泾教授临床验方）加减（仙灵脾、熟地、巴戟天、当归、鹿角片、龟甲、淮山药、牛膝、茺蔚子、灵芝、枸杞、菟丝子、太子参、丹参、紫河车、知母、黄柏）每日1剂水煎200ml早晚二次分服。按中医周期疗法适时加减，同时服"高剂量雌激素人工周期"即补佳乐4mg每日一次口服，连服21日，于服补佳乐第11日加黄体酮100mg每日一次共10日。中西医结合21日为一疗程。

6月13日患者服药一疗程停药4天，经水如期而至，经期3天，经量中，色淡红，伴轻腰酸。诉头晕耳鸣，烦躁消失，眠差。查基础性激：FSH 32.7IU/L、LH 26.5IU/L，E₂ 107pmol/L。于月经周期第3天守原方加酸枣仁、夜交藤水煎服，继服同上剂量补佳乐人工周期，服中药7帖眠安。如是随证加减服中西药二疗程，患腰酸足软、畏寒肢冷，烘热汗出等证消失，经期规律，量色如常。基础FSH、LH水平渐降，E₂水平渐高。

9月10日患者服药4疗程，月经周期第3天查基础性激素6项：FSH 9.7IU/L，LH 7.2IU/L，E₂ 147pmol/L，PRL 8.6ng/ml，P 10.3nmo/L，T 0.7noml/L。超声提示"双侧卵巢均见2～4个5mm×6mm大小窦卵泡。遂守原方在卵泡期重用熟地、当归，加制香附；同时减补佳乐为1mg继服。排卵期重用仙灵脾、巴戟天、鹿角片，加桃仁、红花、石菖蒲；黄体期去牛膝，加续断、寄生、杜仲。于周期第 12 天超声提示右卵巢见成熟卵泡 19mm×20mm，子宫内膜 9mm，尿 LH 半定量试纸检测呈阳性，指导性生活 2 次，周期第 14 天，超声监测提示主卵泡消失，加黄体酮 100mg 每日 1 次连服 14 天，患者妊娠，随访知孕期平顺，于 1998 年 7 月顺产 1 健康女婴。

按：高促性腺激素闭经是由卵巢本身异常导致的功能衰退或衰竭而引起的闭经，为卵巢性闭经。因下丘脑 - 垂体轴缺乏卵巢分泌的雌激素及抑制素的负反馈，使促性腺激素升高。本例患者因长期使用化疗药物环磷酰胺致卵巢功能受损衰退，出现低雌激素血症、高 FSH、LH、闭经、不孕及围绝经期综合征。目前对高促性腺激素闭经临床治疗以激素替代为主，利用雌激素对下丘脑的负反馈作用，抑制 GnRH 的分泌，减少垂体促性腺激素的分泌。因本例患者内源性雌激素过低（孕激素阴性）故治疗时予相对高剂量补佳乐人工周期，以达到对下丘脑负反馈抑制水平。

现代中医认为本病的发生与肾 - 天癸 - 冲任 - 胞宫生殖轴的功能密切相关，肾虚冲任失养为基本病因。患者素来肾亏冲任不足加之药物作用至肾阴虚损及肾阳，脏腑失调，阴阳失衡，胞宫血海空虚经水早绝。临床验方补肾益冲抗衰汤具有调补肾阴肾阳，健脾养血化瘀益冲功效。方中淫羊藿、巴戟天、菟丝子、鹿角片温肾阳；熟地、枸杞子补肾养阴，以阴中求阳，阳中求阴，阴阳共补，知母、黄柏滋肾阴、泻肾火，功在抑亢；龟板、鹿角片等血肉有情之品，补阴阳至冲任；上药合用，使肾充脾旺心宁、阴平阳秘、冲任气血调和，故患者一服经至，烦躁消失，再服脏腑调和，诸证得治。服药中兼顾女性正常生理周期，运用中医周期疗法适时加减使已近衰竭的卵巢功能逐渐恢复。在患者服药第 4 疗程超声发现卵泡时，减少补佳乐剂量一为小剂量雌激素有促进卵泡发育作用，二是因为 FSH 水平已接近正常避免大剂量雌激素抑制卵泡发育。同时注重中医周期运用，在卵泡期肾气封藏蓄养阴精，调养冲任；排卵期加桃仁，红花，石菖蒲行气活血促进阴阳转化，使卵泡正常排卵。治疗中 B 超及尿 LH 半定量试纸等方法监测排卵准确掌握性生活时机；黄体期黄体酮应用至正常 14 天，中药平补肾之阴阳，使肾气冲任充盛，血海充盈终至摄精成孕，孕产平顺。

（朱长玲　程　泾）

病案二　周某，女，29 岁，金华永康人，从事金融行业，2004 年 5 月 10 日初诊。

主诉：婚后 1 年未避孕未孕。

病史摘要：患者因结婚后 1 年夫妇同居性生活正常未避孕未孕。月经停闭 6 月。于 2004 年 5 月 10 日就诊，月经 15 岁初潮，$\dfrac{5\sim6}{28\sim32}$，月经量、经色基本正常。患者 6 年前开始出现月经推迟，渐至闭经，曾在浙江大学附属妇产科医院诊疗，确诊为卵巢早衰，并以西药治疗，月经尚能按时来潮。2 年前再次出现月经推迟，再予相同西医治疗疗效明显降低，继而出现闭经，各项检查支持卵巢早衰诊断。1 年前因月经停闭 6 月就诊，希望能中医治疗，就诊时查血激素：FSH 62.3IU/L，LH 32.4IU/L，E_2 20.5pg/ml，P 0.9ng/ml，PRL 12.8ng/ml，T 0.4ng/ml。阴道 B 超：子宫 40mm×22mm×28mm，内膜 2mm，右卵巢 23mm×14mm×16mm，可见 3～4 个小卵泡，左卵巢 24mm×15mm×15mm，可见 3～4 个小卵泡。患者一般情况可，精神疲乏，容易劳累，饮食、睡眠、二便可，舌质黯红、苔薄白，脉沉细，两尺疲软、虚弱无力。

　　诊断：（1）中医：①不孕症；②闭经（脾肾阳虚、冲任胞络血瘀证）。

　　　　　（2）西医：①原发不孕症；②卵巢早衰（POF）。

　　治疗经过：初诊口服戊酸雌二醇（补佳乐）2mg，每日 1 次，连用 21 天，最后 10 天加服地屈孕酮（达芙通）10mg，每日 2 次。6 月 8 日阴道点滴出血。

　　6 月 12 日开始中西医结合疗法治疗：西药治疗于出血或月经周期第 5 天开始口服戊酸雌二醇（补佳乐）2mg，每日 1 次，连用 21 天，周期第 15 天开始加服地屈孕酮（达芙通）10mg，每日 2 次，连用 10 天，如停药 10 天未见撤退药出血，可立即开始口服补佳乐。如此反复周期治疗。同时予以中医周期疗法：用程泾教授经验方补肾益冲抗衰汤为主方加减治疗。方药：熟地、巴戟天、当归、鹿角片（先煎）、龟甲（先煎）、牛膝、茺蔚子、灵芝、枸杞子、菟丝子、怀山药、仙灵脾、太子参、丹参、紫河车（研粉吞）、炙黄芪、淡附片。于出血或月经周期 5～11 天（相当于卵泡期）重用熟地、当归、枸杞子；周期 12～14 天（相当于排卵期）重用仙灵脾、巴戟天、鹿角片、当归，加用制香附、桂枝促卵泡排出；周期第 15～28 天（相当于黄体期）重用菟丝子、巴戟天、鹿角片。月经期停服，如此反复周期治疗，每日 1 剂，日服 2 次。治疗一个月经周期为一个疗程。治疗 3 个疗程，第 1 疗程停西药后 10 天未见撤退药出血，第 2 疗程停西药后患者月经来潮，月经量较少；第 3 疗程停西药后患者月经来潮，期量色质均正常。9 月 16 日月经第 3 天复查血激素：查血激素：FSH 27.2IU/L，LH 14.4IU/L，E_2 42.5pg/ml，P 0.5ng/ml，PRL 15.7ng/ml，T 0.3ng/ml。阴道 B 超：子宫 42mm×27mm×32mm，内膜 4mm，右卵巢 25mm×16mm×18mm，可见 3～4 个小卵泡，左卵巢 26mm×16mm×19mm，可见 3～4 个小卵泡。患者畏惧激素的副作用，要求停用西药、单用中药治疗。

　　9 月 18 日开始中医周期疗法治疗第 4 疗程，10 月 21 日（停药后 10 天）患者月经未行，感乳房胀满，采血检查 β-HCG 326.5mIU/ml，E_2 354ng/L，P 19.8ng/ml 确诊妊娠，8 月 1 日，阴道 B 超：宫腔内可见一孕囊，囊内可见胎芽长 4mm×5mm×4mm，可及原始心管搏动，余未见异常。予以中药益肾健脾、固冲安胎，处方：党参、炒白术、茯苓、熟地黄、炒白芍、炒山药、续断、杜仲、菟丝子、巴戟天、鹿角片、炙甘草。另地屈孕酮（达芙通）10mg，每日2次，口服，至妊娠3个月停服。孕期无阴道出血，无腹痛。唐氏筛查正常，孕期顺利，后足月剖宫产男婴体重3600g，母子平安。

按：中医认为本病与肾虚有关。根据本病的病机特点是肾虚血亏血瘀，虚实夹杂而以肾虚为主导、血虚为基础，虚为本、实为标，虚多实少。从补肾养血活血治疗卵巢早衰取得了令人满意的疗效。

补肾益冲抗衰汤为程泾教授临床治疗POF经验方，由二仙汤加减而成。方中熟地、灵芝、枸杞子、怀山药滋补肾精，怀牛膝补肝肾，强筋骨，菟丝子、紫河车、巴戟天、仙灵脾、鹿角片补阳而暖子宫，既于阳中求阴，又于阴中求阳，阴阳双补。太子参健脾补气、滋生化源，以后天养先天。鹿角片、龟甲为血肉有情之品，能补益冲任。当归、丹参、茺蔚子补血调经，血旺则冲脉充足，月经化源旺盛。知母、黄柏滋阴抑亢。全方共奏滋肾抑亢、活血益冲之效。在卵泡期重用熟地、当归、枸杞子以益肾养血，促卵泡发育，子宫内膜增生，这是胞宫"藏"的作用；在排卵前期重用巴戟天、仙灵脾、鹿角片益肾助阳，加桃仁、红花、制香附调气活血，以阳施阴化，静中求动，通过正反馈，使"天癸"旺盛，造成排卵前LH峰，促进成熟卵泡排出；黄体期重用菟丝子、巴戟天、鹿角片温补肾阳，治虽着重于阳，但宜于水中补火，阳中求阴，使阴阳达到正常的平衡，维持黄体功能。

中西医结合治疗POF，既体现了中西医证与病、整体与局部治疗各自的优势，又相互有机的结合。既对人体神经内分泌性腺功能进行全身整合调节（阴阳平衡、脏腑协调），重视机体的完整统一性，又重视性腺的局部调控（激素替代），从而突出了个体化治疗，加上中药的多元性、双相性调节机制，并可减轻西药的不良反应。中西医结合，西医辨病与中医辨证结合，既注重整体又注重局部，二者优势互补，调动了患者的全身功能和一切有利因素，因此疗效更佳。

（孙永忠　程　泾）

第六节　神经性厌食症不孕案

病案　徐某，女，22岁，温州市瓯海人，家务，华侨子女。2001年10月18日初诊。

主诉：婚后1年余未孕，闭经6个多月。

病史摘要：患者结婚1年2个月，同居未避孕未孕。月经12岁初潮，$\frac{5\sim6}{30\pm}$天，量色正常。近10个月来因服用减肥药"瘦身胶囊"减肥节食，月经延期，经量减少，现停经已6+月，并感到厌食或有食入呕恶现象，时心烦急躁或忧郁,寐差,腰酸头晕或有耳鸣,体重明显下降,由其母陪同前来就诊。曾在某医院西医治疗未见效果,且通过检查排除了结核、胃肠道、肿瘤等疾病,否认家属精神遗传病史。

查体: 明显消瘦,面色不佳,神情烦躁,脉细弦带数,舌红少津,苔薄黄。BMI = 42.5(kg)/1.59(m²) = 16.81。血压正常。

妇科检查: 外阴发育及毛发尚正常,阴道通畅,分泌物甚少,宫颈尚光滑,子宫前位,略缩小,质中无压痛。双附件未及异常。

辅助检查

(1)阴道B超检查:子宫前位,三径40mm×32mm×31mm,内膜厚约5.0mm,左侧卵巢大小为23mm×20mm×32mm,右侧卵巢大小为25mm×20mm×23mm,两侧卵巢内可见2～4个约5～6mm小卵泡。

(2)血液常规及内分泌学检查:血常规及肝肾功能正常范围,空腹血糖5.51mmol/L。性激素检查示:FSH 2.1U/L,LH 1.8U/L,E_2 8.5pg/ml,PRL 12ng/ml,T 0.21ng/ml,P 0.5ng/ml,TSH、FT_3、FT_4 及皮质醇尚正常。

诊断:(1)中医诊断:①不孕症;②闭经(肾虚阴亏,肝郁化热,冲任失养)。

(2)西医诊断:①原发性不孕;②继发神经厌食性闭经。

治疗经过:

(1)心理及营养治疗:按其减肥节食及盼子心切诱因,首先进行精神心理分析和疏导,增强建立治疗信心与希望。鼓励少食多餐,逐渐改善营养状况。并给予能量合剂、复方氨基酸静脉点滴。

(2)中医辨证治疗:益肾养阴、疏肝清热、和胃宁心调冲,方用加减归肾汤合丹栀逍遥散(见第九章第三节"治疗方法")增损。处方:生地、怀山药、枸杞子、菟丝子、女贞子、旱莲草、麦冬、知母、石斛、丹参、生白芍、川断、酸枣仁、天麻、生麦芽、陈皮、夜交藤、茺蔚子。每日一剂,水煎早晚分服。具体运用再随症加减。

(3)激素替代治疗:①雌孕激素联合治疗:由于患者来经心切,在中药辨证调养病情好转的基础上,因其重度闭经,为了尽快来经,故予以复方黄体酮注射液(苯甲酸雌二醇2mg和黄体酮20mg),1支/天,肌注5天,注射完5天后月经即来潮,量较少,色淡红,四天净。②雌孕激素序贯治疗:于行经的第5天始,口服倍美力0.625mg,2粒/天,连服22日,服倍美力的后12日加用黄体酮注射液20mg,1支/天,连用12日,先后共周期性治疗三个周期。以上激素替代同时,予以上方中药继续调理。

(4)中西排卵诱导法

1)中医周期疗法:于以上周期性来经后第四个周期的第5日始,按患者中医证型予以滋肾疏肝、养血调冲,以加减左归汤加味(熟地、怀山药、山萸肉、枸杞子、菟丝子、龟甲胶、女贞子、旱莲草、制首乌、当归、白芍、紫河车、制香附、茺蔚子)为主方,依 BBT、宫颈黏液评分及阴道 B 超动态观察卵泡发育情况行调周治疗,排卵前期加鹿角胶、丹参、八月札等滋肾益阳、理气活血促发排卵,排卵后去龟甲胶、旱莲草、茺蔚子,加川断、寄生、肉苁蓉滋肾扶阳,以维持黄体功能。

2）戈那瑞林(GnRH)脉冲疗法:于促排周期的第 2 日,用微量注射泵皮下脉冲注射,每隔 90 分钟脉冲给药,20μg/ 次,每隔 5 天增加 10μg,同上 B 超观察卵泡发育,周期 12 天后 B 超监测到数枚小卵泡,其中大者直径 1.2cm,至 16 天主卵泡直径达 1.8cm,给 hCG 5000U 肌注,嘱隔日同房,排卵后予以 20mg/d 肌注黄体支持,结果未孕,月经来潮。

3）hMG＋hCG:因注射泵频率脉冲注射不方便,患者不愿意采用,故在中周疗法同时,改用尿促性素 hMG 促卵泡发育,于行经第 3 天始 hMG 75U/d 肌注,采用每隔 5 天加 37.5U 递增法,至周期 15 天见到直径 18mm×19mm 两个优势卵泡,停用 hMG,肌注 hCG 10 000U,亦嘱隔日同房,注射后 48 小时超声观察到卵泡已塌陷,BBT 上升后,翌日肌注黄体酮 30mg/d,14 天。

4）中西保胎治疗:因尿 HCG(＋)西药延迟黄体支持,中药转用滋肾育胎(生晒参、白术、砂仁拌熟地、枸杞子、菟丝子、当归、白芍、阿胶、川断、杜仲、寄生、黄芩、苎麻根、巴戟肉),并随症加减。排卵后 4＋周 B 超检查见到宫内妊娠,胎心搏动,故渐减量至孕 80 天停用黄体酮,中药隔断服用保胎治疗至孕三个月停药。随访足月顺产一女婴。

按:该例患者系因减肥节食、渐至厌食、消瘦、体重明显下降,引起的继发性闭经,通过检查排除了其他疾病原因引起的闭经可能,确诊为神经厌食性低促性腺激素性性腺功能减退的下丘脑性闭经,并合并不孕。中医认为其发病与七情及心肝脾肾功能失调致冲任胞宫失养有关,多发于年轻女性,属于"血枯经闭",但每多以虚为主,虚中夹实。本例患者即因减肥节食、求子心切导致肝肾阴血亏虚,肝气郁结而心肝火旺而致病。故在情志及营养治疗同时,按辨证予以调理并加用激素替代治疗,在病情好转月经恢复的基础上,再用中医周期疗法加西医促排卵治疗之中西排卵诱导法,整体与局部治疗恰当相结合,故取得了调经助孕的良好疗效。

(程 泾 程 蕾)

第七节　空蝶鞍综合征不孕案

病案　患者李某,女,34 岁,浙江金华人。2006 年 1 月 26 日初诊。

主诉:产后 3 年未避孕未再孕。

病史摘要： 患者因产后 3 年夫妻同居性生活正常未避孕未再孕就诊。既往月经规律，经量中等，无痛经。患者 2002 年因婚后 7 年未孕就诊，排除男方因素后，行子宫 - 输卵管造影提示：双侧输卵管通畅，经治疗后怀孕，足月生产，因胎盘残留大出血。行输血、刮宫等治疗。产后阴道少量流血持续 1 个月，B 超检查仍有胎盘残留，再次给予清宫。以后即出现闭经，后 3 年未再孕。CT、MRI 提示空蝶鞍。B 超甲状腺正常，甲状腺功能检查略低于正常，泌乳素增高，双乳无泌乳。给于溴隐亭、甲状腺素治疗。用黄体酮或人工周期可来月经，曾服用中药治疗。于 2006 年 1 月 26 日来本中心就诊，末次月经 2005 年 10 月 26 日，查内分泌检查：FSH 10.5iu/L，LH 9.7iu/L，E 95.5pmol/L，T 1.4nmol/L，PRL 22.9mg/L，甲状腺功能检查正常。阴道 B 超：子宫 43mm×28mm×32mm，内膜 3mm，右卵巢 31mm×14mm×22mm，可见 4～5 个小卵泡，左卵巢 29mm×15mm×23mm，可见 5～6 个小卵泡。男方精液检查示：正常。女方染色体核型正常，血型女 O 型，男 AB 型，ABO 抗体正常。HSG：子宫输卵管未见异常。宫腔镜检查见：宫腔少量粘连，两侧输卵管开口可见。内膜病理检查未见异常。

诊断：（1）中医：肝肾亏损、气血两虚闭经不孕。

　　　　（2）西医：①继发性不孕；②继发性闭经；③空蝶鞍综合征。

治疗经过 首诊，患者停经 90 天，瘦弱体形，舌质红常，苔薄白，脉细滑。给予滋补肝肾中药（四二五合方加减）：当归，熟地，白芍，川芎，仙茅、仙灵脾、五味子、菟丝子、枸杞子、覆盆子、鹿角霜、鸡血藤、牛膝。治疗 20 天，舌质略黯，苔白，脉弦，阴超：子宫内膜 7mm，肌注黄体酮 20mg，每日 1 次，5 天，停药后 4 天来月经，经量尚可，色质正常，少量血块。继之给予中医周期疗法：健脾补肾方药：党参，黄芪，白术，茯苓，熟地，白芍，山药，菟丝子，枸杞子，当归，仙茅，仙灵脾，巴戟天，鹿角片，石斛，山萸肉，牛膝，炙甘草，在卵泡期重用熟地、当归、枸杞子；在排卵前期重用仙灵脾、巴戟天、鹿角片，加桃仁、红花、制香附；黄体期重用菟丝子、巴戟天、鹿角片。服药期间用黄体酮来月经。末次月经 2006 年 5 月 4 日。量较平时月经量减少。于月经第 4 天（5 月 7 日），血生殖激素基本正常，阴超双侧卵巢均可见小卵泡 4～5 个，给予戊酸雌二醇（E_2）1mg，每日 1 次，口服，维生素 E 0.1g，每日 2 次，口服。以健脾补肾方为主，20 剂。5 月 28 日阴超检查内膜 4mm，未见优势卵泡。继served中药，6 月 6 日，阴超检查内膜 4mm，左卵巢卵泡 15mm×12mm，右卵巢显示不清，给予戊酸雌二醇（补佳乐）2mg，每日 1 次，口服，中药继用。6 月 8 日阴超：内膜 5mm，左卵巢卵泡 18mm×15mm，子宫后方未见积液。尿 LH（－），予补佳乐 4mg，每日 1 次，口服。6 月 10 日晨自测尿 LH（＋）。阴超：内膜 6mm，左卵巢卵泡 20mm×17mm，6 月 10 日上午 HCG 10 000IU 肌内注射，1 次。当晚与次日晚同房。6 月 12 日阴超：内膜 7mm，双侧卵巢未见大卵泡，子宫后方可见少量积液。6 月 13 日，给予健脾益肾固冲方药：党参、黄芪、菟丝子、白术、茯苓、熟地、白芍、山药、桑寄生、川断、杜仲、巴戟天、覆盆子、枸杞子、炙甘草。补佳乐 4mg，每日 1 次，口服；地屈孕酮（达芙通）10mg 每日 2 次，口服。7 月 2 日，停经 58 天，排卵后 20 天，测尿 HCG（+）。阴超：宫腔内探及一大小约 6mm×4mm 孕囊，内未见胚芽，诊断早孕，继予健脾益肾固冲安胎法，维生素 E 100mg，每日 2 次，口服。8 月 1 日，阴超：宫腔内可见一孕囊，囊内可见胎芽长 14mm，及原始心管搏动，余未见异常。继用健脾益肾固冲安胎法，地屈孕酮（达芙通）10mg，每日 2 次，口服，至妊娠 3 个月停服。孕期无阴道出血，无腹痛。唐氏筛查正常，孕期顺利，39 周剖宫产 3000g 女婴，发育正常，母婴平安。

按：本例患者因产后胎盘残留大出血后继发闭经、不孕，诊断为空泡蝶鞍综合征，生理、心理均受到打击，以致气血两虚，肝肾脾功能失调，故先给予滋补肝肾调补；后予中医周期疗法以健脾补肾方药加减，妊娠后继用健脾益肾固冲方药。本例中子宫内膜薄，戊酸雌二醇用量达 4mg 口服，仍难以增厚，后用中医周期疗法，最后成功妊娠，妊娠后用地屈孕酮以巩固健全黄体功能。笔者认为，成功的关键在于中西医结合，辨证施治，整体调节，使患者达到阴阳、气血、脏腑之间的平衡，促使机体发挥最大潜能。

（孙永忠　程　泾）

第八节　黄体功能不全不孕案

病案　葛某，女，31 岁，安徽芜湖人，职员，2012 年 6 月 12 日来我院就诊。

主诉：未避孕 1 年余未孕。

病史摘要：患者 14 岁初潮，平素月经规则，周期 28 天，经期 5 天，色红，量中等，有血块，经前乳房胀痛 3～7 天不等，无痛经及性交痛。婚居 1＋年未避孕未孕，生育史 0-0-0-0。自然周期 B 超监测 3 个周期均有成熟卵泡排卵。平素白带性状量正常，腰膝酸软，无腹痛，纳眠可，二便调。BBT 监测 3 个周期，虽均有双相型，其中 2 个周期呈"爬坡型"上升。末次月经 2012 年 6 月 4 日。男方精液检查示弱精，经治疗后已好转。

查体：舌淡红，苔薄黄，脉弦细略数。

妇科检查：外阴发育、阴毛分布正常，阴道畅，宫颈光，无举痛，子宫前位，大小正常，质中，活动可，无压痛，双附件区压痛（-）。

辅助检查：

（1）B 超示（2012 年 5 月 15 日）：子宫大小形态正常，右侧卵泡 13mm×14mm。

（2）基础内分泌（2012年5月9日）：FSH 5.7IU/L，LH 4.3IU/L，E_2 127pmol/L，PRL 8.5ng/ml，T 1.52nmol/L，P 1.2nmol/L。

诊断：（1）中医：①不孕症；②月经前后诸证（肾虚肝郁证）。

（2）西医：①原发不孕症；②经前期综合征；③黄体功能不全。

治疗经过：首诊：证属肾虚肝郁不孕。适值经后期，治拟益肾疏肝，养血调冲。方用益肾解郁调冲汤（方见第九章第三节"治疗方法"）加减。处方：柴胡、郁金、茯苓、炒白术、当归、赤白芍、熟地、女贞子、旱莲草、菟丝子、龟甲、鹿角胶、陈皮、甘草。水煎服4剂。

二诊（6月17日）：腰膝酸软减轻，B超示右侧卵巢有优势卵泡15mm×16mm。BBT单相，胃纳可、二便调。舌质淡红、苔薄黄，脉弦细稍数。予以益肾助阳，行气活血。前方去旱莲草、郁金，加桃仁、川芎、香附。水煎服4剂。

三诊（6月21日）：B超示主卵泡消失，BBT爬行上升2天，无明显自觉不适，舌淡红苔薄黄，脉弦细稍数。患者嫌弃中药口感差，拒绝继续服药。嘱6月26日行血孕酮检查。

四诊（7月2日）：6月26日血P 26.72nmol/L。今日转经，色黯红，量少，无血块，轻腰酸，无腹痛，经前5天至今乳房胀痛，纳眠可，大便软，溲利。舌淡红、苔薄黄，脉弦细。按中医周期疗法，正值行经期。故予以疏肝理气，活血养血调经，处方：柴胡、当归、熟地黄、赤芍、川芎、丹参、桃仁、红花、益母草、泽兰、小茴香、八月札、炒白术、制香附、鸡苏散。水煎服5剂。

五诊（7月7日）：经水将净，量少，色黯，无腹痛腰酸，纳眠可，二便调。舌淡红、苔薄白，脉细弦。予以健脾益肾、养血疏肝调冲，促进卵泡发育。中药：党参、白术、茯苓、黄芪、山药、枸杞子、熟地、当归、生白芍、川芎、枸杞子、菟丝子、柴胡、鹿角胶、茺蔚子、炙甘草。水煎服7剂。

六诊（7月14日）：B超示内膜7mm，左侧卵泡13mm×14mm。无明显自觉症状。舌淡红苔薄白，脉细弦。原方2剂继服。

七诊（7月16日）：BBT单相，B超示：内膜7.8mm，左侧卵泡17mm×18mm。宫颈黏液评分：结晶（+++）。尿LH试纸半定量45IU/L，予原方去熟地、白芍、炙甘草、山药，加肉苁蓉、仙灵脾、桃仁、红花、路路通，温肾助阳、行气活血以促排卵。

八诊（7月17日）：阴道B超：内膜8.2mm，主卵泡消失。

九诊（7月18日）：BBT上升1天，无明显自觉症状，舌红苔薄白，脉细弦。予以健脾益肾固冲。处方：熟地、白芍、当归、菟丝子、桑寄生、川断、阿胶、黄芪、党参、炒白术、炒黄芩、苎麻根、砂仁、陈皮。水煎服12剂。

2012年7月31日复诊，BBT持续高相14天，血β-HCG确诊妊娠，予健脾益肾、养血安胎，方用寿胎丸加味治疗。2012年8月15日B超检查提示：

宫内早孕,如孕 44 天,胚芽胎心见。中药保胎至孕 10 周停药。其后随诊胎孕良好,于 2013 年 4 月 9 日足月顺产 1 女婴。

按：黄体功能不全(LPD)中医并无相对应的病名,根据其症状可以归属于"月经失调""不孕症""胎漏、胎动不安""滑胎"等,常合并有经前乳胀等经前期综合征。该患者核心病机为肾虚肝郁、冲任失调,故治疗重在益肾疏肝、调和冲任,以补肾为主。《万氏妇人科·种子章》:"女子无子,多因经候不调,药饵之辅,尤不可缓。若不调其经候而与之治,徒用力于无用之地。此调经为女子种子紧要也。"《傅青主女科》中言:"……治法宜疏肝之郁,即开肾之郁也。肝肾之郁即开,而经水自有一定之期矣。"故妇女肝气条达肾精充足冲任通调经血按时而下,阴阳和,故有子。本案患者 BBT 呈"爬坡型",且周期 21 天 P＜31.8nmol/L,故可确诊为黄体功能不全。根据月经周期的阴阳相长,采取健脾益肾养冲、理气活血调冲、益肾固冲、益气活血调经序贯立法,使胞宫能够按时满溢,经水如期而至,调经种子,胞宫摄精乃能成孕。

(朱晓芙　程　泾)

第九节　功能失调性子宫出血不孕案

病案　张某,女,32 岁,浙江金华人,农民。2007 年 6 月 25 日初诊。

主诉：未避孕 7 年未再孕,经期延长 6 年。

病史摘要：结婚十年,曾生育一胎,现夫妇同居性生活正常未避孕 7 年未再孕。在 2001 年 7 月因经期劳累后出现月经失调,经期延长 10 天方净,以后每次月经期均延长,甚至与第二次月经相连。经量偏多,色稍黯,夹有少许紫黯血块。近 7 个月来,经血非时而下,时多时少,淋漓不净,经色紫黯。曾在我院住院治疗,曾作刮宫手术,并病理检查诊断为:子宫内膜增生过长。出院后仍不时流血,又注射黄体酮 10 支,内服维生素 K_4,出血仍时断时续。于 2007 年 6 月 25 日来我院门诊治疗。平素时有腰酸,四肢乏力,胸腹隐隐胀痛。

查体：舌质淡红、苔薄白,脉沉细。

妇科检查：外阴发育、阴毛分布正常,阴道畅,宫颈光,无举痛,子宫前位,大小正常,质中,活动可,无压痛,双附件区压痛(−)。

辅助检查：

(1)阴道 B 超检查:子宫前位,大小 45mm×37mm×40mm,内膜厚 2mm,左侧卵巢大小 28mm×19mm×21mm,可见 6～7 个小卵泡,右侧卵巢大小为 29mm×17mm×22mm,可见 7～8 个小卵泡。

(2)血常规、凝血功能、肝肾功能、甲状腺功能及生殖内分泌学检查基本正常,血糖、胰岛素均正常,乙肝三系、丙肝、HPV、RPR 及 TORCH 均(−),白带各项检查(－)，抗结核抗体、抗心磷脂抗体、抗子宫内膜抗体均(－)。

（3）胸部平片：心肺膈未见明显异常。

（4）宫腔镜检查：宫腔无殊，双侧输卵管通畅(阻力及回流无)。

诊断：（1）中医：①断续；②崩漏(气虚血瘀证)。

（2）西医：①继发性不孕症；②功能失调性子宫出血。

治疗经过：首诊：末次月经6月5日来潮，就诊时月经已20日未净，经量较少，色黯，夹有少许小血块，头昏乏力，腰酸膝软，口干，纳少，二便尚调，舌质淡红、苔薄白，脉沉细。证属崩漏(气虚血瘀证)。治拟健脾益肾固冲法，方用：党参、白术、黄芪、山药、山萸肉、生地黄、生白芍、桑叶、川芎、女贞子、旱莲草、益母草、仙鹤草、血余炭。

二诊：初诊服上方后阴道出血昨已基本干净，但仍有腰酸、头昏乏力等不适，继守原方，再服5剂。

三诊：服药后阴道出血净半月，又复见阴道出血，适至上次月经潮期，经量中等，色黯，夹少许血块，头昏乏力，腰酸膝软症状较前缓解。再予原方，嘱在经行至第5天开始服药，服7剂，

四诊：诉此次月经仍延续9天干净。现经水已净，嘱按原方于每月经行至第5天开始服药，服7剂，连服2个月，因患者有生育要求，血止后结合中医周期疗法。

（1）经后期：用健脾益肾养冲法。党参、白术、黄芪、山药、山萸肉、熟地、当归、生白芍、川芎、川断、杜仲、菟丝子、女贞子、旱莲草。

（2）排卵前期：在经后期健脾益肾养冲的基础上，加桃仁，红花，制香附，以理气活血调冲。

（3）排卵后期：健脾益肾养冲的基础上，加桑寄生、仙茅、仙灵脾、巴戟天、鹿角片以益肾固冲。

（4）月经期：用健脾益气，活血调经法。炒党参、炒白术、炒山药、茯苓、熟地、当归、炒白芍、川芎、桃仁、红花、制香附。

上法连续治疗3个疗程，2008年1月2日复诊，BBT持续高相30天，B超检查提示：宫内早孕，孕42天，可探及原始心管搏动。后随诊胎孕良好，足月顺产一男婴。

按：功能性子宫出血(简称功血)系指卵巢功能失调，引起的月经紊乱或子宫异常出血而言，中医称崩漏。中医认为，冲为血海，任主胞胎，二脉相资，共司女子的月经和生育；肾主生殖，肝藏血，主疏泄，冲脉隶属于肝，任脉隶属于肾，胞脉系于肾。故肝、脾、肾三脏与月经形成，生殖孕育的正常功能关系密切。因此，中医认为，崩漏的病机是冲任受损，肾失封藏不固，肝失藏血疏泄，脾失统血及血热血瘀等。育龄期功血，多为过劳、七情过极，分娩、流产等

损伤肾气、肾精、天癸不固,冲任失摄而致。总之,功血的主要病理机制是肾(肾气、肾精)-天癸-冲任之间的虚实、消长转化,平衡失常所致。本例为无排卵性功血(崩漏),运用中医周期疗法,使病症改善,排卵功能恢复而得妊娠。

(孙永忠　程　泾)

第十节　盆腔淤血综合征合并月经不调不孕案

病案　吕某,女,30岁,台湾金门籍,深圳从商。2006年2月8日初诊。

主诉:婚居3年未孕,月经不调伴经行腹痛5年。

病史摘要:结婚同居3年,性生活正常无避孕未孕。月经14岁初潮,$\dfrac{6\sim7}{28\sim32}$,量色正常。婚前曾行人流术5次,近4年来月经或前或后,常20~40天/次,经量明显增多,经期每延长8~10来天方净,经血黯红有块,平素下腹隐痛、腰酸痛,经行腹痛及腰骶酸痛进行性加剧。男方精液检查正常。曾在深圳当地治疗,因疗效不佳未孕前来我院诊疗。

查体:营养发育中等,心率、呼吸、血压正常,甲状腺及全身浅表淋巴结未及肿大,心肺(-),腹平软,未及包块,下腹部轻压痛。脉细弦带涩,舌质淡黯、边有齿痕、苔薄白。因怀疑盆腔淤血综合征,行胸膝卧位体位试验(+)。

妇科检查:外阴(-),阴道通畅,见少量白色分泌物,宫颈轻糜,子宫后位、大小正常、活动尚可,压痛(+),两附件轻压痛,未及包块。

辅助检查

(1)B超检查:子宫后位,子宫及附件未见明显异常。

(2)HSG:右输卵管通畅,左管欠通畅,盆腔内异及子宫肌腺症待排。

(3)血基础内分泌及相关检查:FSH 8.15nmol/L,LH 4.75nmol/L,PRL 12.8ng/ml,T 0.48ng/ml,E_2 64pg/ml,ASAb、EmAb(-),CA-125 10U/ml。

(4)腹腔镜检查:子宫外形稍增大、呈球形,宫壁充血明显,输卵管、卵巢无殊,盆腔静脉增粗,右侧肠管与盆腔粘连,左侧阔韧带及盆腔处血管瘀血明显,无明显盆腔炎症及子宫内膜异位症病灶。

诊断:(1)中医诊断:①不孕症;②月经不调;③经行腹痛(肾虚血瘀,胞脉瘀阻)。

(2)西医诊断:①继发性不孕症;②盆腔淤血综合征;③痛经。

治疗经过:通过系统检查而疾病确诊后,中医认为患者因肾虚血瘀、瘀阻胞脉经络,而导致月经不调(先后不定期、量多且经期延长)、进行腹痛腰疼加剧、经血色黯有块,直至不孕。故予以益肾活血调冲汤(见第九章第三节"治疗方法")化裁,处方:当归、川芎、熟地、赤芍、山药、山萸肉、牛膝、仙灵脾、枸杞子、菟丝子、鸡血藤、红花、制香附、山楂、刘寄奴、茺蔚子。腹腔镜术后防治盆腔粘连，加红藤、枳实、乌药、莱菔子。月经后期即卵泡发育期，守上方加龟甲（先煎）、女贞子、旱莲草等强化滋补肾阴（血）而养冲任；排卵前期加巴戟肉、八月札、炮山甲等助阳调气活血，使阳施阴化、静中求动，促使排卵，使阴转入阳，进入黄体期；黄体期已进入阳盛的阶段，适应阴阳的转化治拟着重于温阳，但要求水中补火、阴中求阳，原方加肉苁蓉、杜仲、锁阳等；如未予以怀孕，行经期则给予活血调经汤（见同益肾活血调经汤），加川芎、红花、苏木、元胡索、乌药、小茴香等，活血化瘀、行经止痛。在上述中医周期调理的同时，配合复方丹参离子透入（丹参10ml＋生理盐水40ml），每日1次，10次为一疗程；胸膝卧位，每日或隔天早晚1次，每次20分钟，经期除外。如是按周期应用3个疗程，月经基本恢复正常，下腹痛、腰疼显瘥。由于患者年届30，急于要求妊娠，即给予中西医排卵诱导助孕法，在中医周期治疗的同时，在行经的第5天口服氯米芬（CC）50mg/d，5天，同时测量BBT，阴道B超观察卵泡、宫颈黏液评分及尿LH试纸检测，在主卵泡发育成熟达18mm，宫内膜厚度9mm时，予以肌注hCG 5000u，并嘱预测排卵前3天男方先排精，在排卵期时同房，隔日1次，连续2次。排卵后除中药益肾化瘀固冲、促使黄体发育健全外，又给予黄体酮针40mg，肌内注射，隔日一次。排卵后18天患者尿妊娠试验（+），停经7周B超已可见卵黄囊及原始心搏，中药改服安胎方药，黄体酮针渐为减量，从见胎心减为隔日30mg再渐减为隔日20mg至妊娠12周停药。

随访：2015年7月20日电话随访，患者当年足月顺产生下一3300克男孩，现已10岁，小学二年级，智力发育良好。

按：患者因继发3年不孕、腹痛腰疼进行性加剧经治未效而前来就诊，经全面检查后确诊为盆腔淤血综合征伴痛经及月经不调而不孕，其病因当归之于房劳人流过度及子宫后位等体质因素所致，通过宏观加微观辨证，其病机在于肾虚血瘀，病位在肾、冲任及胞宫胞络，故运用中西医的证病结合治疗，以肾虚血瘀为主证、益肾活血调冲汤为主方的中医周期疗法，加上中药复方丹参离子透入、胸膝卧位，改善肾虚及冲任胞宫的血瘀及功能，经3个周期治疗后，经调而痛瘥，后又辅以西药促排卵药物，中西医整体与局部有机结合治疗相得益彰，故迅速取得了经调痛瘥且妊娠的疗效。

（程　雷　程　泾）

第十一节　原因不明性不孕案

病案　乔某，女，25岁，河南人，无业，2014年6月3初诊。
主诉：婚居未避孕2年余未孕。

病史摘要： 患者夫妻同居，性生活正常，未避孕 2 年余未孕，丈夫查精液尚正常。平素月经尚规律，14 岁初潮，周期 28～30 天，经期 5～7 天，末次月经时间 2014 年 5 月 9 号，经量少，经色淡，经行腹痛，经前头痛，腰酸，平素易腰酸，半年前至外院诊治，监测 BBT 有双相体温，HSG：双侧输卵管通畅，多次 B 超动态观察可见成熟卵泡排出，考虑"不明原因不孕"，予"克罗米芬"促排治疗 6 个月无效，今来我院门诊就诊，刻下见：腰腹冷痛，容易疲劳，经后加重，下腹部常常有冰冻感，手足冰凉，冬季加重，难以入睡，声音低怯，纳呆，大便稀，每日夜尿 2 次。既往否认有肝病、糖尿病、血液病、结核病、甲亢、甲低等病史。月经孕育史见现病史。

查体： 面色，体型偏胖，舌淡、苔白，脉细弱。

辅助检查

（1）阴道 B 超检查（月经第 15 天）：月经第 15 天子宫前位大小 49mm×49mm×54mm，内膜厚 9mm，右侧卵巢大小 42mm×33mm×25mm，左侧卵巢大小约 35mm×25mm×22mm，左卵巢可见 20mm×19mm 液性暗区，月经第 16 天再次行阴道 B 超示：双侧卵巢未见优势卵泡（考虑卵泡已排）。

（2）内分泌检查示：FSH 5.58IU/L，LH 3.17IU/L，PRL 13.18μg/L，T 0.55μg/L，E_2 48.00ng/L，FT_3 5.07pmol/L，FT_4 9.43pmol/L，TSH 2.35μIU/ml，两次月经第 21 天测 P＞10ng/ml。

（3）外院 HSG：双侧输卵管通畅。

（4）免疫抗体检查：抗精子抗体阴性，抗子宫内膜抗体阴性，抗心磷脂抗体阴性，抗核小体抗体阴性，抗 SS-A 抗体阴性，抗 SS-B 抗体阴性，抗 Scl-70 抗体阴性，抗 Sm 抗体阴性，抗着丝点 B 蛋白抗体阴性，抗 Jo-1 抗体阴性，抗 nRNP/Sm 抗体阴性，抗核糖核蛋白抗体阴性，抗组蛋白抗体阴性，抗双链 DNA 抗体阴性，抗甲状腺球蛋白抗体（aTG）10.82IU/ml，抗甲状腺过氧化物酶抗体（aTPO）＜5.00IU/ml，胰岛素 8.40μU/ml，性激素结合球蛋白 47.25nmol/L，

（5）支原体培养及药敏 UU（-），MH（-）。

诊断：（1）中医诊断：不孕（脾肾阳虚，冲任不足）。

（2）西医诊断：不明原因性不孕。

治疗经过： 予补肾填精、健脾养血，方选麒麟丸加味（菟丝子、枸杞子、覆盆子、锁阳、淫羊藿、白术、茯苓、桑椹、墨旱莲、党参、黄芪、淮山药、青皮、丹参、郁金、白术、茯苓）每日一剂，水煎两次，早晚分服，在上述治疗基础上结合中医周期疗法，即卵泡期加白芍、何首乌，排卵期加皂角刺、红花、路路通，黄体期加巴戟、鹿角霜治疗，结合针灸取关元、中极、子宫（双）、三阴交（双）穴主穴。每 3 日 1 次，月经期停止针灸，治疗过程中 B 超监测卵泡发育，待卵泡成熟指导患者在排卵前和排卵后分别同房一次。治疗 6 个周期，患者于 2015 年

1月9号自测尿 HCG（+），β-hCG 153.20mIU/ml，E_2 512.00ng/L，P 26.15μg/L，2015年1月29日B超示宫内妊娠，孕6周+，可见胎心搏动。

随访：患者于2015年9月21日顺产一女婴，外观正常，无明显畸形。

按：据有关报道，尚有约15%不孕患者为不明原因的不孕。不明原因不孕的可能潜在原因包括卵泡发育不良、精子和卵子的受精能力受损、子宫内膜对早期胚胎的接受性差、输卵管捡拾和运送卵子的功能异常及一些免疫因素等。中医学认为：肾为先天之本，主生殖，主藏精，脾胃为后天之本，气血生化之源。《景岳全书》："血……源源而来，生化于脾。"肾中精气有赖于水谷精微的培育和充养，可不断充盈和成熟。脾失健运，化源不足，肾阳亏虚，寒凝胞宫，经脉不畅，故见月经量少色淡、经行腰酸腹痛、肢冷畏寒、便溏、夜尿等症。肾阳虚损、下元不固，阴阳气血难以平衡，精血难达胞宫，胞宫失于濡养，脾失健运，血海空虚，冲任失调，无血下达冲任胞宫，难以受孕，脾虚，宗气不足，声音低怯，纳呆等症，本案病例特点本案根据患者的病因病机，考虑予补肾填精、健脾养血，方中选用麒麟丸，采用补肾填精、温和调经、益气养血之品组方。方中菟丝子、枸杞子、覆盆子益肾填精补髓；锁阳、淫羊藿温肾壮阳，强精补虚；何首乌补益肝肾，养血敛精；白芍药、桑椹、墨旱莲滋肾益精，养血调经；党参、白术、茯苓、山药健脾益气，合黄芪更重补气升阳之效；青皮行气导滞，使诸药补而不腻；丹参、郁金理气活血。在该方基础上结合中医周期疗法即经后期加白芍、首乌滋肾养血、经间期加调气活血之品皂角刺、红花、路路通等以静中求动，帮助卵泡排出，经前期酌加鹿角霜、巴戟等扶助阳气，并配合针灸，调理脾肾，治疗6个月自然受孕。

（赖毛华 程泾）

第十二节 卵巢低反应不孕案

病案一 李某，女，35岁，新加坡籍，居住深圳。2011年1月29日初诊。
主诉：IVF-ET失败，要求生育。

病史摘要：患者月经14岁初潮，$\frac{6\sim7}{28\pm}$天，量色均可。近2年来经期延长至12天方净，量少色黯，曾在深圳某医院治疗，诊为卵巢功能下降、黄体萎缩不全。婚后已生育2女，小者3岁多，为在深圳某医院行剖宫产并行右卵巢囊肿切除术。1年来未避孕经治疗未孕，今年1月7日（经前7天）在泰国曼谷某医院欲行PGD辅助生殖技术生育男孩，经戈舍瑞林（喷鼻）加普丽生短效长方案COH治疗，至1月25日共发育6个卵泡，仅1个主卵泡为21mm，其他均为9~10mm，因卵泡发育欠佳，卵巢反应不良（POR）而终止治疗。Lmp 14~20/L，初诊时患者月经延期未潮，并自感胸部不适或时有腹胀呕恶，纳便尚可。丈夫精液检查尚属正常。

查体：发育营养中等，脸色较苍黄，心情稍有担忧，脉细弦带涩，舌色淡红边有齿印、苔薄白。

辅助检查

（1）B 超检查：子宫前位，三径 61mm×52mm×53mm，内膜厚约 12mm，显示清晰，宫颈管内可见两个液暗区，最大约 6mm，肌层回声均匀。右侧卵巢大小为 35mm×24mm×23mm，内可见一个 18mm×12mm 的液暗区、边缘皱缩，另有 2 个 8mm 以下的小卵泡，左侧卵巢大小为 29mm×23mm×18mm，内可见 3 个卵泡，较大者为 13mm，未见异常回声。

（2）血液血清内分泌学检查：E_2 793.8pmol/L，P 32.9nmol/L，PRL 4.7ng/ml。

诊断：（1）中医诊断：①不孕症；②经期延长（肾亏脾虚、肝郁夹瘀）。

（2）西医诊断：①继发不孕；②卵巢低反应（POR）。

治疗经过：首诊：患者在短效长方案 COH 外源性激素刺激下，因卵巢储备功能不足而反应不良，卵泡数量少且发育欠佳而取消 IVF-ET 治疗，来诊时刻为周期 16 天，经阴道 B 超及血内分泌检查，已进入黄体期（卵泡黄素化可能）并有轻微卵巢过度刺激征象，结合脉苔，治拟益肾健脾、疏肝理气、化瘀调冲。方用补肾益冲抗衰汤结合逍遥散加减，处方：西洋参、白术、茯苓、柴胡、当归、川芎、熟地、赤芍、白芍、制香附、杞子、菟丝子，鹿角片（先煎）、龟甲（先煎）、灵芝、仙灵脾、女贞子、旱莲草、陈皮、甘草、茺蔚子、丹参。予以 7 帖，早晚水煎分服；同时予以地屈孕酮20mg/ 次，2 次 / 日，7 天。

二诊：停药后 3 天经水来潮，现行经第 2 天，量中色黯红或有少许块物，胸腹不适消失，大便微溏，B 超检查除阴道纳氏囊肿外，未见明显异常。适值经期，故按中医周期疗法治则，结合证型需因势利导、以通为主，治予疏肝健脾、活血调经。方用活血调经汤（见第九章第三节"治疗方法"）与丹栀逍遥散化裁。处方：柴胡，香附，白术，茯苓，丹皮，当归，赤、白芍，砂仁拌熟地，八月札，夏枯花，丹参，合欢花，苡仁，木香，山楂，泽兰，益母草。5 帖。同时检查血基础内分泌情况。

三诊：经行第 6 天，月水量少色淡将净。行经第二天血液检查结果：FSH 15.51mlu/dl，LH 3.96mlu/dl，GH 0.05μg/L，E_2、T、P、TSH、T_3、T_4、FT_3、FT_4、F、ACTH 均为正常范围。以上基础激素检查结果 FSH＞10，FSH/LH＞3.6，表明患者卵巢储备功能明显下降（DOR）。故按中医证型予以益肾健脾、疏肝养血调冲，方续予补肾益冲抗衰汤加减。处方：熟地、杞子、菟丝子、巴戟肉、仙灵脾、生晒参（调冲）、白术、茯苓、鹿角胶（烊冲）、龟甲胶（烊冲）、山药、柴胡、制香附、知母、黄柏、茺蔚子、当归、杭白芍、紫河车。并用中医周期疗法按月经周期进行调周加减治疗。在中周疗法的同时进行中西医证病结合治疗，在行经的第 5 天给予补佳乐，2mg/d，21 天，服补佳乐的后 10 天加用地屈孕酮，每次 10mg，每日 2 次，10 天；青春素（DHEA，野山药提取物），25mg，每日 1 次；生长激素 5U/ 次，皮下注射，隔日一次，10 次。

四诊：按上法应用三个疗程，患者自感情况良好，卵巢功能检查已恢复正常，予以上方案再巩固一个疗程。

2011 年 7 月再次赴泰国曼谷某生殖中心，予以 Triptorelin/Gonol-F/hcg 超排方案，同时嘱服用定坤丹及胚宝胶囊，后取卵 8 个，培养了 5 个胚胎，其中优质 2 个，未行遗传学检查，予以移植，其胚胎发育良好，且怀孕双胎，并于 2012 年 5 月再次行剖宫产产下两个男孩（同卵双胎），胎儿体重各 4 斤多。

随访：2015 年 8 月 20 日电话随访，两个男孩已 3 岁，各方面发育良好。

按：患者因 IVF-ET 失败而诊断为 POR，其病因与卵巢囊肿手术及卵巢储备功能下降（DOR）有关，中医认为其为脾肾两虚、肝郁气滞夹瘀而冲任失调所致。经单纯西医西药治疗未效后，笔者运用中西医证病结合思维治疗，采用了中医周期疗法用中医中药整体调养和西医西药的个体化局部补充替代治疗相结合，通过了数个周期的治疗使卵巢功能（脏腑冲任）恢复正常，而后运用西药控制性超排卵（GOH）加服中成药，以及 IVF-ET 手段，使患者成功怀孕且生育了两个男孩。

（程　蕾　程　泾）

病案二　王某，女，41 岁，金华义乌人，经商，2012 年 10 月 8 日初诊。

主诉：婚后 4 年未避孕未孕。

病史摘要：患者婚后 4 年夫妇同居性生活正常未避孕未孕。月经 15 岁初潮，$\dfrac{5\sim6}{28\sim32}$，月经量、经色基本正常。患者 3 年前发现双侧输卵管积水，行腹腔镜下双侧输卵管结扎术。因术后 3 次 COH 成熟卵泡 2～3 个，无优质胚胎未行移植，患者要求服用中药调理。患者近 6 个每次月经延后 10 多天，经量减少，色淡质稀。平素腰膝酸软，纳差便溏、神疲乏力，经前乳房胀痛，时有少腹隐痛，舌质黯红、边有齿印、苔薄，脉沉细。

诊断：（1）中医：①不孕症；②月经后期（脾肾阳虚、胞络瘀滞证）。

（2）西医：①原发不孕症；②卵巢低反应（POR）。

治疗经过：末次月经 10 月 6 日，量较少，夹有小血块。月经第 3 天查 FSH 13.4IU/L，LH 4.2IU/L。阴超：子宫 44mm×32mm×38mm，内膜 4mm，右卵巢 29mm×16mm×22mm，可见 3～4 个小卵泡，左卵巢 31mm×15mm×23mm，可见 3～4 个小卵泡。予中药健脾温肾、化瘀养血调冲，加减归肾汤加减。处方：党参，炒白术，茯苓，炙甘草，当归，熟地黄，川芎，炒白芍，菟丝子，鹿角霜,杜仲,生黄芪,丹参,泽兰,桂枝,每日水煎服1剂,从月经第4天开始服用,卵泡期重用熟地,当归,枸杞子;排卵前期重用仙灵脾,巴戟天,鹿角片,加桃仁,红花,制香附;黄体期重用菟丝子,巴戟天,鹿角片;经前3天,上方加川牛膝、鸡血藤,连服5剂至月经第3天为1个疗程,经治疗3个疗程。2013年2月12日,月经第3天行COH,用果纳芬8天共24支,同时配合中药:党参、炒白术、茯苓、炒山药、熟地、当归、炒白芍、川芎、女贞子、旱莲草、菟丝子、续断、杜仲、制香附、甘草。后获卵6个,优质胚胎4个,移植2个胚胎。取卵后至移植后14天予中药,益肾健脾、温阳固冲,处方:党参、炒白术、茯苓、熟地黄、炒白芍、炒山药、续断、杜仲、菟丝子、巴戟天、鹿角片、炙甘草。移植后14天采血检查确诊妊娠,后足月剖宫产下龙凤胎,母子平安。

按:卵巢低反应是卵巢对促性腺激素促超排卵刺激反应不良的病理状态,主要表现为卵巢刺激周期发育的卵泡数量少、血E_2峰值卵巢低反应、Gn用量多、获卵数少、卵细胞质量下降,周期取消率高、胚胎的移植率、种植率和妊娠率降低。卵巢低反应的因素较多,主要有年龄因素、免疫因素、盆腔炎症、卵巢手术、环境因素,这些因素均可破坏卵巢组织及影响卵巢血液供应使卵巢功能受损。此外,部分患者体内可能存在Gn抗体而使Gn失效、细胞Gn受体缺陷等。本例POR患者可能与高龄及腹腔镜手术损伤卵巢导致卵巢储备功能下降(DOR)有关。目前对卵巢低反应的临床处理还没有理想的方法。西医学对有发生卵巢低反应可能的患者人工给予外源性雌激素,小剂量雌激素对下丘脑产生负反馈,抑制GnRH的分泌,减少垂体促性腺激素的分泌,提高卵巢对超排卵药物的敏感。

中医一般认为本病主要病机为肾气(精)亏损,肾阴或肾阳虚;病位主要在肾(天癸)-冲任(类似于大脑皮质控制下的H-P-O-A),肾虚冲任(类似于卵巢)失养,卵泡发育不良、获卵数少而无法受孕。一般采用补肾健脾、调养冲任为大法化裁治疗。本例病人为脾肾阳虚、胞络瘀滞证,故治以健脾温肾、活血养血、调养冲任,在辨证的基础上采用中医周期疗法,结合个体化的超促排卵方案,配合IVF-ET获得妊娠并生育。

(孙永忠　程　泾)

病案三 黄某,女,31岁,广东广州人,从事设计工作,2014年9月25日初诊。病案号80409740。

主诉:婚居未避孕3年余未孕。

病史摘要:患者夫妻同居,性生活正常,未避孕3年余未孕,丈夫查精液尚正常。平素月经尚规律,12岁初潮,周期25~27天,经期3~5天。末次月经时间2014年9月12号,经量少,经色黯,经前失眠,头痛,经行腰酸,2年前曾在外院考虑"原发性不孕",予"克罗米芬"促排治疗半年无效,促排结合人工授精 3 次失败,1 年前行 IVF-ET 治疗,采取短方案促排,一次获卵 3 个,均无受精,一次获卵 5 个,培养成功 2 个胚胎,均不是优质胚胎,移植后失败。今来我院门诊就诊,希望调理好身体,为下次 IVF-ET 做准备,平素时有腰酸,烦躁易怒,容易疲劳,经后加重,手足心热,大便干结,口干,小便正常。

既往否认有肝病、糖尿病、血液病、结核病、甲亢、甲低等病史。月经孕育史见现病史。

查体:面色黯淡,体型消瘦,舌红苔少,脉细数。

辅助检查

(1)阴道 B 超检查:子宫前位大小 50mm×43mm×48mm,内膜厚 7.0mm,右侧卵巢大小 24mm×20mm×23mm,左侧卵巢大小约 22mm×20mm×32mm,未见优势卵泡(考虑卵泡已排)。

(2)内分泌检查示:bFSH 13.41IU/L),E_2 66μg/L,T 0.33μg/L,FT_3 3.70pmol/L,FT_4 8.27pmol/L,TSH 2.23uIU/ml。

(3)外院 HSG:双侧输卵管通畅。

诊断:(1)中医诊断:不孕(肝肾阴虚,冲任不足)。

(2)西医诊断:①原发性不孕;②卵巢低反应。

治疗经过:予补益肝肾,调理冲任,方选归肾丸加减(熟地、菟丝子、山茱萸、山药、枸杞、紫河车、阿胶、女贞子、旱莲草、茯苓、杜仲、酸枣仁)每日一剂,水煎两次,早晚分服,在上述治疗基础上结合中医周期疗法,即卵泡期加白芍、何首乌,排卵期加丹参、皂角刺、红花、路路通,黄体期加续断、肉苁蓉治疗,结合针灸治疗(取穴足三里、三阴交、归来)一周 3 次,月经期停止针灸,治疗过程中 B 超监测卵泡发育,待卵泡成熟指导患者在排卵前和排卵后分别同房一次。调理 2 个月后复查性激素:促卵泡生成素 8.78IU/L,促黄体生成素 4.75IU/L,睾酮 0.38μg/L,雌二醇 127ng/L。患者于 2015 年 1 月 27 号自测尿 HCG(+),β-hCG 5793.00mIU/ml,E_2 268.00ng/L,P 31.16μg/L,2015 年 3 月 26 日 B 超示宫内妊娠,孕 12 周+,可见胎心搏动。

随访:现孕 34+周,早唐及中唐及四维 B 超排畸都显示胎儿无异常。

按:1983 年,Garcia 等首先提出卵巢反应不良的概念,2011 年 ESHRE 在博洛尼亚讨论并制定了卵巢低反应(DOR)诊断标准。目前本病导致的女性不孕症有逐年增加之势,虽有辅助生育技术如体外受精-胚胎移植(IVF-ET)的帮助,但患者表现为周期取消率高,获卵数和胚胎数少和妊娠率明显下降,因此提高这些患者的卵巢功能,使其能自然妊娠,或提高 IVF 的妊娠成功率,成为生殖医学研究的一个难点。

本案病例特点,月经周期短,经量少,经色黯,经前失眠,头痛,经行腰酸,平素时有腰酸,烦躁易怒,容易疲劳,经后加重,手足心热,大便干结,口干，小便正常，面色黯淡，体型消瘦，舌红，苔少，脉细数，从事设计工作经常要熬夜，采取 IVF-ET 后出现获卵少，优质胚胎少。经云："肾者主蛰，封藏之本，精之处也""精者，身之本也"。肾藏精，主生殖，为先天之本，内寓真阴真阳。卵子是肾之所藏之"阴精"，肾气盛，肾精充足，则肾主生殖的功能正常，卵子作为生殖之精才能发育成熟而排出，才有可能怀孕。患者肾阴不足，加上经常熬夜，更加耗损肾精，卵子缺乏物质基础而不能成熟，胞脉失养，则不能成孕，所以患者不能自然怀孕，促排也不能解决问题，采用短方案促排获卵少，或者卵子质量低，导致胚胎质量低。朱丹溪云："主闭藏者，肾也；主疏泄者，肝也。"肾之开合，与肝之疏泄功能亦密切相关。肝主气机，肾为生殖之根，肝为之枢纽，二者共同协调人体生殖功能，使卵子有规律地排出，精血同源，肾精亏虚无以养肝，导致阴虚阳亢，临床常见月经先期，量少色黯，腰酸，烦躁易怒，经前失眠，手足心热，大便干结，口干，舌红少苔，脉细数等。本案根据患者的病因病机，考虑肝肾阴虚，冲任不足，予补益肝肾，调理冲任，方中选用方中菟丝子、杜仲益肾气；熟地黄、山茱萸、女贞子、旱莲草滋肾阴，养肝阴；山药、茯苓健脾和中，后天养先天；阿胶、紫河车血肉有情之品填补肾精，酸枣仁养血安神，在该方基础上结合中医周期疗法即经后期加白芍、首乌滋肾养血、经间期加调气活血之品丹参、皂角刺、红花、路路通等以静中求动，帮助卵泡排出，经前期酌加肉苁蓉等扶助阳气，并配合针灸，调理肝肾，治疗 4 个月乃肝肾阴虚得到改善，于是自然受孕。

（赖毛华　程泾）

第十三节　卵巢过度刺激综合征妊娠案

病案一　伍某，女，29 岁，浙江省乐清市白石镇人，家庭主妇，2010 年 7 月 22 日收入院。

主诉：药物促排卵后双侧卵巢增大伴腹胀尿少 2 天。

病史摘要：患者 13 岁月经初潮，自 2007 年年初起月经常提前 7～10 天来潮，经期 7 天，经量少，色黯红，无血块，经前 1 天轻度胸乳胀痛，无痛经。婚居 3 年，夫妻生活和谐，未避孕未孕。2009 年 10 月就诊我院中西医结合妇科门诊，诊断为"多囊卵巢综合征（PCOS）、原发不孕"，HSG 提示子宫正常，双侧输卵管通畅。2010 年 1 月宫腔镜检查提示子宫内膜不规则增生。病理检查示：局灶内膜息肉样改变。予中西医结合药物＋物理疗法治疗 3 个月后复查子宫内膜无殊。LMP：2010 年 7 月 4 日。予"短方案"促排卵并指导同房，排卵后予地屈孕酮片 10mg，每日 3 次，口服，黄体酮针 40mg，肌内注射，隔日一次。黄体支持治疗。月经周期第 19 天自觉腹胀明显，尿量明显减少，纳差，腰痛甚。B 超提示：右卵巢大小约 80mm×68mm×68mm，左卵巢大小约 89mm×60mm×78mm，双侧卵巢内可见多个囊性液暗区，最大者约 26mm×25mm。盆腔积液 80mm×45mm。门诊以"卵巢过度刺激综合征（OHSS 中度），原发不孕"收入院治疗。

查体：一般情况良好，生命体征平稳。面容自然，发育正常，营养中等，形体消瘦。自动体位，步入病房。背部皮肤多发痤疮，甲状腺未及异常，心肺无殊。腹围 72cm，腹微隆，触之软，无压痛及反跳痛。移动性浊音阴性。舌质红，边有轻齿印，苔薄黄，脉滑数。

妇科检查：外阴发育正常，阴毛浓密，阴道畅，未见明显异常分泌物，宫颈光滑，未见赘生物，无接触性出血，子宫前位，正常大，质中，活动可，无压痛，双侧附件区均可扪及大小约 8cm 包块，无明显压痛。

辅助检查：血常规：白细胞 $12.8×10^9$/L，中性粒细胞数 $9.3×10^9$/L，红细胞计数 $4.74×10^{12}$/L，血红蛋白 132g/L，血细胞比容 0.415，血小板计数 $212×10^9$/L；凝血功能正常范围；肝功能：白蛋白 42.8g/L，白蛋白：球蛋白 1.15，谷丙转氨酶 11IU/L，谷草转氨酶 38IU/L。电解质正常范围。血 E_2 5832pmol/L。B 超：子宫前位，三径为 53mm×37mm×45mm，内膜厚 9.8mm，显示清晰，肌层回声均匀。右卵巢大小为 80mm×68mm×68mm，内见最大液暗区 26mm，左侧卵巢大小为 89mm×60mm×78mm，内见最大液暗区 25mm。子宫直肠陷窝见液暗区，范围为 80mm×45mm。超声诊断：双侧卵巢囊肿，盆腔积液。

诊断：（1）中医诊断：①腹胀（脾虚痰阻，阴虚阳亢）；②不孕。

　　　　（2）西医诊断：①卵巢过度刺激综合征（OHSS 中重度）；②多囊卵巢综合征（PCOS）；③原发不孕。

治疗经过：入院后完善相关检查，予 OHSS 常规护理，每日测体重、腹围、计 24 小时出入量，定期监测血常规，凝血功能，肝功能，电解质。地屈孕酮片 10mg，每日 3 次，口服；黄体酮针 60mg，肌注，隔日一次，维持黄体功能，低分子右旋糖酐注射液 500ml，静脉点滴，每日 1 次，扩容、改善血液渗透压，中药以滋阴抑亢调冲立法，兼以健脾化痰（瘀）利水，主方为程泾教授临床经验方滋阴抑亢调冲汤（见本书十四章第一节"卵巢过度刺激综合征"），加桑白皮、全瓜蒌、白茅根、紫苏梗、陈皮健脾化痰利水，每日一剂水煎，早晚分服。嘱患者卧床休息，避免大幅度动作，饮食以清淡高蛋白食物为主。用药期间每日尿量在 1500～2500ml 之间。患者自觉腹胀明显减轻，无腹痛、腰酸，无胸闷气促。月经周期第 24 天，患者诉咳嗽，有痰，色黄，晨测体温 37.3℃，复查血常规：白细胞 $12.7×10^9$/L，中性粒细胞比率 74.3%，中性粒细胞数 $9.5×10^9$/L，红细胞计数 $5.06×10^{12}$/L，血红蛋白 141g/L，血细胞比容 0.424，血小板计数 $270×10^9$/L；凝血功能正常范围；B 超检查：右卵巢大小 100mm×65mm×74mm，内见最大液暗区 43mm,左卵巢大小 108mm×76mm×96mm,内见最大液暗区 44mm,子宫直肠陷窝见液暗区 50mm×43mm,患者坐位可探及右侧胸腔深约 57mm 液暗区,左侧胸腔无殊,腹腔未见液性暗区。提示血液浓缩,仍予低分子右旋糖酐注射液每日静滴扩容,改善血液渗透压,黄体支持方案同前,中药原方加黄芩清上焦之热,另予鲜竹沥口服液 30ml,每日 2 次,口服,止咳化痰;阿莫西林胶囊 0.5g,每日 3 次,口服,预防感染。8 月 2 日月经周期第 30 天,患者腹胀加重,头晕眩,偶有恶心呕吐,腰酸乏力,24 小时尿量 500ml。查体:腹围 75.5cm,腹紧,皮肤弹性可,无压痛及反跳痛,移动性浊音阳性。测血 β-HCG 290.5mIU/L,E_2 4712pmol/L,P > 129.75nmol/L,PRL 69.1ng/ml。B 超:右卵巢大小 98mm×67mm×70mm,内见最大液暗区 46mm,左卵巢大小 102mm×80mm×90mm,内见最大液暗区 45mm,下腹腔见厚约 98mm 液性暗区。患者坐位可探及右侧胸腔深约 61mm 液暗区,左侧胸腔探及深约 67mm 液暗区。提示:OHSS;双侧胸腔积液;腹腔积液。患者目前 OHSS(重度),生化妊娠。黄体支持方案同前。予 5% GNS 250ml + 50% GS 40ml + 维生素 C 3g + 维生素 B_6 0.2g,静脉点滴,每日 1 次,补液抗氧化治疗,低分子右旋糖酐注射液 500ml,静脉点滴,隔日 1 次,白蛋白针 10g,静脉点滴,隔日 1 次,5% GS 250ml 前后冲管。因患者已孕,故中药改以固肾安胎为主,兼以滋阴抑亢、行气利水。处方如下:党参、炒白术、炒白芍、熟地黄、枸杞子、菟丝子、桑寄生、盐杜仲、黄芩、茯苓、陈皮、紫苏梗、瓜蒌仁、桑白皮、地骨皮、芦根、女贞子、旱莲草、知母、黄柏。8 月 6 日起患者腹胀明显加重,伴胸闷气促,难以平卧,查体:腹胀如鼓,腹壁皮肤紧绷,轻压痛,移动性浊音(++),腹围 81.5~84cm。分别于 8 月 6 日、8 月 9 日在 B 超定位下行腹腔穿刺引流术,每次缓慢放出腹水 1500ml。其后患者症状逐渐缓解,出入量基本平衡。8 月 16 日起偶有少量阴道出血,呈咖啡色。中药原方加苎麻根、仙鹤草以安胎凉血止血。8 月 26 日阴道出血停止。9 月 2 日复查 B 超:子宫略增大,见两个孕囊回声,其内均可见卵黄囊及胚芽,胚芽坐高均为 13mm,心管搏动可及。孕囊旁可见一液暗区回声,大小约 26mm×10mm,子宫肌层回声均匀。右卵巢大小约 70mm×48mm×46mm,最大液暗区 23mm,左卵巢大小约 71mm×38mm×40mm,最大液暗区 20mm。胸腔及腹腔未见积液。提示:宫内早孕(双胎,如孕 54 天),宫腔积血,双侧卵巢囊肿。患者无明显不适,舌边尖红,苔黄腻,脉滑利带数。予中药安胎方加牡丹皮、黑山栀、生地、黄芩、苎麻根、莲房、三七清热凉血化瘀安胎。9 月 13 日复查 B 超见胚胎发育良好,宫腔积血 10mm,范围较前明显减少,守原方继服 1 周,9 月 20 日再次 B 超提示宫腔积血消失,宫内早孕,双胎如孕 74 天。患者情况良好,予以出院。逐渐减地屈孕酮片及黄体酮针用量至停药。

随访:患者出院后于当地医院建册,定期产检,孕期无殊,孕 37 周剖宫产两女,均健康。

按:本例为多囊卵巢综合征患者促排卵助孕引起的医源性并发症,其发病与体质、年龄、体重指数、原发疾病密切相关。年轻、身形瘦小、多囊卵巢综合征为其高危因素。中医古籍无此病名,按症状属"腹胀"范畴。多为素体肝肾阴虚或脾虚湿蕴,受外来阳邪(超促排卵药物)侵袭,阴阳失和,阴虚阳盛,气血失调,三焦不利,水道不通,进而导致水、湿、痰、瘀等病理产物,停聚于冲任胞络之间。本虚标实常相兼为病,若不及时控制,每易酿成气阴衰竭之危症。西医治疗以扩容补液、维持水电解质平衡及对症治疗为主。中医以滋阴抑亢为主,根据其兼夹症辅以健脾、疏肝、化痰、祛瘀等。中西医相结合,临床每取得佳效。值得注意的是,有高危因素的育龄妇女使用促排卵药物助孕时,早期中药干预对于 OHSS 的预防有积极作用。治疗过程中应考虑到患者妊娠,忌用峻下利水药物。本病预后与患者妊娠结局密切相关,若本周期有孕,由于外源性 hCG(早发型 OHSS)加上妊娠来源的内源性 hCG 作用(晚发型 OHSS),则疾病进展快,病程长,可持续数月之久,个别患者耐受程度低,治疗依从性差,故应对其进行精神心理疏导,为治疗成功创造更好的条件。

(卢莉莉　程泾)

病案二　阮某,女,28岁,温州瑞安人,家庭主妇。2013年5月3日住院。

主诉:小腹胀痛1周,加重3天。

现病史:初潮12岁,平素月经不规则,周期37～60天,经期7天,经量中,色红,偶有血块,偶有痛经,经前1周乳胀。末次月经:2013年03月22日,量色质同前,患者因"多囊卵巢综合征"于本周期在上海红房子医院使用(hMG+hCG)促排卵助孕,现停经42天,患者于1周前开始自觉小腹隐隐胀痛,3天前开始胀痛明显,入院时神清,精神可,腹部胀痛明显,无阴道出血,无腰酸,无小腹下坠感,无发热,无头晕,无恶心、呕吐,寐佳,纳可,大便可,小便次数增多。

查体:体温:36.7℃;脉搏:94次/分;呼吸:20次/分;血压:145/78mmHg。神清,精神可,心肺听诊无殊,腹软,无压痛及反跳痛。舌质淡红,边有明显齿印,苔黄腻,脉滑利带数。妇科检查:阴发育、阴毛分布正常,阴道畅,宫颈无殊,子宫附件因保胎患者拒绝内诊。

辅助检查:2013年05月03瑞安市人民医院血 β-HCG 231.30Iu/L,血常规:白细胞计数:$12.7×10^9$/L,红细胞计数:$4.57×10^{12}$/L,血细胞比容:40%,2013年5月3日本院 B 超示:子宫大小正常,内膜约 11.5mm,宫腔内未见明显孕囊,左侧卵巢大小为 105mm×87mm×81mm,右侧卵巢大小为 123mm×71mm×72mm,盆腔积液 47mm×40mm,双侧胸腔未见液暗区。腹腔内未见明显液暗区。

诊断:(1)中医诊断:腹胀——脾肾两虚证。

　　　　(2)西医诊断:①卵巢过度刺激综合征(重度);②生化妊娠。

治疗经过：入院后完善相关检查，每日监测腹围、体重及 24 小时尿量；予低分子右旋糖酐液静点，每日 1 次，改善毛细血管通透性，给予人血白蛋白针 10g，静点，每日 1 次，改善血容量；肌注黄体酮针 40mg，每日 1 次，地屈孕酮片 10mg，每 12 小时 1 次，口服，维生素 B_1、B_6 及维生素 E 促进黄体功能，口服叶酸片预防神经管畸形。入院时患者情绪紧张，两下腹胀痛，予吲哚美辛口服止痛治疗，临时予盐酸异丙嗪片 25mg 口服镇静治疗，中药以健脾养血，补肾安胎立法，主方为安胎方合滋阴抑亢调冲汤加减，党参、白术、白芍、砂仁、熟地、菟丝子、川断、桑寄生、炒杜仲、阿胶、苎麻根、茯苓、炒黄芩、女贞子、旱莲草、白茅根、丹皮、泽泻、竹茹、知母、黄柏。方中党参白术、砂仁、茯苓、健脾安胎，菟丝子、川断、桑寄生、炒杜仲、女贞子、旱莲草补肾安胎，熟地、阿胶滋阴止血，苎麻根、白茅根凉血止血利尿，丹皮凉血止血，泽泻利水渗湿，知母、黄柏清热滋阴，竹茹清热安胎。2013 年 5 月 8 日血常规：白细胞计数：$12.4 \times 10^9/L$，红细胞计数：$4.50 \times 10^{12}/L$，血细胞比容：0.351，血小板计数 $323 \times 10^9/L$，血沉 40mm/h，血 $E_2 > 18\,547$pmol/L，β-HCG 1697.0mIu/ml，P > 127.21nmol/L。5 月 9 日 B 超示：子宫增大，宫内见一大小为 9mm×8mm×8mm 局限性液暗区回声，其内未见明显卵黄囊及胚芽回声，左侧卵巢大小为 96mm×62mm×5mm，右侧卵巢大小为 124mm×70mm×79mm，盆腔内见液暗区 54mm×33mm。当日患者出现咳嗽，无咳痰，舌质淡，苔黄腻，脉细滑数，结合体征及舌脉象可辨为外感风热咳嗽，予板蓝根颗粒口服清热解毒，给予中药清热解毒，滋阴止咳，方为滋阴抑亢调冲汤加味，生地黄、北沙参、地骨皮、桑白皮、知母、黄柏、女贞子、旱莲草、芦根、竹茹、陈皮、茯苓、泽泻、丹皮、黑山栀、麦冬、瓜蒌皮、枇杷叶、白术、黄芩、生甘草、川贝母。服用中药后患者咳嗽好转，5 月 18 号复查血内分泌：β-HCG 25\,278mIu/ml，E_2 17\,086pmol/L，P > 127.21nmol/L。血常规：HCT 0.370L/L，WBC $11.4 \times 10^9/L$。血生化基本正常。B 超示：宫内可见一大小约 25mm×16mm×15mm 孕囊样回声，其内未见明显卵黄囊及胚芽，宫腔内可见一大小约 14mm×16mm 的小囊，肌层光点分布均匀，未见占位。左侧卵巢大小为 60mm×48mm×50mm，最大液暗区 33mm，右侧卵巢大小为 100mm×48mm×62mm，最大液暗区 43mm。考虑到血 HCG 上升情况尚可，孕囊内未见明显胚芽及胎心，可能为因患者体型所致的个体差异，但仍不排除胚胎发育不良可能，考虑到卵巢过度刺激症状好转，今停低分子右旋糖酐注射液及 5% 葡萄糖氯化钠注射液＋50% 葡萄糖注射液。予胎宝胶囊每天三次，每次两粒口服，以补肾安胎。复方氨基酸针每天 250ml 静滴补充营养，促进胚胎发育。中药汤剂以健脾养血，补肾安胎立法，佐以滋阴抑亢，化痰止咳，方为北沙、参白术、茯苓、黄芩、当归、竹茹、陈皮、砂仁、生地黄、熟地、枸杞子、菟丝子、川断、寄生、丹皮、苎麻根。5 月 21 日患者出现少量阴道出血，量少,呈粉红色,无血块,无腹痛,无腰酸,无头痛发热等症。立即予盐酸异丙嗪针 25mg 立刻肌注以镇惊安神,缓解患者紧张情绪。嘱立刻服用地屈孕酮片 30mg,明日改为每日两次,每次 20mg 口服。另予 5% GNS 250ml + 维生素 C 3.0g + 止血敏针 3.0g + 止血芳酸针 0.3g,每日静滴一次以止血。予免煎中药仙鹤草、侧柏叶、白芍、旱莲草、苎麻根 × 4 份,每天一份入原中药汤剂同服,以凉血止血,补肾安胎。5 月 25 日患者阴道血止,查血 β-HCG 60 336mIu/ml,E_2 15 689pmol/L,P > 127.21nmol/L。B 超示:宫内见两个孕囊,其内均见卵黄囊及胚芽回声,胚芽坐高分别 11mm 和 8mm,均见原心管搏动。右卵巢大小为 75mm × 34mm × 54mm,内见最大液暗区 30mm。左卵巢大小为 68mm × 35mm × 40mm,其内见最大回声区 18mm。舌质淡,苔薄黄,脉细滑数。中药汤剂补肾安胎立法,佐以滋阴抑亢,化痰止咳,方为:竹茹、旱莲草、地骨皮、知母、紫苏梗、黄芩、苎麻根、白芍、白术、炙甘草、菟丝子、女贞子、山药、北沙参、熟地、生地、寄生、陈皮、当归、枸杞子。6 月 3 日查 B 超示:宫内早孕,双胎,大者如孕 59 天。左侧卵巢大小为 61mm × 34mm × 42mm,右侧卵巢大小为 58mm × 35mm × 34mm。6 月 6 日改黄体酮针 20mg im qd。中药继续原方。6 月 7 日患者无咳嗽咳痰,无腹痛腹胀,无阴道出血,无腰酸等症。夜寐可,纳佳,二便无殊。舌质淡,苔薄黄,脉细滑数。故给予出院。

随访: 出院后患者继续服用地屈孕酮片及肌注黄体酮针至孕 12 周,按时建册,定期产检。孕期一般情况可,孕 7 月时早产,产下一对男双胞胎,放入保温箱后治疗稳定后出院。

按: 患者孕前患有多囊卵巢综合征,月经后期,稀发排卵,故一直使用促排卵助孕治疗,患者于本次月经周期在红房子医院行"HMG + HCG"促排卵助孕。PCOS 患者卵巢内存在较多小卵泡,LH/FSH > 2,对促性腺激素高度敏感,协同 FSH 刺激卵泡产生,增加卵泡募集,更易导致 OHSS。妊娠后 HCG 水平增高,若是多胎,则更容易发生 OHSS。IVF 或促排卵治疗的妊娠女性较未妊娠者的 OHSS 风险增加 2~5 倍。该患者双胎妊娠,故卵巢刺激比较严重,发生重度卵巢过度刺激。

(程慧芳 程 泾)

第十四节 反复自然流产保胎案

病案一 阮某,女,36 岁,浙江省乐清市乐成镇人,会计,2015 年 11 月 2 日收入院。

主诉: 停经 25 天,阴道少量出血半天。

病史摘要: 患者平素月经 28 天一行,经期 6~7 天,量中,色红,伴腰酸,无痛经及性交痛，末次月经 2015 年 10 月 9 日，量与性状同前。平素易胃脘痛，饮食稍不慎即腹泻。无其他不适。结婚 9 年，夫妻性生活和谐。2015 年 10 月 10 日予以短效长方案行促排卵治疗，2015 年 10 月 19 日排卵，排卵后予以黄体酮胶丸 100mg，每日 2 次，口服，达芙通 10mg，每日 2 次，口服，黄体支持。自行停达芙通 2 天，今阴道少量出血半天，无腹痛腰酸，自测尿 HCG（+），遂于 10 月 20 日来我院就诊测血 β-HCG 23.61mIu/ml，E$_2$ 57Pmol/L，P 12.69nmol/L。从 2011 年至 2014 年生化妊娠、自然流产各 2 次。门诊以"生化妊娠，先兆流产；反复自然流产"收入院保胎治疗。

入院时阴道少量流血，呈深咖啡色，腰酸胀，无发热头痛，无恶心呕吐等症。病来神志清，精神可，纳眠佳，二便如常，体重无明显变化。舌黯淡胖、边有齿印、苔薄白，脉弦细滑。

辅助检查：

（1）2013 年 3 月温州医科大学附属第一医院：染色体：46，XX。

（2）血型：B 型，Rh 阳性；2013 年 12 月抗 A＜1∶64；抗 B＜1∶64。

（3）基础内分泌：本院 2015 年 8 月，AMH 3.59ng/ml，bFSH/bLH＝14.1/4.99，IU/L＝2.83，E$_2$ 80Pmol/L，TSH 11.25mIU/L，FT$_3$ 3.6Pmol/L，FT$_4$ 10.3Pmol/L。

（4）2014 年温州市中医院封闭抗体：正常。

（5）2014 年 1 月 D-D 0.22μg/ml。

（6）2015 年 6 月本院宫腔镜：双侧输卵管通畅，子宫内膜息肉可疑，病理：子宫内膜增生早期改变。

（7）2013 年 2 月 CA125 36U/Ml，2013 年 12 月 CA125 328U/Ml，2014 年 6 月 CA125 12U/Ml。

诊断：（1）中医诊断：①胎动不安（脾肾两虚）；②滑胎。

（2）西医诊断：①生化妊娠，先兆流产；②反复自然流产；③亚甲减。

治疗经过：入院后完善相关检查，β2-GP-1Ab、HCY、叶酸、B$_{12}$、凝血常规、D-II、肝肾功能、血糖、叶酸、B$_{12}$ 等均正常。定期监测血 β-HCG、E$_2$、P。地屈孕酮片 20mg，每日 2 次，口服，黄体酮针 40mg，肌注，每日 1 次，维持黄体功能，优甲乐 25μg，每日 1 次，口服，维持治疗临床亚甲减；10% 葡萄糖注射液＋维生素 C 针 3.0g＋止血敏 3.0g＋止血芳酸 0.3g 止血，予 2015 年 11 月 10 日停用。11 月 10 日改地屈孕酮片 10mg，每日 2 次，口服，hCG 3000U，肌注，隔日 1 次；中药予以中药汤剂以补肾健脾，固冲安胎立法，以安胎方为主方加减，处方：生晒参、白术、白芍、砂仁拌熟地、枸杞子、菟丝子、川断、桑寄生、炒杜仲、黄芩、苎麻根、炙甘草、阿胶。嘱患者卧床休息，避免大幅度动作，饮食以清淡高蛋白食物为主。患者于入院后第三天血止。2015 年 11 月 27 日（周期第 50 天）查 B 超示：宫内早孕，如孕 44 天，胚芽胎心见；宫腔积液。考虑到宫腔积液故中药在原方基础上酌加三七、赤芍、肾草、莲房化瘀止血，正如《素问·六元正纪大论》："黄帝问曰：妇人重身，毒之何如？歧伯曰：有故无殒，亦无殒也。"西医治疗方案同前。2015 年 12 月 5 日（周期第 59 天）复查 B 超：宫内早孕（如孕 50 ＋天）。β-HCG：115 722mIu/ml，E2：3209Pmol/L，P：77.03nmol/L、TSH：3.31mIU/L。予 2015 年 12 月 10 日中药去化瘀止血药，西医治疗同前。患者病情稳定，建议出院治疗，患者坚决要求住院治疗。

现患者一般情况良好，偶有恶心，无呕吐，纳少，眠可，无腹痛腰酸，二便调。舌黯红，边稍有齿痕，苔薄黄，脉滑。

按：中医早在隋代《诸病源候论》即提出"妊娠数堕胎候"专著。《明医杂著·妇人半产》云："其有连堕数次，胎元损甚者，服药须多，久则可以留。"滑胎，即西医学的习惯性流产，近年常用反复自然流产取代习惯性流产，改为 2 次及两次以上的自然流产。滑胎的主要病机有二：其一为母体冲任损伤；其二为胎元不健。西医引起反复自然流产的病因主要有以下几个方面：①染色体异常；②感染因素；③全身性疾病；④生殖道解剖结构异常；⑤内分泌因素；⑥免疫因素；⑦环境因素；⑧原因不明性因素等。四诊合参辨病属"脾肾两虚证"。《傅青主女科》云："补先后二天之脾与肾，正所以固胞胎之气与血。"肾为先天之本，胞络系于肾，肾精养胎，肾气载胎；脾为后天之本，气血生化之源。患者先后 2 次暗产、2 次堕胎致肾气亏虚，肾虚则冲任亏损，脾虚则气血生化无源，致胎失所系，胎元不固而发为本病，患者舌苔脉象亦属脾肾两虚之征。西医首先考虑黄体功能不足，故需维持黄体功能。该患者目前病情稳定，胚芽胎心见，宫腔积液已吸收，无阴道出血及腰酸腹痛，继续黄体支持治疗及其他对症支持治疗。等 10 周后逐渐减量至停药。嘱患者注意休息，加强营养，放松精神，安心保胎。注意观察腹痛、阴道流血等情况。

（朱晓芙　程　泾）

病案二　王某，女，34 岁，浙江省乐清市虹桥镇人，家庭主妇，2010 年 7 月 8 日收入院。

主诉：停经 32 天，B 超发现双侧卵巢增大 1 天

病史摘要：患者平素月经 35 天～半年一行，经期 6～7 天，量中，色黯红，夹少许血块，经前偶有胸乳胀痛，经行第一天轻度腹痛，伴腰酸、便溏，休息后缓解，无其他不适。结婚 9 年，夫妻生活和谐，未避孕一直未育。2006 年起就诊我院，因"排卵障碍"予促排卵治疗三次，均生化妊娠流产。2008 年 8 月本院查血清封闭抗体提示封闭抗体低下，予淋巴细胞接种＋中药扶正固本治疗，2010 年 3 月复查封闭抗体正常。末次月经：2010 年 6 月 9 日，本周期予"FSH＋hMG＋hCG"促排卵，因"不明原因不孕"6 月 25 日行夫精人工授精术，排卵后予地屈孕酮片 20mg，每日 2 次，口服，以维持黄体功能。7 月 8 日门诊测血

β-HCG 330mIU/ml，提示生化妊娠。B 超：右卵巢大小约 92mm×64mm×57mm，内见一 48mm 液暗区，左卵巢大小约 50mm×32mm×38mm，盆腔积液 58mm×43mm。诊为"生化妊娠，卵巢过度刺激综合征"收入院进一步治疗。

查体：一般情况良好，生命体征平稳。面容自然，发育正常，形体丰满。自动体位，步入病房。甲状腺未及异常，心肺无殊。腹围 85cm，腹微隆，触之软，无压痛及反跳痛。移动性浊音阴性。舌质红，边有齿印，苔薄黄，脉细滑数。

妇科检查：外阴及阴毛发育正常，阴道畅，未见明显异常分泌物，宫颈光滑，未见赘生物，无接触性出血，因患者已孕未行双合诊，子宫附件未查。

辅助检查：血常规：白细胞 $11.7×10^9$/L，中性粒细胞数 $9.7×10^9$/L，红细胞计数 $4.3×10^{12}$/L，血红蛋白 125g/L，血细胞比容 0.355，血小板计数 $278×10^9$/L；凝血功能正常范围；肝功能及电解质正常范围。血 β-HCG 330mIU/ml，E_2 5532pmol/L，P>127nmol/L。B 超：子宫前位，三径为 53mm×37mm×45mm，内膜厚 10.8mm，显示清晰，肌层回声均匀。右卵巢大小约 92mm×64mm×57mm，内见一 48mm 液暗区，左卵巢大小约 50mm×32mm×38mm。子宫直肠陷窝见液暗区，范围为 58mm×43mm。超声诊断：双侧卵巢明显增大，右卵巢囊肿，盆腔积液。

诊断：（1）中医诊断：①滑胎（脾肾两虚，肝脾失调，阴虚阳亢）；②腹胀。

（2）西医诊断：①反复性自然流产；②卵巢过度刺激综合征（OHSS 中度）；③生化妊娠。

治疗经过：入院后完善相关检查，予 OHSS 常规护理，每日测体重、腹围、计 24 小时出入量，定期监测血 β-HCG、E_2、P，血常规，凝血功能，肝功能，电解质。地屈孕酮片 20mg，每日 2 次，口服；黄体酮针 20mg，肌注，每日 1 次，维持黄体功能，低分子右旋糖酐注射液 500ml，静滴，每日 1 次，扩容、改善血液渗透压；复方氨基酸注射液 250ml，静滴，每日 1 次，10% 葡萄糖注射液＋维生素 C 针 2g＋维生素 B_6 注射液 0.2g 增加孕期营养及抗氧化治疗，每隔 14 天予淋巴细胞免疫接种治疗，连续 3 次。中药予以安胎方合滋阴抑亢调冲汤（程泾教授验方）加减，以滋阴抑亢、调和肝脾、健脾益肾养血安胎。处方：党参、白术、白芍、砂仁拌熟地、菟丝子、川断、桑寄生、炒杜仲、阿胶、苎麻根、茯苓、炒黄芩、女贞子、旱莲草、泽泻、知母、黄柏、肉苁蓉、陈皮。嘱患者卧床休息，避免大幅度动作，饮食以清淡高蛋白食物为主。用药期间每日尿量在 1800ml 左右，出入量基本平衡。患者无明显腹胀，无腹痛、腰酸，无胸闷气促。月经周期第 44 天，查 B 超示：宫内早孕双胎（如孕 35＋天），双侧卵巢囊肿。血常规：白细胞 $14.4×10^9$/L，中性粒细胞比率 77.9%，中性粒细胞数 $11.3×10^9$/L，红细胞计数 $4.24×10^{12}$/L，血红蛋白 118g/L，血细胞比容 0.342，血小板计数 $343×10^9$/L；凝血功能正常范围。西医治疗方案同前，中药守原方随症加减继服。2010年8月2日（周期55天）晚患者不明诱因出现阴道出血，色红，量多如月经，腰酸，无明显腹痛，无肛门坠胀感。B超检查：宫内早孕（双胎？其中一胎存活，如孕55天）；宫腔积血（范围19mm×27mm）；双侧卵巢囊肿。患者精神极度紧张，立即予非那根针25mg肌注镇静安神，缓解焦虑情绪。地屈孕酮片改为10mg，每日3次，口服，黄体酮针40mg，肌注，每日1次。中药原方加牡丹皮、三七、地榆炭凉血止血安胎。8月5日阴道出血明显减少。继续原方服用。2010年8月16日凌晨再次出现阴道出血，量多，色黑伴肠鸣腹痛，大便稀溏。查血常规：白细胞10.2×10⁹/L，中性粒细胞比率81.4%，中性粒细胞数8.5×10⁹/L，红细胞计数3.53×10¹²/L，血红蛋白87g/L，血细胞比容0.294，血小板计数261×10⁹/L。B超：宫内早孕（如孕67天）；宫腔积血（范围71mm×39mm）。目前诊断：早孕，先兆流产；妊娠贫血（重度）。停用低分子右旋糖酐注射液，停计24小时出入量，停测腹围、体重，黄体维持方案同前。予力蜚能对症治疗贫血。中药免煎颗粒厚朴、黄连、藿香、苏梗单次口服以燥湿行气，服药后肠鸣腹痛症状消失。中药原方中入莲房、仙鹤草、黑山栀、败酱草清热凉血，化瘀安胎，守方守法随患者症状增减剂量持续服用。地屈孕酮片及黄体酮针逐渐减量。2010年9月6日B超：宫内单活胎（如孕12+周）；宫腔积血（范围41mm×34mm）。2010年9月23日复查血常规正常范围，B超：宫内单活胎（如孕15周）；宫腔积液（范围15mm×16mm）。患者病情稳定，要求出院，出院带药：地屈孕酮片，每次10mg，每日3次，口服；中药党参、白术、白芍、砂仁拌熟地、菟丝子、川断、桑寄生、炒杜仲、阿胶、苎麻根、茯苓、炒黄芩、肉苁蓉、柏子仁、黑山栀、三七、莲房、丹皮、仙鹤草、炒白芍、炙甘草10帖，水煎服，早晚分服。10天后门诊复查B超提示宫腔积液消失。继续服用保胎中药及地屈孕酮片（10mg，每日2次）至孕20周。

随访：定期产检至孕足月，剖腹产一男婴，现已4+周岁，健康。

按：中医学对孕育机制的记载可追溯到《黄帝内经》。《素问·上古天真论》指出："女子七岁肾气盛，齿更发长；二七而天癸至，任脉通，太冲脉盛，月事以时下，故有子。"从中医学理论分析妊娠的机制，是以肾藏精，为先天之本，脾乃气血生化之源，为后天之本，肾以系胎，气以载胎，血以养胎，冲为血海，任主胞胎。若肾气不固，脾气虚弱，气血不足；或肝脾失调，气机不畅；或血海蕴热，胞脉瘀阻，跌仆闪挫，均可导致冲任损伤，胎元不固。因而发生胎漏、胎动不安，甚至滑胎。本例患者属素体脾肾两虚，冲任不固致不孕，孕后胎元不固，免疫功能低下致滑胎。加之婚后多年未孕未育，遭公婆嫌弃，情志不遂，再孕后精神极度紧张，故致肝气不舒，肝脾失调。该患者病情复杂，因有滑胎史，本次生化妊娠合并OHSS，保胎过程中还多次出现大量阴道出血，本为双胎，仅一胎存活，B超提示宫腔大量积血，属"瘀血积聚"，故在疏肝健脾，固肾安胎基础上加用化瘀之品，是为"有故无殒，亦无殒也"（语出《素问•六元正纪大论》）。但化瘀药的使用要有严格的指征及用药期限，中病即止。故在用药过程中常需根据患者孕周定期检测 B 超和（或）血清 β-HCG，E_2、P，随病情变化增减药味药量。因滑胎患者孕后常有精神紧张，每每担心胚胎再次不保，故除服药之外，家属及主治医生的理解、好言安慰不可或缺，必要时可使用镇静类药物缓解精神紧张。

（卢莉莉　程　泾）

附　录

附录1　妇产科内分泌检查参考正常值

1. 垂体激素

促性腺激素	FSH（mU/ml）	LH（mU/ml）
成年女性		
卵泡期	6.9（3.5～12.5）	5.9（2.4～12.6）
排卵期	12.3（4.7～21.5）	30.8（14.0～95.6）
黄体期	3.6（1.7～7.7）	4.3（1.0～11.4）
绝经后	67.0（25.8～134.8）	29.1（7.7～58.5）
成年男性	4.6（1.5～12.4）	4.0（1.7～8.6）
催乳素	μU/ml	ng/ml
女性（非妊娠期）	225（102～496）	10.6（4.79～23.3）
男性	155（86～324）	7.3（4.04～15.2）
促肾上腺皮质激素		
7.2～63.3pg/ml	1.6～13.9pmol/L	
年龄	μU/ml（mU/L）	
2～12 岁	0.64～6.27	
12～18 岁	0.51～4.94	
≥18 岁	0.55～4.78	
生长激素		
年龄	女性 ng/ml	男性 ng/ml
0～10 岁（5 岁）	0.689（0.12～7.79）	0.814（0.094～6.29）
11～17 岁（15 岁）	0.432（0.123～8.05）	0.322（0.077～10.8）
21～77 岁（50 岁）	0.944（0.126～9.88）	0.119（<0.030～2.47）

2. 卵巢激素

雌激素	pmol/L	pg/ml
1～10 岁		
女性	47.7(22.0～99.1)	13.0(6.0～27.0)
男性	40.4(<18.4～73.4)	11.0(<5.00～20.0)
成年女性		
卵泡期	228(46.0～607)	62.2(12.5～166)
排卵期	812(315～1828)	221(85.5～498)
黄体期	389(161～774)	106(43.8～211)
绝经后	44.0(<18.4～201)	12.0(<5.0～54.7)
第 1 孕季	3685(789～>15 781)	1004(215～>4300)
成年男性	76.2(28.0～156)	20.8(7.63～42.6)
孕酮	nmol/L	ng/ml
成年女性		
非妊娠期		
卵泡期	2.1(0.6～4.7)	0.7(0.2～1.5)
排卵期	3.9(2.4～9.4)	1.2(0.8～3.0)
黄体期	36(5.3～86)	11(1.7～27)
绝经后	1.0(0.3～2.5)	0.3(0.1～0.8)
妊娠期		
第 1 孕季	230.5～1399.2	72.5～440
第 2 孕季	620.1～2623.5	195～825
第 3 孕季	2067～7282.2	650～2290
成年男性	1.8(0.7～4.3)	0.6(0.2～1.4)

3. 睾酮和游离睾酮

睾酮	ng/ml	nmol/L
女性 8～18 岁		
分期		
Tanner 1	<0.025(<0.025～0.061)	
Tanner 2	<0.025(<0.025～0.104)	
Tanner 3	0.079(<0.025～0.237)	
Tanner 4	0.112(<0.025～0.268)	
Tanner 5	0.197(0.046～0.383)	
20～49 岁	0.271(0.084～0.481)	0.941(0.290～1.67)
≥50 岁	0.162(0.029～0.408)	0.563(0.101～1.42)

睾酮	ng/ml	nmol/L
男性 7~18 岁		
分期		
Tanner 1	<0.025（<0.025）	
Tanner 2	0.597（<0.025~4.32）	
Tanner 3	2.45（0.649~7.78）	
Tanner 4	3.44（1.80~7.63）	
Tanner 5	4.46（1.88~8.82）	
20~49 岁	5.36（2.49~8.36）	18.6（8.64~29.0）
≥50 岁	4.76（1.93~7.40）	16.5（6.88~25.7）
游离睾酮	（FTc）nmol/L	%
女性		
20~49 岁	0.011（0.003~0.033）	1.19（0.701~2.19）
≥50 岁	0.008（0.001~0.020）	1.26（0.685~2.64）
男性		
20~49 岁	0.379（0.198~0.619）	2.10（1.53~2.88）
≥50 岁	0.304（0.163~0.473）	1.91（1.23~2.59）
生物活性睾酮	（BATc）nmol/L	%
女性		
20~49 岁	0.246（0.059~0.756）	25.7（15.3~47.7）
≥50 岁	0.168（0.030~0.430）	28.0（15.1~55.2）
男性		
20~49 岁	9.10（4.36~14.3）	49.8（35.0~66.3）
≥50 岁	6.63（3.59~11.0）	42.1（27.5~60.7）
性激素结合球蛋白	（SHBG）nmol/L	
女性		
20~49 岁	64.3（24.6~122）	
≥50 岁	57.9（17.3~125）	
男性		
20~49 岁	33.5（16.5~5.9）	
≥50 岁	40.8（19.3~76.4）	
游离睾酮指数（FTI）	%	
女性		
20~49 岁	1.53（0.297~5.62）	
≥50 岁	1.15（0.187~3.63）	
男性		
20~49 岁	57.2（35.0~92.6）	
≥50 岁	38.2（24.3~72.1）	

FTI＝睾酮（nmol/L）/SHBG（nmol/L）×100

抗苗勒激素【采用 ELISA 法测定血液中抗苗勒激素浓度（1ng/ml≈7.18pmol/L）】

	ng/ml
非妊娠期	
卵泡期	1.4±0.9
排卵期	1.7±1.1
黄体期	1.4±0.9
不同年龄女性	
20～31 岁	4.94±0.17（4.61～5.26）
32～34 岁	4.25±0.17（3.92～4.57）
35～37 岁	3.22±0.15（2.92～3.15）
38～40 岁	2.13±0.15（1.83～2.44）
41～43 岁	1.47±0.13（1.21～1.71）
≥44 岁	0.95±0.14（0.68～1.23）
妊娠期妇女	
第 1 孕季	1.69（0.71～3.10）
第 2 孕季	0.8（0.48～1.41）
第 3 孕季	0.5（0.18～1.00）

4. 肾上腺激素

皮质醇	nmol/L	μg/dl
血液　7～10am	171～536	6.2～19.4
4～8pm	64～327	2.3～11.9
尿游离皮质醇（24h）	100～379	36～137

硫酸脱氢表雄酮		
年龄（岁）	μmol/L	μg/dl
儿童		
<1 周	7.60（2.93～16.5）	280（108～607）
1～4 周	3.91（0.86～11.7）	144（31.6～431）
1～12 个月	0.59（0.09～3.35）	21.6（3.4～124）
1～4	0.14（0.01～0.53）	5.0（0.47～19.4）
5～9	0.63（0.08～2.31）	23.1（2.8～85.2）
女性		
10～14	3.34（0.92～7.60）	123（33.9～280）
15～19	4.26（1.77～9.99）	157（65.1～368）
20～24	6.46（4.02～11.0）	238（148～407）
25～34	4.96（2.68～9.23）	183（98.8～340）
35～44	4.38（1.65～9.15）	161（60.9～337）
45～54	3.28（0.96～6.95）	121（35.4～256）

年龄（岁）	μmol/L	μg/dl
55～64	2.08（0.51～5.56）	76.7（18.9～205）
65～74	1.75（0.26～6.68）	64.4（9.40～246）
≥75	1.65（0.33～4.18）	60.9（12.0～154）
男性		
10～14	2.74（0.66～6.70）	101（24.4～247）
15～19	7.57（1.91～13.4）	279（70.2～492）
20～24	9.58（5.73～13.4）	353（211～492）
25～34	7.68（4.34～12.2）	283（160～449）
35～44	6.00（2.41～11.6）	221（88.9～427）
45～54	5.94（1.20～8.98）	219（44.3～331）
55～64	3.75（1.40～8.01）	138（51.7～295）
65～74	2.45（0.91～6.76）	90.2（33.6～249）
≥75	1.53（0.44～3.34）	56.2（16.2～123）
醛固酮		
卧位	30～160pg/ml	
立位	70～300pg/ml	

5. 甲状腺激素

FT$_4$	0.89～1.76ng/ml	11.5～22.7pmol/L
FT$_3$	2.30～4.20pg/ml	3.5～6.5pmol/L

6. 胎儿 - 胎盘激素

（1）绒毛膜促性腺激素

	不同孕周母体血清（mU/ml）	
非妊娠期	≤1	
妊娠期	均值	5%～95% 位数
第 3 周	17.5	5.8～71.2
第 4 周	141	9.5～750
第 5 周	1398	217～7138
第 6 周	3339	158～31 795
第 7 周	39 759	3697～163 563
第 8 周	90 084	32 065～149 571
第 9 周	106 257	63 803～151 410
第 10 周	85 172	46 509～186 977
第 12 周	66 676	27 832～210 612

妊娠期	均值	5%～95% 位数
第 14 周	34 440	13 950～62 530
第 15 周	28 962	12 039～70 971
第 16 周	23 930	9040～56 451
第 17 周	20 860	8175～56 868
第 18 周	19 817	8099～58 176

（2）游离 β-hCG

	中期妊娠母体血浆浓度（ng/ml）	
孕周	均值	5%～95% 位数
第 14 周	23.1	8.9～69.9
第 15 周	19.0	7.2～54.8
第 16 周	15.4	5.9～44.9
第 17 周	13.0	4.9～37.8
第 18 周	10.8	4.1～29.8
第 19 周	8.9	3.4～25.8
第 20 周	8.0	3.2～22.0
第 21 周	7.5	2.6～18.3

（3）游离雌三醇

	中期妊娠母体血浆浓度（nmol/L）	
孕周	均值	标准差（SD）
第 14 周	1.87	0.53
第 15 周	2.67	0.79
第 16 周	3.44	0.98
第 17 周	4.57	1.36
第 18 周	5.92	1.59

（4）甲胎蛋白

	中期妊娠母体血浆浓度（U/ml）	
妊娠期	均值	5%～95% 位数
第 14 周	24.5	13.6～44.1
第 15 周	27.6	15.7～49.5
第 16 周	30.6	17.6～56.0
第 17 周	34.2	20.2～61.0
第 18 周	39.3	22.1～7.05
第 19 周	45.8	26.4～81.2
第 20 周	50.8	28.9～89.9
第 21 周	59.4	33.4～107

7. 胰腺功能

（1）胰岛素　　　　　　　　　　2.6～24.9μU/ml　　　　　　　17.8～173pmol/L

（2）血糖和糖化红血蛋白

	mmol/L	mg/dl
空腹血糖	<5.55	100
餐后 2 小时血糖	<7.77	140
随机血糖	<11.1	200
糖化血红蛋白	<6.5%（HbAlc, DCCT/UKPDS 标准）	

（3）糖尿病诊断标准［mmol/L（mg/dl）］

血糖	空腹血糖升高	糖耐量异常	糖尿病
空腹血糖	5.55～6.94（100～125）		>7.0（125）
餐后 2 小时		7.77～10.55（140～199）	>11.1（200）
随机血糖			>11.1（200）+糖尿病症状

（4）妊娠期 75g 口服葡萄糖耐量试验

时间	mmol/L	mg/dl
空腹血糖	<5.1	92
服糖后 1 小时	<10.1	180
服糖后 2 小时	<8.5	153

妊娠 24～28 周时，以上三个血糖中任何一项升高即可诊断为妊娠糖尿病

8. 肿瘤标志物

CA125（U/ml）	0～39
HE-4（pmol/L）	0～140
绝经前妇女	≤70.0
绝经后妇女	≤140.0
不同年龄妇女（中位数～95%）	
<40 岁	42.0～60.5
40～49	44.3～76.2
50～59	47.9～74.3
60～69	55.0～82.9
>70	62.1～104

HE-4 与 CA125 联合测定计算卵巢癌预测指数（PI）和卵巢风险率（ROMA）
绝经前妇女：RMMA≤11.4%，提示卵巢癌低风险，≥11.4%，提示卵巢癌高风险
绝经后妇女：RMMA≤29.9%，提示卵巢癌低风险，≥29.9%，提示卵巢癌高风险

注释：以上激素参考正常值均来源于试剂说明书和相关文献资料，仅供参考。临床应用时
建立自己实验室的参考正常值，以保证诊断和治疗的精准性和安全性
（录自：李继俊. 妇产科内分泌治疗学. 第 3 版. 北京：人民军医出版社，2014：603-609）

附录2 常用医学名词英文缩写

A	adrenaline	肾上腺素
A	androstenedione	雄烯二酮
Ab	antibody	抗体
ACA	anti-cardiolipin antibody	抗心磷脂抗体
ACTH	adreno-cortico-tropic-hormone	促肾上腺皮质激素
AFC	antral follicle count	基础窦卵泡数目
AI	artificial insemination	人工授精
AID	artificial insemination with donor's semen	供精人工授精
AIH	artificial insemination with husband's semen	夫精人工授精
ANA	antinuclear antibodies	抗核抗体
AMH	anti miillerian hormone	抗米勒管激素
AMPS	acid mucopolysaccharide	酸性黏多糖
AH	assisted hatching	胚胎辅助孵化
AOAb	anti-ovary antibody	抗卵巢抗体
APA	anti-phospholipid antibody	抗磷脂抗体
APLA	anti-paternal lymphocyte antibody	抗丈夫淋巴细胞毒抗体
APO A1	apolipoprotein A1	载脂蛋白 A1
APO B	apolipoprotein B	载脂蛋白 B
ARDS	acute respiratory distress syndrome	呼吸窘迫综合征
ART	assisted reproductive techniques	辅助生殖技术
ASD	androstenedione	雄烯二酮
AsAb	anti-sperm antibody	抗精子抗体
ASRM	American Society for Reproductive Medicine	美国生殖医学协会
ATA	antithyroid antibody	抗甲状腺抗体
ATAb	anti-trophoblast antibody	抗滋养层细胞抗体
	anti-toxoplasma antibody	抗弓形虫抗体
AZF	azoospermia factor	无精子因子
AZPAb	anti-zona pellucida antibody	抗透明带抗体
BA	blocking antibody	封闭抗体
BBT	Base Body Temperature	基础体温
BMI	body mass index	体重指数
CAH	congenital adrenal hyperplasia	先天性肾上腺增生症
cAMP	cyclic adenosine monophosphate	环磷酸腺苷
cGMP	cyclic guanosine monophosphate	环磷酸鸟苷
CC	clomifene citrate capsules	克罗米芬

CCCT	clomiphene citrate challenge test　氯米芬刺激试验
CD	cluster of differentiation　分化群；分化抗原
CFTR	cystic fibrosis transmembrane regulator　囊性纤维化跨膜传导调节因子
CM	cervical mucus　宫颈黏液
COH	controlled ovarian hyperstimulation　控制性超促排卵
COS	controlled ovary stimulation　控制性卵巢刺激
CRH	corticotropin releasing hormone　促肾上腺皮质激素释放激素
CT	computed tomography　计算机断层扫描
DA-PIF	dopi amine-Prolactin release-inhibiting factor　多巴胺 - 催乳素释放抑制因子
db	diabetic gene　糖尿病基因
DFI	DNA fragmentation　DNA 碎片率
DHEA	dehydroepiandrosterone　脱氢表雄酮
DHEA-S	dehydroepiandrosterone sulfate　硫酸脱氢表雄酮
DOR	diminished ovarian reserve　卵巢储备功能下降
DNA	deoxyribonucleic acid　脱氧核糖核酸
cDNA	complementary deoxyribonucleic acid　互补脱氧核糖核酸
DUB	dysfunctional uterine bleeding　功能失调性子宫出血
DXM	Dexamethasone　地塞米松
E	estrogen　雌激素
E1	estrone　雌酮
E2	estradiol　雌二醇
E3	estriol　雌三醇
EAA	European Academy of Andrology　欧洲男科学会
EE	ethinyl estradiol　炔雌醇，乙炔雌二醇
EGF	epidermal growth factor　表皮生长因子
ELISA	enzyme-linked immuno sorbent assay　酶联免疫吸附法试验
EM	endometrium　子宫内膜
EMAb	endomethal antibody　抗子宫内膜抗体
EMT	endometriosis　子宫内膜异位症
ESHRE	European Society of Human Reproduction and Embryology　欧洲人类生殖和胚胎学协会
ESS	empty sella syndrome　空蝶鞍综合征
ER	estrogen receptor　雌激素受体
ERT	estrogen replacement therapy　雌激素补充治疗
ET	embryo transfer　胚胎移植
F	cortisol　皮质醇
FAI	free androgen index　游离雄激素指数
FDA	Food and Drug Administration　食品与药品管理局

FISH	fluorescence in situ hybridization	荧光原位杂交
FGF	fibroblast growth factor	成纤维细胞生长因子；纤维母细胞生长因子
FSH	follicle stimulating hormone	卵泡刺激素，促卵泡素
FSHR	FSH receptor	FSH 受体
FSH-RH	follicle stimulating hormone releasing hormone	促卵泡激素释放激素
FSP	fallopian tubesperm perfusion	输卵管精子灌注
FT	Free Testosterone	游离睾酮
FTI	Free Testosterone index	游离睾酮指数
FT3	free triiodothyronine	血清游离三碘甲腺原氨酸
FT4	free thyroxine	血清游离甲状腺素
GF	growth factor	生长因子
GH	growth hormone	生长激素
GIFT	gamete intrafallopian transfer	配子输卵管移植
GIUT	gamete intrauterine transfer	配子宫腔内移植
GM-CSF	granulocyte-macrophage colony stimulating factor	粒细胞巨噬细胞刺激因子
Gn	gonadotropin	促性腺激素
GnAb	gonadotropin-antibody	抗促性腺激素抗体
Gn-R	gonadotropin receptor	促性腺激素受体
GnRH	gonadotropin releasing hormone	促性腺激素释放激素
GnRH-a	gonadotropin releasing hormone agonist	促性腺激素释放激素激动剂
GnRH-ant	gonadotropin releasing hormone antagonists	促性腺激素释放激素拮抗剂
HCG	human chorionic gonadotropin	（人）绒毛膜促性腺激素
HCG-Ab	antihuman chorionic gonadotropin antibody	抗人绒毛膜促性腺激素抗体
HCT	haematocrit	血细胞比容
HDL-C	high density lipoprotein	高密度脂蛋白
HGA	hypergonadotrophic amenorrhea	高促性腺激素闭经
HLA	human leukocyte antigen	人类白细胞抗原
HMG	human menopausal gonadotropin	人绝经期促性腺激素
HOMA-IR	insulin resistance index	胰岛素抵抗指数
HPRL	hyperprolactinemia	高催乳素血症
H-P-O-A	hypothalamic-pituitary-ovarian axis	下丘脑 - 垂体 - 卵巢轴
H-P-G-A	hypothalamus pituitary gonadal axis	下丘脑 - 垂体 - 性腺轴
HPV	human papillomavirus	人乳头状瘤病毒
HRT	hormone replacement therapy	激素替代疗法
HSG	hystero-salpingography	子宫输卵管造影
HTSI	human thyroid stimulating immunoglobulin	人甲状腺刺激免疫球蛋白
ICAM	intercellular adhesion molecule	细胞间黏附分子
ICI	intracervical insemination	宫颈管内人工授精

ICSI	intracytoplasmic sperm injection　卵胞浆内单精子注射
IFI	intrafollicular insemination　卵泡内人工授精
IFN	interferon　干扰素
IGF	insulin-like growth factor　胰岛素样生长因子
IGF-IR	insulin-like growth factor-Ⅰreceptor　胰岛素生长因子-Ⅰ受体
IGT	impaired glucose tolerance　糖耐量减低
IL	interleukin　白细胞介素
INH（inh）	inhibin　抑制素
INHB	inhibin-b　抑制素 B
INS	insulin　胰岛素
iNO	inducible nitric oxide synthase　诱导型一氧化氮合酶
IPI	intraperitoneal insemination　腹腔内人工授精
IR	insulin resistance　胰岛素抵抗
IRF	interferon regulatory factor　干扰素调节因子
ISGP	International Socialty of Gynecological Pathology　国际妇科病理协会
ITI	intratubal insemination　输卵管内人工授精
IUI	intrautuerine insemination　宫腔内人工授精
IVI	intravaginal insemination　阴道内人工授精
IVF-ET	in vitro fertilization and embryo transfer　体外受精与胚胎移植
IVM	In Vitro Maturation　未成熟卵体外成熟技术
LAC	lupus anticoagulant　狼疮抗凝物
LAK	lymphokine activated killer cells　淋巴因子激活的杀伤细胞
LATS	long acting thyroid stimulator　长效甲状腺刺激素
LD	lactic dehydrogenase　乳酸脱氢酶
LDL-C	low density lipoprotein　低密度脂蛋白
LE	letrozole　来曲唑
LEP	leptin　瘦素
LH	luteinizing hormone　促黄体生成激素，黄体生成素
LH-RH	luteinizing hormone releasing hormone　黄体生成激素释放激素
LIF	leukocyte inhibitory factor　白细胞抑制因子
LMP	last menstrual period　末次月经
LPD	luteal phase defect　黄体期缺陷
LUFS	luteinized unrupured follicle syndrome　卵泡不破裂黄素化综合征
MFO	multiple follicle ovary　多卵泡卵巢
MHC	major histocompatibility complex　主要组织相容性复合体
MI	mature index　成熟指数
MIF	macrophage migration inhibitory factor　巨噬细胞移动抑制因子
MILF	multiple immature luteinized follicle　多发性未成熟卵泡黄素化

MLPA	multiplex ligation-dependent probe amplification	多重连接探针扩增
MLR	mixed lymphocyte reaction	淋巴细胞反应
MRI	Magnetic Resonance Imaging	磁共振成像
mRNA	messenger RNA	信使核糖核酸
MT	melatonin	褪黑素
NIDDM	non insulin dependent diabetes mellitus	非胰岛素依赖型糖尿病
NK	natural killer cell	自然杀伤细胞
NO	nitric oxide	一氧化氮
NPY	neuropeptide	神经肽
Ob	obese gene	肥胖基因
OB-R	leptin receptor	瘦素受体
OHSS	ovarian hyperstimulation syndrome syndrome	卵巢过度刺激综合征
OI	ovulation induction	诱导排卵
OR	ovarian reserve	卵巢储备
OT	oxytocin	缩宫素
OGTT	oral glucose tolerance test	口服葡萄糖耐量试验
PAF	platelet active factor	血小板活化因子
PCT	postcoital test	性交后试验
PCOS	polycystic ovary syndrome	多囊卵巢综合征
PCR	polymerase chain reaction	聚合酶链反应
PDGF	platelet derived growth factor	血小板源性生长因子
PGs	prostaglandin	前列腺素
PGD	preimplantation/ preconception genetic diagnosis	胚胎植入前遗传学诊断
PGI	prostacyclin	前列环素
PH	potential of hydrogen	酸碱度
PI	pulsatility index	搏动指数
PIH	prolact ininhibitory hormone	催乳激素抑制激素
PMDD	premenstrual dysphoric disorder	经前焦虑性障碍
PMS	premenstrual syndrome	经前期综合征
POF	premature ovarian failure	卵巢早衰
POR	poor ovarian response	卵巢低反应
POST	peritoneal ovum sperm transfer	配子腹腔内移植
PR	progressive sperm	前向运动精子
PR	progesterone receptor	孕激素受体
PRL	prolactin	催乳激素
PSV	peak systolic velocity	血流速度峰值
RAAS	renin-angiotensin-aldosterone system	肾素 - 血管紧张素 - 醛固酮系统
RBC	red blood cell	红细胞

r-h FSH	recombinant human follicle stimulating hormone	重组 DNA 促卵泡成熟激素
RI	resistant index	阻力指数
RIA	radioimmunoassay	放射免疫法
ROS	resistant ovarian syndrome	无反应性卵巢综合征,卵巢抵抗综合征,卵巢不敏感综合征
RPR	rapid plasma reagin	梅毒,快速血浆反应素
RSA	recurrent spontaneous abortion	反复自然流产
RT-PCR	reverse transcription-polymerase chainraction	逆转录聚合酶链反应
RU-486	mifepristone	米非司酮
SCOS	sertoli cell only syndrome	唯支持细胞综合征
SCSA	sperm chromatin structure assay	精子染色质结构分析
S/D	systolic phase/ diastolic phase	收缩期 / 舒张期流速比值
SHBG	sex hormone binding globulin	性激素结合球蛋白
SIT	sperm immobilization test	精子制动试验
SSET, eSET	elective/selective single embryo transfer	择性单囊胚移植
STS	sequencetagged site	序列标签位点
SUZI	subzonal sperm injection	透明带下显微受精,透明带下受精
T	testosterone	睾酮
T3	triiodothyronine	三碘甲状腺原氨酸
T4	thyroxine	甲状腺激素
TAM	tamoxifen	三苯氧胺,他莫昔芬
TAS	transabdominal sonography	经腹超声检查
TBG	thyroxine-bindlng globulin	甲状腺素结合球蛋白
TC	total cholesterol	总胆固醇
TCR	T cell receptor	T细胞受体抗体
TESA/TESE	testicular sperm aspiration/testicular sperm extraction	经皮睾丸穿刺抽吸术
TESE	testicular sperm extraction	
TFI	tubal factor infertility	输卵管性不孕
TG	triglyceride	甘油三酯
TGAb	thyroglobulin antibody	抗甲状腺球蛋白抗体
TGF	transforming growth factor	转化生长因子,肿瘤生长因子
TMX	tamoxifen	他莫昔芬,三苯氧胺
TNF	tumor necrosis factor	肿瘤坏死因子
TPOAb	thyroid peroxidase antibody	抗甲状腺过氧化物酶抗体
TRAb	thyrotrophin receptor antibody	促甲状腺激素受体抗体
TRH	thyrotropin releasing hormone	促甲状腺激素释放激素
TSH	thyroid stimulating hormone	促甲状腺激素
TV-CDE	vaginal color doppler ultrasound energy	阴道彩色多普勒能量超声技术

TVS   transvaginal sonography   经阴道超声检查
TVITI   transvaginal intratubal insemination   经阴道输卵管内授精
TXA2   thromboxane A2   血栓素 A2
VEGF   vascular endothelial growth factor   血管内皮生长因子
WHO   World Health Organization   世界卫生组织
ZIFT   zygote intrafallopian transfer   合子输卵管内移植术
ZHOT   zona-free hamster oocyte test   精子 - 去透明带仓鼠卵穿透试验
5-HT   5-hydroxytryptamine   5- 羟色胺
β-EP   beta endorphin   β- 内啡肽
β2-GP-1Ab   anti-beta -glycoprotein l antibody   β-2 糖蛋白 1 抗体
17-KS   urine17 -ketosteroid   尿 17- 酮类固醇
17-OH   17-hydroxycorticosteroid   17- 羟皮质类固醇

主要参考书目

1. 程泾. 月经失调与中医周期疗法. 杭州：浙江科学技术出版社, 1984

2. 程泾. 中西医结合生殖医学理论与实践新进展. 澳门：国际炎黄文化出版社, 2000

3. 程泾. 实用中西医结合不孕不育诊疗学. 北京：中国中医药出版社, 2000

4. 程泾. 妇科疑难病现代中医诊断与治疗. 北京：人民卫生出版社, 2003

5. 程泾. 不孕不育. 第2版. 北京：中国中医药出版社, 2005

6. 程泾. 不孕不育的自测与治疗. 上海：上海科技教育出版社, 2001

7. 程泾, 徐键. 妇科临床用药指南. 石家庄：河北科学技术出版社, 2003

8. 华克勤, 丰有吉. 实用妇产科学. 第3版. 北京：人民卫生出版社, 2013

9. 曹泽毅. 中华妇产科学. 第3版. 北京：人民卫生出版社, 2014

10. 罗丽兰. 不孕与不育. 北京：人民卫生出版社, 1998

11. 陈继明. 实用不孕不育诊断与治疗. 广州：广东科技出版社, 2013

12. 李继俊. 妇产科内分泌治疗学. 第3版. 北京：人民军医出版社, 2014

13. 黄荷凤. 现代辅助生殖技术. 北京：人民军医出版社, 2003

14. 陈新谦, 金有豫, 汤光. 新编药物学. 第17版. 北京：人民卫生出版社, 2014

15. 李力. 妇产科实验室诊断. 北京：人民卫生出版社, 2014

16. 司徒仪, 杨家林. 妇科专病中医临床诊治. 第2版. 北京：人民卫生出版社, 2005

17. leon speroff, Robert H. Glass, Nathan G. kase. 李继俊, 译. 妇科临床内分泌学与不孕. 第6版. 济南：山东科学技术出版社, 2003